言語聴覚障害学
基礎・臨床

石合　純夫　編著
東京都神経科学総合研究所
リハビリテーション研究部門・部門長

株式会社 新興医学出版社

「言語聴覚士」は，法に定められているように，音声機能，言語機能又は聴覚に障害のある者についてその機能の維持向上を図るため，言語訓練その他の訓練，これに必要な検査及び助言，指導その他の援助を行う。つまり，言語聴覚士は，人間らしい包括的なコミュニケーションの能力を総合的に支援するきわめて重要な役割を担っている。そのために求められる知識は，専門領域に加えて基礎・臨床医学，人文科学，社会福祉と非常に多岐にわたっており，個々の専門書を揃えるとなると膨大な量となってしまう。本書は，各分野の中で言語聴覚士に必要な部分に重点を置き，基本を身につけられるような構成を目標とした。たとえば，言語聴覚士が訓練対象者とかかわる中で，必要な知識を得たり確認したりしたい思ったとき，分厚い専門書にあたらなくても，本書を見ればアウトラインがつかめるようにしたいと考えた。また，たんなる定義の羅列ではなく，実用的な知識が身につくようなスタイルとなるように，各分野専門の先生方に執筆を依頼した。最終的に集まった原稿は，予定枚数を大幅に上回ってしまった。当初の企画は「言語聴覚士ハンドブック」という仮題で行われたが，内容の充実度から考えて「言語聴覚障害学，基礎・臨床」と変更することにした。本書は，言語聴覚士の方々に長期間に渡って親しんでいただける書物となったと思う。また，言語聴覚士を目指す学生には，ぜひ一通り目を通してもらいたい。さらに，リハビリテーション，看護，介護にあたる幅広い職種の方々にも，「言語聴覚障害学」の重要性を理解していただきたい。言語聴覚士の業務は法によって規定されているが，包括的コミュニケーションへの対応はより多くの職種に求められている。本書が言語聴覚障害学の普及に役立ち，言語聴覚士の活躍の場を広げる一助となることを望んでいる。

　平成13年8月15日

編著者　石合純夫

編著者

石合 純夫
東京都神経科学総合研究所
リハビリテーション研究部門部門長

執筆者一覧

水澤英洋
東京医科歯科大学大学院
医歯学総合研究科
脳神経機能病態学(神経内科学)・教授

佐藤健次
東京医科歯科大学医学部
保健衛生学科形態機能学・教授

鈴木郁子
東邦大学医学部生理学
第一講座・助手

有田秀穂
東邦大学医学部生理学
第一講座・教授

内原俊記
東京都神経科学総合研究所
神経病理学研究部門・副参事研究員

平田りえ
管工業健康保険組合
健康管理センター

佐藤千史
東京医科歯科大学医学部
保健衛生学科・教授

佐藤準一
国立精神・神経センター
神経研究所免疫研究部

林 雅晴
東京都神経科学総合研究所
臨床神経病理部門・副参事研究員

先崎 章
埼玉県総合リハビリテーション
センター神経科・医長

前島伸一郎
和歌山県立医科大学
リハビリテーション科講師

枝松秀雄
獨協医科大学越谷病院
耳鼻咽喉科・助教授

大久保文雄
昭和大学医学部
形成外科学教室・助教授

植松 宏
東京医科歯科大学大学院
医歯学総合研究科
口腔老化制御学分野・教授

山崎久美子
東京医科歯科大学
教養部心理学・教授

久保田正人
千葉大学外国語センター長・教授

関 啓子
神戸大学医学部保健学科・教授

筧 一彦
名古屋大学大学院人間情報学
研究科・教授

渡辺裕子
駿河台大学経済学部・助教授

柏木敏宏
協和会病院言語療法科・科長

石合純夫
東京都神経科学総合研究所
リハビリテーション研究部門・部門長

大伴 潔
東京学芸大学
特殊教育研究施設・助教授

小林範子
北里大学医療衛生学部・教授

今井智子
北海道医療大学
言語聴覚療法学科・教授

内須川洸
筑波大学名誉教授
昭和女子大学大学院・教授

藤谷順子
東京都リハビリテーション病院
リハビリテーション科・医長

高橋信雄
愛媛大学教育学部・教授

(執筆順)

I 基礎医学

1. 医学総論 …………………… 1
A. 医学とは何か ………………… 1
（1）医学の定義
（2）医療
B. ヒトの生物学としての基礎医学 … 2
C. 病気の科学/実践の技術としての臨床医学と社会医学 …………… 2
（1）疾病の表現
（2）疾患の原因
（3）疾患の発症機序に基づく分類（疾患カテゴリーマトリックス）
（4）診断に至る過程
（5）診察所見
（6）臨床検査
（7）診断
（8）治療
（9）リハビリテーション医学
D. 医学の流れ ………………… 6
E. 新しい医学・医療と21世紀の展望 ……………………… 6
（1）医学並びに医学を支える基礎科学の進歩
（2）医学医療の進歩による疾病構造の変化
（3）変貌する地球環境とそれによる疾病構造の変化
（4）政治・経済・社会との密接な関連の中の医学・医療

2. 解剖学 ……………………… 10
A. 人体の大要 ………………… 10
（1）人体の構成
B. 細胞と組織 ………………… 10
（1）細胞
（2）組織の種類
C. 系統 ……………………… 12
（1）骨格系
（2）筋系
（3）循環（脈管）系
（4）呼吸器系
（5）消化器系
（6）泌尿生殖器系
（7）内分泌系
（8）神経系
（9）感覚器系
D. 発生 ……………………… 23
（1）3胚葉
（2）鰓弓（咽頭弓）の分化

3-1. 生理学－一般生理学 ………… 26
A. 恒常性の生理学 …………… 26
（1）はじめに
（2）水と電解質の恒常性
（3）栄養物の恒常性
（4）循環系と恒常性維持
（5）酸素と炭酸ガスの恒常性
（6）酸・塩基の恒常性
（7）体温の恒常性
（8）神経内分泌系と恒常性
B. 神経と筋の細胞生理学 ……… 30

3-2. 生理学－言語聴覚士に必要な生理学 ……………………… 32
A. はじめに ………………… 32
B. 発声・発語の生理学 ……… 32
（1）発声過程の解析
（2）声の修飾
（3）話し言葉としての側面
C. 健常児の言語発達 ………… 33
（1）脳の生後発達
（2）言語の生後発達
D. 発声・発語の神経機構 …… 34
（1）喉頭の呼吸機能と発声機能
（2）発声と呼吸の違い
（3）上位脳からの下行性投射
E. Brocaの言語中枢 ………… 37
F. 聴覚の生理学 …………… 38
（1）外耳から内耳まで
（2）人工内耳
（3）蝸牛神経から聴覚中枢まで
（4）聴覚野
（5）Wernicke中枢

（6）言語優位半球の検査
　　　（7）非言語機能と右大脳半球
　　G．Wernicke 中枢と Broca 中枢と
　　　　結合関係を持つ脳領域
　　　　　　　　　　　　　　　　　41
　　　（1）弓状束
　　　（2）補足運動野
　　　（3）角回
　　　（4）脳梁

4．病理学 …………………… 42
　　A．神経障害のおこりかたと経過 …… 42
　　B．病変の種類と性質 …………… 42
　　　（1）血管障害（脳梗塞と脳出血）
　　　（2）炎症性疾患
　　　（3）変性
　　　（4）腫瘍
　　　（5）外傷
　　　（6）奇形
　　C．遺伝性疾患の考え方 ………… 47
　　D．免　　疫 …………………… 47
　　　（1）免疫の概念
　　　（2）免疫系のなりたち
　　　（3）アレルギー

II 臨床医学・歯科学

1．内科学 …………………… 50
　　A．診断学 ……………………… 50
　　B．治療学 ……………………… 50
　　C．各　　論 …………………… 50
　　　（1）循環器疾患
　　　（2）呼吸器疾患
　　　（3）腎臓疾患
　　　（4）血液疾患
　　　（5）膠原病・感染症
　　　（6）消化管疾患
　　　（7）肝・胆・膵疾患
　　　（8）代謝・内分泌疾患

2．神経内科学 ……………… 59
　　A．神経系の構造・機能・病態 ……… 59
　　　（1）大脳・間脳の構造・機能・病態

　　　（2）脳幹の構造・機能・病態
　　　（3）小脳の構造・機能・病態
　　　（4）脊髄の構造・機能・病態
　　　（5）末梢神経・神経筋接合部・骨格筋の構
　　　　　造・機能・病態
　　　（6）錐体路の走行・機能・病態
　　　（7）感覚線維の走行・機能・病態
　　　（8）脳脊髄液
　　B．神経系病態検査法 …………… 65
　　　（1）CT
　　　（2）MRI
　　　（3）SPECT・PET
　　　（4）EEG
　　　（5）MEG
　　C．臨床神経学 …………………… 67
　　　（1）脳血管障害
　　　（2）変性疾患
　　　（3）脱髄疾患・炎症性疾患
　　　（4）末梢神経疾患
　　　（5）神経筋接合部疾患・筋疾患

3．小児科学 ………………… 85
　　A．小児の成長と発達 …………… 85
　　　（1）正常発育
　　　（2）2歳までのおおまかな正常発達
　　　（3）発達障害
　　B．出生前医学，胎児医学，周産期障害
　　　　　　　　　　　　　　　　　86
　　　（1）遺伝子の構造と異常
　　　（2）染色体の構造と異常
　　　（3）ダウン症候群
　　　（4）胎芽病と胎児病
　　　（5）妊娠中毒症
　　　（6）周産期障害
　　　（7）低出生体重児
　　C．脳性麻痺と運動障害 ………… 88
　　　（1）脳性麻痺
　　　（2）その他の運動障害を来す疾患
　　D．てんかんと痙攣性疾患 ……… 88
　　E．感染症 ……………………… 90
　　　（1）髄膜炎
　　　（2）脳炎と脳症
　　F．知能や精神機能の障害 ……… 90
　　　（1）精神遅滞
　　　（2）自閉症
　　　（3）自閉症の症状
　　　（4）レット症候群
　　　（5）注意欠陥・多動性障害（ADHD）

（6）学習障害と発達性言語障害
　（7）言語障害と難聴
G．その他の疾患 …………………… 93
　（1）循環器疾患
　（2）呼吸器疾患
　（3）消化器疾患
　（4）内分泌・代謝性疾患
　（5）膠原病・アレルギー疾患
　（6）血液疾患
　（7）腎・泌尿器疾患

4．精神医学 ……………………………… 95

A．精神疾患の分類，診断基準 ………95
　（1）精神疾患の分類
　（2）診断基準
B．正常と異常 ……………………… 96
　（1）異常の生理学的・医学的背景
C．内因性疾患 ……………………… 96
　（1）統合失調症（精神分裂病）
　（2）うつ病
　（3）躁うつ病
D．神経症と心因性障害 …………… 99
　（1）神経症
　（2）心因反応（心因性障害）
E．その他の障害 ……………………100
　（1）適応障害
　（2）心的外傷後ストレス症候群（Post-traumatic stress disorder；PTSD）
　（3）症状精神病（症状性精神障害）
　（4）摂食障害
　（5）薬物中毒（覚醒剤中毒）
　（6）アルコール中毒
　（7）各年齢期の障害の特徴
F．精神衛生学 ………………………103

5．脳神経外科学 ……………………………104

A．病態生理と主要症状 ……………104
　（1）頭蓋内圧亢進
　（2）脳浮腫
　（3）脳ヘルニア
　（4）意識障害
B．頭部外傷 …………………………107
　（1）頭蓋骨折
　（2）急性硬膜外血腫
　（3）急性硬膜下血腫
　（4）急性脳内血腫

　（5）慢性硬膜下血腫
　（6）小児の頭部外傷
　（7）び漫性軸索損傷
C．脳血管障害 ………………………109
　（1）くも膜下出血
　（2）脳動脈瘤
　（3）脳動静脈奇形
　（4）高血圧性脳出血
　（5）虚血性脳血管障害
　（6）もやもや病
D．脳腫瘍 ……………………………112
　（1）原発性脳腫瘍
　（2）転移性脳腫瘍
　（3）神経・皮膚症候群
E．先天奇形 …………………………115
　（1）乳児水頭症
　（2）頭蓋縫合早期癒合症
　（3）二分頭蓋・二分脊椎
　（4）その他
F．機能的脳神経外科 ………………116
　（1）神経圧迫症候群
　（2）てんかん
　（3）不随意運動

6．耳鼻咽喉科学 ……………………………117

A．聴覚系の構造と機能 ……………117
B．平衡系の構造と機能 ……………118
C．難聴・めまいの病態 ……………118
　（1）伝音難聴をおこす疾患と手術
　（2）感音難聴をおこす疾患
D．鼻の構造と機能 …………………121
E．口腔，咽頭の構造と機能 ………122
F．喉頭の構造と機能 ………………122
G．頭頸部の悪性腫瘍と治療 ………123
　（1）喉頭癌と治療
　（2）上顎癌
　（3）舌癌
　（4）甲状腺癌と反回神経の手術時損傷
　（5）呼吸困難と気管切開

7．形成外科学 ……………………………125

A．形成外科学総論 …………………125
　（1）形成外科とは
B．口唇裂・口蓋裂 …………………126
　（1）病態生理
　（2）口唇裂・口蓋裂の分類

（3）合併症
C．頭蓋・顔面の異常 …………………129
　（1）Pierre Robin（ピエール・ロバン）症候群
　（2）Treacher Collins（トリーチャー・コリンズ）症候群
　（3）顔面裂・その他
D．外傷・その他 …………………………130
　（1）顔面外傷
　（2）顔面骨骨折
　（3）顔面神経麻痺
E．頭頸部外科手術に伴う変形・機能障害 …………………………………130
　（1）舌・口腔・咽頭腫瘍等による障害
　（2）移植手術

8．歯科・口腔外科学 …………………132

A．発声・発語器官としての口腔 ……132
　（1）音声の障害の分類
B．口腔機能と摂食 ……………………135
　（1）口唇の機能
　（2）咀嚼力
　（3）咀嚼効率
　（4）口腔の生理機能
　（5）咀嚼食と嚥下食

9．リハビリテーション医学 ………139

A．リハビリテーション医学総論 ……139
　（1）リハビリテーションの理念
　（2）リハビリテーション医学の対象と方法
　（3）障害とその分類
B．診断と評価 …………………………139
　（1）運動の評価と分析
　（2）神経学的評価
　（3）ADL 評価と QOL
C．治療学総論 …………………………140
　（1）プログラムの設定
　（2）チームアプローチ
　（3）理学療法
　（4）作業療法
　（5）義肢・装具療法
D．各種疾患のリハビリテーション …145
　（1）脳血管障害
　（2）脳性麻痺
　（3）筋ジストロフィー
　（4）変性疾患
　（5）脊髄損傷
　（6）呼吸器疾患

III　認知科学・社会福祉

1．心理学 …………………………………150

A．学習・認知心理学 …………………150
　（1）感覚・知覚
　（2）学習
　（3）記憶
　（4）思考
B．心理測定法 …………………………155
　（1）実験法
　（2）精神物理学的測定法
　（3）テスト理論
　（4）尺度構成法
　（5）調査法
C．臨床心理学 …………………………158
　（1）人格理論
　（2）発達各期における心理臨床的問題
　（3）異常心理
　（4）臨床心理の評価
　（5）心理療法
D．生涯発達心理学 ……………………165
　（1）発達の概念
　（2）新生児期・乳児期の発達
　（3）幼児期の発達
　（4）児童期の発達
　（5）青年期の発達
　（6）成人期の発達
　（7）老年期の発達

2．言語学 …………………………………173

A．言語学の基礎 ………………………173
　（1）語彙・形態論
　（2）統語論
　（3）意味論
　（4）音韻論
B．日本語学 ……………………………177
　（1）語の構造と語彙体系
　（2）統語的特徴
　（3）音韻上の特徴
　（4）文字に関する特徴
C．心理言語学 …………………………180

（1）心理言語学とは
　　（2）言語の機能と分化
　　（3）言語と思考
　　（4）言語獲得理論と言語教育
　　（5）読み書き能力と認識
　　（6）音声の知覚と認知
　　（7）文章の理解，談話
　　（8）言語障害へのアプローチ

3．音声学 ……………………188
　A．音声学とは ………………188
　　（1）音声学でいう音声とは何か
　　（2）音声学の3分野
　B．構音器官と構音 …………188
　　（1）構音器官
　　（2）母音と子音
　C．音声記号 …………………191
　　（1）単音
　　（2）国際音声記号（IPA）
　　（3）音声学と音韻論
　D．音　素 ……………………192
　　（1）最小対語
　　（2）弁別素性
　　（3）異音，相補分布
　　（4）自由変音
　E．音声連続 …………………194
　　（1）音節
　　（2）調音結合と同化
　　（3）置換，省略，歪み
　F．超分節的要素 ……………195
　　（1）イントネーション
　　（2）アクセント
　G．日本語音声学 ……………196
　　（1）分節的特徴
　　（2）超分節的特徴
　　（3）母音の無声化と脱落
　H．音韻の獲得 ………………198

4．音響学 ……………………200
　A．音の物理的性質 …………200
　B．音響管の周波数特性 ……202
　C．音声生成（産生）の音響過程 ……204
　D．母音の生成（産生）と知覚 ………206
　　（1）日本語5母音の音響特徴
　　（2）連続音声中の母音の音響特徴とその知覚
　E．子音の生成（産生）と知覚 ………207

　　（1）破裂子音の音響的特徴とその知覚
　　（2）鼻音の音響特徴とその知覚
　　（3）摩擦音の音響特徴とその知覚
　　（4）その他の音の生成（産生）と知覚
　F．超分節的要素の音響的特徴 ………210

5．社会福祉・教育 …………211
　A．社会福祉と社会保障 ……211
　　（1）所得保障
　　（2）対人福祉サービス
　　（3）保健・医療
　　（4）社会福祉と社会保障
　B．リハビリテーション概説 ………214
　　（1）リハビリテーションと障害論
　　（2）リハビリテーションの分野と内容
　C．福祉関連サービスの実施と専門職
　　　　……………………………215
　　（1）福祉関連サービスの実施体制
　　（2）社会福祉における援助技術
　　（3）資格職種の種類と法規

IV　言語聴覚障害学

1．言語聴覚障害学総論 ……218
　A．言語聴覚障害学とは ……218
　　（1）言語聴覚障害学の歴史，現況，展望
　　（2）言語聴覚障害の種類，発生機序，特徴
　B．臨床の基礎 ………………220
　　（1）言葉とコミュニケーション
　　（2）臨床の基礎
　B．言語聴覚障害診断学 ……223
　　（1）評価・診断の理念
　　（2）情報の収集

2．高次脳機能障害 …………226
　A．高次脳機能障害とは ……226
　B．全般的障害と検査法 ……226
　　（1）意識障害
　　（2）全般的注意障害
　　（3）知能低下
　　（4）前頭葉症状
　　（5）感情障害

C. 痴　呆 …………………………227
　（1）痴呆の定義
　（2）検査
　（3）痴呆の分類と症状
D. 記憶障害 ………………………229
　（1）記憶の種類
　（2）前向性健忘と逆向性健忘
　（3）作話
　（4）記憶検査
　（5）記憶障害の病巣
E. 右半球損傷に多くみられる
　　高次脳機能障害 ………………230
　（1）半側空間無視
　（2）片麻痺に対する病態失認
　（3）半側身体失認
　（4）自己身体に対する無視
　（5）着衣失行
　（6）構成障害
F. 視空間性障害 …………………233
　（1）Bálint 症候群
　（2）同時失認（Wolpert 型）
G. 失　認 …………………………233
　（1）視覚失認（視覚性失認，視覚性物体失認）
　（2）聴覚失認
　（3）身体失認
H. 失　行 …………………………236
　（1）定義
　（2）観念運動失行に代表される本来の失行の一般的特徴
　（3）観念運動失行と観念失行
　（4）肢節運動失行
I. 脳梁離断症候群 ………………238

3．失語症

A. 失語症とは ……………………240
B. 主要言語領域と失語症の原因疾患
　　………………………………240
C. 失語症患者の診察 ……………240
　（1）自発話
　（2）聴覚的理解
　（3）復唱
　（4）呼称
　（5）読みと書字
D. 失語型の分類 …………………243
　（1）主要な失語型の分類
　（2）比較的まれな失語型の分類

E. 失語症候群－症状と病巣－ ………244
　（1）ブローカ失語
　（2）ウェルニッケ失語
　（3）全失語
　（4）健忘失語（失名詞失語，失名辞失語）
　（5）伝導失語
　（6）超皮質性失語群
F. 内言語の障害がないか軽微な純粋型
　　………………………………250
　（1）純粋語啞（純粋発語（話）失行，純粋運動失語，Aphemia, pure anarthria, 音声学的解体症候群）
　（2）純粋語聾
G. 失読と失書 ……………………251
　（1）失読と失書の評価に必要な検査
　（2）純粋失読
　（3）失読失書
　（4）純粋失書

4．失語症の検査とリハビリテーション ……………………254

A. 失語症の評価・訓練の流れ ………254
　（1）急性期
　（2）初回面接
　（3）精密検査
B. 失語症検査 ……………………256
　（1）総合的失語症検査
　（2）掘り下げテスト
　（3）実用コミュニケーション能力検査（CADL 検査）
　（4）その他の検査
C. 診断手続き ……………………258
　（1）鑑別診断
　（2）予後
　（3）訓練方針の設定
D. 言語訓練の原則 ………………260
　（1）刺激－促通法
　（2）プログラム学習法
　（3）認知神経心理学的アプローチ
　（4）機能再編成法
E. 言語機能障害の訓練法 ………262
　（1）言語モダリティ別訓練法
　（2）仮名文字の訓練
F. 実用的コミュニケーションの訓練
　　………………………………263
　（1）PACE（Promoting Aphasics' Communicative Effectiveness）

（2）AAC（Augmentative and Alternative Communication）
　G．心理・社会的問題 ……………………264

5．言語発達障害 …………………………265

　A．言語の諸側面 …………………………265
　　　（1）言語とコミュニケーション
　　　（2）発声・発語過程（speech）と言語（language）
　B．健常児の言語・コミュニケーション発達過程 ………………266
　　　（1）前言語期のコミュニケーションの様相
　　　（2）言語期への移行
　　　（3）言語発達初期
　　　（4）言語の複雑化
　C．言語発達障害 …………………………272
　　　（1）言語発達障害像の多様性
　　　（2）評価
　　　（3）指導
　D．臨床家としての要件 …………………278

6．音声障害 …………………………………280

　A．声の特性と機能および調節 …………280
　　　（1）声の特性
　　　（2）音声生成の生理的メカニズム
　B．音声障害の定義と種類 ………………281
　　　（1）音声障害とは
　　　（2）音声障害の種類
　　　（3）音声症状
　C．音声の検査と評価 ……………………283
　　　（1）検査・評価の種類
　　　（2）生理的検査（喉頭の視覚的観察）
　　　（3）聴覚印象に基づく検査
　　　（4）発声の能力と機能の検査
　　　（5）音響分析
　　　（6）特殊な検査
　D．音声障害の治療 ………………………285
　　　（1）治療法の種類
　　　（2）音声の指導
　　　（3）音声訓練
　E．喉頭摘出後の音声 ……………………286
　　　（1）無喉頭音声の種類と特徴
　　　（2）人工喉頭
　　　（3）食道音声
　　　（4）気管食道瘻音声
　F．音声障害におけるチームアプローチ ……………………287

7．構音障害 …………………………………288

　A．構音障害の概念と分類 ………………288
　B．機能性構音障害 ………………………288
　　　（1）機能性構音障害とは
　　　（2）音韻および構音の発達
　　　（3）機能性構音障害にみられる音の誤り
　　　（4）構音の評価
　　　（5）構音訓練
　C．器質性構音障害 ………………………291
　　　（1）口蓋裂
　　　（2）舌切除
　D．Dysarthria ……………………………297
　　　（1）定義および分類
　　　（2）発話メカニズムの評価
　　　（3）治療
　　　（4）タイプ別の症状と治療アプローチ

8．吃音 ………………………………………300

　A．吃音に関する基礎的問題 ……………300
　　　（1）吃音の定義
　　　（2）障害の発生メカニズム
　　　（3）吃音症状（Phenomenology of Stuttering）
　B．吃音の診断 ……………………………302
　　　（1）吃音診断の特徴
　　　（2）吃音症状の診断
　　　（3）U仮説による吃音児の総合的診断
　C．吃音の治療・指導 ……………………303
　　　（1）望ましい治療条件
　　　（2）幼児吃音の治療法の特徴
　　　（3）学童吃音の治療・指導法の特徴
　　　（4）成人吃音の治療・指導法の特徴

9．嚥下障害 …………………………………306

　A．正常嚥下の生理とメカニズム ………306
　　　（1）摂食・嚥下の5期
　　　（2）嚥下をつかさどるメカニズム
　B．成人の嚥下障害の要因 ………………308
　　　（1）構造的嚥下障害と機能的嚥下障害
　　　（2）摂食・嚥下障害を修飾する要因
　　　（3）加齢による変化

　　　　（4）誤嚥について
　　C．摂食・嚥下障害の評価と検査 ……312
　　　　（1）治療のための評価
　　　　（3）治療のための検査
　　D．治療手法 ……………………………314
　　　　（1）間接的訓練
　　　　（2）直接的訓練
　　　　（3）STに必要な呼吸訓練の知識
　　　　（4）嚥下障害に対する手術
　　E．小児の嚥下障害の評価と対応 ……320
　　　　（1）小児の特徴
　　　　（2）正常小児の発達過程
　　　　（3）小児の摂食・嚥下障害の原因
　　　　（4）小児の摂食・嚥下障害の評価
　　　　（5）小児の摂食・嚥下障害の治療

10．聴覚障害学 …………………………325

　　A．聴覚の障害がもたらす心理的・
　　　　社会的問題 …………………………325
　　　　（1）小児の場合
　　　　（2）成人の場合
　　B．聴覚の診断と評価 ……………………329
　　　　（1）きこえの診断と評価
　　　　（2）純音聴力検査
　　　　（3）語音聴力検査
　　　　（4）乳幼児の聴力検査
　　　　（5）知的障害児・重複障害児の聴力検査
　　　　（6）スクリーニング検査
　　　　（7）その他のきこえに係わる検査
　　C．聴覚補償の手だて …………………337
　　　　（1）補聴器
　　　　（2）補聴器の適応と限界
　　　　（3）補聴器のフィッティング（選択と調整）
　　　　（4）新しい補聴器
　　　　（5）人工内耳（Cochlear Implant）
　　　　（7）聴覚補償後の能力の評価
　　D．聴覚障害に係わる訓練や指導 ……345
　　　　（1）コミュニケーション
　　　　（2）聴覚学習
　　　　（3）言語学習
　　　　（4）読話の訓練
　　　　（5）発音・発語の訓練
　　E．聴覚障害の指導の実際 ……………352
　　　　（1）幼児期の指導
　　　　（2）児童期の指導と援助
　　　　（3）成人の難聴者の問題
　　　　（4）重複障害
　　　　（5）視覚聴覚二重障害
　　　　（6）聴覚中枢情報処理障害（Central Audiotry Processing Disorder, CAPD）
　　　　（7）デフコミュニティと自己の確立

I　基礎医学

1．医学総論

A．医学とは何か

（1）医学の定義

　医学とは人間の心身の病を治し，健康を増進させる学問であるが，厳密に定義しようとするとなかなか難しい。古典的には，「医学とは，自然科学の法則によって，人間の生命現象を取り上げ，そこに生じる疾病の原因やメカニズムを研究し（基礎医学），診断・治療する方法（臨床医学）や疾病の予防と健康の増進（予防医学）を追求する学問である。」となろうが，現在は治癒できない疾患の存在，医学の成果としての人口の高齢化，生命そのものの操作を可能とする生命科学の進歩，政治・経済と密接に絡み合った医療の現実など，関連する問題や領域が膨大となり一言で言い表すことが困難となっている。

　医学とはもちろん学すなわちサイエンスであるが，ヒトあるいはその病を対象としていることから単なる科学にとどまらず，その実践のための技術や人間性豊かな態度・倫理性が必要である。これはしばしばサイエンスとアートという言葉で表現されるが，自然科学と人文・社会科学の両方の側面を併せ持つともいえる（**表1**）。サイエンスはまさに学問的，科学的側面をあらわしある臓器の疾患そのものを冷静に診断し治療することであるのに対して，アートはそのような疾患に苦しむ患者の特に心の側面を思いやりを持って介護することとなる。医学は常にこの両面をもつが，しばしば複数の疾患を有する高齢者が多く，また難治性疾患の多い現代ではとくにアートの面が重要である。逆に，この点が強調されるあまりサイエンスを疎かにする間違いも危険であり，サイエンスがなければ医学ではないことも銘記すべきである。医学や医療に携わる者はこの両者を兼ね備える必要がある。

（2）医　療

　医療とは医療行為の省略形であり，現在ではいわゆる診断と治療という診療にとどまらず，予防的検診，健康教育なども加わり広く健康の回復と増進にかかわる実践を意味することが多い。医療に従事するものは最初は医師のみであったが，まず看護師が加わり，さらに臨床検査技師，放射線技師，栄養士，理学療法士，作業療法士，言語聴覚士，医療ソーシャルケースワーカー，診療録管理士などさまざまのコメディカルスタッフが参加している。現代医療はこのように医師を含む多数の医療従事者（ヘルスプロフェッショナル）が協力しチームとして初めてうまく実践できる。このチーム医療では医師がまとめ役をやることが多いが，看護師や他の医療職は医師と対立するものではなく協調し補完しあう関係にある（**図1**）。それぞれの固有の学問は看護学，臨床検査学等々と呼ばれるが医学とは無関係なものではなく広い意味での医学に含まれる。

表1　医学のもつ両面性：サイエンスとアート

サイエンス	アート
（自然科学）	（人文・社会科学：技術，態度，人間性，倫理）
疾患そのもの	疾患を持つ人間全体
身体	心
普遍的	個別的
分析的	受容的
治癒的	介護的
冷静さ	思いやり

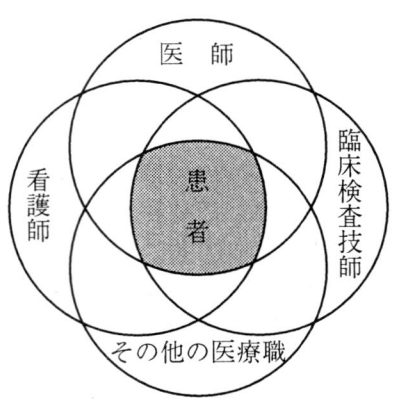

図1　患者をとりまくヘルスプロフェッショナル

表2　医学の内容

医科学（medical science）
基礎医学（basic medicine）
生物学，分子生物学，発生学，解剖学，生理学，生化学，薬理学，微生物学・寄生虫学，免疫学，遺伝学
臨床医学（clinical medicine）
内科学（循環器内科，呼吸器内科，消化器内科，腎臓内科，代謝内科，内分泌内科，血液内科，リウマチ膠原病内科など），神経内科学，心身医学，精神医学，外科学（一般外科，消化器外科，胸部外科，乳腺外科など），脳神経外科学，整形外科学，スポーツ医学，小児科学，産婦人科学，眼科学，耳鼻咽喉科学，口腔外科学，歯学，皮膚科学，泌尿器科学，麻酔蘇生学，救急医学，プライマリー医学，老年医学，放射線医学，検査医学，臨床疫学，病理学
社会医学（social medicine）
公衆衛生学，法医学，予防医学，保健学，産業医学，環境医学，医療システム学，病院管理学，医療情報学，医療福祉学，医療経済学，生命倫理学
医療技術（医術），**医療行為**（medical practice, medical technique）
医学教育（medical education）

B. ヒトの生物学としての基礎医学

　人間はいうまでもなく生物であり，疾患すなわち病的状態を知るためには正常での体の構造や機能を知ることがまず必要であろう。従来は解剖学，生理学，薬理学，遺伝学など肉眼的・光顕的・電顕的な可視的レベルでの学問がほとんどであったが，最近は分子生物学の進歩により分子遺伝学など分子レベルの研究が多くなっている（表2）。また，分子レベルではヒトと他の生物との共通点が多く従来は医学とはみなされていなかったヒト以外を対象とする生物学，発生学なども医学者の重要な研究分野となっている。逆に医師以外の研究者が多数医学研究に参加しており，生命に関する研究という意味で広く生命科学という括り方も行われる。

C. 病気の科学/実践の技術としての臨床医学と社会医学

　医学には生物学的・科学的側面に加えて疾病を治し，疾病に苦しむ患者を幸せにするという本来の目的があり，そのためにその学問は実際の場で使われて役立つことが必須である。内科学，外科学を始め，ふだん病院などの標榜診療科として知られている，様々な臨床分野に対応した診断と治療を追求する学問が臨床医学の中心である（表2）。また，個人というより集団を対象と

表3　病因

内因（遺伝的に規定された疾患への罹患しやすさ）：単一遺伝子疾患の遺伝子変異，年齢，性別，体質，それ以外の遺伝的素因
外因：栄養素の欠乏（ビタミンなど）・過剰（糖，脂質，Naなど），物理的要因（温熱・寒冷，光線・電磁波，気圧，外傷など），化学的要因（毒物），感染因子（寄生虫，原虫，真菌，リケッチア，細菌，ウイルス）など

する公衆衛生学，疾病を未然に防ぐという予防医学，あるいは医学倫理を含む社会医学の重要性も大きい。ここでも，古くはレントゲンの発明から新しくは核磁気共鳴画像に至るまで，他の領域の科学技術の進歩によるハイテクノロジーがふんだんに活用されている。

（1）疾病の表現

疾病（疾患，病気）の現れとしては患者自身が異常と自覚する症状（symptom）があり，それを医師が客観的に確認したものが徴候（sign）である。両者をあわせて症候ともいう。例えば，風邪のときに咳や痰は症状であり，聴診による肺雑音は徴候である。この症候を来す身体部位の変化が病変でありその部位を病巣と呼ぶ。病変が肉眼的，顕微鏡的に確認できる場合は器質的疾患と呼ばれ，確認できないときは機能的疾患とよばれる。通常の疾患はほとんどが器質的疾患であるが，神経症，片頭痛，神経痛などは機能的疾患に属する。

（2）疾患の原因

疾病には必ず原因があり病因と呼ばれ，通常は内因と外因に分けられる（**表3**）。内因とはその個人が内在的に有するものであり，現代的には遺伝的に規定された疾患への罹患しやすさあるいは感受性ともいえる。また，疾患に罹りやすい体質を素質（disposition）とも称している。外因はいわゆる環境因子であり細菌・ウイルスなどの感染因子，食事，環境汚染，生活習慣などが含まれる。メンデルの遺伝に従う遺伝性疾患は内因である単一遺伝子の変異がほとんど発症を規定し，インフルエンザなどは外因であるウイルスが最も大きな原因といえる。しかし，同じように原因菌（外因）に曝露しても感染する者としない者があり，「抵抗力」とか「体力」と呼ばれる内因や他の外因も関係していることがわかる。複数の病因が関係している場合，疾病の発症に必須なものは主因と呼ばれ，それ以外は発症の危険因子と呼ばれ，とくに発症のきっかけとなる因子は誘因と呼ばれる。なお，心理的なストレスは神経症，心身症，自律神経失調症などの原因，すなわち心理的因子（心因）となることがある。

（3）疾患の発症機序に基づく分類（疾患カテゴリーマトリックス）

表4に示すように発症機序（疾病の性質）により大まかにいくつかのカテゴリーに分類される。しかしすべての臓器がすべてのカテゴリーを同様に有するのではなく，臓器ごとに逆にカテゴリーごとに特徴的なパターンが存在する。例えば脱髄は神経系のみにみられ，発作性疾患は神経系と心臓に多い。

（4）診断に至る過程

古い時代は単に経験的に苦痛を取ることが医学のすべてであったが，徐々に疾患を正しく診断し原因や発症機序に基づいた治療が可能となってきている。したがって正しく診断することは医学・医療の第一歩である。まず問診（医療面接）により病歴を聴取する。すなわち主たる愁訴である主訴，その現在にいたるまでの歴史である現病歴，関連する既往歴，生活歴，家族歴を詳細に聴取する。これで前述の疾患のカテゴリーがほぼ診断できる。

診察は，さらに病変部位（局在診断）や具体的な疾患名にまでおよぶ確定診断を目指す。その内容は，肉眼やルーペでよくみて診断する視診，手指で触って診断する触診，両手指を用いて心肺の濁音界や体液貯留の有無などをみる打診，呼吸音，心音，摩擦音，血管雑音などを聴き取る聴診からなる。さらに神経学的診察では刷毛，ピン，音叉などを用いた感覚検査やハンマーを用

表4 疾患カテゴリーマトリックス

	神経	骨格筋	脊椎	四肢	心	肺	消化管	肝	胆嚢	膵	腎	泌尿生殖系	内分泌系	血管系
精神障害														
発作性障害														
機能性障害														
脱髄														
変性														
中毒														
代謝障害														
先天奇形														
外傷														
腫瘍														
血管障害														
感染														
非特異的炎症														
自己免疫異常（膠原病）														

いた腱反射の検査も行われる。実際の診察ではこれらを組み合わせて坐位で顔面，頭頸部，胸背部，上肢を，臥位で腹部，下肢を，立位で起立・歩行状態を順に診察することが多い。もちろん訴えや病歴によっては坐位で顔面・頭頸部・胸背部をさっとみて診断がつくこともあるし，逆に入院時などは始めからベッド上で各系統毎に詳細に診察することもある。必要に応じて適切な診察様式で行うことが大切である。

（5）診察所見

診察によって得られた情報は診察所見と呼ばれ他覚的徴候とほぼ同義である。所見は全身所見と局所所見（個別所見）に分けられる。前者は，①意識・精神状態，②呼吸，③脈拍・血圧，④体温，⑤栄養・筋骨格・身長・体重，⑥顔貌，⑦皮膚・皮下組織，⑧その他（睡眠，食欲，排尿排便など）などからなり，その患者の全体的状況を知るのに重要であり，とくに①～④は生命徴候（vital sign）と呼ばれ生存にとってきわめて重要な徴候である。これに対して局所所見とは，頭部，頸部，胸部，腹部，背部，四肢といった局所の徴候を指す。

また，症状と徴候を機能系統別に整理してチェックすること（system review）も有用である：①神経系（意識障害，精神症候，痴呆，失語・失行・失認，脳神経障害，運動麻痺，筋萎縮・肥大，感覚障害，運動失調，パーキンソニズム，不随意運動，歩行障害，痙攣，睡眠障害など），②呼吸器系（咳，痰，呼吸困難，起座呼吸，チアノーゼ，喀血など），③循環器系（不整脈，血圧異常，チアノーゼ，顔面蒼白・紅潮，浮腫，狭心症状など），④消化器系（嘔気・嘔吐，腹痛，下痢・便秘，便失禁，食欲低下，鼓腸，下血など），⑤泌尿・生殖器系（排尿困難，頻尿，尿失禁，血尿，膿尿，乏尿，帯下，月経異常など），⑥骨格系（疼痛，変形，姿勢・歩行異常，外傷など），⑦皮膚・粘膜系（発疹，乾燥・湿潤，発汗異常，掻痒など）。

（6）臨床検査

問診や診察によって得られた診断を鑑別し確定するためには各種の臨床検査が必要であり現在は非常に多数の検査がある。生検など負担の大きい検査は入院して行うのが一般的である。

① 尿（色調，比重，糖，タンパク，ケトン体，潜血，沈渣，尿生化学），便（潜血，虫卵）

② 血算，血液凝固，血液生化学（電解質，酵素，ホルモン，糖質，脂質，アミノ酸，タンパク，伝達物質など），血清（免疫グロブリン，抗体）
③ 体液・分泌物（痰，胃液，胆汁，髄液，腹水，胸水）
④ 生物学的検査：ウイルス分離，細菌・真菌・寄生虫の鏡検・培養，DNA検査
⑤ 電気生理検査：単純・負荷・24時間心電図，脳波，神経伝導速度，筋電図，脳磁図
⑥ 超音波検査（心，脈管，肝胆膵腎，頭頚部）
⑦ 画像検査：単純・断層X線，X線CT，MRI，MRA，血管撮影，SPECT，PET，気管支造影検査，脊髄造影検査
⑧ 光学的検査：気管支鏡，消化管内視鏡
⑨ 機能検査，負荷テスト：呼吸機能検査，基礎代謝率，経口耐糖能検査（OGTT），内分泌負荷テスト
⑩ 病理検査：各部位の病巣からの生検材料の病理検査，死後の病理検査

（7）診　　断

　診断病名にはさまざまなレベルあるいは内容のものがあり，その意味するところを正確に把握する必要がある。例えば知的機能の低下により社会生活がうまく行えない状態は痴呆と総称されるが，より詳細には血管性痴呆，アルツハイマー病，ピック病などと診断される。さらにアルツハイマー病は孤発性と遺伝性に分けられ後者の原因遺伝子としてはプレセニリン1，プレセニリン2，アミロイド前駆体タンパクの遺伝子の3種類が知られており，まだ原因遺伝子未定のものもある。血管性痴呆とは機能的な診断名であり，原因的診断名としては多発脳梗塞やビンスワンガー病などとなる。また，全身痙攣はいろいろな原因で生じうるが，検査にて器質的病変が見つからなければ（真性）てんかんとして扱われ，脳腫瘍が原因とわかれば脳腫瘍という診断名になり，その症状として痙攣を伴うと表現される。とくに最近は，病因としての遺伝子変異が続々と判明しており，前述のように一つの症候や疾患の原因遺伝子が複数認められることや，逆に同一の遺伝子の異常でまったく異なる症候あるいは疾患が生じることもある。後者の例としては$α_{1A}$カルシウムチャンネル遺伝子の変異により，家族性片麻痺性片頭痛，反復発作性失調症，脊髄小脳失調症6型などが引き起こされることが知られている。すなわち疾患名と"原因"が必ずしも一対一に対応しないこともあるので注意が必要である。

（8）治　　療

　治療とは症状を取り去り疾患を治癒させることであるが，病因や発症機序に基づいてそれらを根本的に断ち切る原因療法と，原因そのものには効かないが症状を軽減する対症療法とがある。例えば，細菌感染による上気道炎のとき，抗生物質は原因療法であり鎮咳剤は対症療法，鎮痛解熱剤はその両者の意味を持つように，普通は両者の組み合わせで治療が行われる。医師はしばしば原因療法を重視し対症療法を軽視しがちである。もちろん原因療法は重要であるが，むやみに苦痛を伴う症状を長引かせず適切な対症療法を行うことは非常に大切である。とくに神経難病や悪性腫瘍の末期など根治療法が不可能な場合は対症療法や介護（ケアー）のみとなる。このような場合，むやみには延命を行わず，できるだけ心身の苦痛を軽減するという積極的な意味も含め緩和療法とも呼ばれる。対症療法は単に薬物療法のみでなく体位の工夫，クーリング，マッサージなど非常に広範囲であり看護師を中心とするコメディカルスタッフの寄与が大きい。
　治療手技からは，外科手術を中心とする外科的治療と薬物投与や栄養指導からなる内科的治療に分類される。特に細菌や真菌に対する抗生物質や悪性腫瘍に対する抗がん剤などの化学物質を用いる治療は化学療法と呼ばれる。また，理学療法あるいは物理療法と呼ばれる温熱，寒冷，光線，電気，機械的運動を利用した治療は医師とともに理学療法士により行われる。心身の障害に対して作業，ダンス，レクリエーションなどを行うことにより，その機能回復をはかる作業療法も重要である。さらに失語症や構音障害において言語聴覚訓練を行う言語聴覚療法，嚥下障害の訓練を行う嚥下療法なども普及しつつある。精神科領域では精神的な因子，例えば不安，緊張などが原因となっていることも多く，それを分析してよく説明し，患者の了解を得て治癒へと導く

精神分析が必要なことが多い．しかし，本格的な精神疾患のみならず日常の多くの疾患には，多かれ少なかれ心理的要因が関与しており，患者の訴えによく耳を傾け誠心誠意その治癒を願って診察しよく説明することは，すでに精神療法ということができ，患者と医療側との信頼関係を築き患者が満足し幸福感を得るためには必須のことである．なお，最近痴呆などの治療に音楽を用いる音楽療法なども盛んに取り入れられつつある．

このように治療にはさまざまなものがあり，実際にはいろいろ組み合わせて行われるが，すべての治療の基本は，十分な心身の安静と適切な栄養補給である．例えば，糖尿病では糖質を含む総カロリーが重要であり，腎不全では蛋白質や塩分の制限が必要となるが，低栄養状態ではほとんどの疾患の治癒が妨げられる．

(9) リハビリテーション医学

従来人類の脅威であった急性感染症などは，抗生物質の出現によって多くは短期間に治癒できるようになり，外科手術も消毒法と麻酔法の進歩により，虫垂炎などの単純なものは短期間で治癒するようになっている．しかし，医学の進歩は逆に完全には治癒しないでとどまる慢性的病態を造り出すことにもなり，神経難病や進行癌などのように，診断はできるが治癒させ得ない病態も多く存在するのが現代の特徴である．このような慢性的病的状態では，リハビリテーションすなわち機能回復訓練により，その機能障害の早期の改善と職場や社会への復帰を目指すことが重要であり，患者の精神的なサポートも必要となる．実際上は医師を中心として前述の理学療法士，作業療法士，言語聴覚療法士，さらには臨床心理士，医療ソーシャルケースワーカー，職業カウンセラーなど多くのヘルスプロフェッショナルからなる医療チームによって推進される．

D. 医学の流れ

医とは治療するという意味であることは，我が国で医師を"くすし"と呼んだことからも窺える．不思議なことに西欧で用いられる medicine もラテン語の mederi（治療する）に由来する．すなわち洋の東西を問わず，医学の根本はまさに治療することから始まっているといえる．先史時代の医学（医療）は呪術であったがやがて観察と経験に基づく古代医学がエジプト，インド，中国などで始まり，やがてギリシアのヒポクラテスに代表されるより科学的な医学が生まれた（表5）．これはローマのガレノスに引き継がれるが，西欧の中世は科学は発展せず神秘主義的であり，医学的には暗黒時代と呼ばれる．近代医学は16世紀のベザリウスの人体解剖学から始まり，17～18世紀には英国のシデナムなどの臨床家が臨床的観察を重視し，打診や聴診法がほぼ確立し多くの疾患が記載された．18世紀末にはジェンナーによる種痘が行われ予防医学が始まるとともに，19世紀の自然科学一般の進歩とともに，麻酔学，生理学，病理学，細菌学といった基礎医学が発展し臨床医学を支えた．19世紀後半には看護学，精神医学の基礎が確立し，19世紀末から20世紀の現代医学は二度の大戦を経験し基礎医学，臨床医学ともに多数専門分化し大きく発展しつつある．

E. 新しい医学・医療と21世紀の展望

(1) 医学並びに医学を支える基礎科学の進歩

20世紀は医学とそれを支える生物学，免疫学，遺伝学などが非常に発展した時代でもあった．太平洋戦争前は不治の病であった結核は，ストレプトマイシンを中心とする抗生物質の進歩によりほぼ完治するようになり，他の多くの細菌感染症も治療可能となった．また免疫学の進歩は，異物を認識し排除しようとする免疫現象とその障害による自己免疫疾患や膠原病の概念をもたらし，副腎皮質ステロイドを中心とする免疫抑制剤の開発は多くの疾患に寛解をもたらした．さらに血漿交換や大量免疫グロブリン静注など新しい免疫療法も利用可能となってきている．分子生物学とくに分子遺伝学の進歩は著しく，これまで症候や病理学のみでは原因究明が進まなかった多くの遺伝疾患において，連鎖解析から遺伝子座を決めポジショナルクローニングにより遺伝子

1. 医学総論　7

表5　医学史上の主な出来事　（─────< 大体の時代を指す）

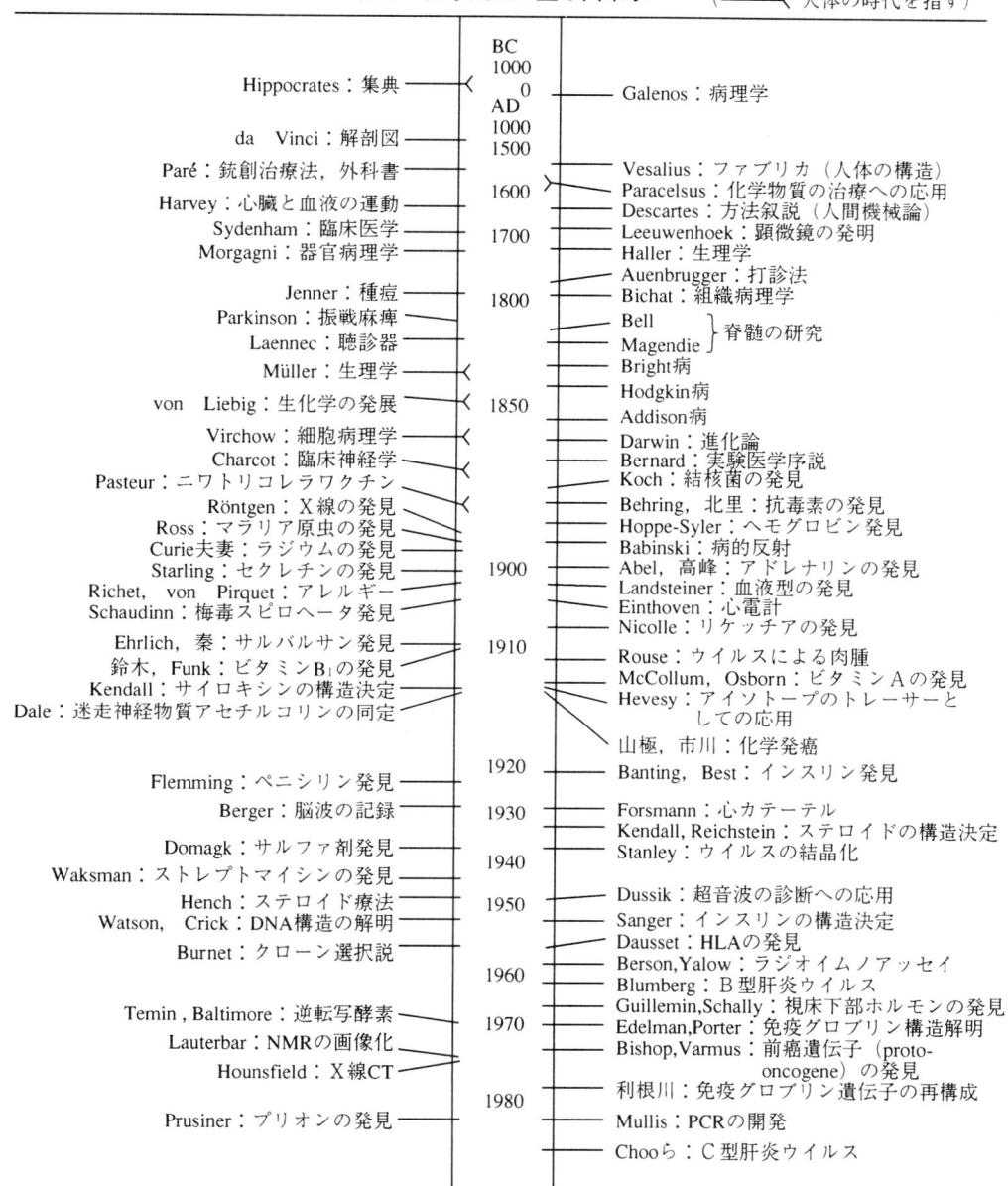

（井村裕夫：内科学概論．島田馨編，内科学書，第5版，中山書店，東京，p1-6，1997より）

を同定するという試みが成功し，同様な機序によると思われている孤発性疾患におけるメカニズムも解明されつつある．例えばアルツハイマー病では常染色体優性遺伝性の3種類の遺伝子が判明しており，いずれもアミロイドβタンパクの蓄積に関係があると思われている．一方，単一の原因ではないがアポリポ蛋白Eの遺伝子多型のうち，ε4がアルツハイマー病の危険因子の一つであることが明らかになっている．多くの疾患の原因あるいは感受性遺伝子の同定と遺伝子操作技術の進歩は遺伝子治療への期待を大きくさせた．しかし，ヒトゲノム計画に代表されるように，ヒトや様々な生物種のゲノムをすべて解読しようという試みがほぼ完成した現在，その利用には高い倫理性が要求される．

　遺伝子研究の進歩はいわゆる遺伝子診断を日常的なものとしつつあるが，前述のように病的遺伝子を有していながら，疾患によっては症状に大きな差があったり発症しなかったりすることもあり，それに係わる医療者はその疾患を熟知している必要がある．とくに現在有効な治療法の無い難病の発症前診断になる場合はきわめて慎重に対処すべきである．一方，疾患のみならず例え

ばある薬剤への感受性を規定している遺伝子型なども判明しつつあり，個人個人に適した薬物や治療法の選択が可能となりつつある（オーダーメイド医療）．我々は遺伝子医学を高い倫理性をもって有効に活用し適切な遺伝子医療を行う必要がある．

また，分子〜細胞レベルでの生物学の進歩により動物の体細胞から同一の個体を作製するというクローン技術がほ乳類でも成功し，胚性幹細胞や造血幹細胞，神経幹細胞などを用いた治療の研究が進められつつある．これらはいわゆる障害された組織や臓器を再生するという再生医学といわれる領域に入る．また，受精や胚の発育などが人為的に操作可能となるなど，生殖医療の進歩は不妊に悩む人々への朗報となっている．さらに，脳死患者からの臓器移植はようやく本邦でも実施されつつある．しかし，これら遺伝子治療，再生医学，生殖医療，臓器移植などはいずれも個人のアイデンティティ，すなわちかつては神の領域に属するとされていたことに係わり，その実施には高い倫理性が要求されるとともに何がどこまで許されるべきか真剣に考えねばならない問題である．

別の側面では電子工学を応用した医用電子工学［medical（electronic）engineering：ME］の発展がある．単純なものでは心電図モニター，超音波診断機器から手術用ロボットまであり，コンピュータはすでに ME という意識なくあらゆる場面で不可欠の機器となっている．さらに ME の最たるものとして人工臓器の発展がある．すでに骨などの硬組織の代替物や人工腎臓としての透析装置は以前から用いられており，人工心肺も手術時などには日常的に用いられている．臓器移植がドナーの不足という根本的問題や臓器売買といった倫理的問題を伴うことからも長期治療に耐えうるような人工臓器の開発が現在も進んでいる．

（2）医学医療の進歩による疾病構造の変化

近年の医学・医療の進歩はとくに先進国において乳幼児死亡の減少と長寿化をもたらし，地球人口の爆発的増加と人口の高齢化を招いている．そして高齢化は年齢依存性の脳血管障害，痴呆，神経変性疾患などの増加をもたらしている．このような加齢という避けがたいことが危険因子である完治困難な疾患の増加により，単なる急性期の救命医療から慢性的な機能改善あるいは生活の質（QOL）や快適さ（AOL）の向上を目指した医療へと変貌しつつある．

（3）変貌する地球環境とそれによる疾病構造の変化

20 世紀は交通手段が大いに発達し，世界中の人や物資の交流が容易かつ頻繁になるとともに，社会規範や倫理観も大きく変化した．エイズすなわち後天性免疫不全症候群は，レトロウイルスである HIV-1 の感染により免疫系が破壊され日和見感染などを来して最終的には死に至る病として，1980 年代後半から世界中で猛威を振るった．必死の研究にてようやく有効な治療が開発され発症の低下が得られているが，いまだ根治は困難であり，十分な治療ができない開発途上国では多くの若者が命を落としている．エイズの起源は厳密には不明であるが，ある地域に限定した風土病であったものが何らかの機会に広まって，性行為や麻薬注射などにより世界に蔓延していったと考えられている．その他，O-157 といった病原性の強い大腸菌の出現や，MRSA や VRE などほとんどの抗生物質に耐性の病原菌の出現も新興感染症ということができる．またマラリアなど，本来本邦では存在しない疾患が輸入感染症としてもたらされ，結核など過去の疾患と思われていたものが再び増える兆しをみせている（再興感染症）．このような事実は，我々がほとんど克服したと思っていた感染症が，やはりきわめて重要な疾患であることを思い知らせてくれたといえる．その対策には単に感染症への関心を高めるのみならず，人はもちろん家畜，魚類等まで含め抗生物質の濫用を避けるなど医学以外の領域にも関係した幅広い行動が必要である．

我々の生活様式の変化は，本邦でも糖尿病，虚血性心疾患あるいは高脂血症などの増加をもたらしつつある．これらは死因第一位の悪性腫瘍や，従来から本邦の国民病であった脳卒中とならんで生活習慣病と位置づけられ，その減少を目指した取り組みが進んでいる．

（4）政治・経済・社会との密接な関連の中の医学・医療

　医学がヒトとその疾患を対象としていることから当然の帰結ではあるが，医学・医療は政治・経済・社会と密接に関係している。とくに本邦では国民皆保険制度により，実質的に保険で規定された診療しかできない。もちろん我々はこの制度のもとで世界一の最長寿国を達成してきた。しかし，現在は医療費が増加して保険財政を圧迫するようになりつつあり，保険を含む医療制度の見直しが議論されている。これは広く国民が現状をよく理解して自らの問題として解決すべきことであり，ヘルスプロフェッショナルはより大きな責任を負っているといえる。

　医学とは最先端科学と技術からなる巨大科学（技術）であり，それを支えるのは医師，看護師はもちろん言語聴覚療法士を含む種々のヘルスプロフェッショナルである。それぞれの専門領域は多数細分化し先端化しているが，病に苦しむ患者は一人の人間であることを忘れずにサイエンスとアートの両面について各プロフェッショナルが協力し合うことが大切である。また医学・医療は政治や経済を含む社会と密接に関連しており，我々ヘルスプロフェッショナルは，そこにも注意を払い社会とともに歩む姿勢が必要である。

文　献

1）日野原重明：系統看護学講座 専門基礎1 医学概論 第6版. 医学書院, 東京, 1988
2）川喜田愛郎：医学概論. 真興交易医書出版部, 東京, 1982
3）片山哲二：医学生・看護学生および一般市民のための医学概論 改訂版. 片山哲二, 浦和, 1993
4）高久史麿（編）：岩波新書 医の現在. 岩波書店, 東京, 1999

〔水澤　英洋〕

I 基礎医学

2. 解剖学

A. 人体の大要

細胞は，生物体を構成し，生命現象を営む最小の単位である．細胞が一定の規則にしたがって集合したのを組織，いくつかの組織が集まりある機能を営むのを器官，器官が集まって総合的な作用を営むものを器官系あるいは系統とよび，骨格系，筋系，循環器系，呼吸器系，消化器系，泌尿生殖器系，内分泌系，神経系，感覚器系などに区別している．

(1) 人体の構成

人体を構成する物質の中で最も割合が多いのは水分で，これ以外に脂質，蛋白質，炭水化物，無機塩類などがある．成人の水分の割合は60%，乳児は70～80%，新生児は80%，胎児は90%である．体重60 kgの比率は水分40 kg (70%)，脂肪9 kg (15%)，蛋白質7.2 kg (12%)，無機質1.5 kg (2.5%) 程度である．表1は各器官あるいは組織中に含まれる水分量の百分率である．表2は人体を構成する物質の元素の重量百分率である．最も多いのは酸素についで炭素，水素の順である．

B. 細胞と組織

(1) 細胞

細胞は細胞核と細胞質からなる．

a. 細胞核

核1つの細胞に1個存在し，染色質，核小体，核膜から構成される．

1) 染色質：核質の大半を占める．有糸分裂の際，染色体を作り，デオキシリボ核酸 (DNA) と蛋白質からなる．染色体を構成するDNAは二重螺旋構造をとり，この中に遺伝子が存在する．
2) 核小体：1～数個存在する．リボ核酸 (RNA) の粒子が連なったもので，細胞内蛋白の合成を行う．
3) 核膜：薄い内外2枚の膜で構成され，その間は隙間がある．内外2枚の膜は癒合して核膜孔を形成し，小胞体と連絡する．

b. 細胞質

細胞膜，ミトコンドリア，ゴルジ装置，小胞体，リボソーム，リソソーム，中心小体，その他より構成される．

1) 細胞膜（形質膜）：3層の膜で構成され，さまざまな酵素を含み，細胞内外の物質の移送

表1 体内各器官の水分分布 重量%

筋 肉	50.8	脳	2.7
骨 格	12.5	肺	2.4
皮 膚	6.6	脂肪組織	2.3
血 液	4.7	肝 臓	0.6
腸	2.8	脾 臓	0.4
肝 臓	2.8	その他	11.0
			100.0

表2 人体構成元素 重量百分率

酸素	O	65	マグネシウム	Mg	0.05
炭素	C	18	鉄	Fe	0.004
水素	H	10	ヨウ素	I	0.00004
カルシウム	Ca	1.5	銅	Cu	
リン	P	1.0	マンガン	Ma	
カリウム	K	0.35	亜鉛	Zn	痕跡
硫黄	S	0.25	フッ素	F	
ナトリウム	Na	0.15	モリブデン	Mo	
塩素	Cl	0.15	etc.		

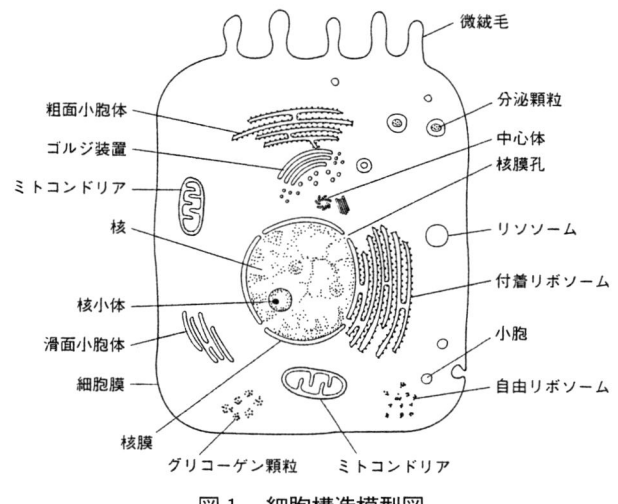

図1　細胞構造模型図

に関与する。
2）ミトコンドリア（糸粒体）：細胞内呼吸やアデノシン三リン酸（ATP）を合成し，生体エネルギー変換の場で，細胞の生命を維持する。
3）ゴルジ装置：小胞の集合体で蛋白合成，分泌細胞における分泌物の形成，脂肪の吸収などに関与する。
4）小胞体：小胞状，管状の構造物でリボソームが付着した粗面小胞体と付着していない滑面小胞体が区別される。蛋白合成，分泌などに関係する。
5）リボソーム：リボ核酸（RNA）と蛋白質からなるリボ核蛋白質である。粗面小胞体に付着したものと細胞中に散在するものに区別され，蛋白合成の場である。
6）リソソーム（ライソソーム）：細胞内の異物や不用物の分解処理に関係する。
7）中心小体：ゴルジ装置の近くに位置し，中心子とよばれる小体が2つ集まって構成され，有糸細胞分裂の際に働く。
8）以上のほかに微絨毛，膠原線維，神経原線維，糖質（グリコーゲン顆粒），脂肪，色素などを含むこともある。

（2）組織の種類

a．上皮組織

体表や体腔・器官・脈管の内面をおおう細胞群である。表面の保護，吸収，分泌，呼吸，感覚に関係する。発生学的には外胚葉由来の表皮，網膜，中胚葉由来の尿細管上皮，体腔上皮（中皮），内胚葉由来の腸管上皮，付属腺上皮等に区別される。

細胞の形からは扁平，立方，円柱に，層構造から単層と重層に区別される。

単層扁平上皮：肺胞，血管，腹膜
単層立方上皮：尿細管
単層円柱上皮：（吸収や分泌を行う）腸管粘膜
単層円柱線毛上皮：細気管支，卵管
多裂線毛上皮：気管，精管
移行上皮：膀胱上皮，尿管，尿道
重層扁平上皮：（機械的刺激の多い所）表皮，口腔，食道，肛門，腟
重層円柱上皮：眼瞼結膜，尿道

b．結合・支持組織

体を支持する組織で，結合組織，軟骨組織，骨組織に分けられる。
1）結合組織：組織や器官の間隙を満たすとともに，栄養を供給し，異物処理や修復機転に関

与する。疎性結合組織，線維性結合組織，弾性組織，細網組織に区別される。
  2）軟骨組織：軟骨細胞とそれから産生された細胞間質からなる。
  ①硝子（ガラス）軟骨（肋軟骨，関節軟骨，気管軟骨）　②弾性軟骨（耳介軟骨，鼻軟骨，喉頭蓋軟骨）　③線維軟骨（椎間板，恥骨結合）
  3）骨組織：骨の主体をなす硬い組織である。豊富な膠原線維の他にカルシウム塩を多量に含んでいる。
 c．筋組織
 筋肉を作る組織で平滑筋組織と横紋筋組織に区別され，細胞間は疎性結合組織で埋められる。
  1）平滑筋：細長い紡錘形の細胞の集まりで，内臓の筋を構成し，運動は不随意である。
  2）骨格筋：骨格筋を形成する筋で横紋の形をしているので横紋筋と呼ばれる。運動は随意である。
  3）心筋：心臓壁を構成する筋は横紋筋であるが機能が骨格筋と異なるので，心筋組織として区別される。運動は不随意であり，一定のリズムで収縮を行う。
 d．神経組織
 脳と脊髄，それから出る末梢神経が含まれ，全て外胚葉由来である。その細胞成分は，中枢では神経細胞と神経膠細胞，末梢では神経細胞，シュワン細胞などである。神経細胞は神経細胞体とその突起からなり，合わせてニューロンと呼ぶ。神経細胞体は脳・脊髄・神経節に存在する。
 神経細胞から興奮を次の細胞に伝える神経（軸索）突起と刺激を受け取り，核に求心的に伝える樹状突起の2種類の突起が出ている。

C．系　統

（1）骨格系

人体では約200個の骨が軟骨や靱帯と連結し，骨格を形成している。頭蓋骨，体の支柱をなす体幹の骨，手足の骨（上・下肢骨）に区別される。
 a．頭蓋骨
 頭蓋骨は脳を入れる脳頭蓋と顔面を作る顔面頭蓋に大別され，15種23個の骨の集合体である。頭蓋骨は成人では縫合により連結されているが，出生時にはまだ骨化されない部分があり，それを大泉門，小泉門と呼ぶ。大泉門は生後2年，小泉門は2ヵ月で閉鎖される。
 脳頭蓋（6種8個）：前頭骨（1），頭頂骨（2），側頭骨（2），蝶形骨（1），後頭骨（1），篩骨（1）
 顔面頭蓋（9種15個）：下鼻甲介（2），涙骨（2），鼻骨（2），鋤骨（1），上顎骨（2），
　　　　　　　　　　　　口蓋骨（2），頬骨（2），下顎骨（1），舌骨（1）
 b．体幹の骨
 脊柱は胴体の支柱をなし，脊椎または椎骨と呼ばれる32-34個の骨からなる。脊椎骨は頸椎（7個），胸椎（12個），腰椎（5個），仙椎（5個），尾椎（3-5個）に区別され，そのうち，仙椎ならびに尾椎が融合したのが仙骨と尾骨である。椎骨は椎体と椎弓からなり，間には椎孔があり，この椎孔を連なる管は脊柱管と呼ばれ，脊髄が通っている。椎弓から棘突起，横突起，上・下関節突起という4つの突起が出ている。椎体間は弾性のある椎間円板が存在し，脊椎の連結を営んでいる。重要な内臓を保護するため籠状の骨格，胸郭と骨盤が形成される。胸郭は胸椎（12個），肋骨（12対），胸骨（1個）から構成され，肺と心臓が納まる。骨盤は左右の寛骨と正中部の脊椎（第5腰椎，仙骨，尾骨）で構成され，骨盤部内臓が納まる。
 c．上・下肢の骨
 上肢の骨格は体幹との連絡をなす上肢帯骨（肩甲骨と鎖骨）と自由上肢骨（いわゆる手）からなり，自由上肢骨はさらに上腕（上腕骨），前腕（尺骨と橈骨），手（手根骨，中手骨，指骨）の骨に区別される。
 下肢の骨格は下肢帯骨（寛骨）と自由下肢骨（いわゆる足）からなり，自由下肢骨はさらに大腿（大腿骨），下腿（脛骨と腓骨），手（足根骨，中足骨，指骨）の骨に区別される。なお，下腿

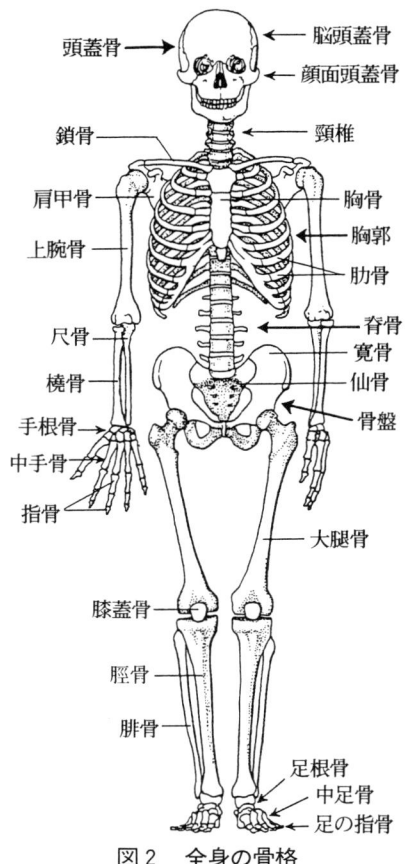

図2　全身の骨格

の膝蓋骨は腱の中に発達した種子骨である。

（2）筋系

　筋系で扱う筋は全て骨格筋（横紋筋）である。脳脊髄神経の支配を受け，その神経は筋線維内に運動終板を形成する。筋や腱には筋紡錘，腱紡錘という知覚神経終末があり，筋の状態を脳に伝えている。

　発生学的に体幹筋は主に筋節（体節の一部）から，頭部の筋は鰓弓から，四肢筋は四肢骨原基の周囲の間葉から発生する。

　筋は部位別に頭（顔）筋，頸筋，胸筋，腹筋，背筋，上肢筋，下肢筋の7群に分けられているが，体幹筋は脊髄神経支配様式から前枝支配の腹側体幹筋と後枝支配の背側体幹筋（固有背筋）に大別され，さらに腹側筋系の体肢筋群は腹側（屈筋群）と背側（伸筋群）に再区分される。

　a．言語に関係が深い頭頸部の筋群

　頭部の筋は顔面の皮膚を動かす表情筋（顔面神経支配）と咀嚼運動を行う咀嚼筋（三叉神経支配）とに大別される。

　表情筋は皺を作る前頭筋，眼裂を閉ざす眼輪筋，鼻翼の開閉を行う鼻筋，口裂を閉ざす口輪筋，頬筋（乳を吸う），広頸筋等がある。

　咀嚼筋には咬筋，側頭筋，内外の翼突筋がある。

　頸部の筋として前頸部には胸鎖乳突筋，舌骨上筋群と舌骨下筋群とがあって，下顎骨を引き下げたり，嚥下作用を営む。後頸部には，頭部を維持する頭長筋，前・中・後斜角筋などがある。

（3）循環（脈管）系

　血液およびリンパ液の体内での循環を営む器官を循環（脈管）系といい，血管系とリンパ系に大別される。

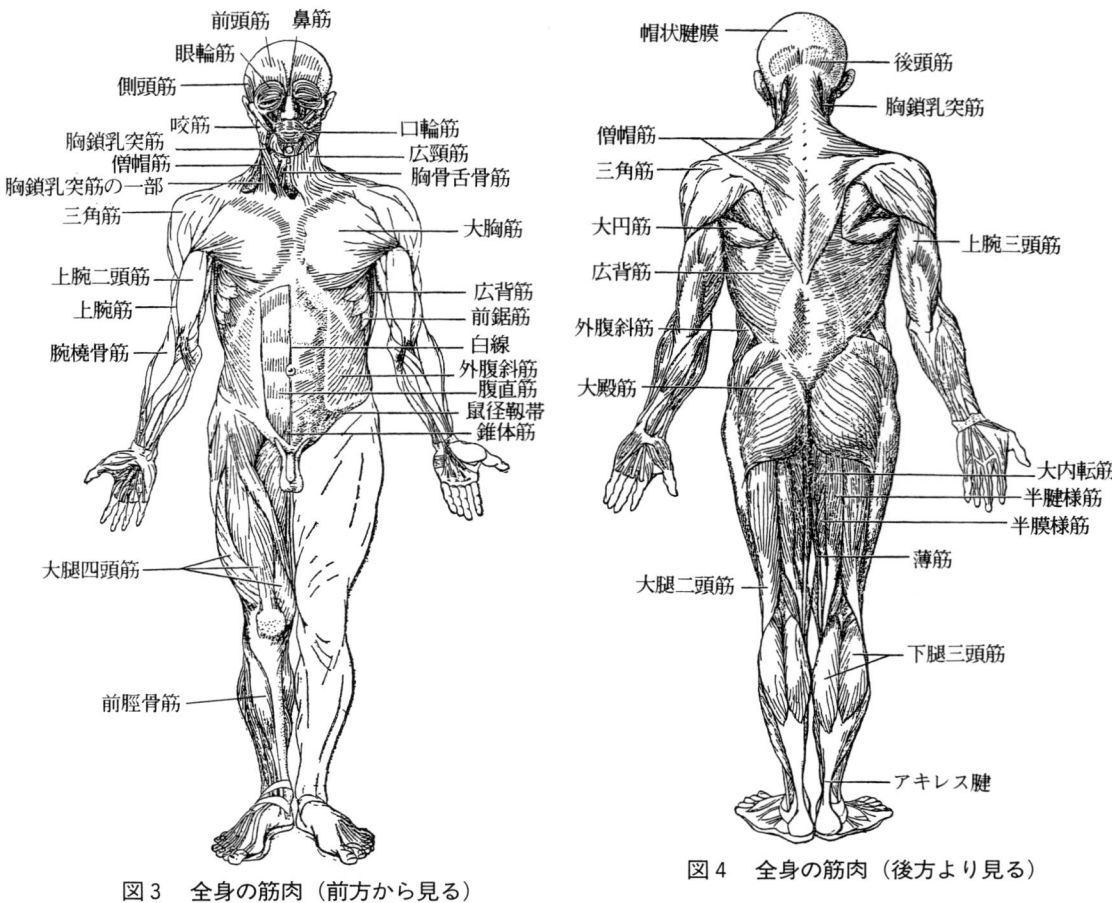

図3　全身の筋肉（前方から見る）

図4　全身の筋肉（後方より見る）

　a．血管（動静脈）系

　血管系は動脈系と静脈系からなり，全身に必要な物質輸送を血液によって行っている。

　血液循環は心臓（左心室）→大動脈→全身→大静脈→心臓（右心房）の体循環（大循環）系と心臓（右心室）→肺動脈→肺→肺静脈→心臓（左心房）の肺循環に区別される。肺循環は呼吸に関係し，肺動脈は炭酸ガスを多く含む静脈血が，肺静脈は酸素を多く含む動脈血が流れている。胎生期には肺循環が行われず，臍帯を通って母体の胎盤と胎児とのガス交換を行う胎盤循環が存在する。

　1）心臓：心臓はこぶし大で，連続する2枚の心膜で包まれ，そのうち心臓を包む臓側心膜を心外膜，外側の壁側心膜を心嚢と呼び，その空間は心膜腔と呼ばれる。

　　心臓の大血管が出入りする部位は心底，左下端のとがった部分は心尖と呼ぶ。心臓は2心房と2心室からなり，左右の心房と心室の間には中隔があり，心房と心室の間には房室弁（右は三尖弁，左は僧帽弁），動脈と心臓の間には動脈弁（半月弁）が存在する。

　　心臓壁は心内膜，心筋層，心外膜の3層からなり，心筋層は横紋筋から構成される。心臓の栄養血管は左右の冠状動脈である。上大静脈下端部には洞房（洞，キースフラックの）結節，右心房の下面には房室（田原の）結節と呼ばれる特殊な心筋組織の集合体があり，心臓のリズム形成の重要な場所である。

　2）大動脈：大動脈は上行大動脈，弓状の大動脈弓，下行大動脈に区別される。大動脈弓から頭部と上肢を支配する腕頭動脈，左総頸動脈，左鎖骨下動脈が順に起始する。腕頭動脈は右鎖骨下動脈と右総頸動脈に分岐する。総頸動脈は内外の頸動脈に分かれ，外頸動脈は顔部と頸部に，内頸動脈は脳に分布する。脳の栄養血管は内頸動脈と鎖骨下動脈から起こる椎骨動脈である。

　　胸大動脈からは肋間動脈と気管支動脈がおこる。腹大動脈から腹腔動脈，上腸間膜動脈，

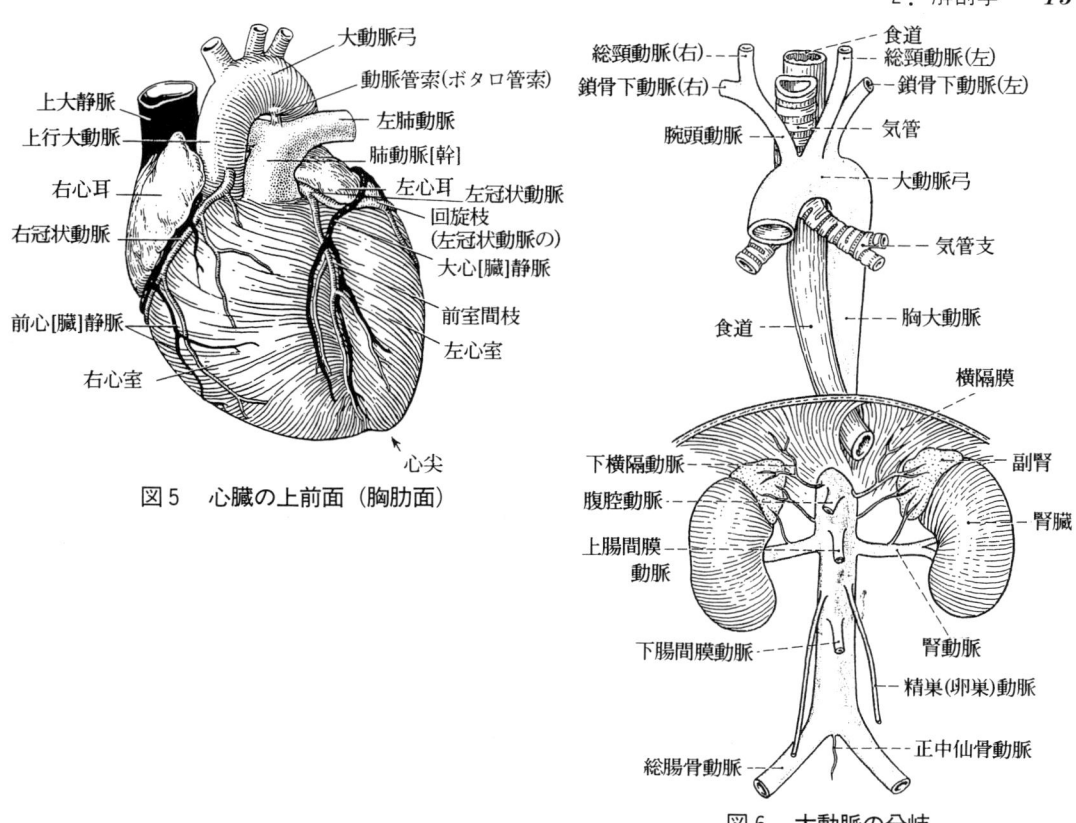

図5 心臓の上前面（胸肋面）

図6 大動脈の分岐

下腸間膜動脈の3本の腸管枝と泌尿生殖器に対性に分布する腎動脈と精巣（卵巣）動脈が起始する。腹大動脈は第4腰椎の前面で左右の総腸骨動脈に分かれたのち，さらに，内・外の腸骨動脈に分岐し，内腸骨動脈は骨盤内臓器を，外腸骨動脈は鼠径靱帯を通過後，大腿動脈となり下肢に分布する。

3）静脈系：静脈系は動脈系と発生を異にし，その根幹部は動脈と走行を異にしており，末梢では動脈と伴走する深静脈と皮下を走る皮静脈に区別される。

門脈：消化管と脾臓の血液を肝臓に集める静脈で，肝内で毛細血管となった後，再び集められて肝静脈となり，下大静脈を介して，心臓に戻る。小腸で吸収された蛋白質と糖類は門脈を経て肝臓に運ばれる。

b．リンパ系

リンパ系はリンパを運ぶリンパ管の集団である。全身の毛細リンパ管から始まり，途中の介在リンパ節を経由しつつ，多数のリンパ管が集まってリンパ本幹となり，左右の静脈角で大静脈に注ぐ。リンパ管は静脈に似て，管壁が薄く，多くの弁を持っている。胸管は腹部と下半身のリンパを集めるリンパ本幹である。

(4) 呼吸器系

酸素と炭酸ガスの交換を呼吸と呼ぶ。呼吸に細胞内呼吸（組織呼吸）と外呼吸（肺呼吸）が区別される。呼吸器系は外呼吸を行うための器官系で，直接呼吸にあずかる肺と空気の出入りの通路の気道で構成される。

呼吸器の通路は外鼻→鼻腔→咽頭→喉頭→気管→気管支→肺の順である。このうち，喉頭は発声器官でもある。気管は長さ10 cm，幅1.5 cmの分節状の約20個の気管軟骨で構成される。気管の後部は膜性壁と呼ばれ，平滑筋と粘膜のみからなる。心臓の後方で左右の気管支に分岐し，右気管支は太く短くより垂直である。右肺は3葉，左肺は2葉の気管支に分かれ，さらに葉気管支が2-5本の枝に分岐し，10の肺区域を形成している。

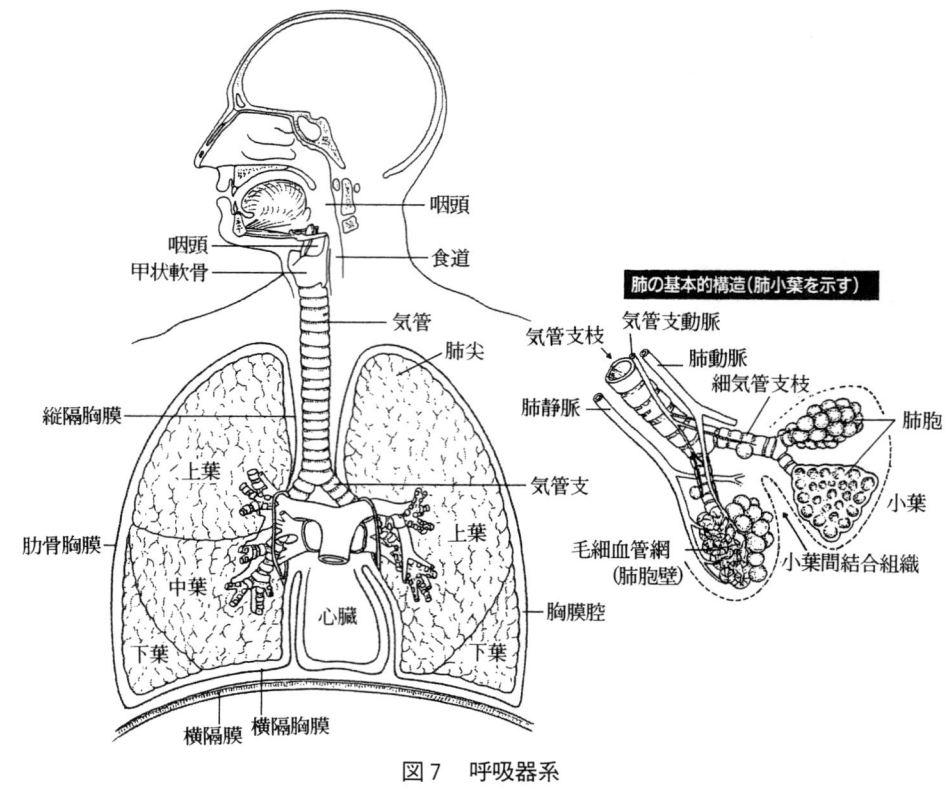

図7　呼吸器系

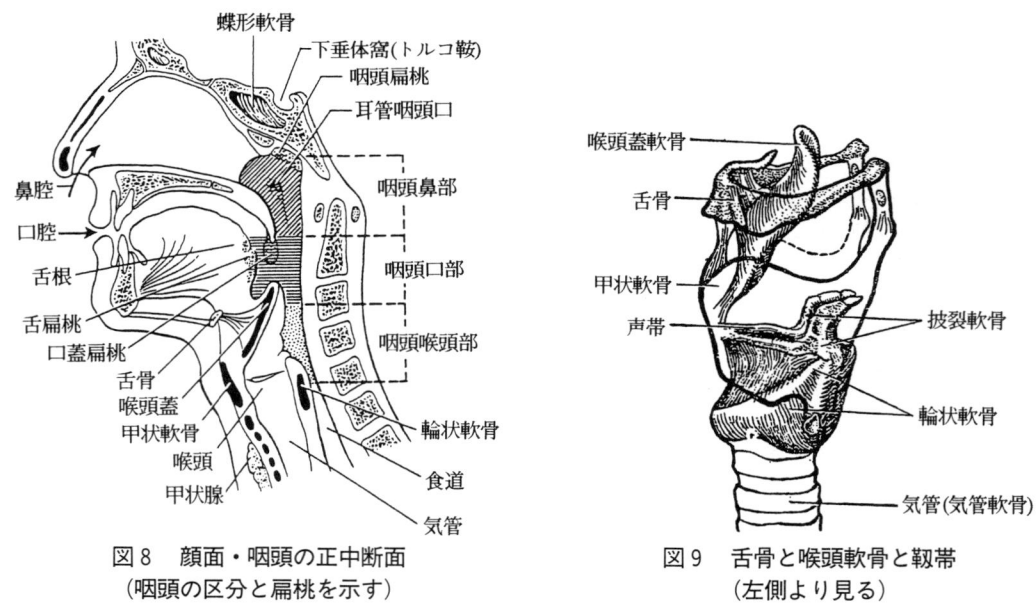

図8　顔面・咽頭の正中断面
（咽頭の区分と扁桃を示す）

図9　舌骨と喉頭軟骨と靱帯
（左側より見る）

　気管支の末梢では粘膜上皮は単層化してガス交換を行う肺胞を形成する。肺胞は薄い壁からなり，隣接する肺胞間には弾性繊維が多く，毛細血管網（血液）と呼吸上皮（空気）との間でガス交換が行われる。肺動・静脈ならびに気管支の流入部を肺門，肺の上部を肺尖と呼ぶ。
　肺の表面を包む肺胸膜（臓側胸膜）と縦隔から胸壁の内側面をおおう壁側胸膜によって胸腔が形成され，その内圧は陰圧で大気圧より低い。
　喉頭：甲状軟骨の下に輪状軟骨があり，その後上縁に一対の披裂軟骨が位置する。甲状軟骨の前上縁から喉頭蓋軟骨が後上方にでて，粘膜におおわれて咽頭と喉頭の境となる喉頭蓋を形成する。披裂軟骨の前端から甲状軟骨の後面にかけ，声帯靱帯と声帯筋が張って，声帯ヒダを作って

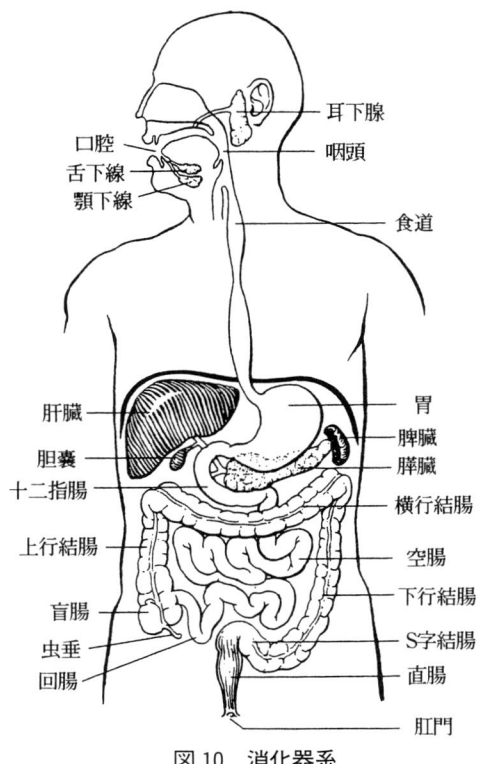

図10　消化器系

いる。

(5) 消化器系

口腔から始まり，咽頭，食道，胃，小腸（十二指腸，空腸，回腸），大腸（盲腸，上行結腸，横行結腸，下行結腸，S状結腸，直腸），肛門に終わる管状部分を消化管といい，これらの付属消化腺（外分泌腺）として唾液腺，肝臓，膵臓がある。両者を合わせて消化器と呼んでいる。

消化管は粘膜上皮，粘膜固有層，粘膜筋板，粘膜下層，平滑筋層（内輪，外縦），漿膜からなるが，食道と下部直腸は漿膜が存在しない。粘膜上皮のうち，口腔，食道や肛門に近い部分は機械的刺激に強い重層扁平上皮で，分泌や吸収部分は単層円柱上皮からなる。小腸は発生学的な回転によって腸の長さを伸ばすとともに，粘膜ヒダ，絨毛そして微絨毛という構造を持つことにより，表面積を増やして消化と吸収の効率性を高めている。

消化管の筋層は平滑筋であるが，咽頭から食道上部の嚥下に関係する部分や肛門周囲の外肛門括約筋は横紋筋でできている。

消化器のうち，消化・吸収を行う胃から大腸まで領域の静脈（上・下腸間膜静脈と脾静脈）は門脈に集められる。

肝臓からの胆汁は胆嚢で濃縮され総胆管を経て，膵臓からの膵液は膵管を経てから十二指腸乳頭で十二指腸に達している。

(6) 泌尿生殖器系

尿を作りだし，対外に排出する泌尿器と生殖器は機能が異なるが，発生の胎生期にはその一部が生殖器の部分として発生するため，泌尿生殖器と呼ばれる。

　a．泌尿器系

腎臓，尿管，膀胱，尿道より構成され，男性では膀胱から先の尿道部分は泌尿器としての尿と生殖器としての精子の共通の排出通路である点が女性と異なる。

　1）腎臓：腎臓は腹腔の後壁に左右に1個ずつあり，血液をろ過し，尿を産生する。腎動・静

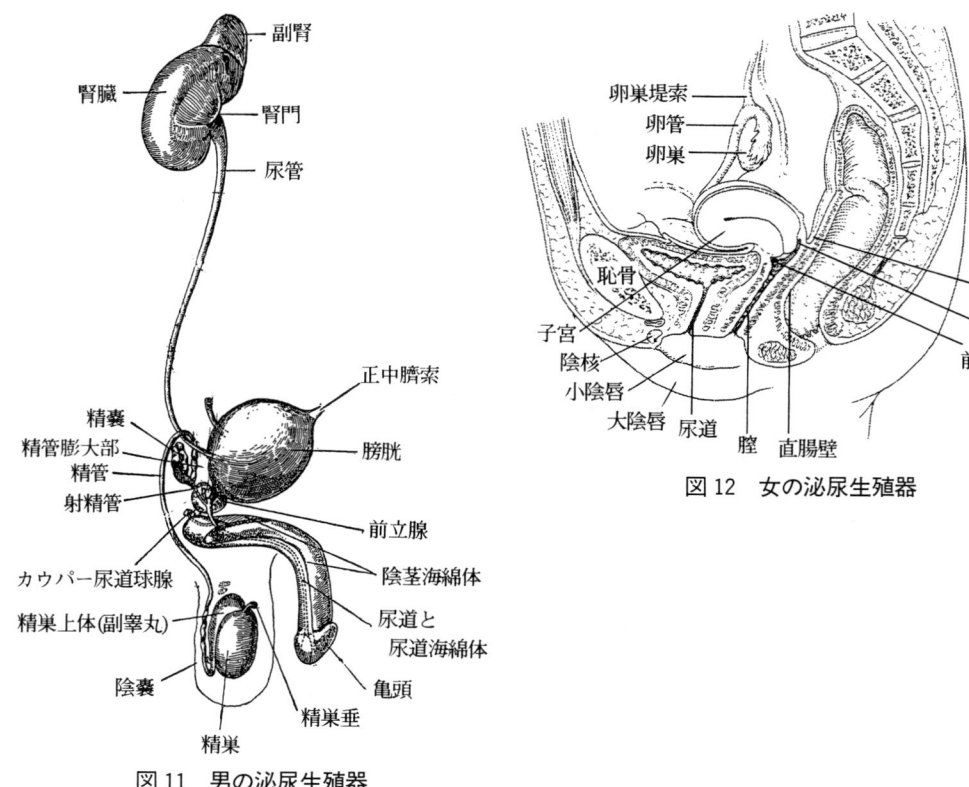

図11　男の泌尿生殖器

図12　女の泌尿生殖器

脈が出入りする部分を腎門と呼ぶ。

　　腎は表面に近い皮質と深部の髄質に区分される。尿管の上端部は広がって腎盤（盂）をなし、その先は分かれて杯のように腎杯をなし、この腎杯が腎乳頭に付着し、尿を受けている。

　　腎の皮質には100-150万個の腎小体（マルピギー小体）があり、腎小体は毛細血管の集合体である糸球体とそれを包むボウマン嚢とからなる。

2）尿管：尿管は腎臓から膀胱へと尿を運ぶ長さ30 cmの管である。粘膜は移行上皮でおおわれ、平滑筋層が発達し、蠕動運動によって絶えず尿を輸送している。

3）膀胱：膀胱は骨盤腔にあり、尿を十分に貯めて排出する平滑筋の臓器である。その位置は男性では直腸の前、女性は子宮の前にある。膀胱の下面は三角形の領域（膀胱三角）があり、三角部の両側に尿管が開口する。膀胱の開口部は内尿道口と呼ばれ、周囲には内尿道括約筋が存在し、その先を尿道と呼ぶ。尿道には横紋筋性の外尿道括約筋が存在する。膀胱粘膜は尿の量の進展に対応できるような移行上皮として存在し、2-3層から7-8層に変化できる。

b．生殖器系

1）女性生殖器：女性生殖器には卵子をつくり出す卵巣とこれを運ぶ卵管、受精卵を一定期間発育させる子宮、交接器と産道をかねる腟と外陰部がある。

　　成熟した卵子は成熟卵胞から腹腔内に排卵され、卵管采より卵管内に取り込まれる。受精は卵管膨大部で行われ、子宮に着床する。血管に富む子宮は10ヵ月にわたる胎児の育成器官である。

2）男性生殖器：男性の生殖細胞で精子を作り出し、これを排出（射精）し、女性体内に送り込むための器官である。精子をつくる生殖腺としての精巣（睾丸）、その排出管としての精巣上体（副睾丸）、精管、射精管、尿道、その途中に開口する精嚢、前立腺、展道球腺などの付属腺と、交接器としての陰茎と、精巣を入れる陰嚢等の外陰部が含まれる。

　　精巣で作られた精子は精巣上体尾部で受精能をもつ。精嚢や前立腺の分泌液に精子が加わ

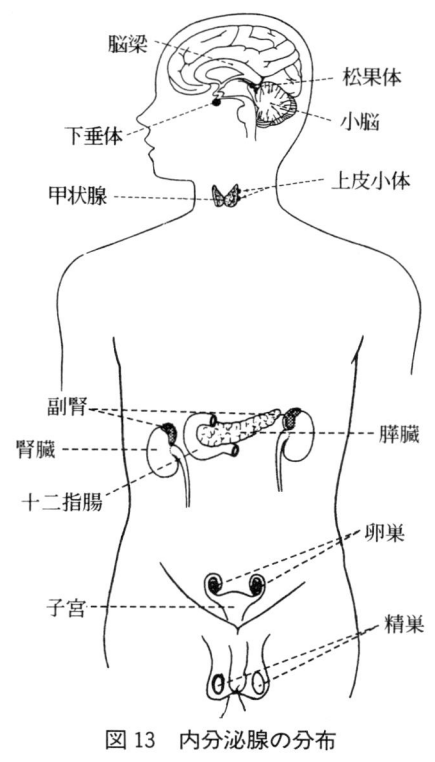

図13　内分泌腺の分布

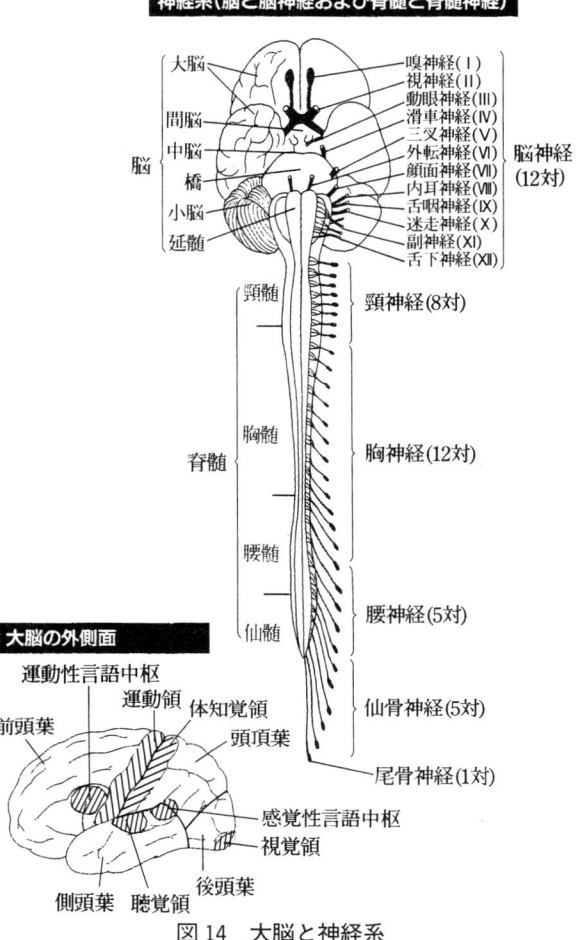

図14　大脳と神経系

り精液を形成する。精子形成に体温より低いことが必須なため，出生児には精巣が下降し陰嚢内におさまる（精巣下行）。

陰茎には陰茎海綿体と尿道海綿体があり，尿道海綿体の尖端は亀頭を形成し，陰茎海綿体の充血が勃起と呼ばれる。副交感神経の骨盤神経の作用である。

（7）内分泌系

ホルモンは身体の内部環境を保つ微量の化学物質である。ホルモンを分泌する組織は内分泌腺とよび，そこの内分泌細胞から出たホルモンが，直接毛細血管から循環系を介して，遠隔地の特定の標的器官に至り，発達，物質代謝，性行動などの特殊な行動を調節する。

内分泌腺の主なものは視床下部，下垂体，甲状腺，上皮小体（副甲状腺），胸腺，膵臓のランゲルハンス島，副腎，性腺（精巣，卵巣）があり，さらには消化管から分泌される消化管ホルモンがあげられる。

（8）神経系

神経系は体の各部分が協調して働くために制御を行っている器官系である。

脳と脊髄は制御の中心となる神経核が存在するので中枢神経系と呼び，ここと身体の各部分を連絡している神経を末梢神経系という。

　a．中枢神経系

1）脳：脳は大脳，小脳，間脳，中脳，延髄に区分される。

　　大脳は左右の半球からなり，その表面は回転と呼ばれる多数のヒダが存在し，前頭葉，頭

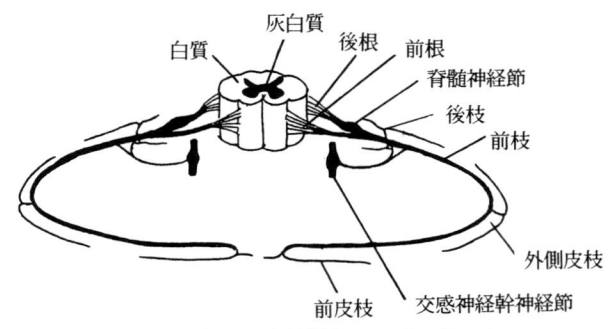

図15 脊髄と脊髄神経の構成（胸部）

頂葉，側頭葉，後頭葉に区別される。左半球は右半球に比較し優位である。

大脳は皮質と髄質に分かれ，大脳は神経細胞の集まっている表層の灰白質（皮質）とその下層の神経線維の集まっている白質（髄質）から構成される。大脳は知覚，運動野の連合の座として，また，人間としての高度な精神作用を営む。大脳皮質の機能は部位によって異なり，大脳皮質の局在と呼ばれる。前頭葉の中心前回には運動中枢（運動領）が，頭頂葉の中心後回には感覚中枢（体知覚領）が，後頭葉には視覚中枢（視覚領）が，側頭葉には聴覚中枢（聴覚領）がある。前頭葉の外側部には運動性言語中枢（ブローカの中枢）が，側頭葉には感覚性言語中枢（ウェルニッケの中枢）がある。運動性言語中枢の障害は音（声）を発することができるが，言葉として話すことができなくなり，感覚性言語中枢の障害は音（声）は聞こえるがその意味が（言葉として）理解できなくなる。

小脳は全身運動の統合調整中枢である。間脳は視床と視床下部からなり，視床は情動に関する意識の座であり，視床下部は感情や本能に関係する自律神経の最高中枢である。中脳は骨格筋運動，視覚や聴覚の反射に関係し，橋には脳神経の舌下，顔面，内耳，三叉神経の核がある。延髄は呼吸，循環，食欲に関する生命維持に重要な自律神経中枢があり，さらには皮質脊髄路（錐体路）の交叉部位で，ここから末梢では大脳が反対側の神経路を支配することになる。

2）脊髄：脊髄は頸髄，胸髄，腰髄，仙髄に区別され，中心部の灰白質と周辺部の白質からなる。白質は前索，側索，後索に区別され，神経線維の束である。灰白質は前角（柱），側角（柱），後角（柱）に区別され，前角は骨格筋を支配する運動神経の起始角，側角は自律神経の起始角，後角は求心性（知覚性）の神経線維を受ける部位である。脊髄神経の根は前索と側索の境から出るのを前根，側索と後索から起こるものを後根と呼び，前根は遠心性，後根は求心性神経線維の通路で，後根には脊髄神経節が存在する。

b．末梢神経系

末梢神経は脳脊髄神経と自律神経に大別される。

1）脳脊髄神経：

① 脳神経：12対あり，脳から起こる。

嗅神経（Ⅰ）：嗅覚，視神経（Ⅱ）：視覚，動眼神経（Ⅲ）：眼球運動，滑車神経（Ⅳ）：眼球運動，三叉神経（Ⅴ）：顔面の知覚と咀嚼筋に分布，外転神経（Ⅵ）：眼球運動，顔面神経（Ⅶ）：顔面の表情筋に分布と舌の前2/3の味覚，内耳神経（Ⅷ）：聴覚を司る蝸牛神経と平衡覚を司る前庭神経に区別される，舌咽神経（Ⅸ）：咽頭筋と軟口蓋の筋に分布と舌後1/3の味覚，迷走神経（Ⅹ）：横行結腸前2/3までの消化管と心臓，肺に分布，副神経（ⅩⅠ）：口蓋や咽頭筋，胸鎖乳突筋，僧帽筋に分布，舌下神経（ⅩⅡ）：舌に分布し舌の運動を行う。

② 脊髄神経：脊髄神経は全部で31対あり，頸神経8対（C_1-C_8），胸神経12対（Th_1-Th_{12}），腰神経5対（L_1-L_5），仙骨神経5対（S_1-S_5），尾骨神経（Co_1）1対に区別される。

脊髄神経は前枝と後枝に区分されるが，その中枢側で合し，運動性（遠心性）線維の通路である前根と脊髄神経節もち知覚性（求心性）線維の通路である後根で脊髄と連絡している。

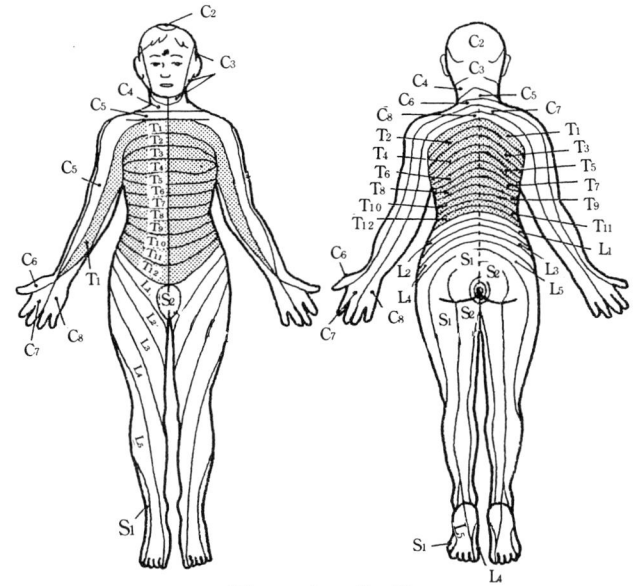

図16 皮膚節

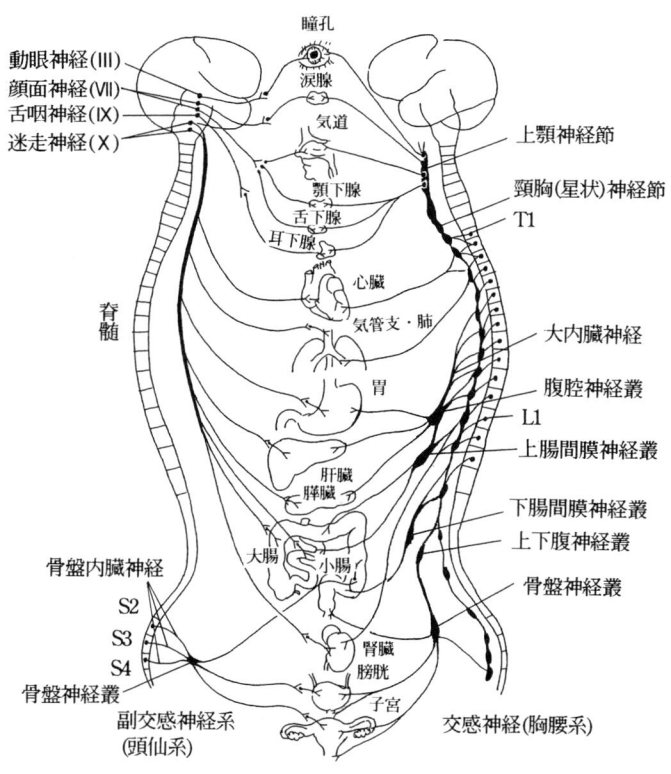

図17 自律神経系

2）自律神経：主に内臓、脈管、皮膚などの平滑筋の運動や腺の分泌などを支配する神経系で意識や意志の影響を受けず、自動的に働き続けるので自律神経系と呼ぶ。自律神経系には交感神経と副交感神経が区別され、交感神経は脳脊髄神経と形態的に独立しているが、副交感神経は脳脊髄神経のなかにその神経線維が混在しており肉眼的に分離するのが困難である。交感神経系は胸腰髄にその中枢があるので胸腰系と呼ばれ、副交感神経は4つの脳神経（動眼神経、顔面神経、舌咽神経、迷走神経）と仙骨（骨盤）部の骨盤内臓神経から支配されているので頭仙系と呼ばれる。

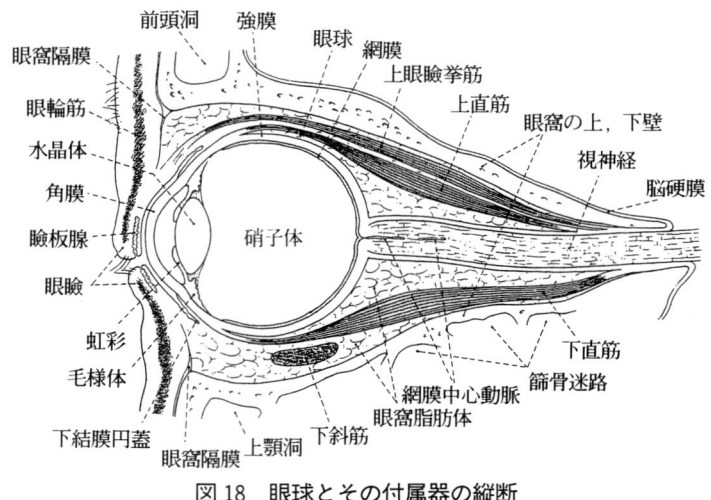

図18 眼球とその付属器の縦断

交感神経, 副交感神経とも自律神経は中枢神経の外で少なくとも1回はニューロンを変えるため, 神経細胞の集まっている自律神経節が存在する. 中枢から自律神経に達するニューロンを節前線維, 自律神経より末梢のものを節後線維と呼ぶ.

(9) 感覚器系

外界または体内部の刺激に対する体の変化を感受して, 中枢神経に伝えるための装置で, 知覚神経と連結している.

刺激の種類に対応して視覚器, 聴覚器, 平衡覚器 (前庭と蝸牛), 味覚器 (舌の乳頭), 嗅覚器 (鼻腔の嗅上皮) がある. 感覚はさらに皮膚感覚, 粘膜感覚, 深部感覚がある.

嗅覚は鼻腔の嗅粘膜から嗅神経を経て嗅球に連絡する. 味覚は舌の舌乳頭にある味蕾により, 前2/3は顔面神経, 後1/3は舌咽神経を介して延髄の孤束核に連絡する.

ここでは視覚器と聴覚器を中心に述べる.

a. 視覚器

眼球は前面を透明な角膜で, 後方の大部分を不透明な強膜で包まれている. 眼球は水晶体によって前後に2分される. 前方は虹彩があり, 眼房水で満たされ, 後方は硝子体で満たされている. 強膜の前縁から水晶体の前面へ虹彩が延びており, その中央に瞳孔が開く. 虹彩には同心円状に走る瞳孔括約筋と放射状に走る瞳孔散大筋がある. 毛様体は水晶体を輪状に取り囲み, 毛様小体の平滑筋が水晶体の膨らみを調節している. 水晶体はレンズに相当し, 白濁した状態が白内障である. 硝子体の後方は網膜, 脈絡膜, 強膜の3枚の膜があり, 網膜は視覚の神経組織層である. 色彩を感受する錐状体細胞は中心窩の付近に, 光の強弱を感受する杆状体細胞その周辺に分布する. 中心窩の内側部にある視神経乳頭は視細胞が存在しない. 視神経は脳底で視神経交叉 (網膜の内側半のみの半交叉) が見られる.

眼球は脳神経の内, 視覚に関する視神経と眼球を動かす6つの横紋筋を支配する動眼, 滑車, 外転神経の4神経が存在する重要な器官である.

b. 聴覚器

聴覚は内耳の蝸牛に位置するラセン器の振動によって感じる感覚である. 聴覚器は外耳, 中耳, 内耳の前半部であり, その大部分は側頭骨内にある. 内耳の後半部には平衡覚器がある.

外耳は耳介と外耳道からなるが, 耳介は集音装置であり, 外耳道は音波を弱めず鼓膜に鼓膜に伝える通路である. 外耳と中耳は鼓膜で仕切られ, 鼓膜は音波の共鳴装置である. 中耳は鼓室と咽頭に連絡する耳管からなる. 鼓室内には3つの耳小骨があり, 鼓膜にツチ (槌) 骨が付着し, キヌタ (砧) 骨, アブミ (鐙) 骨, そして内耳の前庭窓と振動を増幅しながら伝えて行く.

内耳は側頭骨の錐体部分にあり, 骨迷路と呼ばれる骨室内に軟部組織の膜迷路が存在し, 聴覚に関係する蝸牛, 平衡感覚に関する前庭, 回転運動 (加速度) に関係する半規管に区別される.

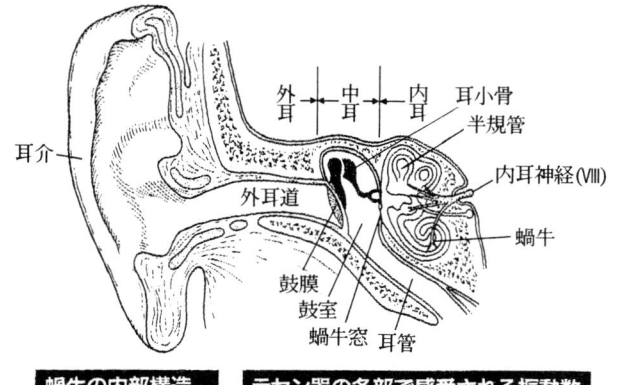

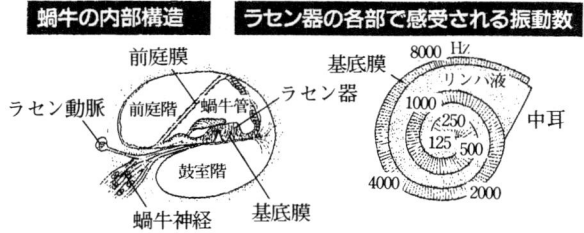

図19 聴覚器

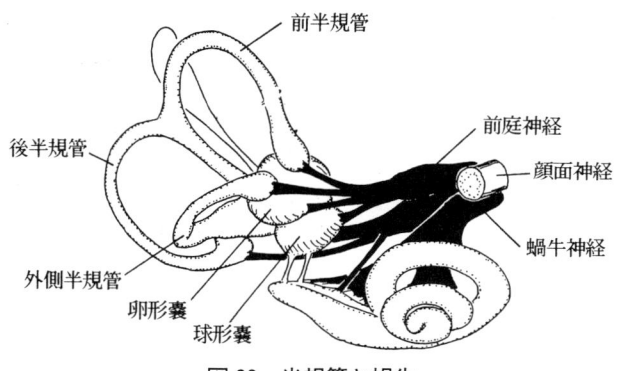

図20 半規管と蝸牛

蝸牛はらせん形をしており，上部の前庭階，中部の蝸牛階，下部の鼓室階に区別され，内部はリンパ液で満たされている。耳小骨の振動は前庭窓のリンパを振動させ，前庭膜，基底膜を介して蝸牛管内のラセン器に伝わり，蝸牛神経を介して大脳皮質の聴覚野に伝える。

D．発　生

(1) 3胚葉

　発生第3週中に原始線条（外胚葉の肥厚部分）が出現し，原腸が形成される。原始線条の頭方の原始結節および原始線条域では，胚盤葉上層の細胞が内方へ遊走し，内胚葉と中胚葉を形成する。胚内中胚葉層の細胞は内・外2胚葉の間を遊走し，卵黄嚢と羊膜を覆う胚外中胚葉と結びつく。

　原始窩に陥入する原脊索細胞は脊索前板に達するまで直進し，内胚葉中に介入して脊索板を形成する。その後，脊索板は内胚葉から分離し，脊索が形成され，体の正中軸として軸骨格の基礎となる。その後，脊索の周囲に椎骨が形成され，脊索は退化する。

　第3週末までに外胚葉，中胚葉，および内胚葉の3胚葉が形成され，それぞれの組織や器官が分化を始める。

　a．外胚葉

　神経組織（脳，脊髄，末梢神経，副腎），表皮

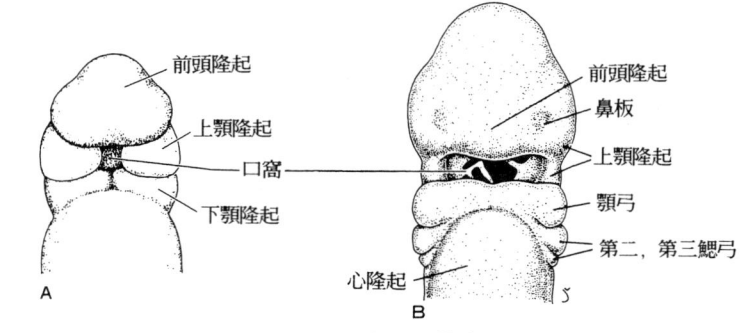

図21　鰓弓の発生
A：約24日　B：やや進んだ段階

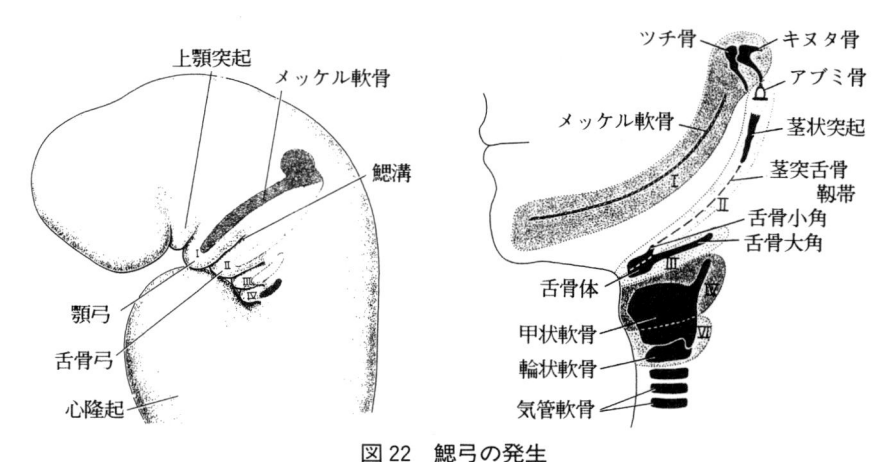

図22　鰓弓の発生
A：胎生4週　B：鰓弓の軟骨要素

　b．中胚葉
　骨格，筋（横紋筋，平滑筋），結合組織，循環系，泌尿器系，消化管の結合組織と筋層，漿膜（腹膜，心膜，胸膜），気管外膜，気管軟骨
　c．内胚葉
　消化腺，消化管上皮，呼吸上皮

（2）鰓弓（咽頭弓）の分化
　頭・頸部は発生学的に鰓弓により形づくられ，発生第4～5週に出現する。最初，間葉組織の鰓弓は鰓溝（咽頭溝）と呼ばれる深い溝により隔てられている。
　胎生第4週末では，顔面の中心部は口窩で占められ，その周囲を鰓弓が取り囲んでいる。胚子が胎生4，5週に達すると，2つの下顎隆起と上顎隆起と1つの前頭隆起により顔面の形成が始まる。
　鰓弓は表面を外胚葉，内面を内胚葉で被われた中胚葉の肥厚部分からなり，鰓溝で6つに分けられ，鰓弓内部を鰓嚢と呼ぶ。鰓弓は骨格構造をもつ。
　a．鰓弓
　第1鰓弓（下顎弓）はMeckel軟骨を中にもつ。後部から中耳の槌骨と砧骨が発生する。下顎骨はMeckel軟骨の周囲組織から形成される。下顎骨は第1動脈弓からの血管と三叉神経（下顎神経）支配を受けている。
　第2鰓弓（舌骨弓）はReichert軟骨を中心にもつ。これらが中耳のアブミ骨，側頭骨の茎状突起，茎舌骨靱帯と舌骨小角を形成する。第2大動脈弓と顔面神経を受ける。
　第3鰓弓は舌骨体と大角を作る。第3大動脈弓と舌咽神経を受ける。
　第4鰓弓は喉頭軟骨作る。第4大動脈弓と迷走神経を受ける。

第5，6鰓弓はヒトでは見られない。
  b．鰓溝（咽頭溝）
鰓溝の大半が消失するが，第1鰓溝は一部が残存し，外耳道の上皮となる。下顎弓と舌骨弓よりの膨大部が外耳となる。
  c．鰓嚢（咽頭嚢）
第1鰓嚢は内耳と外耳の間に出現し，その遠位端は鼓室となり，残りは耳管となる。
外胚葉と内胚葉の癒合部分が鼓膜となる。
第2鰓嚢の端で外胚葉上皮が隆起し，そこで扁桃となる。
第3鰓嚢は胸腺となる。
第4鰓嚢は甲状腺の原基となるが，ヒトでは退化する。
第5鰓嚢は甲状腺の形成に関係する。

文　献

1) 藤田恒太郎：人体解剖学 改訂第41版 南江堂, 東京, 1993.
2) 藤田恒夫：入門人体解剖学 改訂第3版 南江堂, 東京, 1989.
3) 生理学〔保育士養成講座〕編纂委員会 編, 全国社会福祉協議会, 東京, 1999.
4) トマス・W・サドラー：ラングマン人体 発生学. 安田峯生, 沢野十蔵訳 第7版, 医学書院MYW. 東京, 1996.

（佐藤　健次）

3-1. 生理学－一般生理学

A. 恒常性の生理学

(1) はじめに

　生体が正常な活動を営むうえには，内部環境を維持する仕組みが必要である。これを恒常性（ホメオスターシス）維持機構という。恒常性とは，固定し動かないもの，停滞した状態を意味するものではない。例えば，我々の体温は常に37℃というわけではなく，36～37℃の間をサーカデアンリズムに従って変化している。このように，恒常性は一定の周期，バイオリズムの中にある。

　内部環境の意義を最初に取り上げたのはフランスの生理学者クロード・ベルナール（1813-1878）である。ベルナールは，内部環境の恒常性が保たれれば，生体は外界の変動から解放される，すなわち，内部環境の不動性こそ，自由で独立した生存の条件である，と述べている。

(2) 水と電解質の恒常性

　生命の起源は海にある。進化の歴史の中で，我々は空気環境に棲むように適応してきたが，我々の身体は皮膚や細胞膜によって空気から隔てられている。個々の細胞や組織は内部環境である細胞外液に浮かんでいるといえる。細胞外液の成分は海水の成分に似ていて，Na^+ 145 mM，K^+ 5 mM，Ca^{2+} 1～2 mM，Cl^- 110 mM 等である。輸液に用いられるリンゲル液も基本的には海水成分に似ており，NaCl濃度は0.9%である。

a. 水の恒常性

　水は体重の2/3を占め，体内水分の10%を失うと生命に危険があるので，水の恒常性維持は重要である。いろいろな原因で脱水が起こった場合（発汗，下痢，嘔吐などで大量の水分が失われた時）には，血液量の減少が現れる。循環血液量の増減は，心房にある低圧（容積）受容器で主に感受される。血液量の減少は浸透圧の増加も発生させ，それは視床下部の室傍核にある浸透圧受容器で感受される。なお，低圧受容器からの入力は，迷走神経求心性線維を介して，室傍核を活性化させる。室傍核は飲水行動（渇き）の誘発，あるいは自律神経，内分泌系を活性化することによって水の恒常性維持に寄与する。

　そのうち，主要な働きをするものは神経内分泌のバソプレシンである。バソプレシンは主に室傍核大細胞群で作られ，下垂体後葉から血中に分泌される。その結果，腎臓の尿細管で水分の再吸収を促し，尿量を減らして，体内に水分を確保する。逆に水分が多すぎる場合には，この調節機構が抑制されて，尿量が増加するだけでなく，積極的に水分を排泄する調節（発汗など）も起こる。発汗を調節する汗腺は交感神経支配で，アセチルコリンを伝達物質とする。これを駆動するのは室傍核から交感神経への下行性出力である。このようないくつかのシステムを介して，水の恒常性が維持される。

b. NaClの恒常性

　血中の電解質の中で最も濃度が高いのはNaClである（Na^+ 145 mM，Cl^- 110 mM）。NaCl濃度は浸透圧を規定する因子であり，水分量と不可分の関係にある。NaCl濃度の過剰は，浸透圧の増加を介して循環血液量を増やすので，高血圧症の発症因子の1つと考えられている。

　NaClの供給源は食物であり，その恒常性を維持するしくみは水と同様に主に腎臓にある。NaCl濃度の受容器は浸透圧受容器であり，それは上述のとおり，室傍核に存在する。浸透圧の増加は，室傍核の渇きの中枢を活性化して，飲水行動を促したり，バソプレシンの分泌量を増加

させて，体内水分量を増やし，浸透圧を低下させるように働く．腎臓にもNaClを感受する受容器があり，血中のNaCl濃度が低いと，傍糸球体近接装置からレニンが分泌される．レニンは血中でアンギオテンシンIをつくり，これは肺でアンギオテンシンIIに変換されて，副腎皮質に作用してアルドステロンの分泌を促す．このホルモンは，腎臓の尿細管に作用してNa^+の再吸収を促し，尿へのナトリウム排泄を減少させる．こうしてNaClの恒常性は，行動性および自律神経・内分泌系によって調節される．

c．カルシウムの恒常性

血中のカルシウムの正常値は11 mg/100 ml血漿で，一定に保たれている．カルシウムの濃度が低すぎると，骨が弱くなったり，神経や筋肉組織の反応性が変わり，全身痙攣が引き起こされることもある．血中のカルシウム濃度を感受する受容器は主に上皮小体にある．血中カルシウム濃度が低いと，上皮小体から上皮小体ホルモン（PTH）が分泌され，腎尿細管および腸管に作用して，カルシウムの吸収を促す．カルシウムの貯蔵庫である骨に対しては，PTHはカルシウムの放出を促進させる．一方，血中カルシウム濃度が高いと，甲状腺からカルシトニンが分泌され，PTHと拮抗する働きを示す．

（3）栄養物の恒常性

生命活動に不可欠な栄養物は，糖，タンパク質，脂肪から構成される．身体はこれら栄養物の蓄えで成りたっており，余裕を持って作られている．しかし，栄養物が様々な疾患で十分に摂取できない時，逆に，エネルギー代謝に比して過剰の栄養物摂取が継続された場合には，るいそうや肥満が現れる．

栄養物の摂取は食欲によって調節され，それを調節する中枢は視床下部に存在する．摂食中枢は視床下部外側野に，満腹中枢は視床下部腹内側核に，それぞれ隣接して存在する．食欲の因子は単純ではない．断食など非常に強い飢餓状態にあるときはもちろんのこと，しかし必ずしも空腹感がなくても，生活習慣として，朝食，昼食，夕食を決まった時刻に私たちはとる．また，食欲は身体の内部からの要求だけではなく，嗅覚，味覚，視覚などの外部からの刺激によっても誘発される．

a．血糖の恒常性

血中のブドウ糖の正常値は100 mg/100 ml血漿で，一定に保たれている．血糖の調節ができないと糖尿病になり，血糖が低すぎると低血糖発作が起きる．血糖を感受する受容器は膵臓のランゲルハンス島にある．血糖が高いと，ランゲルハンス島のβ細胞からインシュリンが分泌され，肝臓や筋肉に作用してグリコーゲンの生成を促し，また，脂肪組織に作用して，ブドウ糖を脂肪に変えて貯蔵する．血糖が低いと，ランゲルハンス島のα細胞からグルカゴンが分泌され，肝臓や筋肉に作用してグリコーゲンの分解を進め，また，脂肪の分解も促進させる．

上記の摂食中枢および満腹中枢は，視床下部領域のブドウ糖濃度に感受性があり，その刺激に応じて，摂食行動を調節したり，自律神経系を介して消化管の運動や消化液の分泌を制御する．たとえば，摂食中枢の活性化は，副交感神経である迷走神経を介して，胃の蠕動や消化液の分泌を亢進させる．

b．脂肪の恒常性

血中には，脂肪や脂肪に類似したコレステロールやレシチンが含まれ，その濃度は一定している．たとえば，血中のコレステロールが220 mg/dlを越えると，高コレステロール血症になり，これは動脈硬化や心筋梗塞の危険因子である．血中の脂肪量が増すと，脂肪細胞からレプチンが分泌され，摂食を抑え，代謝を盛んにして，脂肪量を減少させるように働く．レプチンは摂食中枢および満腹中枢に作用して，摂食を抑制する．逆に，強い飢餓状態にあると，脂肪が分解されて脂肪酸が遊離されてくる．遊離脂肪酸は摂食中枢を刺激して，食欲を発生させる．

（4）循環系と恒常性維持

　細胞外液の恒常性は，血液が心臓によって循環されることで基本的に維持される。血液は，水・電解質成分，各種の栄養物，その燃焼に必要な酸素，各種代謝産物などを含むが，それらは血液が全身の臓器を循環する間に調整される。たとえば，肺では酸素や炭酸ガスの調整，腎臓では各種老廃物や水の調整，消化管では各種栄養物の摂取などが行われる。

　血液循環を正常に維持するには，血圧調節が重要である。なぜなら大量出血などでショック状態に陥ると，血圧維持ができずに，全身の臓器が機能不全に陥り，それは血液の恒常性を乱し，生命を危険に曝すからである。血圧の受容器は頸動脈洞と大動脈洞にあり，その情報は延髄に入力され，循環中枢である延髄腹外側野の活動を変える。この循環中枢の興奮は，交感神経を介して頻脈や心拍出量の増加など心機能を亢進させると同時に，血管平滑筋を収縮させて血圧を上昇させる。延髄腹外側野の循環中枢は視床下部からの入力も受けて，情動や本能行動の調節にも関与する。

（5）酸素と炭酸ガスの恒常性

　食物は外界から取り入れなくても何日間かは生存が可能だが，酸素は供給が途絶えると，数分で死の危機に曝される。したがって，睡眠中も酸素の供給は休みなく継続される必要があり，それは24時間繰り返される肺でのガス交換によって営まれる。代謝活動が亢進すると酸素も余分に必要となるが，その要求はガス交換だけではなく，心機能の亢進や赤血球の増加などでも満たされる。

a．酸素の運搬

　生命活動に必要なエネルギーは，組織や細胞において栄養物を酸素で燃焼させることによって得られる。この酸素は肺でのガス交換によって空気から供給される。空気には21%の酸素が含まれるので，その酸素分圧は約160 mmHgで，肺胞では酸素分圧は約100 mmHgにまで減少する。その減少は水蒸気分圧（47 mmHg）と炭酸ガス分圧（40 mmHg）による。酸素は肺胞から血液に拡散し，血中の酸素は主に赤血球の中のヘモグロビンに結合して運搬される。肺を循環した血液のヘモグロビンは，ほぼ100%酸素で飽和され，鮮紅色を呈する。これを動脈血とよぶ。動脈血は肺静脈を介して左心房に環流し，左心室から大動脈を介して全身に送られる。動脈血の酸素含有量は血液100 mlあたり約20 mlである。

　全身の組織に酸素を供給して，心臓に戻ってきた血液を静脈血という。静脈血のヘモグロビンの酸素飽和度は75%～50%にまで減少する。動脈血と静脈血の酸素含量の較差と循環血液量の積から酸素消費量を計算できる。健康成人では，安静時には約200 ml/分の酸素消費量がある。

　運動によって酸素消費量は安静時の5～6倍にまで増加しうる。この増加量はヘモグロビンの酸素含量の低下だけではまかないきれず，同時に心拍出量や心拍数の増加などによる循環血液量の増加によって補償される。

　貧血では赤血球中のヘモグロビン量が少ないために，酸素の運搬能力が低下する。それは運動能力の低下や代謝活動の減少につながる。高地トレーニングにより赤血球ヘモグロビンの増加をもたらすと，運動能力は亢進するが，赤血球増加は血液の粘性を高めて心臓循環系への負担を増すというマイナスの効果もある。

b．炭酸ガスの運搬

　各組織での代謝活動によって産生された炭酸ガスは静脈血に拡散される。炭酸ガスは水と反応してただちに炭酸となり，さらに解離して重炭酸イオンと水素イオンに変換される。この反応は炭酸脱水酵素の触媒作用によって促進される。その酵素は赤血球に存在するので，赤血球は酸素の運搬だけではなく，炭酸ガスの運搬にも重要な役割を担う。

c．酸素と炭酸ガスの恒常性

　酸素センサーは，主に総頸動脈の分岐部にある頸動脈小体に存在し，末梢化学受容器と呼ばれ

る。動脈血酸素分圧の低下は末梢化学受容器内の細胞を興奮させ，その信号は舌咽神経の求心性神経（洞神経）を介して，呼吸中枢のある延髄に送られて，換気亢進反応をひきおこす。

炭酸ガスのセンサーは，主に椎骨動脈の灌流域である延髄腹外側野に存在し，中枢化学受容野と呼ばれる。炭酸ガス分圧の増加は中枢化学受容野内の神経細胞を興奮させ，その信号は近傍の呼吸中枢のニューロンに伝達されて，換気亢進をひきおこす。

（6）酸・塩基の恒常性

血液は中性よりややアルカリ側に偏っており，血液のpHの正常値は7.35～7.45である。この状態がほんのわずか変化しても生命に危険である。例えば，pH 6.95（極度のアシドーシス）になれば昏睡状態に陥り，pH 7.7（極度のアルカローシス）になると強直を伴うけいれんが起こる。血液の酸塩基平衡を調整する仕組みは，肺，腎臓，血液にある。すなわち，肺でのガス交換が亢進すると，炭酸ガスの排泄が増えて，血液中の水素イオンの低下（pHの上昇）が起こる。腎臓では，尿細管での重炭酸イオンの再吸収量を調整することによって，血液のpHの調節を行う。また，血液中の重炭酸イオンは，急激な水素イオンの増加に対し，緩衝物質として作用する。

（7）体温の恒常性

人の体温は36～37℃に保たれている。体温が上昇すると，発汗や呼吸の促進によって放熱を増やし，耐暑行動（日陰に移動，冷水を飲むなど）をとり，逆に，体温が低下すると，震えによって熱産生を増やし，皮膚血流を低下させて放熱を抑え，また耐寒行動（毛布にくるまる，お湯を飲むなど）をとる。身体の深部の温度（脳温，直腸温）を感受する受容器（温度受容ニューロン）は前視床下部および視索前野にある。温度受容ニューロンの興奮は，自律神経系，内分泌系，体性神経系を介して産熱や放熱の機構を働かせるので，体温調節中枢も同じ場所に存在すると考えられる。体温が上昇すると，体温調節中枢からの指令が自律神経を介して皮膚血管の拡張や発汗を促す。他方，体温が低下すると，皮膚血管の収縮と筋肉の震えなどを誘発する。

（8）神経内分泌系と恒常性

神経系はその機能に従って，2つに区分される。ひとつは個体の周囲を取り巻く環境に関連して，身体の外部に向かって作用するものであり（随意神経系，体性神経系），他のひとつは，身体の内部に向かって内臓に働きかけ，身体の内部環境を支えるものである（不随意神経系，自律神経系，植物性神経系）。このうち，生体の恒常性の維持に重要な役割を果たしているのは自律神経系である。植物性とよばれるのは，動物的な移動や捕獲よりも，身体の栄養に関係しているからであり，自律性とよばれるのは，大脳半球の指示によらないからである。

自律神経系は遠心路と求心路に分類され，遠心路は交感神経系，副交感神経系および腸神経系（マイスナー神経叢，アウエルバッハ神経叢）からなり，求心路は内臓求心性線維からなる（図1）。

自律神経系の遠心路において，内臓の神経支配は，交感神経系，副交感神経系の二重支配で，原則としてその作用は反対である。いずれの系においても中枢から出たニューロンは効果器に至るまでにシナプスを形成しニューロンをかえる。このシナプス接合部を自律神経節という。軸索が自律神経節に終わるニューロンを節前ニューロン，効果器に終わるニューロンを節後ニューロンとよぶ。交感神経系の節前ニューロンの細胞体は胸髄と上腰髄に存在し，副交感神経系（脳神経や仙骨神経）の節前ニューロンは脳幹と仙髄に存在する。

自律神経の活動は持続的で，内臓の働きを緊張性に調節する。交感神経の活動亢進は基本的に代謝を活発にし，エネルギーを放出させる方向に働く。すなわち，心臓の働きを活性化し，血管平滑筋を緊張させて血圧を上昇させ，肝臓や筋肉のグリコーゲンを分解して血糖を上昇させる。他方，副交感神経の活動亢進は，基本的にエネルギーを貯蔵する方向に働く。すなわち，胃腸管の蠕動や分泌を増やして栄養物の摂取を増やし，また，肝臓や筋肉でのグリコーゲンの貯蔵を促す。

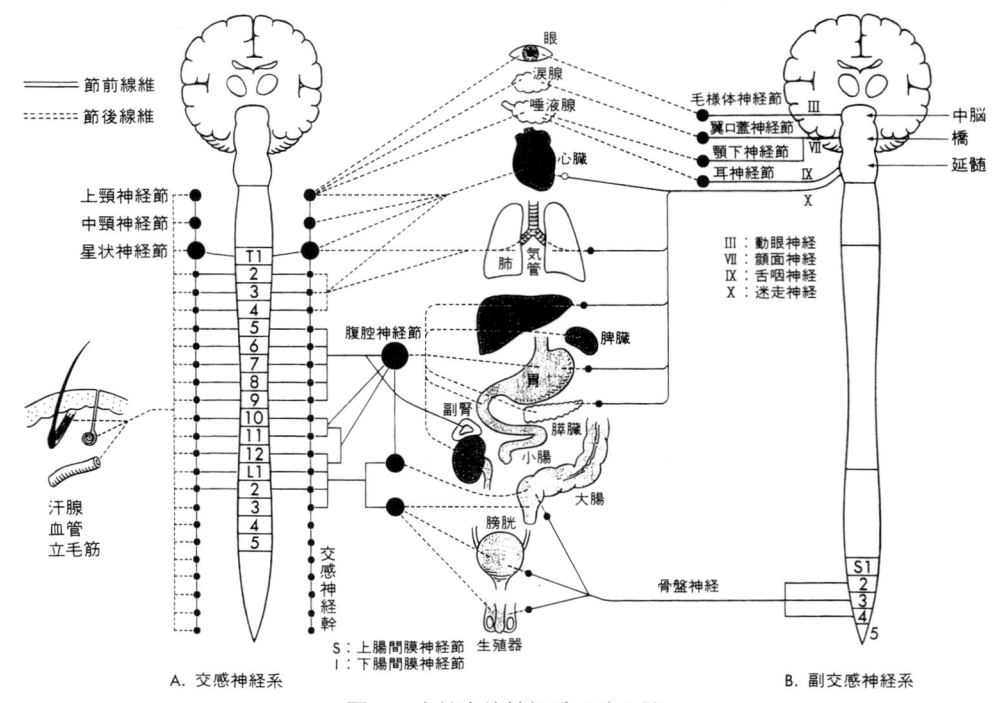

図1 末梢自律神経系の遠心路
（自律機能生理学　佐藤昭夫著より引用）

　内臓の受容器で発生した神経インパルスは自律神経の求心路を経て中枢神経系へ中継され，中枢神経系のいろいろのレベルで統合され，遠心路を経て内臓効果器に伝達される。内臓の受容器は血管壁や胸腔，腹腔，骨盤腔の内臓諸器官内に存在する。胃腸，膀胱の充満度などの物理的情報や，内容物の酸性度などの化学的情報を伝える。これら求心性情報の大部分は感覚として意識にのぼらないが，渇き，飢え，悪心，便通，尿意などの臓器感覚や内臓痛覚は感覚として意識にのぼる。

　内臓諸器官のうち，副腎髄質は生体の調節に特別な役割を果たす。副腎髄質は交感神経の節前ニューロンから直接に支配を受けるという点で特異であり，主にアドレナリンの分泌を行う。アドレナリンは交感神経の節後ニューロンから分泌されるノルアドレナリンと協同して自律機能の調節を行う。例えば，激しい情動性の興奮が発生した場合には，交感神経の緊張を介して頻脈，血圧上昇などが起こるが，同時に副腎髄質からのアドレナリンの分泌も増えて，似たような効果をもたらす。

　自律神経系は，脊髄，脳幹，視床下部，大脳辺縁系，大脳皮質など中枢神経系の様々な領域によって階層性に調節される。脳幹には生命の維持に重要な循環，呼吸，排尿等の自律機能を調節する中枢が存在する。視床下部には，睡眠，体温，食欲，飲水行動，性行動などの中枢があり，そこからの下行性出力は自律神経系の働きを修飾する。大脳辺縁系は本能および情動行動に伴う自律反応の統御に重要である。

B. 神経と筋の細胞生理学

　神経細胞は感覚器から脊髄や脳に情報を伝達し，中枢から筋肉や腺にも情報を伝える。神経細胞や筋などの興奮性細胞では，情報は活動電位という電気信号をもって伝えられる。活動電位は興奮性細胞の膜のイオンに対する透過性の変化によって発生する。一般に細胞内部はK^+を多く含み，Na^+は少ないが，外部はNa^+が多くK^+は少ない。このように細胞内外ではイオンの分布が異なり，静止状態の膜はNa^+よりK^+に対して透過性が高い（静止電位）。神経や筋が興奮すると，膜が脱分極し，Na^+チャンネルが開かれ，Na^+に対する透過性の上昇が起こり，活動電位

が発生する。そのため，細胞外液のNa$^+$を除去すると活動電位は発生しない。活動電位は隣接する部位を順次興奮させ，神経軸索上を伝導していく。

　神経と神経間の情報伝達はシナプスを介して行われる。シナプスでは主に化学伝達物質を介して情報が伝達される。すなわち，活動電位が神経終末まで伝導すると，終末から化学伝達物質が遊離され，他の神経線維はその物質により興奮したり，興奮性が低下する。興奮を高めるシナプスを興奮性シナプスとよび，L-グルタミン酸などによって伝達される。興奮を抑えるシナプスは抑制性シナプスで，ガンマアミノ酪酸（GABA）などによって伝達される。

　1本の運動神経線維は枝分かれして数十ないし百数十の筋線維を支配する。運動ニューロンとそれに支配される筋線維群は常に活動を共にする1つの機能単位を構成するので，これらをまとめて運動単位とよぶ。神経の終末は筋線維膜にはまりこむように接合しており，この部分を終板という。この部分の伝達はアセチルコリンによって行われる。

（鈴木　郁子）

3-2. 生理学－言語聴覚士に必要な生理学

A. はじめに

　言語聴覚士の実地臨床に必要な生理学に焦点をあてて，特に言語機能に関する生理学，およびその周辺を解説する。失語症など疾患の病態に関する事項は最小限にとどめ，あくまでも生理的な基礎事項に留意してある。

　はじめに，発声・発語の生理学を取り上げ，発声器官，その神経支配，およびBroca中枢の順で説明し，次いで，聴覚系フィードバックに焦点を当てて，聴覚器官，聴覚路，Wernicke中枢について説明する。その後で，大脳皮質の中で，Broca中枢とWernicke中枢に結合する構造を，なるべく生理機能に絞って，情報を整理してある。なお，言語機能だけではなく，非言語機能（情動性発声，音楽，呼吸機能など）についても併せて解説してある。

B. 発声・発語の生理学

（1）発声過程の解析（図1）

　発声器として不可欠な役割を果たすのは喉頭である。喉頭にある声帯が振動することによって，音声の源が形成される。発声過程は次のように分析できる。まず，発声の準備段階として，吸気があり，この後，声帯は披裂軟骨の移動によって内転される。次いで，随意的に呼気が始まり，適当な声門下圧（気管側の空気圧）があれば，内転して閉鎖した声帯は，強制的に開かれる。声帯の緊張が接合力となって，開いた声門間隙は，再び閉鎖される。こうして声門間隙の開閉が繰り返され，声帯は振動する。この振動運動は，声門下圧が持続し，声帯が内転され，緊張し続ける限り継続する。

（2）声の修飾

　声の高さは，声帯振動の頻度によって決まる。それは，生まれつきの声帯の長さや太さによっても決定されるが，声帯を緊張させる張力によってもコントロールされる。声帯の緊張は，声帯内筋の収縮と，それに拮抗する喉頭前筋の収縮によって調節される。

　声の強さや抑揚は，声門下圧によって調整されるので，呼吸器官の役割も発声では無視できない。

　声の質は，声帯振動によって発生した音が，咽頭腔，鼻腔，口腔などの共鳴器（構音器）を通る間に，修飾されることによって作られる。それは，咽頭筋の収縮，顎関節の移動，舌や唇の運動など，複合した調節系によって営まれる。この調節には，聴覚系によるフィードバックも関与する。

　以上は，言語機能の基盤である発声に関する諸側面である。非言語機能にも共通したメカニズムである。叫んだり，泣いたり，笑ったり，という情動や感情の表出でも使われる機能である。

（3）話し言葉としての側面

　a．韻律形式

　最近，コンピュータから音声が出力されて，言語機能を代行させる試みがなされているが，その声には，テンポ，リズム，ストレスやイントネーションなどが欠けており，一本調子である。音声の連続に構造を作り上げること，すなわち韻律形式も言語機能に重要である。同じ会話分節でも，韻律形式で完全に意味を変えることができる。簡単な例は「これはママの」という文を，「ママのものですか？」という質問表現としても，「ママのものだから触るな」という強い命令口調としても，韻律形式を変えることによって区別できる。

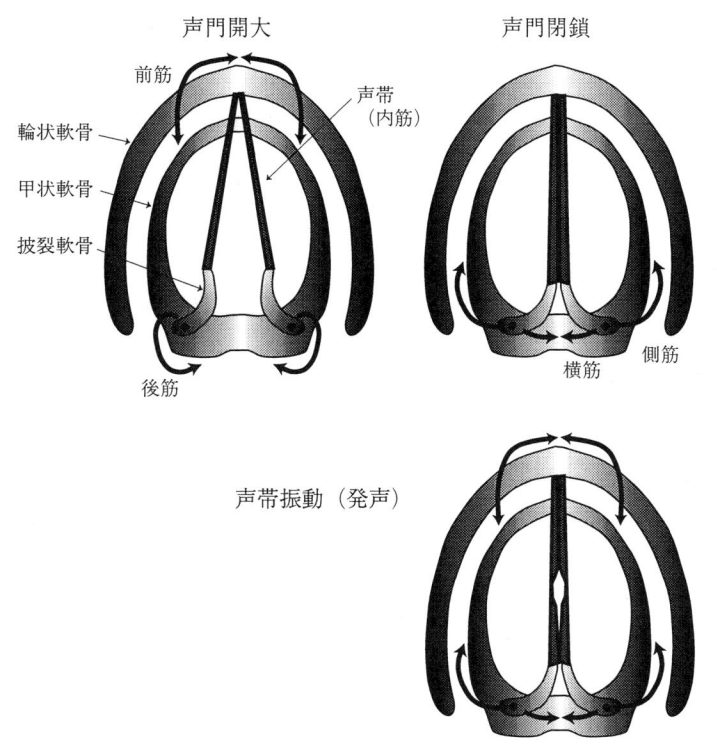

図1 発声・発語に関わる咽頭筋群

b．言語の陳述機能

通常の会話では，多数の単語を文法に則って構成し，意味のある内容を相手に伝達する，いわゆる陳述機能が中心となる。そもそも，人間は話す能力を遺伝的に持って生まれてくるが，それは幼少期からの繰り返しの学習によって，完成される。無意識の日々の学習によって，10歳前後までに，ほとんど自動的なレベルにまで言語能力を発達させ，意識せずに，あるいは努力感なしに話すことができるようになる。しかし，ひとたび，障害が発生すると，声を発することすら，非常な努力を要するようになる。ひとつひとつの運動や調節が努力感を伴って意識されるようになる。その意味で，言語聴覚士には，発声の生理学から言語中枢まで総合的に理解することが要求される。次に記すように，言語機能の生後発達も，総合的な理解に有益である。

c．健常児の言語発達

言語発達を説明する前に，あらかじめ脳全般の生後発達について知っておくと，よりよく理解できると思われる。

(1) 脳の生後発達

脳の神経細胞の数は新生児で最も多く，約140億である。その後，増加することなく，生涯にわたって減少していくだけである。脳の重さは，出生児は約300gであるが，3歳半で約3倍になり，14歳でほぼ大人並の1300gに達する。このように脳が重くなるのは，その連絡網（樹状突起や軸索）が伸びて，シナプス連絡が多くなり，また，グリア細胞が増加するためである。

脳の発達でもう1つ重要な側面は，髄鞘形成である。一般に，髄鞘をもった軸索（有髄線維）では，信号伝達が非常に速く確実である。出生直後の脳は，髄鞘のない細い軸索（無髄線維）で多くの神経が構成されるので，信号伝達に，時間を要し，また不確実な伝わり方をする。したがって，髄鞘形成が脳の機能発達に重要であり，部位によって形成時期に差はあるものの，10歳前後で完成する。聴覚神経の髄鞘化は出生前に既に完成しているが，運動神経系は生後1年位

で髄鞘化が完成する。聴覚野に投射する聴放射は3-4歳で，また，大脳交連線維は10歳位で髄鞘化が完成する。

言語中枢は約95％の人で左の大脳半球に局在するが，新生児の段階では両半球が言語に関与している。しかし成長に伴い，次第に左の半球が言語機能で優勢になり，4-5歳で優位脳が決まる。右利きの人はほとんど左が優位脳であるが，左利きの人の場合は，必ずしも右脳が言語の優位側であるとは限らない。

（2）言語の生後発達

言語の発達は運動能力の発達とほぼ併行する。言語の発達では，はじめに発声器官の無意識の学習過程があり，これに，高次神経の成熟や言葉の記憶などが加わる。

　a．叫声期

最初の発声（叫声）は産声である。発声器官である喉頭と呼吸器官が正常に機能している証である。やがて，空腹や不快感などから，「ア」「エ」「オア」など，単調な叫声が発せられる。言語機能としては，最も低次の機能で，情動の表出の原型といえる。

　b．喃語期（2〜5ヵ月）

乳児は機嫌がいいと何やら意味不明の発声をするようになる。これは，叫声から話し言葉への移行を示すもので，喃語という。唇や舌先で形成される音，「マ」「パ」などの音が出せるようになる。

　c．模倣期（6〜10ヵ月）

6ヵ月を過ぎると，喃語が活発となるだけではなく，言語の模倣が盛んになる。自分の声を聞いて喜び，また母親の話し声をまねるようになる。自分の発した声を自分で聞くので，聴覚系のフィードバック機構が発達する。

　d．始語期（1〜1.5歳）

乳児は人やモノを意味する言葉，「ママ」「マンマ」「パパ」などを発するようになる。単語（一語文）を繰り返す。

　e．1歳半

30-50の言葉を覚える。言葉に抑揚（メロディ）をつけるようになる。「ひとりごと」をしゃべるようになり，言葉の学習・記憶が活性化される時期である。

　f．2歳

2語文を話すようになる。「これなあに？」など言葉によるコミュニケーションを積極的に行うようになる。語彙は豊富になるが，文法的には誤りがある。

　g．3歳

約1000語の語彙。母親とけんかができるようになる。童話の筋が理解できるようになる。

　h．4歳

会話形式が大人に近づき，3〜4分節（例えば3分節：昨日/動物園に/行った）の文を話す。文法的に誤りが無くなる。

　i．5歳

構音機能はほぼ完成。字を書くことができるようになる。

このようにして，言語機能のうち陳述機能までは，9歳頃までにほぼ完成される。陳述機能は，自己の経験を他人に伝える能力であると定義されるが，そこには内容が嘘か本当かという問題も含まれることになる。なお，それ以降の言語機能は，議論をする高次な能力であり，言語療法には必ずしも必要ではないので，割愛する。

D．発声・発語の神経機構（図2）

これまでは，言語機能について，主に現象面に焦点をあてて解説してきたが，次に，これらを神経生理学的に説明する。

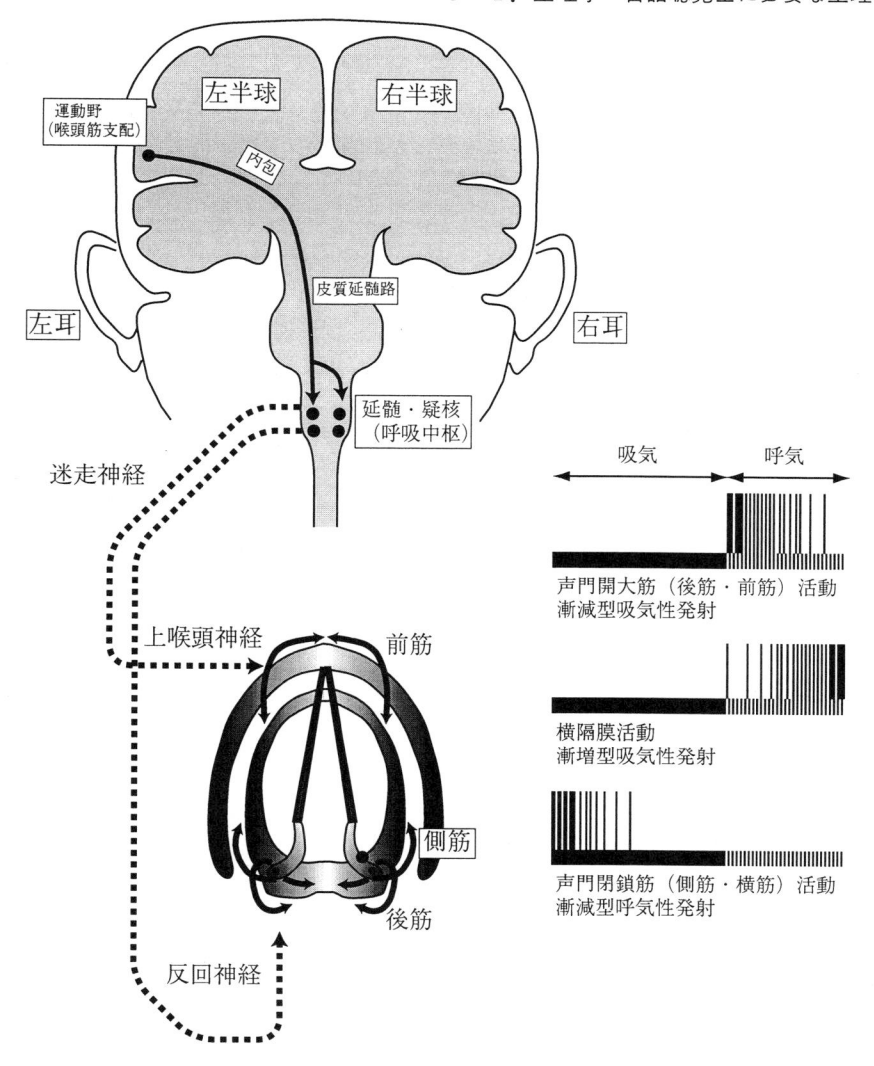

図2 発声筋の神経支配と活動様式

　そもそも、発声器官は、鰓弓から発達してきたものである。喉頭は、食物が肺へ進入しないように呼吸器を保護する弁として発達したものである。したがって、発声器官は呼吸機能やさまざまの防御反射（咳、くしゃみ、など）との関連が深い。むしろ、普段、呼吸という自律機能を担っている諸器官が、上位脳（言語中枢や情動中枢など）からの指令で、呼吸のリズム性運動を一時中断させて、発声・発語運動に席を譲るというのが、正確な表現であろう。したがって、呼吸の特殊な形態として、発声機能を位置づけることができる。はじめに、発声器官の呼吸機能としての側面を説明し、次いで、発声・発語の神経機構を解説する。

（1）喉頭の呼吸機能と発声機能

　生まれてから死ぬまで、睡眠中も休むことなく活動を続ける筋肉は生体に3つある。1つは心筋であり、もう1つは呼吸筋である横隔膜であり、3つ目が喉頭の声門開大筋である。

　喉頭を喉頭鏡などで観察すると、声門がリズム性に開閉するのを見ることができる。吸気時に声門が開大し、呼気時には閉まる方向に動く。この声門を開大する働きが反回神経麻痺などで障害されると、窒息の危険が生ずる。また、睡眠時には、健常人でも短時間の無呼吸（閉塞性無呼吸）が起こるが、そのメカニズムに、声門開大筋の抑制がある。このように、声門は呼吸と共にリズム性の開閉運動を一生涯続ける。

a．後筋

　声門を開大する筋は，披裂軟骨を外転させる喉頭の後筋である（図1）。吸気運動に同期して，声門を開いて，空気の流れをスムーズにする働きをする。それを支配する運動ニューロンの起始細胞は延髄の疑核（尾側で背内側に局在）にあり，反回神経の下喉頭神経を介して投射する（図2）。

　b．側筋・横筋

　声門を閉鎖する筋は，喉頭の側筋と横筋である。これらは呼気の開始時に一過性に活動があり，呼気の流れにブレーキをかけて，息の吐き出しをゆっくりにする働きがある。発声時には，声門を完全に閉鎖して，声帯振動の足場作りをする（図1）。それを支配する運動ニューロンの起始細胞は疑核（尾側で中心部に分布）にあり，反回神経の下喉頭神経を介して投射する。

　c．前筋

　声帯を伸長，緊張させる筋は，喉頭の前筋である。前筋（輪状甲状筋）は，後筋が声門を開大するときに，声帯が引っ張られるのに対抗して，輪状軟骨，甲状軟骨を保持する働きをする。ただし，後述するように，発声時にも活動がある。それを支配する運動ニューロンの起始細胞は疑核（吻側に分布）にあり，迷走神経の上喉頭神経を介して投射する。

　d．内筋

　声帯を短縮・内転・緊張させる筋は，喉頭の声帯内筋である。声門を閉鎖して，声帯振動の足場を作る。それを支配する運動ニューロンの起始細胞は疑核（尾側で外側に局在）にあり，反回神経の下喉頭神経を介して投射する。声帯内筋の収縮によって，声帯が引っ張られると，前筋が拮抗して活動する。

　e．外喉頭筋群

　喉頭を外側から挙上する筋として，甲状舌骨筋などがあり，逆に，喉頭を引き下げる筋として，胸骨甲状筋などがある。これらは喉頭全体の位置を保持することによって，声の質に影響を与える。その運動ニューロンは延髄の舌下神経核および第1，第2頸髄の前角にあり，上記の疑核とは離れて分布している。呼吸性の活動は明確ではない。

（2）発声と呼吸の違い

　発声と呼吸では，呼吸運動の点でも，声門の開閉運動の点でも，大きな違いがある。自律性の呼吸運動は，吸気運動（主に横隔膜による）が主体で，呼気運動は安静時（睡眠時）には受動的な過程で，全く正反対である。喘息などで気道が狭くなったり，運動で短時間に大量の呼気流が必要な場合には，呼気筋による能動的な呼気運動が出現するが，通常の安静時には，呼気過程は受動的に発生する（吸気過程で肺や胸郭が伸展されて発生する弾性収縮力によって，受動的に呼気が起こる）。

　声門の開閉に関しては，吸気時に，声門が大きく開大する運動が起こるが，呼気時には声門は閉鎖方向に一時的に動くだけである。完全に閉鎖させるわけではない。

　一方，発声過程では，呼気運動が主体であり，声門は完全に閉鎖される。呼吸運動とは全く違うパターン運動である。

　この違いは，調節システムの面でも確認できる。呼吸のリズム性運動は，延髄の疑核とその周辺の構造から成る呼吸中枢で形成される。したがって，延髄から上位の脳が無くても，呼吸リズムは維持される。他方，発声は，言語機能および非言語機能のどちらにおいても，上位脳からの下行性入力が不可欠である。その入力が，延髄の呼吸中枢の活動を一時中断させて，呼気筋活動と声帯の閉鎖・緊張を引き起こす指令が出されることによって，発声・発語が出現する。

（3）上位脳からの下行性投射（図2）

　a．皮質延髄路

　発声・発語に直接関わる下行路は，皮質延髄路である。喉頭の声帯振動の場合には，大脳皮質の運動野で，喉頭の運動指令を発する領域（図3）から，下行性軸索が延髄疑核の上述の各運動ニューロンに投射する。その経路は，通常は左の運動野（Brocaの運動性言語中枢のある側）

から起こって，内包，中脳大脳脚，橋腹側部の錐体路を通って，最終的には両側の疑核領域に向かう。この下行路が両側性に障害されると，発語ができなくなる。

　b．錐体外路

　皮質延髄路の損傷によって発語が困難となっても，依然として，不随意的，情動的な笑い声をだすことができる。情動に関係する脳構造，例えば，右脳，扁桃体，中脳中心灰白質などからの下行性投射が，皮質延髄路とは別にあり，それが延髄の疑核の喉頭運動ニューロン群に作用するのである。

E．Brocaの言語中枢（図3）

　1861年，フランスの外科医Brocaは，言語理解力は保たれているのに，「タン」という言葉しか話せなくなった患者について，剖検で左前頭葉後部（下前頭回後部）に病巣が限局することを明らかにした（図3）。その後，同様の症状がある8例の患者でも，病巣部位はすべて左半球に限局することを示し，言語機能が左の大脳半球に局在することを証明した。

　Broca中枢が障害された場合の特性は，話された言葉を理解することには異常が無くとも，それを話すことができなくなる。これを運動失語と呼び，Broca中枢は運動言語中枢，発話中枢と呼ばれる。

　Penfieldらによる大脳皮質の電気刺激マッピング法による検討では，Broca領野（Brodmannの44，45野）は，大脳皮質の運動野のうちでも発語に関係する喉頭や舌を動かす領域のすぐ前に位置することが明らかになっている（図3）。発声・発語に関わる運動ニューロン群に対して，直接に指令を出す部位ではなく，その前段階で，発話のプログラムを作成する働きとして，Broca中枢は位置づけられる。

　ただし，最近は，Broca領野の限局した病変ではBroca失語（運動失語）は出現しないと結論されている。Broca中枢以外に，左中心前回下部なども障害されないと，運動失語にはならない，とされている。

　Broca中枢から発語器官までの経路は次のようにまとめられる（図3）。左半球のBroca言語中枢で言語プログラム（発声・発語の運動パターン）が形成され，それが発声・発話筋（喉頭，舌，顔面などの筋）を制御する運動野の領域に信号を伝達する。その運動中枢からの信号が皮質

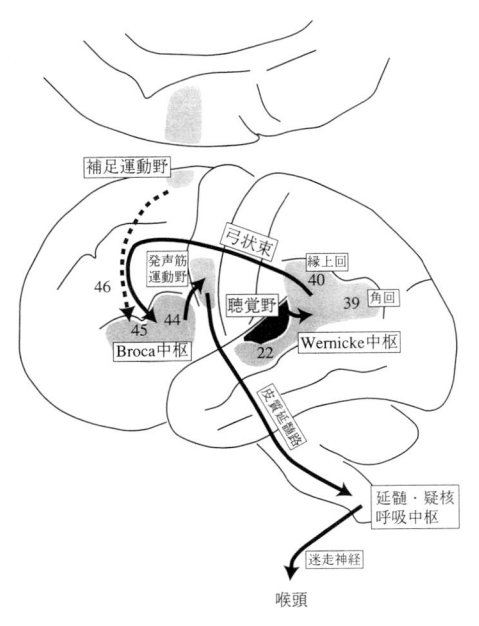

図3　言語機能に関わる神経回路

延髄路を介して、脳幹の運動神経核（延髄疑核，舌下神経核，顔面神経核など）に送られる。このような経路をたどって、発声・発語に関わる筋群にパターン化した発声運動が形成される。

F. 聴覚の生理学

音声は空気の振動として伝達され，それが聴覚システムでニューロンの発射に変換されて脳に送られ，言語のコミュニケーション機能に重要な役割を果たす。人間の可聴周波数帯域は 16 Hz から 20000 Hz で，哺乳類の中では非常に狭く限られているが，言語機能という高次な働きを担うという点で特徴がある。

（1）外耳から内耳まで（図4）

音波（空気振動）は外耳道で集音され，鼓膜の振動に変換される。鼓膜の振動は中耳の3つの耳小骨（ツチ骨，キヌタ骨，アブミ骨）によって内耳へ伝達される。3つの骨は関節状に結合されていて，それに2つの筋肉が付着する構造となっている。これを耳小骨連鎖というが，鼓膜振動が内耳液の振動に効率よく伝達される上で，巧妙な機構となっている。関節面の比率で17倍に，テコの原理で1.3倍に増幅されるので，耳小骨連鎖は一種の増幅器である。なお，中耳の2つの筋（鼓膜張筋とアブミ骨筋）は，その収縮によって，増幅率を微調整する働きを持つ。

内耳は渦巻き状（二巻き半）のかたつむりの形をし，蝸牛と呼ばれる。アブミ骨は内耳の付け根に密着するので，アブミ骨の振動は内耳のリンパ液を振動させる。内耳液の振動は，蝸牛内の基底膜上に並ぶ有毛細胞（聴覚系の感覚細胞）を刺激する。リンパ液の振動は，蝸牛の基部から先端に伝わるが，高周波音は基部で減衰し，低周波音は先端まで到達することになる。したがって，基底膜の基部にある有毛細胞は高周波音に反応し，先端部の有毛細胞は低周波音に応答するようにできている。この周波数の情報は，大脳皮質の聴覚野においても，応答部位の違いとなって保持される。

聴覚受容器である有毛細胞は，コルチ器の中に埋め込まれており，聴神経線維につながっている。コルチ器がピアノで，その鍵盤が有毛細胞に相当し，それをたたいて出る音が蝸牛電位である，と考えることができる。基底膜の振動は有毛細胞の電位変化（蝸牛電位）に変換され，その電気情報が聴神経（蝸牛神経）を介して脳に伝達される。

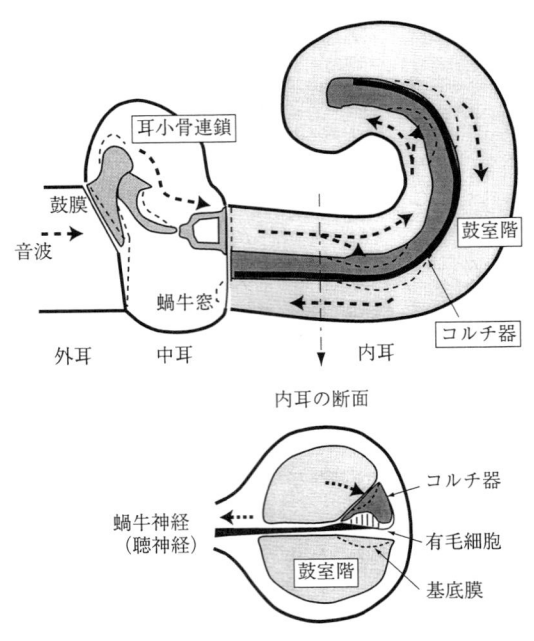

図4　聴覚器官の構造と機能

図5　視聴覚

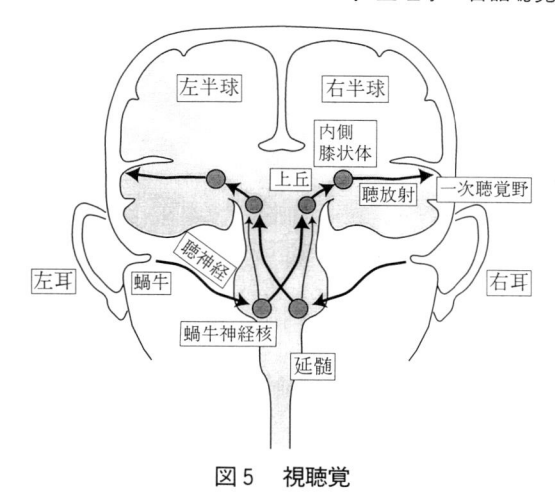

有毛細胞は一列の内側有毛細胞と三列の外側有毛細胞とに分類され、それぞれ異なる聴覚機能を持つ。内側有毛細胞は聴神経と一対一の対応となっているので、個々の音の情報を忠実に伝える働きがある。一方、外側有毛細胞では、1本の聴神経が多数の外側有毛細胞を支配するので、音が聞こえるか否かという大雑把な情報を伝達する。

(2) 人工内耳

1980年代から人工内耳が使用されるようになってきている。コルチ器内の有毛細胞の働き、すなわち、音波による内耳液の振動を電気信号に変換する働きを、電子機器で置き換える装置である。手術によって、蝸牛の中に電極を挿入し、蝸牛神経線維を直接に電気刺激する。電極は基底膜の基部だけに装着されるので、周波数情報は無視されることになる。しかしながら、人工内耳装着者は、話し手の音声の内容を理解できるようになるという。言語の理解には、音の周波数情報ではなく、時間的な振幅変化の情報が本質的である、と考えられる。

(3) 蝸牛神経から聴覚中枢まで（図5）

聴神経（蝸牛神経）は、内耳から延髄の蝸牛神経核に投射する。蝸牛神経核で中継された聴覚信号は、上オリーブ核複合体、下丘を経て、視床の内側膝状体に達し、そこから聴放射を経由して、大脳皮質の聴覚野（一次聴覚中枢）に達する。内耳から聴覚野までの経路は、一部は同側のままであるが、多くは対側に交差して投射する。すなわち、右耳の音は左の聴覚野で主に受容され、左耳の音は、右の聴覚野に主に伝達される。

蝸牛神経核から聴覚野に到達するまでに、さまざまの中継核を経由するが、それは各種の聴性反射に関与する。音を聞くと、反射性にそちらに目を動かしたり、その方向に顔や身体を向けたりするのは、中継核を介した反射経路による。また、大きな音は覚醒反応を誘発するが、その反応も脳幹の中継核から覚醒システムへの入力によるものである。

(4) 聴覚野（図5）

大脳皮質の聴覚中枢は、第一次中枢と第二次中枢に分けられる。前者は、音が聞こえるか否かを判断しているのに対し、後者はどんな音であるかその内容を判定している。第一次中枢である聴覚野は横側頭回（Heschl横回；Brodmann 41, 42野）に両側に存在する。内耳の有毛細胞は、前述したように、場所によって異なる周波数音に感受性があるが、その違いは聴覚野内における部位差となって現れる。すなわち、高周波音に反応する部位、低周波音に応答する部位が聴覚野内で区別される。

聴覚中枢では、言語音の弁別や話し声のひとつひとつを聞き取るなど、段階的な情報処理が行われると推測されるが、最終的に会話全体の理解がなされるのは、左半球（優位脳）のWernicke中枢の働きである。

（5）Wernicke 中枢

　1874年ドイツの神経科医 Wernicke は，左大脳半球で Broca 中枢よりも後方の側頭葉で，聴覚野（第一次中枢）の近傍に，言語理解に不可欠な役割を果たす領域を明らかにした．その障害によって，患者はでたらめな話をするが，他人の話を全く理解できなくなる．話される言葉の意味が理解できなくなることから，Wernicke 中枢は言語理解中枢といわれる．Wernicke 中枢は 95％の人で左大脳半球に局在し，上側頭回後部（Brodmann 22 野）に位置するとされるが，広く解釈すると，角回（39 野）縁上回（40 野）も含むとする指摘もある．

　いずれにせよ，言語を理解する過程は，話し言葉を記憶情報（辞書）と照合する働きや，文法的に言葉を理解する機能，あるいは文字の読み書きとの対応など，さまざまな情報処理システムと複雑に結合している．したがって，側頭葉や頭頂葉など広範な皮質領域と入出力関係がある可能性があり，現時点では十分な解明に至っていない．

（6）言語優位半球の検査

a．アミタール・テスト

　和田（1949）は，側頭葉切除術を実施する前に，言語優位半球を同定するために，片側の頸動脈にアミタールという麻酔剤を注入する方法を考案した．患者がゆっくり数をかぞえている間に，アミタールを注入すると，注入側に言語中枢がある場合には，患者は一時的に言語障害を起こす．この時，対側の片麻痺も現れる．

b．両耳分離聴試験（dichotic listening test，ダイコティックリスニングテスト）

　カナダの心理学者キムラ（1963）は，両耳に同時に異なる音を聞かせて，どちらの耳で聞き取りがよく弁別されるかによって，優位半球を区別する方法を示した．この場合に，音声として言語音それとも非言語音を使うかによって，違う結果が得られる．

　言語の場合には，95％の人で，右耳での聞き取りがよい．これは，右耳からの言語情報は左大脳半球に入り，そこには Wernicke の言語理解中枢が近接して存在するのに対して，左耳からの言語音は，右脳に入った後，脳梁を交差して，左脳の Wernicke 中枢まで伝達されなければならず，迂回した経路をたどるので，聞き取りが悪くなると考えられる．

（7）非言語機能と右大脳半球

　両耳分離聴試験で，非言語音である音楽（メロディー）を用いると，逆に左耳での聞き取りがよくなるので，音楽能力の場合には，右脳が優位である可能性が示唆される．アミタール・テストによって歌を歌う能力の左右差を調べると，やはり右半球が優位であるとされる．ただし，音楽能力における右大脳半球の優位性は，言語能力の左半球の優位性ほど明確なものではない．

　非言語音として笑い声や泣き声を用いた場合にも，両耳分離聴試験で左耳→右半球の経路の方が弁別度が高い．情動や感情に関わる情報処理も，右脳優位である可能性が指摘される証拠である．

　それでは，右脳においては，左脳の Broca 中枢や Wernicke 中枢に相当する部位はどのような機能を果たしているのだろうか．右半球に大きな損傷があると，地図を読んだり，道をみつけたりといった，まわりの空間に対する方向を見定めることができなくなる．したがって，右の側頭葉は，非会話形式による身体と空間の関係づけ，空間的パターン認識に関与している，といえる．言語との関連では会話より書字機能に関連が深い．時間的系列に関係する聴覚情報処理よりは，空間的パターン認識による視覚情報処理に，より関与していると考えられる．

　また，右側頭葉の損傷は音楽機能の障害も多数報告されている．したがって，右大脳半球は，視覚空間的パターン認識や音楽機能との関連が深いと言える．

G. Wernicke 中枢と Broca 中枢と結合関係を持つ脳領域（図5）

（1）弓状束

　Wernicke 中枢から Broca 中枢へ結合するのは弓状束である。ここが障害されると，発話は流暢にでき，かつ，言語理解も悪くないが，復唱が著しく障害されるようになる。聴覚フィードバックに関連した言語機能が障害されることになる。弓状束は，伝導失語に本質的な役割を果たすと考えられている。

　なお，聴覚フィードバックに関連して，人工吃音（遅延聴覚フィードバック）という検査法が知られている。自分の話し声を約0.2秒遅らせて聞きながら話すと，話し方が吃るようにつまずきやすくなる。これは，聴覚フィードバックが発話に影響することを実験的に示すデータである。

（2）補足運動野

　Wernicke 中枢や Broca 中枢以外に言語機能に関係する領域として，Penfield ら（1959）の電気刺激マッピング法によって補足運動野（上言語野）が示されている。それは左前頭葉上方内側に位置する。ここを刺激すると，発話停止が起こる。また，ここが損傷されると，制御しがたい連続発声か，逆に発声停止が起こる。したがって，補足運動野は，言語運動の開始に特別の役割を演ずると考えられる。超皮質性運動失語との関連も指摘されている。

（3）角回

　Wernicke 中枢と隣接する頭頂葉の角回は，聴覚，視覚，体性感覚の連合を司る情報の交流点として重要である。左（優位脳）角回の損傷では，失読，失書が発生する。文字の視覚情報と聴覚情報との連合において，左角回が重要な役割を担っている証拠である。

　音読みに関連する神経経路では角回は次のような位置づけとなる。視覚野→角回→Wernicke 中枢→弓状束→Broca 中枢→発声に関連する運動野→皮質延髄路の順に信号伝達が起こると考えられている。

（4）脳梁

　左右半球同士を連絡する線維は交連線維であり，その多くは脳梁（約2億本）を介している。この連絡が絶たれても，患者の能力の障害はごくわずかで，Sperry による弁別的な研究が行われるまでは，有意の変化は気づかれなかった。少なくと普通に歩き身体を動かし，自律・本能行動にも変化がなく，睡眠や覚醒などにも特に異常が認められない。

　Sperry の実験の1つに次のような例がある。脳梁を外科的に切断された患者で，左視野（右半球）にヌード写真をみせると，ニヤッと笑うが，いま何を感じたかを言葉で表現できない。なぜ笑ったかの説明もできないまま，ただニヤッと笑うだけである。右半球は言語表現ができず，非言語機能による情動的表出を行う他ない。他方，左半球は正常な言語活動に関するすべての情報と機能をもつが，右半球からの情報が入ってこないために，おしだまったまま，語らぬ心を示す他ない。これが離断脳の特徴である。

（有田　秀穂）

4. 病理学

A. 神経障害のおこりかたと経過

　神経細胞は細胞体から出る長い突起を有しているのがその特徴で、1個の神経細胞からは電気信号を送る軸索と、信号を受け取る多数の樹状突起がでており、これ全体をニューロン（神経元）と呼んでいる。神経系の活動は個々のニューロン同志の電気信号のやり取りの総合によって成立していると考えられており、あるニューロンがどのニューロンと線維連絡を持っているかが機能を果たす上で決定的な要素となる。一度障害されて細胞死に陥ると神経細胞体は再生しないとされているが、神経突起が障害されても、細胞体が残っている場合は突起の再生自体は起こり得る。しかし、障害される以前の突起の接続の通りに修復を行うのは、その複雑さを考えると困難であることは想像に難くない。また中枢神経系は頭蓋骨という構造物により、閉鎖される形で保護されている点で他の組織とは異なり、病変や症状のなりたちをとらえるうえで常に念頭におく必要がある。神経組織の障害される過程は様々な疾患で異なるが、病変の起こり方や進行の仕方を踏まえて症状のなりたちや回復の可能性を考える。

B. 病変の種類と性質

(1) 血管障害（脳梗塞と脳出血）

a. 脳梗塞（血栓症と塞栓症）

　神経組織は酸素とブドウ糖が途絶えることなく供給されなければ、その機能を維持できないばかりか、急速に不可逆的な細胞障害がおこる点で他の組織とは異なる。したがって、血流が低下し、酸素やブドウ糖の供給がとだえると侵された脳の部位が担う神経機能が即座に障害され、対応する症状が急速に完成する。血流の遮断時間が数分を超えると、神経細胞が壊死に陥り回復が不可能になる。壊死巣の周辺には血流が不十分ながら壊死には至らない部位（penumbra）があるといわれる。脳血流が低下する原因は、局所の血管の狭窄や閉塞による脳梗塞が最も多く、閉塞した血管の支配領域にしたがって、しばしば楔状の病変が形成され、その部位が担っている機能が欠落する形で症状が発現する。動脈硬化等によりその部分に血液を送る血管に狭窄や閉塞がおこった場合を脳血栓、他の部位で形成された血栓（塞栓子）が剥離し、塞栓子となり脳血管に流れこれを閉塞した場合を脳塞栓という（図1右）。

　脳虚血のおこる機序は血栓と塞栓では異なるが、虚血によっておこる組織の破壊自体は基本的な違いはなく、組織が軟らかくなるため脳軟化と総称されることがある。急性期には虚血巣とその周囲に水分が貯留する（浮腫）ため、虚血巣の範囲から予想される以上に症状が強調されることが多い。顕微鏡的には壊死巣の神経細胞や神経突起は消失し、その他のグリア細胞が増殖してその空隙を埋める病巣（瘢痕）が形成される。脳梗塞の症状はリハビリテーション等に伴い、ある程度は回復することがあるが、これは消失した神経細胞が再生するからではなく、残存した周囲の神経細胞が機能的な肩代わりをする結果と解釈されている。したがって、ある虚血発作が1回で終了してしまえばそれ以上病変は拡大せず、機能的に回復できる部分が多くなると考えられる。

b. 脳出血（高血圧性脳内出血とクモ膜下出血）

　脳梗塞が血管の閉塞によって起こるのに対し、脳出血は主に動脈の血管壁が破綻して、出血することをいう。高血圧により毛細血管壁が薄くなり瘤のようにひろがった（microaneurysm）ところが破綻して主に脳実質内に出血が起こるのを高血圧性脳出血といい、高血圧の患者さんに見られることが多い。脳出血はレンズ核（内包の外側に出血があることが多く外側型出血となる）、視床（内包の内側に出血があることが多く内側型出血となる）等に好発する。

　また主に脳表を走る比較的太い血管に肉眼的に確認できるような動脈に瘤（動脈瘤）ができそ

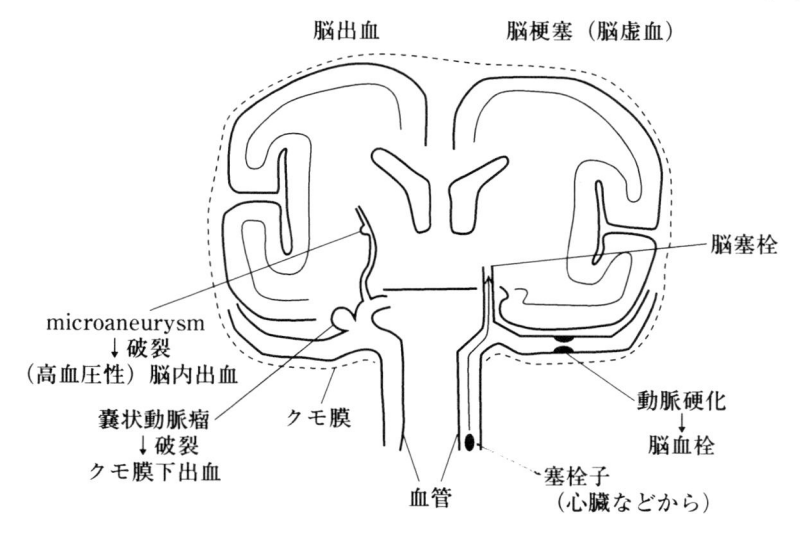

図1 脳血管障害のおこり方

れが破裂する場合，脳実質よりもそれを取りまくクモ膜下腔に出血が広がり，クモ膜下出血という。動脈瘤の成因は動脈分岐部の動脈壁の中膜が欠損した部分が嚢状に膨らむ嚢状動脈瘤（berry aneurysm または saccular aneurysm）が最も多く，主に脳底部の動脈に好発する（図1左）。その他動脈壁の細菌感染に続発する mycotic aneurysm，血管炎に続発するもの等がある。出血は何れも突然，急激に起こり，麻痺や意識障害などの目立った神経症状を引き起こす点で脳梗塞と類似しており，併せて脳卒中，卒中発作などと呼ばれることもある。

（2）炎症性疾患

神経組織に限らず炎症の様態は"赤く腫れて，熱を持ち，痛みがある（発赤，腫脹，熱感，疼痛"というのが，古代からの記載であり，皮膚の化膿巣などをみるとこのような特徴を備えていることが日常経験からも理解できる。同様の炎症反応は皮膚に限らず全身におこり，神経組織も例外ではない。閉鎖された頭蓋内でも類似の炎症性病変がおこるが，脳組織自体には痛みを感じる感覚神経が分布していないので，痛みがあるとすれば，それは神経組織を包む髄膜か血管壁に病変の影響が及んでいることを意味している。

神経系の炎症の原因はさまざまだが，最も多いのは細菌やウイルスの感染で，神経細胞を障害するとともにグリア細胞が豊富に反応して組織を障害する一方で瘢痕等を形成し修復する。とくに白血球やミクログリアの反応が目立つ場合は，炎症性細胞浸潤と称され血管周囲に細胞が集族することが多い。病巣には急性期に多形核白血球が出現し，時間の経過とともに単核球が目立つ

メモ

脳浮腫と脳ヘルニア：全身臓器の毛細血管壁は様々な物質や，水分の通過を許し様々な機能に対応しているが，神経組織の血管は限られた物質の通過以外は許さない関門として働いており，血液・脳関門（Blood brain barrier）と言われている。逆にいえば，神経組織は BBB を通過する限られた物質だけがあれば，その正常の機能を維持できることになる。脳梗塞，腫瘍，炎症等の病変が起こるとこの関門が破綻し，そこから水分や各種の蛋白質が脳組織側に向かって漏れ出してゆき，神経組織の細胞間隙をみたす。その結果，神経組織全体としては体積を増し，所謂"水膨れ"の状態になる。正常の脳実質は約75％の水分を含むとされるが，脳浮腫により水分含有量は約10％程度まで増加するという。

脳組織は頭蓋骨に囲まれた形で保護されているが，浮腫，腫瘍，出血等でその体積を増した場合は頭蓋骨は閉鎖された空間を形成しているため，その内の圧力が容易に高まる（頭蓋内圧亢進）。その程度が著しければ，血圧では脳組織に十分な血流をおくることができなくなるばかりか，ついには高まった圧力が逃げ場を失い，脳の変型や圧迫を起こすことになる（脳ヘルニア）。呼吸や心拍を調整している脳幹部が脳ヘルニアにより圧迫，変型をうけると生命維持が困難になる。

ようになってくる。細菌感染により組織が壊死に陥り，その空隙に引き続き感染が持続すると膿が貯留して膿瘍を形成する。このほか結核，梅毒，真菌（カビ）の感染の場合はマクロファージの一種である類上皮細胞が増殖して時に巨細胞を形成する特徴を持ち，肉芽腫性炎症といわれる。肉芽腫性炎症は通常の細菌感染に比して，やや長い経過をとる場合が多い。

ウイルス性脳炎は脳組織を広い範囲にわたって侵すことが多いが，単純ヘルペスウイルスは側頭葉に，日本脳炎は視床に病変が強いなど，感染したウイルスによって一定の傾向を持つ場合がある。またウイルスが細胞内に入り増殖する結果，主に核内に封入体を形成することがある。細菌やウイルス等の感染因子が明確に同定されていない場合でも類似の反応がおこることが膠原病や，多発性硬化症でも知られている。特に多発性硬化症の場合は炎症細胞浸潤に伴って，神経線維をとりまく髄鞘の脱落（脱髄）がおこる。脱髄病変では髄鞘の障害が目立つのに，その中を走る軸索等の神経突起自体は障害が軽い点が壊死巣とは異なる。脱髄では神経線維連絡が比較的保たれているので，特に初期には回復が見込める場合も多い。しかし，神経突起の障害が重篤であったり，多発病変が再発を繰り返す場合は後遺症に悩まされる場合も少なくない。脳梗塞が分単位の急性の発症をし，その後その病変による神経障害自体は急性期を過ぎると拡大せず，機能的には次第に回復していく傾向があるのに対し，炎症性疾患は数日単位で症状が完成する亜急性の経過をとることが多い。感染等，炎症の原因が治療されていれば機能的な回復も期待できるが，これらの原因が十分に除去されないままだと病変自体が拡大し，症状も次第に進行してしまう点で脳梗塞とは異なる。

（3）変性

急性に発症する脳梗塞，亜急性に発症する炎症性疾患に比較して，変性過程はさらに経過が緩慢で，数ヵ月から数年かけて症状が完成する。例えばアルツハイマー病では，次第に近時記憶の障害が出現するのが病初期の典型的な症状で，海馬の変性と関連していると考えられているが，実際にはその症状がいつ出現したかを日にちの単位で確定することは難しい。対応する病変は神経細胞の脱落やグリア細胞の増殖であるが，長期間のゆっくりした変化に対応して神経細胞が脱落していく。脳梗塞は血管の支配領域にしたがった病変が形成されるが，変性疾患の場合はすべての部位が一様に障害される訳ではなく，疾患により障害される部位には解剖学的構造にしたがった一定のパターン（系統性）があるため系統変性とも呼ばれ，発症する症状も病変に対応したパターンと経過に従う。代表的変性疾患の病名，病変部位とそれに対応する臨床症状の概略を**表1**に示す。脊髄小脳変性症は脊髄と小脳に変性病変があり，失調を主徴とする一群の疾患の総称で多くの疾患単位に分類されているが，その中にはオリーブ橋小脳萎縮症（OPCA），線条体黒質変性症（SND）などと障害される部位自体がそのまま診断名とされている例がある。萎縮は組織の体積が減少することをいうが，大別して神経細胞の数が減少したのか，数はそのままで各々の体積が減少した可能性がある。また，変性 degeneration や萎縮 atrophy はしばしば混同されており OPCA（olivo-ponto-cerebellar atrophy）と SND（Striatonigral degeneration）の形態学的類似性からこれをまとめて multiple system atrophy（MSA）とよぶこともある。このように，変性疾患の種類にしたがい，解剖学的構造によって変性の程度が大きく異なる理由は不明である。すべての変性疾患は程度と速度の差はあるにしても，神経細胞の脱落は進行性であり，脱落したニューロンが再生することはない。脳梗塞では機能的な回復がある程度期待できることが多いのは，残存した神経組織が機能的な代償を行い得るというのがその理由の1つと考えられる。しかし変性過程では残存した神経組織が仮に機能的な代償を行おうとしても，機能を代償しようとするその細胞自体も早晩変性過程に陥るため，基本的には症状の回復が見込みにくいのが普通である。

程度と速度の違いがあるにせよ，変性過程では神経細胞が次第に脱落するが，それに加えて正常では認められない構造物が出現する場合があり，表中に代表的な構造物の名称を示す。これらの構造物が変性の副産物であるのか，変性を引き起こす原因であるのかは明確ではないが，ある疾患に特異的に出現する場合は，病理学的診断を行う上での指標としてとらえられる場合もある。

表 1 代表的神経変性疾患における変性部位と臨床症状との関係

臨床症状	障害部位	AD アルツハイマー病	Pick ピック病	CBD 大脳皮質基底核変性症	PD パーキンソン病	OPCA 非遺伝性オリーブ橋小脳萎縮症	SND 線状体黒質変性症	ALS 筋萎縮性側索硬化症
皮質巣症状	大脳	○	○	○				
錐体外路症状	被殻		△	○			○	
	淡蒼球			○				
	黒質	△	△	○	○	△	○	
?	橋					○		
失調	小脳					○	△	
?	延髄					○(オリーブ核)	△	
筋萎縮	脊髄前角 運動ニューロン							○
異常構造物		老人斑 神経原線維変化	ピック嗜銀球	タウ陽性細胞	レヴィー小体	グリア内封入体	グリア内封入体	ブニナ小体

○：高度に障害される，△：中等度以上に障害される．？：病変に対応する症状が明らかでない．AD：Alzheimer disease, Pick：Pick disease, CBD：corticobasal degeneration, OPCA：(non-hereditary) olivo-ponto-cerebellar atrophy, SND：striatonigral degeneration, ALS：amyotrophic lateral sclerosis

（4）腫瘍

　頭蓋内で次第に体積を増してくるため，痙攣などの症状がなければかなり増大するまで無症状のことがある。とくに髄膜から腫瘍が発生した場合や硬膜下に血液や水分がゆっくりと貯留した場合は，柔らかな脳組織を外側から次第に圧迫していくだけで症状が発現しない期間が比較的長く続くこともある。脳腫瘍は頭蓋内の細胞が異常な増殖をして発生すると考えられている。したがって腫瘍細胞はその起原となった正常組織の細胞と類似した特徴を持つことが多く，それにしたがって診断名がつけられるのが普通である。腫瘍の性質は腫瘍細胞自体の形態（核が大きく不整形，染色質に富む等独特の特徴があり異型性と呼ばれる）と周囲の組織に対する浸潤や転移のしやすさや，増殖の速さによって異なる。異型性が高く，転移や浸潤をしやすければ治療も困難で再発の可能性も高くなり悪性腫瘍と分類される。周囲との境界が明瞭で，浸潤がなく増殖も遅ければ手術的な摘出も容易で再発の可能性も少ない良性腫瘍と分類できる。なお癌は上皮性の細胞に，肉腫はそれ以外の細胞に起原をもついずれも悪性の腫瘍である。

（5）外傷

　脳自体は軟らかいが，頭蓋骨という硬い構造物と硬膜に保護されているため，外力にたいしても他の器官とはことなる態度を示す。

　頭蓋骨自体に骨折がある場合，その骨折部直下の脳には挫傷があることが多い。また骨折部は細菌の頭蓋内への侵入を許し炎症が起こると同時に，逆に髄液が漏出する（髄液瘻）ことが治療的には問題となる。骨折は部位にもよるが，比較的面積の広い外力が加わった場合には線状に，狭い面積に鈍的な外力が加わった場合に陥没骨折となる。特に頭蓋底に骨折が及んだ場合は脳神経麻痺が合併することがある。

　しかし骨折がなくても，外力による損傷が脳自体に及ぶことがしばしば認められる。例えば後頭部を打撲した場合，打撲部直下の脳組織を瞬間的に押しつぶすような力が働き挫傷を形成する（coup contusion, coup は打撃の意）が，その対角線上にある前頭葉には逆に引き延ばすような力が働き，同様の挫傷を作りやすい（contrecoup contusion, contrecoup は反動の意）。一般にこれらの脳挫傷は頭蓋骨に接する表在性の脳回に発生することが多く，前頭葉前極，側頭葉前極や外側面に好発する。急性期には点状出血が脳回頂部に見られ，神経細胞の壊死やグリアの反応が見られ，CT 上の点状の high density area に対応する。数日で楔状の壊死巣が形成され，血管の増生や脂肪顆粒細胞の動員などが見られる。この頃迄は病巣周囲に浮腫があり，CT 上の low density area（LDA）が広がる。慢性期には壊死巣は瘢痕化し，脳表から陥凹した組織欠損が残り，CT 上の LDA も範囲が限局されてくる。

　脳挫傷の範囲が極めて限局した範囲に留まる，あるいは脳挫傷がない場合でも，激しい頭部打撲のあとには，遷延する意識障害があり植物状態に至ったりその他の神経症状が見られることがあり，広範な病変の存在が示唆される。このような例の剖検では脳白質のびまん性病変として軸索の断裂が広範に起こる場合が知られており，diffuse axonal injury（びまん性軸索障害）といわれている。

（6）奇形

　胎生期は特に種々の障害を受けやすく，遺伝的な原因や外因（感染，薬剤，放射線等）により生じた臓器の形成または形態異常を奇形という。ヒトの場合一般に胎生 3 ヵ月までに器官の基本的な構造が形成されるのでこの間には特に障害を受けやすく，奇形発生の臨界期といわれる。奇形の成り立ちには発育が十分でないもの，発育が過剰なもの，癒合不全，位置異常，遺残などがある。奇形があまりに重篤な場合は胎児の成長や妊娠の継続自体が不可能となり，自然流産となる。したがって，出生後，医学的介入の対象となるのは妊娠の継続が可能な種類や程度に留まる奇形に取りあえずは限られることになる。しかし，現在一部の奇形については羊水検査や超音波検査により出生前に診断可能なものもある。胎児はすでに 1 つの人格であり，胎内の段階から積極的に奇形を診断し治療しようという立場がある一方，奇形を有する個人の生物学的，社会的不

利を理由に，逆に人為的に妊娠の継続を中止するのもやむを得ないというまったく対照的な価値判断もある。今後医療の診断，治療技術が発達すればするほど，この立場の違いは一層鮮明になるものと思われる。

C. 遺伝性疾患の考え方

　遺伝子の存在が想定される前から，家族内に類似した疾患が発症することがあることが知られており，家族性（familial）と称されてきた。例えば肺結核は同一の家族内に多発することから，結核菌の同定前には家族性の疾患と考えられていた時期もある。家族性の疾患のなかで遺伝子の異常に対応していることが想定されるものを特に遺伝性（hereditary）と呼ぶようになった。ヒトの体細胞は核内に46本の染色体をもち，これは22対の常染色体と2本の性染色体からなる。性染色体はX，Yの2種類があり女性はXX，男性はXYの組み合わせからなる。染色体上には数万の遺伝子が各々定められた場所の相同な位置（遺伝子座，locus）にあるが，そのうち一方は父親，他方は母親由来である。生物のいろいろな形質は複数の遺伝子の作用によって規定されていることが普通で，疾患については本態性高血圧や肥満等は複数の遺伝子の影響を受けている（多因子遺伝）ことが知られている。しかしある1つの遺伝子の型（遺伝子型 genotype）が疾患などの形質（表現型 phenotype）に一対一で対応している場合，その形質はその単一の遺伝子に規定されていると解釈でき，メンデル式（単因子）遺伝と呼ばれる。ある遺伝子に異常があり，それが存在する場合にもう片方が正常でも表現型に異常がでる場合を優性遺伝，双方ともに異常がないと表現型に異常がでない場合を劣性遺伝という。優性遺伝性疾患はその異常遺伝子を持つ個体が生殖年齢に達して，次の世代を残すことができなければ異常な遺伝子を持つ個体の割合は急速に低下してしまい，疾患として集団のなかで長く受け継がれていくことができない。したがって優性遺伝性疾患の多くは成人以後に発症する，比較的緩徐な経過を示すことが多い。これに対して，劣性遺伝性疾患の異常遺伝子を1個持っていても，他方が正常であれば疾患として発症することなく，まったく正常な生活を全うすることができる。したがって，生後すぐに発症して生殖年齢に至らずに死亡してしまうような激烈な経過をとる疾患の原因遺伝子の多くは劣性遺伝をとる。劣性遺伝性疾患の異常遺伝子を1個もちながら，もう1つは正常な遺伝子を持つ個体を保因者とよんでおり，集団全体に一定の割合で存在する。大きな集団のなかでは，結婚した両人が偶然同じ疾患遺伝子の保因者である可能性は比較的少ないが，血縁者同志や閉鎖的集団に属する者同志の結婚では，それぞれが持っている遺伝子が似ている場合が多いため，ある劣性遺伝性疾患遺伝子については両親とも保因者である確率が高まる結果，劣性遺伝性疾患の子供が産まれる可能性が高くなる。疾患の異常遺伝子がX染色体に存在する場合，女性であれば正常の遺伝子がもう1つのX染色体にあるためその女性は保因者となり劣性の形質は発現しないが，男性であれば劣性の形質でも発現することになり，伴性劣性遺伝と呼ばれる。

D. 免　疫

（1）免疫の概念

　一度かかった伝染病（疫）から二度めは免れるという動物にみられる一般的な防衛反応をもともとさしていたが，異物である病原体の侵入に対してのみならず，悪性腫瘍や膠原病等の自己免疫疾患の場合にも同様の機構に基づく生体の反応がおこることが知られるようになってきた。悪性腫瘍も異物の1つとして生体は反応し，それを排除しようとする免疫系の機構があり，それが上手くいかないために腫瘍の増殖を許すという解釈がある。また自己免疫疾患では，本来異物としては認識されない生体自身の組織に対して，活発な免疫反応が起こるためにさまざまな組織障害が表われるとの見方もある。したがって免疫系の研究は感染症のみならず，多彩な疾患の発症機構を明らかにするのではないかとの期待のもとに進められている。

表2 自然免疫，獲得免疫の特徴と関与する因子

免疫系	自然免疫系	獲得免疫系
特徴	感染の反復により，抵抗力がたかまることはない。（非特異的）	感染の反復により，抵抗力が高まる。（特異的，免疫記憶）
可溶性因子	リゾチーム，補体，急性反応期蛋白	抗体（B細胞により産生）
細胞性因子	貪食細胞	リンパ球（T細胞）

(2) 免疫系のなりたち

多くの病原体は生体に侵入しようとする粘膜面や皮膚で，白血球によって貪食されたり，局所で分泌されたリゾチーム等の分解酵素により分解される。これらは異物に対する非特異的な反応であり，感染を繰り返したからといってその病原体に対する攻撃力が高まるものではなく，自然免疫系と言われる。これに対して病原体が体内に侵入するとこれをより強力に排除しようとする免疫系が機能する。この免疫系は各々の病原体に特異的に反応して，それを排除するように働くばかりでなく，再び同じ病原体に生体が曝された時に，あたかもそれを記憶していたかのように，その反応パターンを素早く再現して感染が成立するのを阻止する。したがって，これはある病原体に対する特異的な反応パターンを最初の感染によって獲得し記憶していると解釈でき，獲得免疫系として区別されている。これらの免疫系を構成するのは，蛋白や抗体等の物質そのもの（液性因子または可溶性因子）と白血球等の細胞性因子に大別できるが互いに関連している（表2）。

獲得免疫にみられる特異的な免疫反応がおこるとすれば，その標的になる物質に特異的に結合する物質が介在していることが考えられる。病原体の場合その表面にある蛋白質等が標的分子として認識され，それに対して特異的に結合する抗体という蛋白が生体側で産生され，狙った異物だけを特異的に排除する免疫系を動員する。抗体はリンパ球のなかのB細胞によって産生され，その標的になる分子を抗原とよんでいる。また，抗体を直接介さないで異物を直接障害したり，貪食したりする細胞もありT細胞と呼ばれるリンパ球等により，その機能が確保されている。以前はB細胞によって産生される抗体等を介しておこるのを液性免疫，主にT細胞等からなる細胞の作用によるものを細胞性免疫と区別していたが，両者は相互に作用しあっていることが明らかになってきており，この区別自体は大きな意味を持たなくなっている。

(3) アレルギー

免疫反応は病原体の排除など，生体を防御する反応であるが，免疫反応が過度にあるいは不適当な形でおこると，組織そのものの障害や機能の障害を起こすことがあり，アレルギー（過敏症）という言葉が用いられる。ある異物に対して生体が過剰に反応するパターンを記憶するのは獲得免疫の1つといえる。以下にその反応パターンの分類を示すが，生体で起こるアレルギー反応は各々が独立した純粋な形で起こるわけではなく，混在していることがむしろ多い。

I型（即時型）：皮膚や粘膜には多数の肥満細胞があり，刺激によりヒスタミン等を放出し，局所に浮腫や血管拡張などの急性反応を起こす。肥満細胞の表面には抗体の一種であるIgEがあり，ここに抗原が結合すると上記の反応が即時に起こる。花粉に反応しておこる花粉症や喘息，蕁麻疹などがその例である。

II型（細胞障害型）：標的細胞の表面にある抗原に対する抗体が大量に結合すると，急速に細胞に対する攻撃がおこる。血液型不適合の輸血により，赤血球が急速に障害される場合などがこれにあたる。

III型（免疫複合体型）：血中にある抗原と抗体が結合して免疫複合体が大量に作られたり，十分に除去されない時に，それが二次的に組織に沈着しておこる。急性糸球体腎炎等がその例である。

Ⅳ型（遅延型）：以上のⅠ～Ⅲ型はおもに抗体を介しておこるアレルギー反応であり，比較的急性に反応が誘導される。これに対して抗原刺激をうけて12時間以上経過してからしか症状が明らかにならないアレルギー反応を総称して遅延型と呼ぶ。T細胞等の免疫担当細胞が主体であり，接触性皮膚炎，ツベルクリン反応等がその代表である。

文　献

1）朝永正徳, 桶田理喜：神経病理学－基礎と臨床－, 朝倉書店, 東京, 1992
2）石合純夫：高次神経機能障害, 新興医学出版, 東京, 1997
3）多田富雄監訳：免疫学イラストレイテッド（Riott I, Brostoff J, Male D：Immunology 原著2版）, 南光堂, 東京, 1990

（内原　俊記）

II 臨床医学・歯科学

1. 内科学

A. 診断学

　診断の際は問診を行い，患者の主訴（患者が訴えている主な症状），既往歴（いままでにかかった病気，受けた手術，輸血の有無など），生活歴（喫煙や飲酒などの有無），家族歴（親，兄弟，子供の病気），現病歴（症状がおこってきた経過）を聞く。感染性疾患，遺伝性疾患等の診断に重要な情報が得られることがあり，また現病歴から診断が推定できることもある。

　身体所見ではまずバイタルサイン（意識，血圧，脈拍，呼吸，体温）をとることが大切である。その後に視診，触診，打診，聴診を行って，身体局所の所見をとる。

　一般的な検査として，血液生化学検査，末梢血検査，尿検査，胸・腹部X線検査，心電図検査などを行う。また症状や一般検査の結果に応じて更に特殊検査を行い診断を確定する。

B. 治療学

　診断を正しくつけることが適切な治療を行うための第一歩である。薬物治療や放射線治療などの内科的治療（非観血的治療）と手術治療などの外科的治療（観血的治療）があるが，境界領域のものもある。

C. 各 論

(1) 循環器疾患

　特殊検査として負荷心電図，心臓エコー検査，心臓カテーテル検査，心筋シンチグラムなどが用いられる。

a. 先天性心疾患

　心房中隔欠損症は左右の心房を隔てている中隔が先天的に欠損しているもので，血液が左右短絡することによって症状が出現する。心雑音によって学童期までに発見されることが多く，成人では息切れ，動悸，進行例ではチアノーゼが認められる。心室中隔欠損症は心室の中隔が欠損しているものである。多くは心雑音で発見されるが，自然閉鎖もある。動脈管開存症では通常は出生後に閉鎖される動脈管が開存したままの状態のために左右短絡がおこる。妊娠3ヵ月までに風疹に罹患した母親からの出生児に頻度が高い。ファロー四徴症は肺動脈狭窄，右室肥大，心房中隔欠損，大動脈騎乗の特徴をもつ。呼吸困難，チアノーゼがみられ，20歳以前に死亡するものが多い。

b. 心臓弁膜症

　心臓には4つの弁がある。これらが傷害されて狭窄または閉鎖不全がおこるものを心臓弁膜症という。リウマチ熱に起因するものが多い。僧帽弁狭窄症は，若年時のリウマチ熱の炎症による弁の癒着，萎縮などにより，徐々に狭窄が進行しておこる。僧帽弁閉鎖不全症は心筋に及ぶリウマチ熱による僧帽弁輪の拡大などの原因により左室から左房への血液の逆流がおこることによる。急性，重症の場合には致命的なこともある。大動脈弁狭窄症は閉鎖不全の状態から癒着・硬化がおき，徐々に狭窄が進行しておこる。失神，狭心発作，左心不全などを起こし，突然死することもある。大動脈弁閉鎖不全症はリウマチ性とその他の原因によるものがあり，原因により重症度も異なる。その他に，三尖弁狭窄症・閉鎖不全症，肺動脈弁狭窄症・閉鎖不全症がある。いずれも重症の場合には弁置換術などの手術を行って治療する。

c. 虚血性心疾患

　動脈硬化などにより心筋を栄養する冠動脈が狭窄すると心筋虚血がおこる。運動時に心筋が血液をより必要とするにもかかわらず，十分な供給ができないためにおこるものを労作性狭心症と

いう。運動時に前胸部痛を感じ，安静にすると比較的短時間で消失するのが特徴である。しばしば左腕，左顎に痛みを感じることもある。一方，安静時狭心症は冠動脈の痙攣によっておこる。ともにニトログリセリン製剤によって症状が緩解することが多い。冠動脈が高度に狭窄・閉塞すると心筋が不可逆性に壊死をきたす。これを心筋梗塞という。激しい胸痛がみられ，急性期に不整脈，心原性ショック，急性心不全などの合併症で死亡することも稀ではない。治療として，血管カテーテルを用いて冠動脈を拡張したり，手術的に冠動脈にバイパスをつけたりする。また抗凝固療法を行う。

　　d．心筋炎・心筋症

　心筋炎はウイルス感染に引き続きみられることが多い。感冒様症状，動悸，息切れを呈して軽症のことが多いが，ときに心不全，ショックをおこし，死に至るような病型もある。心筋症には心筋肥大により心室腔が狭くなった肥大型と，心腔が拡張した拡張型とがある。いずれも動悸，呼吸困難などの心不全症状を認めるが，原因が明らかでないことが多い。しばしば心臓移植の対象となる。

　　e．心不全

　弁膜症，心筋炎・心筋症，心筋梗塞などが原因で，心臓のポンプ機能が低下した状態を総称して心不全という。左心系が障害されたものを左心不全といい，頻脈，起坐呼吸がみられる。右心系の障害は徐々におこることが多く，慢性（右）心不全という。労作時息切れ，夜間多尿，胸腹水，浮腫，肝腫大などがみられる。原因の除去，食塩・水分制限，強心剤・利尿薬などの投与を行う。

　　f．不整脈

　脈拍が少ないものを徐脈（60/分以下），多いものを頻脈（100/分以上）という。洞不全症候群では40/分以下の徐脈になることが多い。房室ブロックは洞・心房の収縮が心室の収縮を伴わないもので，高度のものでは徐脈となる。通常の心拍以外に心臓が収縮するものを期外収縮といい，上室性期外収縮と心室性期外収縮がある。基礎疾患のない場合が多い。その他の脈の異常には心房粗動・細動，発作性上室性頻拍，心室頻拍，心室粗動・細動などがある。心室頻拍は心停止をおこしうる危険な不整脈である。また心室粗動・細動も放置すると数分で死に至る重篤な不整脈である。

　　g．高血圧・動脈硬化

　原因不明の高血圧を本態性高血圧と呼び，原因疾患のあるものを二次性高血圧という。日本人の高血圧の約90％は本態性高血圧である。遺伝，加齢，環境因子が考えられる。WHOの基準により収縮期血圧160 mmHg以上，拡張期血圧95 mmHg以上を高血圧としている。収縮期140以上，拡張期90以上の場合も境界型高血圧として治療対象になる。予後は脳出血などの合併症発症の危険因子（家族歴，高コレステロール血症，喫煙，糖尿病，肥満）の有無による。二次性高血圧には腎性，心血管性，内分泌性があり，それぞれの原因疾患に対する治療が必要である。動脈硬化は動脈壁が肥厚，硬化して機能低下した病変をいう。高コレステロール（とくにLDL）血症が動脈硬化の主な危険因子とされるが，喫煙，肥満，高血圧，糖尿病も危険因子である。心筋梗塞，脳梗塞などをおこしやすくなる。

（2）呼吸器疾患

　呼吸機能検査は肺活量，1秒率等を測定し，閉塞性肺障害，拘束性肺障害の診断に有用である。近年CT検査の比重が高まっており，X線検査で検出できないような小さな病変の検出に優れている。肺シンチグラムも行われる。気管支内視鏡は病変部を直接観察することができ，また細胞診や生検により病理組織を得ることができる。

　　a．感冒様症候群・上気道炎・急性気管支炎

　感冒様症候群は，非特異的な原因で急性に上気道の炎症症状をおこす疾患の総称である。原因はウイルスが多いが，マイコプラズマ，細菌によることもある。鼻炎，咽頭炎，発熱などを伴う。上気道炎は鼻腔，咽頭，気管付近まで炎症が及ぶ感染症をいう。感冒様の症状のほか，咽頭の炎症，腫脹などによる咽頭痛などがみられる。急性気管支炎は気管，気管支の急性炎症でウイ

ルス感染のほか,マイコプラズマ,細菌などによりおこる。急性上気道炎に併発することが多く,咳,痰,などの症状がある。

####　b．気管支拡張症
　気管支内腔が先天性あるいは後天性に不可逆的に拡張した疾患で,正常な繊毛運動が阻害され,気管支分泌物が貯留する。多量の膿性痰を伴う慢性の咳を主症状とし,血痰・喀血も約5割にみられる。

####　c．肺炎
　細菌性肺炎は細菌感染による肺実質の炎症疾患で,起因菌は肺炎球菌が最も多い。ウイルス感染,慢性呼吸器疾患などが誘因になることが多い。高齢者に多くみられ,発熱,膿性痰,胸痛,呼吸困難などがみられる。合併症に胸膜炎,膿胸,心膜炎,敗血症,髄膜炎などがある。

####　d．肺結核
　結核菌による肺感染症で,患者からの飛沫により経気道感染する。初感染の多くは不顕性感染で,ツベルクリン反応が自然陽転するが,そのうちの10％前後が発病する。咳,痰,熱,倦怠感などを伴い喀血,血痰がみられることもある。血行性に全身に結核菌がまわると粟粒結核となる。合併症として結核性胸・腹膜炎,咽頭結核,腸結核,結核性髄膜炎などがある。排菌している場合には入院が必要であるが,排菌がなければ外来で数種類の薬剤による併用療法を行う。

####　e．自然気胸
　臓側胸膜がなんらかの原因で破れると,肺の囊胞から陰圧の胸腔に空気が流出する。このために肺の拡張ができなくなり肺が収縮した状態を気胸という。若年男子に多く,突然の胸痛や呼吸困難をおこす。胸腔内にドレーンを挿入して脱気するが,虚脱率が少ない場合は自然経過を見る。

####　f．肺梗塞
　血栓,悪性腫瘍塊などで肺動脈の塞栓がおこると血流が障害され,肺組織の梗塞がおきる。これを肺梗塞という。突然の胸痛,呼吸困難をきたすことが多く,血痰,チアノーゼがみられることもある。

####　g．慢性閉塞性肺障害
　気管支喘息には明らかな原因のあるアレルギーによるものと原因不明のものがある。気道が広範に狭窄するために呼気が困難となり,喘鳴を伴う呼吸困難が発作性に出現する。肺気腫は肺胞が不可逆的に傷害されたために呼気が困難になったもので,感染により増悪して肺機能が低下する。慢性気管支炎は慢性（2年間以上）・反復性（3月以上／年）に咳・痰を繰り返す疾患で,原因として喫煙や大気汚染の関与も考えられている。

####　h．慢性拘束性肺障害
　肺胞隔壁や細気管支血管周囲の間質の非細菌性の炎症性病変を間質性肺炎という。また細胞性の炎症から結合織の増殖をきたして繊維化したものを肺線維症という。乾性咳と息切れに始まり,進行性で次第に呼吸困難を生じ,終局は広範な肺の繊維化をおこし予後不良である。

####　i．肺癌
　扁平上皮癌,腺癌,小細胞癌,大細胞癌などがあり,このうち扁平上皮癌,小細胞腺癌は喫煙が関与するとされる。扁平上皮癌は40歳以上の男子喫煙者に多く,比較的転移をおこしにくい。腺癌は転移をおこしやすく予後不良である。小細胞癌は発育も速く転移もおこしやすい。抗癌剤,放射線に対する感受性は高く病変が消失することも稀ではないが,長期予後は不良で再発することが多い。大細胞癌は扁平上皮癌に組織型が似ており,転移も比較的おこしにくく手術適応になりうる。いずれも反回神経を巻き込むと声帯が動かなくなり,嗄声がみられる。

（3）腎臓疾患
　特殊検査として尿生化学検査,腹部エコー検査,腎生検,腎血管造影などがある。特に腎生検は組織所見を得るうえで有用な検査である。

####　a．急性腎炎
　急性糸球体腎炎は,A群β溶連菌による上気道炎や咽頭炎などの先行感染の後に発症するこ

とが多く，血尿，タンパク尿，高血圧，浮腫をきたす。高齢者では心不全症状を生ずることもある。稀に糸球体に多数の半月体を生じ数週から数ヵ月で腎不全に移行する急速進行性糸球体腎炎を呈することもある。

b．慢性腎炎

慢性糸球体腎炎は，急性腎炎による異常尿所見や高血圧，または他の疾患による異常尿所見や高血圧が１年以上持続する場合をいう。組織型により増殖性腎炎，膜性腎症，IgA 腎症などに分けられる。予後はタンパク尿，高血圧，腎機能低下，半月体形成などさまざまな因子によって異なる。

c．ネフローゼ症候群

種々の原因で多量の蛋白尿（１日３g以上）をきたし，低タンパク血症，高コレステロール血症，浮腫をおこすものをいう。原因として慢性糸球体腎炎など糸球体原発の一次性のものと，糖尿病性腎症など種々の原因により二次性に糸球体病変を生じるものがある。自然経過では治癒または進行が停止することもあるが，腎不全や感染症で死亡することもある。食塩制限を必要とし，病型によってはステロイドによる薬物治療を行う。

d．腎盂腎炎

腎実質，腎杯，腎盂系の細菌感染によりおこるものを急性腎盂腎炎という。突然の高熱，腰部痛を主訴とし，排尿困難など膀胱炎症状を伴うこともある。女性の感染率が高い。急性腎盂腎炎を繰り返しおこして慢性化した場合，進行性で腎不全となる。

e．急性・慢性腎不全

急速に腎糸球体濾過率が低下し高窒素血症をきたした状態を急性腎不全といい，一般に尿量が減少する。成因としては循環血液量の減少やショックなどによる腎血流量の減少など腎前性のもの，急性尿細管壊死，腎毒性薬剤，急性糸球体腎炎など腎性のもの，尿管や尿道の閉塞による腎後性のものがある。血液透析，腹膜透析により尿毒症状態を改善する。また慢性糸球体腎炎，糖尿病性腎症など慢性腎疾患により腎機能が次第に低下し腎不全に陥った場合を慢性腎不全という。高血圧，尿毒症による心不全，心膜炎，貧血，高リン血症，水・電解質異常などの合併がある。保存的療法で改善しない場合，透析導入や腎移植が考えられる。

f．腎癌

腎の悪性腫瘍には腎細胞癌（70～80％）と腎芽細胞腫がある。腎細胞癌（または腎腺癌ともいう）は初期には顕微鏡的血尿が多くみられ，腫瘍の増大によって側腹部痛，貧血など種々の症状がみられる。早期診断による腎摘出が望ましい。腎芽細胞腫は５～10歳以下の小児にみられる腎悪性腫瘍である。

（４）血液疾患

特殊検査として骨髄穿刺がある。造血能や異型細胞の有無を調べることができる。

a．貧血

血液中の赤血球ヘモグロビンが減少した状態をいう。赤血球の損失が増大した場合と赤血球の産生が低下する場合が考えられる。前者としては出血性貧血や溶血性貧血（薬剤や自己免疫によって赤血球が破壊される）があり，後者としては鉄欠乏性貧血（鉄が不足したためで，出血が持続した場合にもおこる），悪性貧血（萎縮性胃炎に伴ってビタミン B_{12} 吸収に必要な内因子が欠乏しておこる），再生不良性貧血（薬剤で引き起こされることもあるが原因不明のことが多い），白血病（後述），骨髄線維症，骨髄異形成症候群などがある。

b．急性・慢性白血病

白血球が腫瘍性に増殖する疾患で，そのため骨髄における赤血球，血小板の増殖が阻害される。急性白血病には骨髄性，前骨髄球性，リンパ球性があり，貧血や出血傾向がみられる。白血球は増減不定である。寛解導入療法，地固め療法，寛解維持療法などの化学療法のほか，貧血などの合併症に対する支持療法も行われる。慢性白血病には骨髄性，リンパ球性があり，それぞれの白血球数の増加がみられ，脾腫が特徴的で肝腫大も多い。白血球数を減少し維持するための化学療法を主体とする。末期に急性転化することが多い。

c．血友病

　血液が凝固する過程では血液凝固因子が複雑に絡んでおり，それらのうち特定のものが欠乏すると出血傾向をきたす。第8因子の欠乏は血友病Aといわれ，第9因子の欠乏は血友病Bといわれる。遺伝性の疾患で，原則として男子に発現し，女子は保因者となる。出血予防のため定期的に凝固因子製剤による治療を行うことがある。

　　d．悪性リンパ腫

　リンパ組織の悪性腫瘍で，リンパ節，扁桃腺，消化管のリンパ組織などに発生する。ホジキン病はほとんどリンパ節（多くは頸部）に初発して隣接転移し，リンパ節腫大，脾腫がみられる。非ホジキンリンパ腫は初発部位が扁桃腺，鼻咽腔，消化管，骨などにあり，症状は初発部位による。リンパ節生検により診断が確定する。病期により放射線治療，化学療法を行う。

　　e．血管内血液凝固症候群（DIC）

　白血病，敗血症などの基礎疾患をもとに広範囲に血管内で血液が凝固する状態をいう。血液凝固が亢進する一方で，血小板やフィブリノーゲンなどの凝固因子が急速に消費されて欠乏状態をおこし，逆に出血傾向がひきおこされる。出血傾向は血液凝固亢進に対する生体の線維素溶解現象によりさらに倍加される。血液凝固による血栓形成のため種々の臓器が傷害されて腎障害，肺梗塞などを起こし，同時に紫斑などの出血症状もあらわれる。ヘパリンによる治療とともに凝固因子の補充を行う。

（5）膠原病・感染症

　膠原病の特殊検査として各種の自己抗体検査，リンパ球抗原検査，また傷害された臓器の生検が行われる。感染症の診断には各種菌培養検査を行う。感染症は，平成11年4月1日に感染症新法が施行され，危険性の高さの順に4類に分類されている。

　　a．リウマチ熱

　A群β溶連菌感染後1～3週に発症する結合組織の炎症を特徴とする全身性の疾患で，小児に多い。感染後にリウマチ熱を発症する機序は不明で，感染により発症するのは2～3％である。心臓，関節，神経系を主に侵し，リウマチ性弁膜症をおこす。症状は発熱，多発性関節炎，心炎，皮膚症状などである。溶連菌感染に対する治療とリウマチ性炎症に対する治療を行う。

　　b．全身性エリテマトーデス（SLE）

　多くの臓器の血管と結合組織に非感染性の炎症性病変をきたし，多彩な全身症状をおこす原因不明の疾患である。10～30歳代の女性に多い（男性の10倍）。関節炎，発熱，皮膚発疹，Raynaud現象，腎炎，胸膜炎，心膜炎，神経・精神障害，など多彩な症状を示す。抗核抗体や抗DNA抗体など多くの自己抗体が血清中に認められ，寛解と再燃を繰り返す。腎病変の程度が予後を決める。副腎皮質ホルモンの薬物療法を行う。

　　c．慢性関節リウマチ（RA）

　慢性に経過する非化膿性の炎症により，関節および全身の結合組織に病変を起こす疾患で，30～50歳代の女性に多い。関節炎は対称性に現れることが多く，関節のこわばり（朝に強い）などの症状が再燃と寛解を繰り返し慢性に経過し進行する。特徴的な関節X線像がみられ，多くは血清リウマチ因子が陽性である。非ステロイド系抗炎症薬・抗リウマチ薬などによる薬物治療を行う。

　　d．皮膚筋炎・多発性筋炎

　骨格筋，皮膚および種々の結合組織に非特異的な炎症と変性をきたす疾患である。骨格筋に病変が局在している場合を多発性筋炎といい，皮膚病変を伴う場合は皮膚筋炎という。上下肢の近位筋の対称性の筋力低下や，咽頭や喉頭の筋力低下による嚥下困難，発生困難などの症状がある。皮膚症状は眼瞼の紅斑，肘，膝，指関節の紅斑などがある。

　　e．結核

　結核菌による感染症で，飛沫感染と塵埃感染によって主に肺に感染する。戦後に新登録患者数は急速に減少したが，近年は年間4万人以上おり，国内最大の感染症である。初回感染で多くは不顕性感染によって免疫ができるが（ツベルクリン陽性），このとき免疫力が弱いと発症する。

結核菌が完全に排除されず肉芽組織に閉じこめられた場合，免疫力が低下したときに増殖を再開し発症することがある（内因性再燃）。薬物治療が主体であるが耐性菌の報告もある（肺結核参照）。

f．エイズ（後天性免疫不全症候群）

ヒト免疫不全ウイルス（HIV）による感染症で，HIVがリンパ球に感染して細胞性免疫を破壊するため免疫不全状態をおこす疾患である。性交渉，血液，母子感染により感染する。感染後一過性にHIVが血中に現れるが（急性期），6～9週後に抗HIV抗体が現れ血中HIVは急激に減少し，そのまま無症状のまま数年経過する（無症候キャリア）。数年後再びHIVが血中に出現し，発熱，下痢，疲労感などの症状のほか，日和見感染症に罹患しやすくなる（エイズ関連症候群）。その後細胞性免疫の低下によりカリニ肺炎などの感染症やカポジ肉腫などの腫瘍を発症する（エイズ発症）。抗ウイルス薬の投与や日和見感染症の治療を行う。

g．敗血症

感染巣から持続的または間欠的に細菌が血中に入り，菌血症を呈する全身感染症である。起因菌の50～70%はレンサ球菌で，そのほかブドウ球菌などのグラム陽性球菌が多い。大腸菌，緑膿菌などのグラム陰性桿菌もあり，その場合には敗血症ショックに陥る危険がある。悪寒，戦慄を伴う急激な発熱で発症する。血液培養により原因菌を検出し，感受性のある抗生物質で治療する。

（6）消化管疾患

特殊検査として上・下部消化管造影検査，上・下部消化管内視鏡検査が行われる。いずれも食物残渣，糞便の影響を除くために前処置が必要である。また，後者は生検組織による病理診断，止血，ポリペクトミーなどの治療操作が可能である。

a．食道炎・潰瘍

酸・アルカリ・熱などの物理化学的刺激，ウイルス・真菌感染により食道粘膜に炎症をおこしたもので，嚥下時痛や吐血がみられる。高度なものは潰瘍を形成し，通過障害を生じる。高齢者では胃液の逆流による食道炎（逆流性食道炎）が問題になっている。

b．食道癌

食道上皮から発生する癌で，扁平上皮癌が多い。高齢男性に多く，アルコール摂取と喫煙がおもな危険因子である。進行癌では食道の狭窄をきたし嚥下困難が出現する。また，周囲臓器への浸潤によって，食道気管支瘻を形成し肺炎を併発したり，大動脈の穿破を引き起こすこともある。反回神経を巻き込むと声帯が動かなくなり，嗄声がみられる。手術が基本的治療であるが，手術不能例には，放射線治療や化学療法が施行される。

c．マロリーワイス症候群

嘔吐を繰り返しているうちに食道下端部の粘膜に裂傷をおこし，吐血するものをいう。飲酒後の嘔吐に伴うものが最も多い。出血量はさまざまで，内視鏡下止血術や消化性潰瘍の治療に準じた治療を行う。通常は急速に改善し，再発はしない。

d．食道静脈瘤

肝硬変や門脈圧亢進症に伴い，側副血行路である食道粘膜下の血管が拡張したものであり，しばしば大吐血の原因になる。内視鏡下に，静脈瘤に硬化剤を注入したり静脈瘤を結紮したりする治療が行われている。

e．胃・十二指腸潰瘍

消化性潰瘍ともいわれ，胃液中の塩酸によって活性化されたペプシンの消化作用により胃・十二指腸壁組織が傷害されて起こると考えられている。最近，ヘリコバクター・ピロリ菌の関与が注目されている。胃潰瘍では食後の，十二指腸潰瘍では空腹時の心窩部痛が特徴であり，胃酸分泌抑制薬でほとんどが治癒する。放置すると出血や穿孔・狭窄などの合併症をおこすこともあり，またしばしば再発する。

f．胃癌・胃ポリープ

胃癌は我が国に多い悪性腫瘍であるが，検診の普及や内視鏡検査など診断方法の向上により，

死亡率は減少傾向にある。病因として食生活やヘリコバクター・ピロリの関与が考えられている。粘膜に限局したごく早期の癌は内視鏡治療，それより進行した癌で胃に限局している場合は手術治療がされる。胃粘膜に発生する良性腫瘍が胃ポリープで，癌化は稀である。

　g．クローン病・潰瘍性大腸炎

　原因不明の慢性の炎症性腸疾患で下痢・血便・発熱・体重減少などを呈する。クローン病は消化管のあらゆる部位に，壁の全層の炎症をおこし，進行性で狭窄や瘻孔をつくることがある。潰瘍性大腸炎は大腸の粘膜・粘膜下層がびまん性に炎症をおこし，直腸から口側へと病変が連続しているのが特徴である。いずれもステロイドホルモンやサラゾピリンなど炎症を抑える薬剤で治療するが，難治例もある。

　h．過敏性腸症候群

　腸に器質的な異常がないにもかかわらず，腸管の運動や緊張の亢進，分泌機能の亢進により，便秘や下痢，腹痛などの不定の胃腸症状を呈する。発症や増悪には心理社会的な要因が関与しており，心身症の範疇にはいる。

　i．腸閉塞（イレウス）

　腸内容が肛門側に移動できなくなった状態で，腹痛，嘔吐，腹部膨満，排便・排ガスの停止などの症状を呈する。原因によって，機械的イレウス，麻痺性イレウスに分けられ，前者は腸の血行障害のない単純性イレウスと血行障害を伴う絞扼性イレウスに分けられる。単純性イレウスの原因として腹部手術後の腹腔内癒着や大腸癌によるものが多い。イレウス管を挿入し腸内容を排除し，腸管内の減圧を行う。絞扼性イレウスは腸管壁の壊死をきたし，急激な全身状態の悪化をもたらすため，緊急手術が必要となる。麻痺性イレウスは腹腔内臓器の炎症や全身疾患などによって腸管蠕動が低下しておこるもので原因疾患の治療を行う。

　j．大腸癌・大腸ポリープ

　大腸癌は大腸粘膜より発生した悪性腫瘍で大部分は腺癌である。高脂肪，低繊維食の食習慣のある人々で発生率が多いことが知られている。炎症性腸疾患で長期に大腸炎が持続している例にも発生しやすい。おもな症状は血便，貧血，便の細小化，便通障害，腸閉塞である。注腸検査，大腸内視鏡検査によって診断され，早期癌は内視鏡治療，進行癌は外科的切除を行う。大腸ポリープは良性の上皮性腫瘍である。そのうち腺腫性ポリープは前癌病変とされ，大腸内視鏡によるポリペクトミーを行う。

（7）肝・胆・膵疾患

　特殊検査として腹部エコー検査，CT検査のほか，腹腔鏡・肝生検，血管造影検査，内視鏡的逆行性胆管膵管造影検査等が行われる。

　a．ウイルス性肝炎

　肝炎を引き起こすウイルスにはA型，B型，C型，D型，E型がある。A型とE型は経口感染し，急性肝炎をおこすが慢性化しない。B，C，D型は血液を介して感染し，急性肝炎の他に慢性肝炎もひきおこす。急性肝炎は多くの場合は自然治癒するが，まれに劇症肝炎になることがある。劇症肝炎の致死率は70〜80％である。B型慢性肝炎の大部分は乳幼児期にB型肝炎ウイルスに感染し，持続感染となったものが青年期に肝炎を発症したものである。このうちの一部が慢性肝炎から肝硬変や肝癌に進行する。C型肝炎は感染すると高率に慢性化し，比較的緩徐な経過（20〜30年）で肝硬変から肝癌に進行する。インターフェロンによる治療は，一部の症例（20〜30％）では有効なものの，多くの症例は難治である。

　b．薬剤性肝障害

　薬剤投与によって発症する肝障害で，投与量が過大になったために発症する中毒性肝障害と，投与をうけた宿主のアレルギー反応によるアレルギー性肝障害に大別される。頻度の多いのは抗生物質，ついで中枢神経系用薬，循環器官用薬，などであるが，漢方薬も含めて，すべての薬剤はアレルギー性肝障害をおこしうる。原因薬剤の中止によって改善するが，まれに急性肝不全に陥ることもある。

c．アルコール性肝障害

アルコールを長期にわたって過剰摂取（1日3合以上）したためにおこる肝障害で，脂肪肝から肝炎，肝線維症を経て肝硬変と進行する．禁酒ができた症例では予後は良好である．重症の肝炎をおこした場合の致死率は高い．

d．肝硬変・肝癌

種々の慢性肝疾患の終末の病像が肝硬変である．慢性肝機能不全と門脈圧亢進症が主な病態で，進行すると黄疸や腹水，食道胃静脈瘤破裂，出血傾向，肝性脳症などの症状が出現する．肝癌は，ほとんどが肝硬変あるいは慢性肝炎の肝臓に発生する．外科的肝切除やエタノール局注，肝動脈塞栓術などによって治療され，治療成績も向上しているが，肝硬変自体が前癌状態なので残肝再発が多い．

e．胆石・胆嚢炎

胆汁中のコレステロールやビリルビン，カルシウムが胆嚢のなかで析出して胆石や胆泥となる．無症状のものも多いが，胆嚢内にできた胆石が胆嚢頸部に嵌頓すると胆嚢が腫大して痛む．これがいわゆる胆石発作である．胆石の嵌頓によってうっ滞した胆汁に細菌感染をおこしたのが胆嚢炎で，すみやかな治療が必要である．胆石発作や胆嚢炎をおこした場合は胆嚢摘除術が行われる．

f．胆嚢癌・胆嚢ポリープ

胆嚢癌は60〜70歳代に多く，男性より女性に多い．胆石が合併する率が高い（50〜80%）．腹部超音波検査が診断に有力であるが，予後は不良である．胆嚢の良性腫瘍が胆嚢ポリープで腺腫，過形成ポリープが主である．腫瘍類似病変としてコレステロールポリープ，胆嚢腺筋腫症がある．

g．急性・慢性膵炎

急性膵炎は総胆管結石やアルコール多飲などにより膵酵素が活性化され，膵の自己消化がおこるために発症する．原因が取り除かれれば多くの場合は予後良好であるが，重篤な場合は多臓器不全となり死亡することがある．慢性膵炎は，炎症により膵の線維化と膵実質の破壊が徐々に進行する疾患で，上腹部痛・背部痛を繰り返し，脂肪の消化障害と糖尿病をきたす．原因として最も多いのはアルコール多飲である．

(8) 代謝・内分泌疾患

a．糖尿病

インスリン分泌の低下や肥満によりインスリン作用が不足することによって慢性的に血糖が高くなる疾患である．口渇，多飲，多尿，体重減少，易感染性などの症状がある．悪化すると糖尿病性昏睡から死に至ることがある．また，長期に高血糖が続くと，腎症，網膜症，神経障害をはじめさまざまな動脈硬化性疾患，足壊疽などの合併症を発症する．これら合併症を防ぐためには食事療法，運動療法，経口血糖降下剤，インスリン治療による厳重な血糖コントロールが重要である．

b．高脂血症

血液中の脂質が異常に増加した状態である．原発性の他，糖尿病や内分泌疾患や肝疾患などに続発するものもある．高コレステロール血症では皮膚や腱の黄色腫，冠動脈硬化のための虚血性心疾患をはじめとする動脈硬化性疾患を発症しやすい．高トリグリセリド血症では皮膚の黄色腫や肝脾腫，急性膵炎をおこす．脂肪や炭水化物の摂取を控え，節酒するよう指導し，高コレステロール血症には薬物療法を行う．

c．痛風・高尿酸血症

プリン体の過剰摂取やプリン代謝異常は高尿酸血症をきたす．痛風は高尿酸血症により生じた尿酸塩結晶で引き起こされる急性関節周囲炎をいう．高尿酸血症により腎障害や尿管結石を伴うことも稀ではない．急性発作はコルヒチンや消炎鎮痛剤を，高尿酸血症には尿酸合成阻害薬を用いる．

d．尿崩症

下垂体後葉から分泌されるバゾプレシンの合成・分泌障害あるいは腎臓での作用障害のため，腎での水の再吸収障害によっておこる。多尿，口渇，多飲を主症状とする。

e．クッシング症候群

下垂体の腺腫や過形成によるACTHの過剰分泌，副腎皮質の腺腫や副腎癌からのコルチゾールの過剰分泌，異所性ACTH産生腫瘍などにより，副腎皮質からコルチゾールが過剰に分泌されるために発症する症候群である。中心性肥満，満月様顔貌，多毛，月経異常，高血圧，筋力低下などの症状を呈する。

f．原発性アルドステロン症

副腎皮質の腫瘍性病変によって過剰なアルドステロンが分泌され，高血圧，低カリウム血症，代謝性アルカローシスなどの症状を呈する。高血圧症の原因の鑑別として重要な疾患である。

g．アジソン病

結核，悪性腫瘍の副腎転移，自己免疫異常などによって副腎皮質が破壊され，コルチゾール，アルドステロン，副腎性アンドロゲンの分泌が低下するためにおこる。全身性の色素沈着，倦怠感，易疲労感，脱力感，食欲不振，低血圧，低血糖，脱水などがみられる。感染などのストレス時に容易にショックに陥り死亡することがある。ホルモン補充療法を行う。

h．甲状腺機能低下症

甲状腺からのホルモン分泌が減少して，皮膚乾燥，寒さへの敏感，嗄声，徐脈，低血圧などの多彩な症状を呈する。原因は慢性甲状腺炎と医原性（手術，放射線など）が多い。甲状腺ホルモンの補充療法をする。

i．甲状腺機能亢進症

甲状腺ホルモンが過剰に分泌されるため，発汗の増加，動悸，暑さに弱い，やせ，振戦，いらつき，食欲亢進などの症状を呈する。自己免疫異常によっておこるのをバセドウ病といい，しばしば眼球突出を認める。抗甲状腺薬，手術療法，放射性ヨード療法がある。

j．副甲状腺機能亢進症

副甲状腺の過形成や腺腫などのため副甲状腺ホルモンの過剰分泌がおこり，高カルシウム血症による症状（倦怠感，筋力低下など），骨吸収の亢進，腎結石，腎機能低下などを呈する。慢性腎不全，ビタミンD欠乏などにより二次的に副甲状腺機能亢進がみられることもある。

（平田りえ・佐藤千史）

II 臨床医学・歯科学

2. 神経内科学

A. 神経系の構造・機能・病態

　神経系は発生学的には神経外胚葉（neuroectoderm）由来で中枢神経系（central nervous system；CNS）と末梢神経系（peripheral nervous system）に分けられる。中枢神経系は大脳（cerebrum）・脳幹（brain stem）・小脳（cerebellum）・脊髄（spinal cord）に区分され，神経細胞（ニューロン neuron）と神経膠細胞（グリア glia）から構築されている。個々のニューロンは軸索（axon）と樹状突起（dendrite）と呼ばれる神経突起を伸展し，他のニューロンとシナプス（synapse）を形成し，アセチルコリン・ドーパミン・ノルアドレナリン・セロトニン・グルタミン酸・GABA・神経ペプチドなどの神経伝達物質（ニューロトランスミッター neurotransmitter）の授受を介して情報伝達を行っている（図1）。グリア細胞はニューロンを栄養面で支持する星状膠細胞（アストロサイト astrocyte），軸索を保護する髄鞘（myelin）を形成する乏突起膠細胞（オリゴデンドロサイト oligodendrocyte），マクロファージ様機能を担う小膠細胞（ミクログリア microglia）などに分類される。ニューロン細胞体を多く含有する部分が灰白質（grey matter）と神経核（nucleus）で，神経線維の集積した部分が白質（white matter）である。

(1) 大脳・間脳の構造・機能・病態

　大脳（cerebrum）は終脳（telencephalon）とも呼ばれ，大脳皮質（cerebral cortex）と基底核（basal ganglia）：尾状核（caudate nucleus）・被殻（putamen）・淡蒼球（globus pallidus）・視床下核（subthalamic nucleus）・黒質（substantia nigra）・赤核（red nucleus）から構成され，尾状核・被殻を合わせて線条体（striatum）と呼ぶ。大脳皮質は前頭葉・側頭葉・頭頂葉・後頭葉に区分される。大脳辺縁系（limbic system）：海馬（hippocampus）・脳弓（fornix）・乳頭体（mammilary body）・視床前核（anterior nucleus）・帯状回（cingulate gyrus）・扁桃体（amygdala）は大脳深部に位置し，間脳（diencephalon）：視床（thalamus）・視床下部（hypothalamus）は第三脳室壁に沿って存在。両側大脳半球間情報伝達は脳梁（corpus callosum）・前交

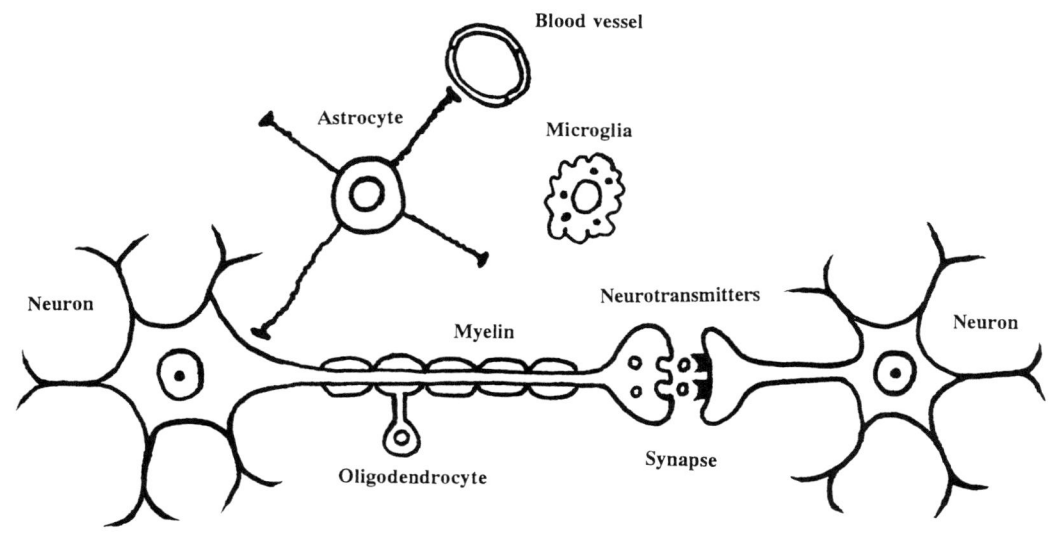

図1　ニューロンとグリア

　ニューロン（neuron）は1本の軸索（axon）と複数の樹状突起（dendrite）を伸展し，軸索はオリゴデンドロサイト（oligodendrocyte）の形成する髄鞘（myelin）で保護されている。シナプス（synapse）では神経終末部から神経伝達物質が放出され，特異的受容体に結合する。

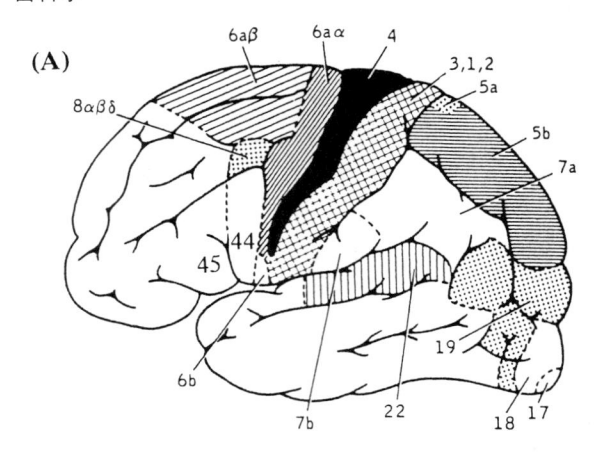

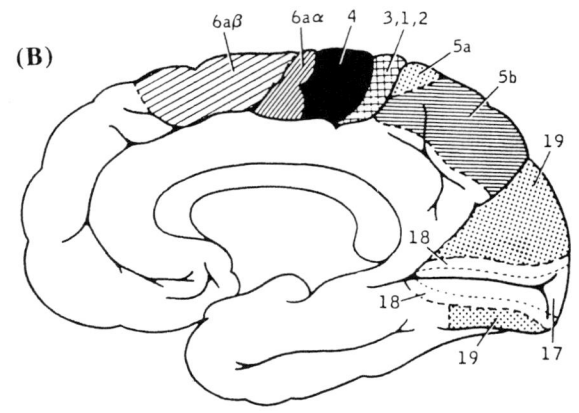

図2 Broadmann 領野
（A）外側面。（B）内側面。脳高次機能は特定大脳皮質領域に局在している。言語中枢は優位半球に存在。発語中枢はBroca 言語中枢（Broadmann 44, 45 野），理解中枢はWernicke 言語中枢（Broadmann 22 野）に局在。

連（anterior commissure）を通る神経線維束を介する。前大脳動脈（anterior cerebral artery；ACA）は大脳半球内側部，中大脳動脈（middle cerebral artery；MCA）は大脳半球側面全体，椎骨脳底動脈（vertebrobasilar artery）は脳幹・小脳，後大脳動脈（posterior cerebral artery；PCA）は後頭葉を灌流。

脳高次機能は特定皮質領域に局在する（図2）。随意運動中枢は前頭葉中心前回（Brodmann 4野），眼球運動中枢は Brodmann 8野，感覚中枢は頭頂葉中心後回（Brodmann 1，2，3野）・感覚連合野に局在。視覚中枢は後頭葉鳥距溝上下内側部・視覚連合野。聴覚中枢は側頭葉 Heschl 横回・側頭葉連合野。言語中枢は右利き者95％と左利き者60-70％は左半球に存在し優位半球と呼ばれる。発語中枢は前頭葉 Broca 言語中枢（Brodmann 44, 45 野），理解中枢は側頭葉 Wernicke 言語中枢（Broadmann 22 野）。優位半球角回は視覚・聴覚情報・記憶統合部位である。行為中枢は優位半球頭頂葉連合野，空間身体部位認知中枢は劣位半球頭頂葉。前頭葉障害で，①対側運動麻痺，② Broca 失語，③痴呆・自発性欠如，④把握・吸引反射など原始反射を呈する。側頭葉障害で，① Wernicke 失語，②記憶障害，③性格異常・行動異常が出現。頭頂葉障害で，①皮質性感覚障害，②失行，③ Gerstmann 症候群（優位半球角回病変による手指失認・左右失認・失計算・失書），④半側空間無視・着衣失行（劣位半球病変）を認める。後頭葉障害で，①黄斑回避を伴う同名半盲，② Bálint 症候群（両側頭頂葉・後頭葉病変による視覚性注意障害・精神性注視麻痺・視覚失調）が出現。脳梁病変では離断症候群（disconnection syndrome）を呈する。

随意運動制御系は大脳皮質連合野-被殻-淡蒼球内節-視床腹外側核-大脳皮質運動野から構成さ

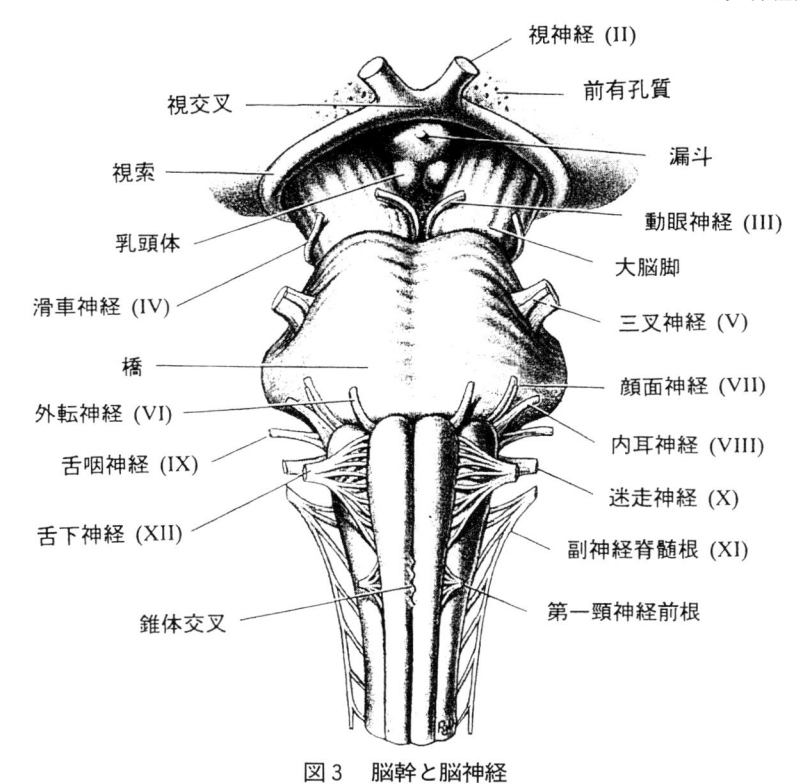

図3 脳幹と脳神経
脳幹（中脳・橋・延髄）腹側から見たII-XII脳神経位置。

れる。基底核が障害されると円滑な随意運動遂行が困難となり，パーキンソニズム・舞踏運動・ジストニア・アテトーシス・ヘミバリスムなどの錐体外路症状を呈する。視床は淡蒼球-運動野中継核，体性感覚・視覚・聴覚中継核，小脳歯状核・赤核-運動野中継核，脳幹網様体-大脳皮質中継核である。視床が障害されると感覚障害・意識障害・痴呆を呈する。大脳辺縁系は記憶形成・情動機能に関与し，視床下部は自律神経系中枢・内分泌系中枢で，室傍核・視索上核からオキシトシン・抗利尿ホルモンが下垂体後葉へ輸送される。抗利尿ホルモン分泌障害で尿崩症，分泌抑制障害でADH分泌異常症候群を呈する。

（2）脳幹の構造・機能・病態

脳幹（brain stem）は中脳（mesencephalon）・橋（pons）・延髄（medulla oblongata）に区分される。中脳では動眼神経が腹側部，滑車神経が背側部から派出（図3）。上丘（superior colliculus）は眼球運動中継核，下丘（inferior colliculus）は聴覚伝導路中継核，黒質・赤核は錐体外路系主要核である。前視蓋（pretectum）は動眼神経核上方に位置する垂直方向眼球運動中枢・輻湊中枢・対光反射中継核。錐体路・皮質橋路は大脳脚を通過。橋では三叉神経・外転神経・顔面神経・内耳神経が派出し，内部に各脳神経核が存在（図3）。錐体路・皮質橋路は橋底部，内側毛帯・脊髄視床路・三叉神経視床路・三叉神経脊髄路・内側縦束・中心被蓋路・中小脳脚・網様体は橋被蓋部を通過。橋被蓋網様体（reticular formation）両側性病変で重篤な意識障害を呈する。中心被蓋路（central tegmental tract）病変で3 Hz口蓋ミオクローヌス（palatal myoclonus）を呈する。延髄では舌咽神経・迷走神経・副神経・舌下神経が派出し，内部に各脳神経核が存在（図3）。下オリーブ核・錐体路・内側毛帯は延髄腹側部に，脊髄視床路・三叉神経脊髄路・内側縦束・下小脳脚・網様体は延髄背側部に位置。延髄網様体には呼吸中枢が存在。迷走神経疑核（nucleus ambiguus）病変で構音障害・嚥下障害を呈する。脳幹部は狭い領域に眼球運動系諸核・運動系伝導路・感覚系伝導路・網様体が集中し，脳幹障害では多彩な脳幹症候群（表1）を呈する。脳神経（cranial nerves）位置・経路・主要機能把握が重要（図3，表2）。

表1　主要脳幹症候群

脳幹症候群	病巣部位	病巣側神経症候	反対側神経症候 [両側神経症候]
Weber 症候群	中脳大脳脚内側部	動眼神経麻痺	片麻痺
Benedikt 症候群	中脳大脳脚内側部・赤核	動眼神経麻痺	不随意運動 不全麻痺
Millard-Gubler 症候群	橋下部腹側外側部	末梢性顔面神経麻痺	片麻痺
Foville 症候群	橋下部内側部	外転神経麻痺 病巣側注視麻痺	片麻痺
MLF 症候群	橋被蓋部・内側縦束（MLF）	眼球内転障害	眼球外転時水平性眼振 [輻湊正常]
One and a half 症候群	橋被蓋部傍正中部（MLF＋PPRF）	眼球内外転障害	眼球内転障害 眼球外転時水平性眼振
Locked-in 症候群	両側橋底部錐体路		[四肢麻痺] [垂直性眼球運動・開閉眼可能]
Wallenberg 症候群	延髄外側背側部	顔面温痛覚障害 小脳性運動失調 構音障害・嚥下障害 Horner 症候群	軀幹上下肢温痛覚障害

（3）小脳の構造・機能・病態

　小脳（cerebellum）は半球（cerebellar hemisphere）・虫部（cerebellar vermis）・片葉小節（floccuronodular lobe）に区分される。登上線維（climbing fiber）は延髄下オリーブ核-（交叉）-下小脳脚を経由し小脳皮質プルキンエ細胞（Purkinje cells）の樹状突起とシナプスを形成。苔状線維（mossy fiber）は橋核-（交叉）-中小脳脚を経由し小脳皮質顆粒細胞・Golgi 細胞とシナプスを形成。小脳半球は系統発生学的に最も新しく新小脳（neocerebellum）と呼ばれ，橋と連絡し四肢協調運動制御に関与，その障害で測定障害・変換運動障害・共同運動不能・注視方向性眼振を呈する。小脳虫部は旧小脳（paleocerebellum）と呼ばれ，脊髄と連絡し軀幹平衡維持に関与，上部虫部障害で失調性歩行，下部虫部障害で軀幹失調・断節性言語（scanning speech）を呈する。片葉小節は系統発生学的に最も古く古小脳（archicerebellum）と呼ばれ，前庭系と連絡し眼球運動制御に関与，その障害で前庭性眼振を呈する。小脳深部には歯状核・室頂核・栓状核・球状核が存在し，小脳主要遠心路の歯状核-上小脳脚-（交叉）-中脳赤核系の障害で企図時振戦（intention tremor）を呈する。

（4）脊髄の構造・機能・病態

　脊髄（spinal cord）は頚髄 C 1-C 8・胸髄 Th 1-Th 12・腰髄 L 1-L 5・仙髄 S 1-S 5・尾節の計 31 髄節から成る。各髄節と椎体レベルは一致しない。脊髄前 2/3 は前脊髄動脈，後 1/3 は後脊髄動脈が灌流。大動脈から Th 10 付近で前脊髄動脈に流入する太い肋間動脈を artery of Adamkiewicz と呼ぶ。脊髄横断面で灰白質（前角・後角・側角）が中心部，白質（前索・後索・側索）が周辺部に存在。随意運動伝導路の錐体路は側索後方，表在感覚伝導路の脊髄視床路は側索前方，深部感覚伝導路は後索を通過。脊髄障害はミエロパチー（myelopathy）と総称される。脊髄半側障害は Brown-Séquard 症候群と呼ばれ，病側障害部以下痙性麻痺・錐体路徴候・深部感覚障害および対側表在感覚障害を呈する。S 3-S 5 には膀胱・直腸・生殖器機能調節副交感神経中枢が存在し，その障害（脊髄円錐症候群）で膀胱直腸障害・性機能障害・会陰部限局性感覚障害を呈する。

表2　I-XII 脳神経の機能と経路

脳神経		主要機能	主要経路
I（嗅神経）	（S）	嗅覚	嗅粘膜-嗅球-嗅皮質-大脳辺縁系
II（視神経）	（S）	視覚	網膜-視交叉-外側膝状体-視放線-後頭葉
III（動眼神経）	（M）	眼球運動（内・上・下直筋・下斜筋）	動眼神経核-外眼筋
	（A）	瞳孔収縮	動眼神経副核-毛様体神経節-瞳孔括約筋
IV（滑車神経）	（M）	眼球内下転（上斜筋）	滑車神経核-上斜筋
V（三叉神経）	（S）	顔面知覚	顔面皮膚知覚受容器 V1,2,3-三叉神経節-三叉神経脊髄路核（温痛覚）・主知覚核（触覚）・中脳路核（深部覚）-三叉神経視床路-視床後内側腹側核-大脳皮質体知覚野
	（M）	咀嚼筋	三叉神経運動核-咀嚼筋群
VI（外転神経）	（M）	眼球外転（外直筋）	外転神経核-外直筋
VII（顔面神経）	（M）	顔面表情筋	顔面神経核-顔面表情筋群
	（S）	味覚（舌前2/3）	味蕾-膝神経節-孤束核
	（A）	顎下腺・舌下腺・涙腺分泌	上唾液核-翼口蓋・顎下神経節-分泌腺
VIII（内耳神経）	（S）	聴覚	蝸牛ラセン器-ラセン神経節-蝸牛神経核-上オリーブ核-外側毛帯-下丘-内側膝状体-聴皮質
	（S）	平衡感覚	三半規管膨大部・卵形嚢・球形嚢-前庭神経節-前庭神経核-小脳系・眼球運動系・視床
IX（舌咽神経）	（S）	味覚（舌後1/3）	味蕾-舌咽神経下神経節-孤束核
	（A）	耳下腺分泌	下唾液核-耳神経節-耳下腺
X（迷走神経）	（M）	構音・嚥下	疑核-反回神経（一部）-咽頭・喉頭・食道筋群
	（A）	内臓平滑筋	迷走神経背側核-心筋・内臓壁内神経節-平滑筋
	（S）	内臓知覚	頸動脈小体・内臓知覚受容器-迷走神経下神経節-孤束核
XI（副神経）	（M）	胸鎖乳突筋・僧帽筋	副神経核（C1-C5）-胸鎖乳突筋・僧帽筋
XII（舌下神経）	（M）	舌筋	舌下神経核-舌筋群

（S：Sensory 感覚；M：Motor 運動；A：Autonomic 自律）

（5）末梢神経・神経筋接合部・骨格筋の構造・機能・病態

末梢神経（peripheral nerve）は運動神経（motor nerve）・感覚神経（sensory nerve）・自律神経（autonomic nerve）に分類され，後二者は発生学的には神経堤細胞（neural crest cells）由来。軸索がシュワン細胞（Schwann cells）の形成する髄鞘で保護された有髄線維（myelinated fiber）と髄鞘を持たない無髄線維（unmyelinated fiber）が存在。髄鞘には1-2mmごとにランヴィエ絞輪（nodes of Ranvier）が存在（跳躍伝導）。運動神経は脊髄前角運動ニューロンに発し前根を通過，終末部は骨格筋（skeletal muscle）と神経筋接合部（neuromuscular junction）を形成（図4）。神経筋接合部では終末部からアセチルコリンが放出され，骨格筋側アセチルコリン受容体に結合。感覚神経は終末部が各種感覚受容器に連結，後根神経節細胞体を経て後根を通過し脊髄に入る。自律神経系は交感神経系と副交感神経系に区分される。交感神経系はTh1-L3側角ニューロンに発し，頸部神経節（cervical ganglion）・傍脊椎神経節（paraverte-

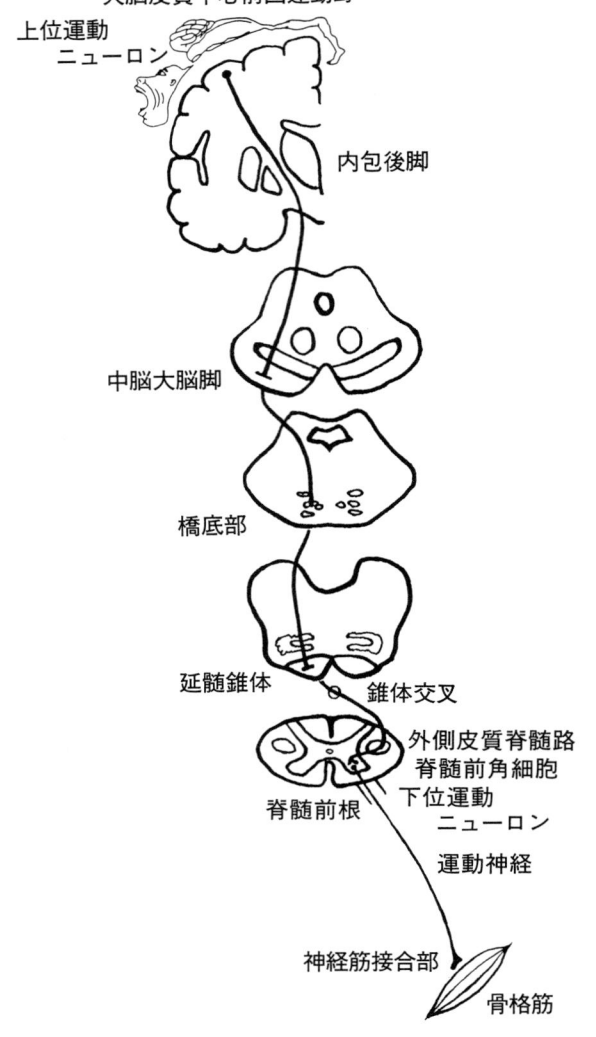

図4 上位運動ニューロンと下位運動ニューロン
前頭葉中心前回運動野（上位運動ニューロン）から脊髄前角細胞（下位運動ニューロン）に至る随意運動伝導路が錐体路（皮質脊髄路）である。延髄錐体交叉で80％の線維が交叉。

bral ganglion）でニューロンを変えて効果臓器に至る。副交感神経系は迷走神経背側核・S3-S5副交感神経核に発し，効果臓器内神経節でニューロンを変える。末梢神経障害はニューロパチー（neuropathy）と総称され，病理学的に神経細胞体障害（neuronopathy）・軸索障害（axonopathy）・髄鞘障害（myelinopathy）に分類される。運動神経障害で弛緩性麻痺・深部腱反射低下・筋萎縮，感覚神経障害で感覚低下・異常感覚，自律神経障害で起立性低血圧・膀胱直腸障害・性機能障害・発汗障害を呈する。骨格筋障害はミオパチー（myopathy）と総称され，疾患特有の分布を示す筋力低下・筋萎縮を呈する。神経筋接合部障害では易疲労性を伴う筋力低下を呈する。

（6）錐体路の走行・機能・病態

　錐体路（pyramidal tract）は皮質脊髄路（corticospinal tract）とも称され，随意運動伝導路である。前頭葉中心前回運動野（Brodmann 4野）上位運動ニューロン（upper motor neuron）-放線冠（corona radiata）-内包（internal capsule）後脚-中脳大脳脚（crus cerebri）-橋底部を経由し，延髄錐体（pyramis）で80％の線維が交叉し外側皮質脊髄路（lateral corticospinal tract）を経て脊髄前角細胞下位運動ニューロン（lower motor neuron）に至る（図4）。一部の

線維は橋・延髄で運動性脳神経核（Ⅴ，Ⅶ，Ⅸ-Ⅻ）に交叉性・非交叉性に連絡し，皮質延髄路（corticobulbar tract）と呼ばれる。前頭葉中心回運動野では足趾から口まで身体部位別に神経細胞が整然と配列。錐体交叉上位障害で対側片麻痺を呈する。

（7）感覚線維の走行・機能・病態

体性感覚は表在感覚（温痛覚・触覚）・深部感覚（振動覚・位置覚・運動覚）・大脳皮質性感覚（二点識別覚・立体覚・重量覚）に分類される。表在感覚は感覚受容器-小径線維-後根神経節-脊髄後角細胞-対側脊髄視床路（spinothalamic tract）-視床後外側腹側核（VPL 核）-内包後脚-頭頂葉中心後回体知覚野（Brodmann 1，2，3野）に至る。深部感覚は感覚受容器-大径線維-後根神経節-同側後索-延髄薄束核（nucleus gracilis）・楔状束核（nucleus cuneatus）-対側内側毛帯（medial leminiscus）-視床後外側腹側核（VPL 核）-内包後脚-頭頂葉中心後回体知覚野に至る。顔面温痛覚は三叉神経を経て橋に入り，三叉神経脊髄路を延髄・上部頸髄まで下行，三叉神経脊髄路核-三叉神経視床路-視床後内側腹側核（VPM 核）-頭頂葉中心後回体知覚野に至る。頭頂葉中心後回体知覚野では足趾から口まで身体部位別に神経細胞が整然と配列。脊髄視床路と内側毛帯は橋以下までは離れて走行するので，脊髄-橋以下障害では表在感覚障害と深部感覚障害が解離し出現。

（8）脳脊髄液

脳脊髄液（cerebrospinal fluid；CSF）は側脳室脈絡叢（choroid plexus）で1日当たり500 ml 産生され，第3脳室-中脳水道-第4脳室を経由，Magendie 孔・Luschka 孔からクモ膜下腔（subarachnoid space）に出て脳・脊髄表面を潤し，クモ膜顆粒から上矢状静脈洞に吸収される。髄液は通常左側臥位・第4-5腰椎間腰椎穿刺で採取する。脳圧亢進時は脳ヘルニアの危険があり検査は禁忌。炎症性神経疾患（脳炎・髄膜炎・多発性硬化症・HTLV-I 関連脊髄症・Guillain-Barré 症候群）で診断に役立つ（表3）。

B．神経系病態検査法

（1）CT

CT（computed tomography）はX線コンピューター断層撮影法である。回転する扇状X線束に対し全周に検出器を配置してX線を集積。水X線吸収値を0 Hounsfield Unit と定義，各種組織吸収値差を濃度差として表現。骨・石灰化巣・出血巣・造影剤・実質性脳腫瘍など高吸収値の組織は白く，脳脊髄液・梗塞巣・浮腫・壊死・囊胞・脂肪・空気など低吸収値の組織は黒く描出（図6，7）。CT は MRI に比較して撮影時間が短く，救急疾患では第一選択。後頭蓋窩断面では骨によるアーチファクトが入り易い。MRI に比べ低分解能で1 cm 以下小病変は検出困難。

（2）MRI

MRI（magnetic resonance imaging）は，強い磁場中で水素原子（プロトン）に外から一定周波数電磁波を当て励起状態（共鳴状態）にし，元の状態に復帰する時に発せられる電磁波を捕えて画像化する撮影法である。CT に比べ空間分解能が高く小病変でも描出可能。高速撮影法もあり。撮像断面（axial・sagital・coronal view）を自由に設定。脳梁・頭蓋脊椎境界領域・脊髄病変描出に特に有効。強力磁場内で検査し，心ペースメーカー・動脈瘤クリップなど磁性体保有被検者では検査は禁忌。信号強度はプロトン密度，プロトン周囲環境によって規定されるT1・T2緩和時間，血液・髄液流動性などに依存。骨・石灰化・空気は低信号，血管は無信号で flow void と呼ばれる。T1緩和時間短くT2緩和時間長い組織が信号強度が強い。T1強調画像（繰り返し時間 TR 500 ms・エコー時間 TE 20-40 ms）・T2強調画像（TR 2,000-3,000 ms・TE 80-100 ms）・プロトン画像（TR 2,000-3,000 ms・TE 20-40 ms）がある（図6-10）。T1強調画像では脂肪・骨髄・高蛋白液・亜急性期血腫は高信号，脳脊髄液・空気・骨皮質・速い血流・梗塞巣・浮腫・炎症・脱髄・囊胞・腫瘍は低信号。T2強調画像では脳脊髄液・梗塞巣・浮腫・炎

表3 脳脊髄液(CSF)正常値および異常を呈する神経疾患

正常値	異常を呈する神経疾患
[一般検査項目]	
外観:水様・無色透明	混濁:髄膜炎(特に細菌性髄膜炎),血性:クモ膜下出血,黄色:蛋白著増時
初圧:75-170 mmH$_2$O	200 mmH$_2$O以上:脳圧亢進状態
Queckenstedt試験:陰性	陽性:クモ膜下腔ブロック
細胞数:5/mm^{3}以下(全て単核球)	多形核球増加:細菌性髄膜炎・神経Behçet病・ヘルペス脳炎急性期など
	単核球増加:ウイルス性・結核性・真菌性・癌性髄膜炎・サルコイドーシスなど
総蛋白:15-45 mg/dl	増加:脳炎・髄膜炎および他の炎症性神経疾患・Guillain-Barré症候群など
糖:45-90 mg/dl(血糖の1/2-2/3)	低下:ウイルス性以外の髄膜炎・神経Behçet病・サルコイドーシスなど
クロール:118-132 mEq/l	低下:結核性髄膜炎など
IgG:2.0-5.0 mg/dl	増加:脳炎・髄膜炎および他の炎症性神経疾患(多発性硬化症など)
IgG index:0.8以下	増加:脳炎・髄膜炎および他の炎症性神経疾患(多発性硬化症など)
β2-microglobulin:2.0μg/ml以下	増加:脳炎・髄膜炎および他の炎症性神経疾患(多発性硬化症など)
[特殊検査項目]	
adenosine deaminase(ADA)	増加:結核性髄膜炎
oligoclonal bands(OCB)	出現:多発性硬化症・HTLV-I関連脊髄症など
myelin basic protein(MBP)	増加:多発性硬化症など脱髄性神経疾患
neuron-specific enolase(NSE)	増加:神経細胞傷害
乳酸・ピルビン酸	上昇:ミトコンドリア脳筋症など
PCR	結核菌:結核性髄膜炎,単純ヘルペスウイルスDNA:ヘルペス脳炎
14-3-3蛋白質	出現:Creutzfeldt-Jakob病など
tau蛋白質およびAβ42蛋白質	上昇:Alzheimer病など

IgG index=CSF IgG × serum albumin/Serum IgG × CSF albumin.

症・脱髄・腫瘍・亜急性期血腫は高信号,空気・骨皮質・速い血流・石灰化・鉄・急性期血腫・慢性期血腫は低信号。常磁性体造影剤Gadolinium-DTPA静注後T1強調画像で,炎症や腫瘍など破綻した血液脳関門から造影剤が漏出し高信号となる(contrast enhancement)。Fluid attenuating inversion recovery(FLAIR)法はT2強調画像で脳脊髄液を選択的に低信号として描出,脳室周囲T2高信号病変と区別し易くする撮影法(図6,7,10)。拡散強調画像(diffusion weighted image;DWI)は超急性期脳梗塞で拡散低下病巣(cytotoxic edema)を高信号として描出可能。MR angiography(MRA)は血流を画像化する撮影法で,数mm径動脈瘤を検出可能(図7)。MRI機能画像(functional MRI;fMRI)は被検者に種々の刺激・課題を負荷し,脳活動変化に対応する局所血流増加・血中酸素飽和度増加・デオキシヘモグロビン存在比低下に基づく信号強度変化を画像化する検査法。

(3)SPECT・PET

SPECT(single photon emission computed tomography)とPET(positron emission tomography)は放射性同位元素(radioisotope;RI)を静注後に断層撮影を行い脳血流・代謝を画像化・定量解析する撮影法である。SPECTではシングルフォトン核種(^{123}I-IMP・^{99m}Tc-HMPAO・^{99m}Tc-ECD)から放出されるγ線を検出,主として脳血流量測定に利用。PETでは

ポジトロン核種（^{15}O-O$_2$・^{18}F-FDG・^{11}C-methionine・^{18}F-DOPA）から放出される 511 KeV 消滅放射線を検出，脳血流量・脳酸素代謝・糖アミノ酸代謝・神経伝達機能測定に利用。ポジトロン核種は極めて短寿命で，PET 検査は核種合成可能なサイクロトロンが必要。

（4）EEG

脳波（electroencephalography；EEG）は脳電位変化の記録で，電極直下大脳皮質神経細胞電気活動，主として錐体細胞樹状突起シナプス後電位総和を示す。視床・中脳網様体の活動の影響を受ける。通常 10-20 法に基づき頭皮に表面電極を装着して記録。耳朶を基準電極とし活性電極との電位差を記録する単極誘導法（monopolar lead）と二活性電極間電位差を記録する双極誘導法（biopolar lead）がある。てんかん性機能異常・意識障害・脳死の評価に利用。成人覚醒時正常脳波は，閉眼時に後頭部優位に出現し振幅増大・減少（waxing and waning）を繰り返す α 波（8-13 Hz）が基礎波で，開眼時に抑制（α-attenuation）。EEG は発達・老化・睡眠で変化。基礎波は新生児 δ 波（1-3 Hz）・幼児 θ 波（4-7 Hz）。δ 波・θ 波を徐波（slow wave），β 波（14-40 Hz）を速波（fast wave）という。てんかん（epilepsy）は突発性ニューロン過剰放電に基づく反復性発作性神経症候を主徴とする慢性疾患で，発作型により単純部分発作・複雑部分発作・全般性発作（強直・間代・欠神・ミオクロニー）などに分類される。30 歳以降初発発作では脳器質的病変精査必要。てんかん性異常脳波（epileptic discharge）は基礎波に比べ明らかに異なる発作性棘波（spike）・鋭波（sharp）・律動的徐波（図 5）。脳死（brain death）は深昏睡・瞳孔散大・対光反射など脳幹反射消失・平坦脳波（flat EEG）・自発呼吸消失を基準に判定。

（5）MEG

脳磁図（magnetoencephalography；MEG）は大脳皮質神経細胞磁場，主として錐体細胞樹状突起シナプス後電位磁気変化を，頭部をカバーする多数の高感度磁気センサーで計測した記録である。脳磁気活動源局在を三次元的に MRI 画像に投影可能。脳磁気は EEG と異なり組織透過による歪みがない。距離による減衰が大きく皮質下活動は反映されない。MEG はてんかん焦点同定や聴覚・視覚・体性感覚刺激に反応する感覚野同定に利用。

C. 臨床神経学

厚生省特定疾患治療研究事業対象疾患は（厚生省特定疾患），言語障害を主徴とする神経疾患は（言語障害）と項目に付記する。

（1）脳血管障害

a．脳梗塞（言語障害）

（i）病因・発症年齢・遺伝

脳梗塞（cerebral infarction）は血流障害により灌流域が虚血性壊死に陥った状態で，脳血栓症（cerebral thrombosis）と脳塞栓症（cerebral embolism）に分類される。脳血栓症は高脂血症性アテローム硬化（atherosclerosis）による皮質枝主幹動脈血栓症（large artery thrombosis）と高血圧性細動脈硬化（arteriosclerosis）による穿通枝領域梗塞（ラクナ lacunar infarction）に分けられる。脳塞栓症では栓子は主として心臓剥離血栓に由来するが，頭蓋内外動脈アテローム硬化性血栓が剥離して栓子となり得る（artery to artery embolism）。30%の脳塞栓症では血行再開により出血性となる。主幹動脈狭窄高度な場合は，血圧低下時に分水嶺（watershed）梗塞を生ずる（hemodynamic infarction）。側副血行路発達時は血管閉塞部位と梗塞巣分布が対応しない。脳血管障害危険因子は高血圧症・糖尿病・高 LDL コレステロール血症・低 HDL コレステロール血症・肥満・心房細動などの慢性心疾患・喫煙・多血症。中高年に多く遺伝性なし。

（ii）臨床症候・検査所見・鑑別診断

脳血栓症は階段状増悪，脳塞栓・脳出血は急激な発症形式を示し，梗塞巣に対応した神経徴候

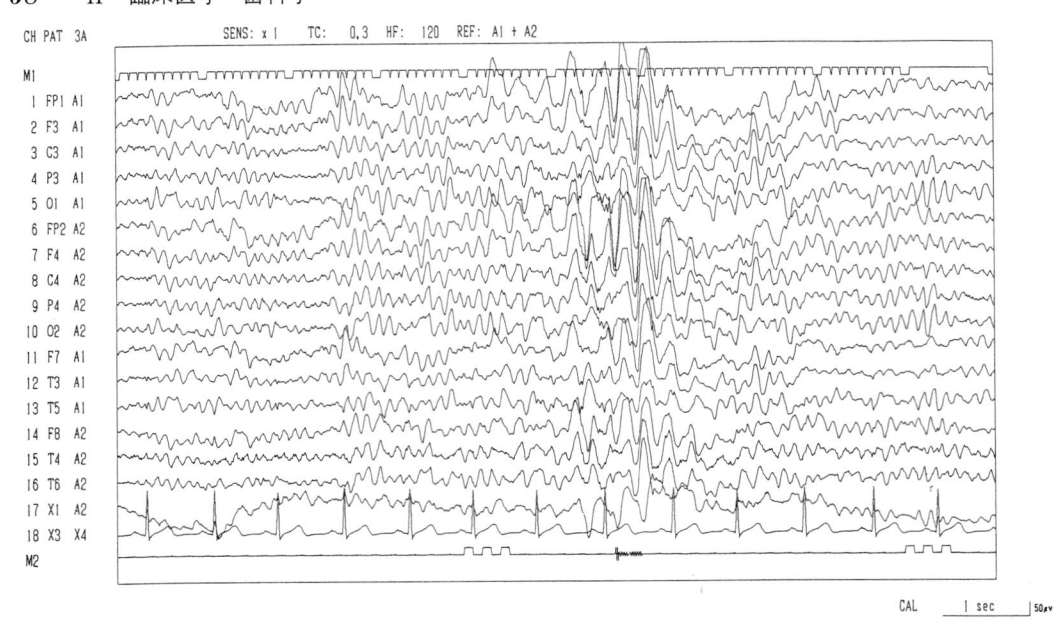

図5　EEG. 19歳男性・大発作型てんかん発作間欠期の脳波。高振幅徐波（θ波バーストを認める。

を呈する。左中大脳動脈梗塞では上肢に強い右片麻痺と運動性失語を認める。内包後脚皮質橋路または橋上部底部ラクナ梗塞では対側軽度片麻痺・運動失調を呈し，ataxic hemiparesis と呼ばれる。脳出血との鑑別のため CT・MRI を行う（図6 a, b）。発症 24 時間以内は CT で梗塞巣を認めないことが多い（図6 c, d）。MRI 拡散強調画像（diffusion weighted imaging；DWI）は超急性期梗塞巣を検出可能。MR 血管造影（MR angiography；MRA）で血管閉塞部位を同定する。SPECT で梗塞巣血流低下を認める。経食道心エコーでは経胸壁心エコーで見えない心房内微小壁在血栓を確認出来ることがある。若年者は抗リン脂質抗体・抗凝固因子（lupus anticoagulant）有無を検査必要。

（iii）治療・予後

意識障害時は気道確保を最優先とする。急性期には極端な高血圧を除き降圧剤を使用しない。脳循環自動調節機構（autoregulation）障害のため降圧時に脳血流低下。浮腫を伴う梗塞ではグリセオールを急速点滴静注して脳圧下降をはかる。水分・電解質バランスに注意。消化管出血予防に抗潰瘍剤投与。皮質枝主幹動脈血栓症では抗トロンビン薬（アルガトロバン），ラクナ梗塞ではトロンボキサン合成酵素阻害薬（オザグレルナトリウム）を点滴静注。発症6時間以内心原性脳塞栓症では血栓溶解のため組織プラスミノーゲン（tissue plasminogen activator；t-PA）静注・動注。発症翌日から受動関節運動（range of motion exercise；ROM exercise），1週後から起坐起立訓練・理学療法・作業療法・言語療法を開始する。脳血栓症は血小板凝集阻害薬（チクロピジン・アスピリン），脳塞栓症は抗凝固薬（ワーファリン）を内服し再発予防。予後は梗塞部位・範囲・年齢・合併症・リハビリテーション訓練に左右される。

b．脳出血（言語障害）

（i）病因・発症年齢・遺伝

脳出血（cerebral hemorrhage）は高血圧性細動脈硬化（arteriosclerosis）による脳血管破綻である。中高年に多く遺伝性なし。好発部位は被殻（レンズ核線条体動脈外側枝）・視床（視床穿通動脈・視床膝動脈）・橋・小脳。若年者は脳動静脈奇形・海綿状血管腫・ウイリス動脈輪閉塞症・血管炎・出血性素因が原因。高齢者は脳血管アミロイド沈着（amyloid angiopathy）に基づく皮質下出血が多い。脳動脈瘤破裂はクモ膜下出血を呈する。

（ii）臨床症候・検査所見・鑑別診断

急激な発症形式で出血部位に対応した神経徴候・頭痛・意識障害が出現する。優位半球基底核

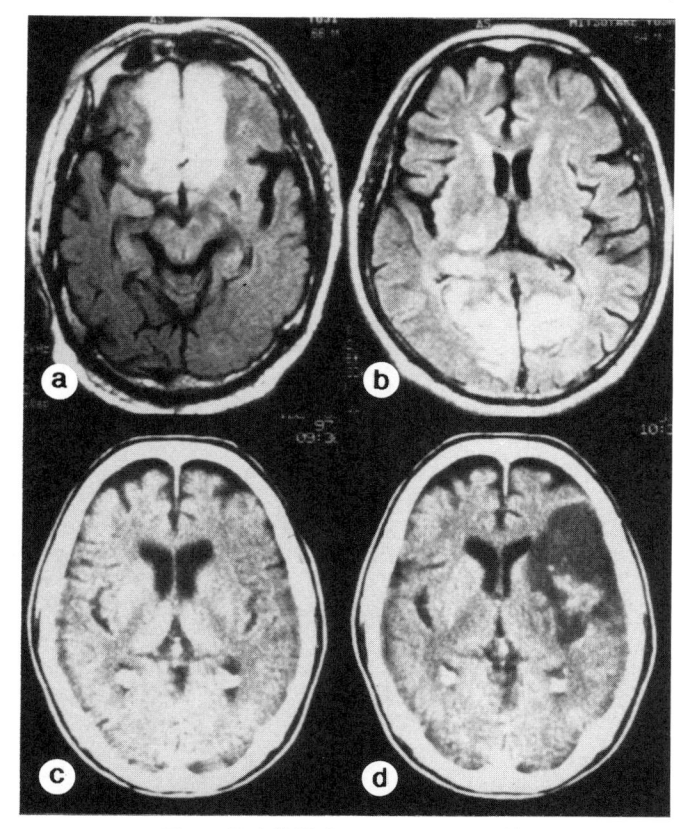

図 6　脳血管障害の CT と MRI　（I）
(a) 66 歳男性・両側前大脳動脈（ACA）塞栓症で無言無動症を呈した症例。MRI-T 2 強調画像（FLAIR 法）。
(b) 64 歳男性・両側後大脳動脈（PCA）塞栓症で Bálint 症候群を呈した症例。MRI-T 2 強調画像（FLAIR 法）。
(c) 76 歳男性・左中大脳動脈塞栓症で全失語を呈した症例。発症 1 時間後の CT。梗塞巣は明らかではない。
(d) c と同一症例発症 2 日後の CT。左前頭葉・側頭葉に高吸収領域を伴う低吸収領域を認める（出血性梗塞）。

出血で失語症を呈することがある（視床性失語・線条体性失語）。橋出血では両側縮瞳（pin point pupils）を認める。CT で血腫は高吸収域を呈し（図 7 a），MRI では経時的に血腫信号強度が変化する。
　（iii）治療・予後
　急性期は収縮期血圧 120-160 mmHg を目標に脳血管拡張作用のない降圧剤（ACE 阻害剤など）を使用。被殻出血・小脳出血・皮質下出血は血腫除去術を行うこともある。クモ膜下出血は動脈瘤クリッピングを行う。橋出血・脳室穿破を伴う大出血は生命予後不良。
　c．一過性脳虚血発作
（i）病因・発症年齢・遺伝
　一過性脳虚血発作（transient ischemic attack；TIA）は脳虚血に基づく神経徴候が 24 時間以内に完全に消失する場合で，頭蓋内外動脈アテローム硬化性血栓剥離や心臓由来微小塞栓に起因する。30％の TIA では脳梗塞を続発。発症年齢は脳梗塞と同じ。遺伝性なし。
（ii）臨床症候・検査所見・鑑別診断
　内頸動脈系 TIA では一側上下肢運動麻痺・感覚障害・失語・黒内障（amaurosis fugax），椎骨脳底動脈系 TIA では一側または両側運動麻痺・失調・感覚障害・同名半盲・回転性めまい・構音障害・複視を呈する。一過性全健忘（transient global amnesia；TGA）は椎骨脳底動脈系 TIA で，優位半球海馬虚血による記憶障害である。MRI・MRA・主幹動脈超音波検査を行う。Valsalva 負荷コントラスト心エコーで卵円孔開存有無を調べる。
（iii）治療・予後
　脳梗塞に準ずる。頸動脈アテローム硬化に対し血栓内膜摘除術や頭蓋内外動脈バイパス手術を

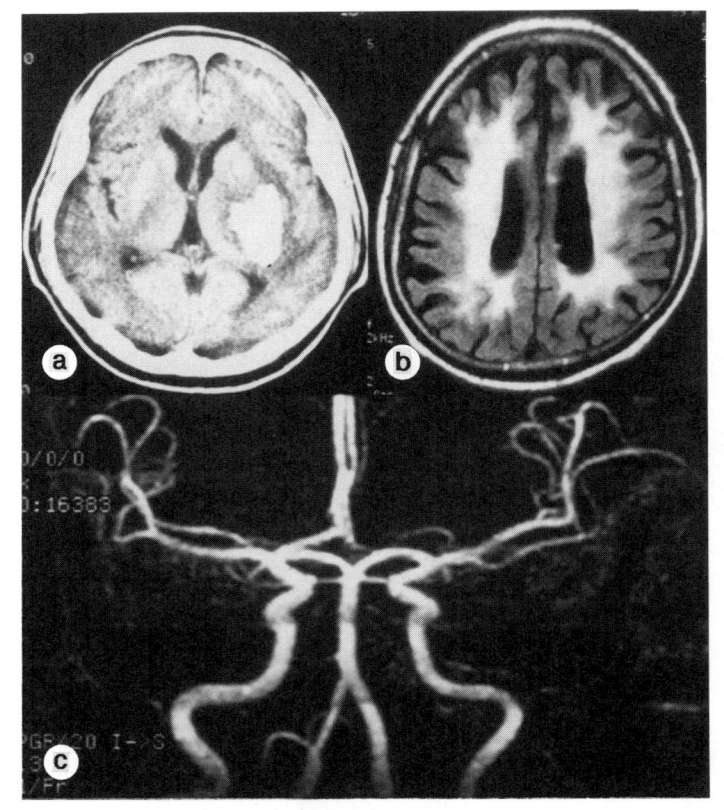

図7 脳血管障害のCTとMRI（II）
(a) 60歳男性・左被殻出血。発症2日後のCT。(b) 59歳男性・Binswanger型皮質下性白質脳症。MRI-T2強調画像（FLAIR法）。(c) bと同一症例のMRA. 主幹動脈狭窄・閉塞なし。

行うこともある。

　d．脳血管性痴呆（言語障害）
　(i) 病因・発症年齢・遺伝
　脳血管性痴呆（vascular dementia；VD）は多発性脳梗塞に基づく痴呆（multi-infarct dementia；MID）で，脳血管障害危険因子を保有した中高年に多い。本邦では痴呆の50％を占める。びまん性白質病変を呈するVDはBinswanger型皮質下性白質脳症（progressive subcortical vascular encephalopathy of Binswanger's type）と呼ぶ。Cerebral autosomal dominant arteriopathy with subcortical infarcts and leukoencephalopathy（CADASIL）は第19染色体notch 3遺伝子変異による常染色体優性遺伝性疾患で，20-30歳代発症反復性片頭痛発作・卒中発作・皮質下性痴呆・仮性球麻痺を呈し，細小動脈中膜にPAS陽性顆粒が沈着し，Binswanger型MRI所見を呈する（表4）。

　(ii) 臨床症候・検査所見・鑑別診断
　痴呆・仮性球麻痺・パーキンソニズムを主徴とし構音障害・嚥下障害・感情失禁を認めるが，人格・病識は保持されている（まだら痴呆）。MRIで大脳白質・基底核に小梗塞巣を多数認め，皮質直下U-fiberは保たれている（図7 b）。SPECTで両側前頭葉血流低下を認める。鑑別疾患では，正常圧水頭症（normal pressure hydrocephalus；NPH）は痴呆・歩行障害・尿失禁を主徴とし，MRIで脳室周囲T2高信号領域を伴う側脳室拡大，RI cisternographyで脳室内逆流を認める。

　(iii) 治療・予後
　脳血管障害危険因子に対する治療。脳循環改善薬・脳代謝改善薬が有効な場合もある。

（2）変性疾患
a．パーキンソン病（厚生省特定疾患）（言語障害）
（i）病因・発症年齢・遺伝

パーキンソン病（Parkinson's disease；PD）は50-70歳で発症する原因不明大脳基底核変性疾患である。中脳黒質緻密層ドーパミン含有神経細胞と橋青斑核ノルアドレナリン作動性神経細胞が選択的に変性脱落し，黒質・線条体でドーパミンが著減。変性神経細胞内に好酸性封入体レビー小体（Lewy bodies）が出現。通常孤発性。第4染色体 α-synuclein遺伝子変異・常染色体優性遺伝家系と第6染色体parkin遺伝子変異・常染色体劣性遺伝家系（autosomal recessive juvenile parkinsonsonism；AR-JP）の報告あり（表4）。MPTP（1-methy-4-phenly-1,2,3,6-tetrahydropyridine）混入麻薬常習者がPDを発症。人口10万人対50-80人の発症頻度。

（ii）臨床症候・検査所見・鑑別診断

以下四大症状（パーキンソニズムparkinsonism）が慢性緩徐進行性に経過。①安静時振戦（resting tremor）：4-6 Hzで一側上下肢から始まり左右差顕著。②筋固縮（rigidity）：手首受動的屈伸時に歯車様抵抗。③動作緩慢（bradykinesia）：寝返り・起坐が遅く，進行すると無動（akinesia）。仮面様顔貌（mask-like face）で小声早口。脂顔・便秘など自律神経障害を伴う。④姿勢反射障害（postural instability）：後方転倒し易く（retropulsion），歩行は前傾前屈姿勢小刻みで，狭所・方向転換時にすくみ足が出現。AR-JPは症状日内変動顕著で睡眠後に改善し，少量レボドパによく反応するが，wearing-off現象やジスキネジアを呈し易い。Hoehn and Yahr分類stage Iは一側性障害，stage IIは両側性障害・ADL全自立，stage IIIは姿勢反射障害，stage IVはADL要介助，stage VはE起立歩行不能・ADL全介助で，stage III-Vが厚生省特定疾患治療研究事業対象。MRIは通常正常。PETで線条体 $[^{18}F]$ DOPA集積低下。鑑別疾患では，本態性振戦（essential tremor；ET）は主として家族性で頭部回旋性姿勢時振戦を認める。パーキンソン症候群（pakinsonism plus syndromes；PPS）は，①びまん性レビー小体病，②多系統萎縮症，③進行性核上性麻痺，④皮質基底核変性症，⑤血管障害性パーキンソニズム（両側大脳基底核多発性脳梗塞），⑥薬剤性パーキンソニズム（フェノチアジン系・ブチロフェノン系抗精神病薬，消化性潰瘍薬スルピライド，制吐薬メトクロプラミド，カルシウム拮抗薬塩酸フルナリジン）などの総称でレボドパ不応性。

（iii）治療・予後

薬物療法（①-⑥）が有効で生命予後良好。①ドーパミン補充薬（レボドパ・カルビドパ合剤・ベンセラジド合剤），②ドパミン受容体刺激薬（麦角製剤・非麦角製剤），③ドパミン放出促進薬（塩酸アマンタジン），④アセチルコリン抑制薬（塩酸トリヘキシフェニジル），⑤ノルアドレナリン補充薬（ドロキシドパ），⑥モノアミン酸化酵素B阻害薬（デプレニル）。後腹側淡蒼球破壊術・視床下核電気刺激療法・胎児黒質神経細胞移植の適応例あり。長期薬物療法問題点は①wearing-off現象：薬剤有効時間が短縮し症状日内変動が増大する現象。1回投薬量を減らし服薬回数を増やす。②on-off現象：服薬時間無関係に急激に悪化・改善する現象。③不随意運動：ジスキネジアは薬剤有効時間帯に出現。④精神症状：治療前から幻視・痴呆を認め，少量抗精神病薬に過敏に反応する時はびまん性レビー小体病を疑う。⑤悪性症候群：服薬中断時に高熱・筋融解・高クレアチンキナーゼ血症・腎不全・意識障害を発症。十分な輸液とダントリウム投与が必要。

b．進行性核上性麻痺（言語障害）
（i）病因・発症年齢・遺伝

進行性核上性麻痺（progressive supranuclear palsy；PSP）は50歳以降に発症する原因不明大脳基底核変性疾患である。中脳黒質・上丘・赤核・小脳歯状核・淡蒼球・視床下核・視床神経細胞が変性脱落し，globose type神経原線維変化が出現。グリア細胞にも嗜銀性タウ蛋白質陽性構造物が出現。遺伝性なし。有病率はパーキンソン病の20分の1程度。

（ii）臨床症候・検査所見・鑑別診断

パーキンソニズム・核上性眼球運動障害（下方注視麻痺が必須）・皮質下痴呆を主徴とし，動作

表4 主要遺伝性神経疾患

疾患	蛋白質（遺伝子）
副腎白質ジストロフィー	adrenoleukodystrophy protein（ALDP）
家族性 Alzheimer 病	amyloid β A 4 precursor protein（APP）
家族性 Alzheimer 病	presenilin-1（PS 1）
家族性 Alzheimer 病	presenilin-2（PS 2）
弧発性 Alzheimer 病危険因子	apoliopprotein E 4（APOE 4）
家族性筋萎縮性側索硬化症	superoxide dismutase 1（SOD 1）
Ataxia telangiectasia	ATM protein（ATM）
CADASIL	Notch 3（NOTCH 3）
Cerebral amyloid angiopathy	cystatin C（CST 3）
Charcot-Marie-Tooth 病 1 A	peripheral myelin protein-22（PMP 22）
Charcot-Marie-Tooth 病 1 B	myelin protein zero（MPZ）
Charcot-Marie-Tooth 病 X 連鎖型	connexin 32（CX 32）
家族性 Creutzfeldt-Jakob 病	prion protein（PRNP）
歯状核赤核ルイ体萎縮症	atrophin-1（DRPLA）
Duchenne/Becker 筋ジストロフィー	dystrophin（DMD）
Emery-Dreifuss 型筋ジストロフィー	emerin（EMD）
Episodic ataxia 2/familial hemiplegic migraine	Ca channel α 1 A subunit（CANCL 1 A 4）
福山型筋ジストロフィー	fukutin（FCMD）
Friedreich 失調症	frataxin（FRDA 1）
前頭側頭型痴呆	tau（TAU 1）
遺伝性圧脆弱性ニューロパチー	peripheral myelin protein-22（PMP 22）
瀬川病	GTP cyclohydrolase 1（GCH 1）
遺伝性痙性対麻痺	paraplegin（SPG 7）
Huntington 舞踏病	huntingtin（HD）
高 K 血性周期性四肢麻痺	Na channel α subunit（SCN 4 A）
低 K 血性周期性四肢麻痺	Ca channel α 1 S subunit（CACNL 1 A 3）
肢帯型筋ジストロフィー1 C	caveolin 3（CAV 3）
肢帯型筋ジストロフィー2 A	calpain 3（CAPN 3）
肢帯型筋ジストロフィー2 D	α-sacroglycan（SGCA）
MELAS	mitochondrial tRNA（MTTL 1）
MERRF	mitochondrial tRNA（MTTK）
進行性ミオクローヌスてんかん	cystatin B（CSTB）
筋強直性ジストロフィー	myotonin protein kinase（DMPK）
眼咽頭型筋ジストロフィー	polyA-binding protein（PABP 2）
家族性 Parkinson 病	α-synuclein（SNCA）
家族性 Parkinson 病	parkin（PARK 2）
球脊髄性筋萎縮症	androgen receptor（AR）
脊髄性筋萎縮症 1 型	survival motor neuron 1（SMN 1）
脊髄性筋萎縮症 1 型	neuronal apoptosis inhibitory protein（NAIP）
脊髄小脳失調症 1 型	ataxin-1（SCA 1）
脊髄小脳失調症 2 型	ataxin-2（SCA 2）
脊髄小脳失調症 3 型/Machado-Joseph 病	ataxin-3（SCA 3）
脊髄小脳失調症 6 型/SCA 6	Ca channel α 1 A subunit（CANCL 1 A 4）
脊髄小脳失調症 7 型	ataxin-7（SCA 7）
Wilson 病	Cu-transporting ATPase β peptide（ATP 7 B）

遺伝子診断はインフォームドコンセントの上，診断確定後カウンセリング・ケアが可能な場合に限り行うべきである。

AD, autosomal dominant（常染色体優性）；AR, autosomal recessive（常染色体劣性）；XR, X-linked recessive（伴性劣性）；MIT, mitochondrial inheritance（ミトコンドリア遺伝）．

トリプレットリピート	遺伝子座	遺伝形式
	Xq 22	XR
	21 q 21.3-q 22.05	AD
	14 q 24.3	AD
	1 q 31-q 42	AD
	19 q 13.2	AD
	21 q 22.1	AD
	11 q 22.3	AR
	19 p 13.2-p 13.1	AD
	20 p 11	AD
	17 p 11.2-p 12	AD
	1 q 22	AD
	Xq 13.1	XR
	20 pter-p 12	AD
CAG	12 p 13.31	AD
	Xp 21.2	XR
	Xq 28	XR
	19 p 13	AD
	9 q 31	AR
GAA	9 q 13-q 21.1	AR
	17 q 21.1	AD
	17 p 11.2-p 12	AD
	14 q 22.1-22.2	AD
	16 q 24.3	AR
CAG	4 p 16.3	AD
	17 q 23.1-q 25.3	AD
	1 q 32	AD
	3 p 25	AD
	15 q 15.1-q 21.1	AR
	17 q 12	AR
	mitochondria	MIT
	mitochondria	MIT
	21 q 22.3	AR
CTG	19 q 13.2-13.3	AD
	14 q 11.2-q 13	AD
	4 q 21-23	AD
	6 q 25.2-q 27	AR
CAG	Xq 11-q 12	XR
	5 q 12.2-13.3	AR
	5 q 12.2-13.3	AR
CAG	6 p 23-p 24	AD
CAG	12 q 24.1	AD
CAG	14 q 32.1	AD
CAG	19 p 13.1-13.2	AD
CAG	3 p 21.1-p 12	AD
	13 q 14.3-q 21.1	AR

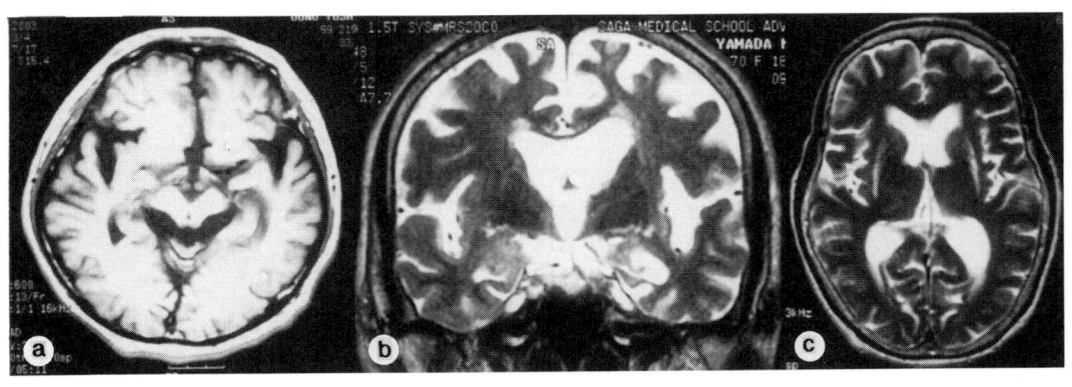

図8 変性疾患のMRI (I)
(a) 59歳男性・進行性核上性麻痺。MRI-T1強調画像。中脳被蓋部萎縮を認める。(b) 70歳女性・皮質基底核変性症で緩徐進行性失語を呈した症例。MRI-T2強調画像。左側脳室拡大・左シルビウス溝拡大を認める。(c) 66歳女性・黒質線条体萎縮症。MRI-T2強調画像。両側被殻外側部に線状高信号領域を認める。

緩慢ですくみ足・姿勢反射障害が強く，病初期から非常に転倒し易い。筋固縮は軀幹に強く頭部は後屈する。安静時振戦なし。構音障害・嚥下障害は高頻度。小声で抑揚乏しく，同語反復(palilaria)・反響言語(echolaria)が特徴的。MRIで中脳被蓋萎縮・第三脳室拡大を認める（図8a）。

（iii）治療・予後

抗パーキンソン病薬に反応不良。常時進行性。骨折・誤嚥性肺炎を契機に発症5-10年で寝たきりになる。

　c．皮質基底核変性症（言語障害）

（i）病因・発症年齢・遺伝

皮質基底核変性症（corticobasal degeneration；CBD）は60-70歳代で発症する原因不明大脳皮質・基底核変性疾患である。大脳皮質神経細胞変性脱落・海綿状態・グリオーシス・achromatic balooned neuron・左右差のある頭頂葉・前頭葉巣状萎縮を認める。黒質・淡蒼球・視床外側核神経細胞も変性脱落し，好塩基性嗜銀性細胞質内封入体が出現。遺伝性なし。頻度不明。

（ii）臨床症候・検査所見・鑑別診断

大脳皮質巣症状・左右差顕著なパーキンソニズム・皮質性ミオクローヌス・核上性眼球運動障害を主徴とする。運動失行・観念失行・観念運動失行・構成失行・皮質性感覚障害・前頭葉徴候・痴呆を認める。他人の手徴候（alien hand sign）・道具の強迫的使用はCBD特徴的所見。左前頭葉・側頭葉シルビウス溝周囲萎縮を認める症例では非流暢性失語（nonfluent aphasia）を呈し，primary progressive aphasia without generalized dementia（PPA）に類似する（図8b）。MRIで左右差顕著な大脳皮質巣状萎縮，SPECTで萎縮部位血流低下を認める。臨床的にPSPやPick病と鑑別困難な症例も存在。

（iii）治療・予後

抗パーキンソン病薬に反応不良。常時進行性。

　d．ハンチントン舞踏病（厚生省特定疾患）

（i）病因・発症年齢・遺伝

ハンチントン舞踏病（Huntington's disease；HD）は40歳以降に発症する第4染色体huntingtin遺伝子CAGリピート伸長変異による常染色体優性遺伝性大脳基底核変性疾患でトリプレットリピート病に属する（表4）。正常11-34回のリピート数がHDでは42-66回に増加する。リピート伸長回数と発症年齢が逆相関。10歳代の発症あり。尾状核・被殻小・中型GABA, substance P, enkephalin含有神経細胞が変性脱落し，神経細胞核内封入体が出現。有病率は本邦では人口10万人対0.38人。欧米では約10倍の頻度。

（ii）臨床症候・検査所見・鑑別診断

舞踏病・皮質下痴呆・人格変化・分裂病様精神症状を主徴とする。若年HDはパーキンソニズ

ムを呈する（固縮型）．MRIで尾状核萎縮・側脳室拡大を認める．鑑別疾患では，歯状核赤核淡蒼球ルイ体萎縮症は常染色体優性遺伝で第12染色体DRPLA遺伝子CAGリピート伸長を認め，尾状核萎縮はない（表4）．有棘赤血球舞踏病（chorea acanthocytosis）は常染色体劣性遺伝で有棘赤血球が出現．

（iii）治療・予後

ドーパミン受容体遮断剤が舞踏病症状軽減に有効．常時進行性．10-20年で死亡．HD実験動物モデルCAGリピート伸長huntingtin遺伝子トランスジェニックマウスでは，カスパーゼ阻害剤が神経細胞アポトーシスを阻止し，新薬として期待される．

e．遺伝性脊髄小脳失調症（厚生省特定疾患）（言語障害）

（i）病因・発症年齢・遺伝

遺伝性脊髄小脳失調症（hereditary spinocerebellar ataxia；SCA type 1-7）は原因遺伝子CAGリピート伸長変異による常染色体優性遺伝性脊髄・小脳・大脳基底核変性疾患でトリプレットリピート病に属する（表4）．通常20-60歳代で発症．トリプレットリピート病では世代を経るごとにリピート伸長回数が増加し，若年化・重症化する表現促進現象（anticipation）あり．病理学的には神経細胞核内封入体（原因遺伝子蛋白質凝集）を認める．SCA 1，SCA 2は遺伝性オリーブ橋小脳萎縮症（Menzel型遺伝性運動失調症）で東北・北海道に多く，SCA 3（Machado-Joseph病）とSCA 6遺伝性皮質性小脳萎縮症（Holmes型遺伝性運動失調症）は広く分布．

（ii）臨床症候・検査所見・鑑別診断

緩徐進行性小脳性運動失調・構音障害・嚥下障害・排尿筋括約筋協働不全（detrusor-sphincter dyssynergia；DSD）による排尿障害を主徴とする．SCA 1は深部腱反射亢進，SCA 2は深部腱反射減弱・消失．両者とも眼球運動障害を高頻度合併．SCA 3は3型に細分され，1型はパーキンソニズム・ジストニア・眼球運動障害・びっくりまなこ，2型は錐体路徴候，3型は末梢神経障害性筋萎縮を合併．歯状核赤核淡蒼球ルイ体変性症（dentatoruburopallidoluysian atrophy；DRPLA）は若年発症例はミオクローヌス・痙攣・痴呆を主徴とする進行性ミオクローヌスてんかん（progressive myoclonus epilepsy；PME）を呈し，成人発症例は舞踏病・アテトーゼ・小脳性運動失調・痴呆を主徴とする．MRIで小脳・脳幹萎縮（cerebellar cortical atrophy with or without brain stem involvement）を認める（図9a）．

（iii）治療・予後

根本的治療法なく常時進行性．失調性歩行に対し靴に重りを入れる．Thyrotropin releasing hormone（TRH）筋注・静注有効例あり．

f．線条体黒質変性症（言語障害）

（i）病因・発症年齢・遺伝

線条体黒質変性症（striatonigral degeneration；SND）は50-60歳代で発症する原因不明大脳基底核変性疾患である．被殻小型神経細胞が変性脱落し著明なグリオーシスを伴う．延髄下オリーブ核・橋核・小脳皮質神経細胞変性を伴い，多系統萎縮症（multiple system atrophy；MSA）と称される病理学的疾患群に属する．MSAではオリゴデンドロサイト細胞質内に嗜銀性封入体（glial cytoplasmic inclusions；GCI）を認める．遺伝性なし．

（ii）臨床症候・検査所見・鑑別診断

MSAは中核症状に基づき，SND（パーキンソニズム）・OPCA（小脳性運動失調）・SDS（自律神経障害）の3病型に分類される．SNDは進行性のレボドパ不応性パーキンソニズム（parkinsonism plus syndromes；PPS）を呈する．振戦出現頻度は低く，固縮・構音障害・嚥下障害が目立ち，小脳失調・自律神経障害を伴う．MRI-T1強調画像で被殻が低信号，T2強調画像で被殻外側後部に線状高信号領域を認める（図8c）．

（iii）治療・予後

抗パーキンソン病薬に反応不良．常時進行性で予後不良．全経過平均7年で死亡．

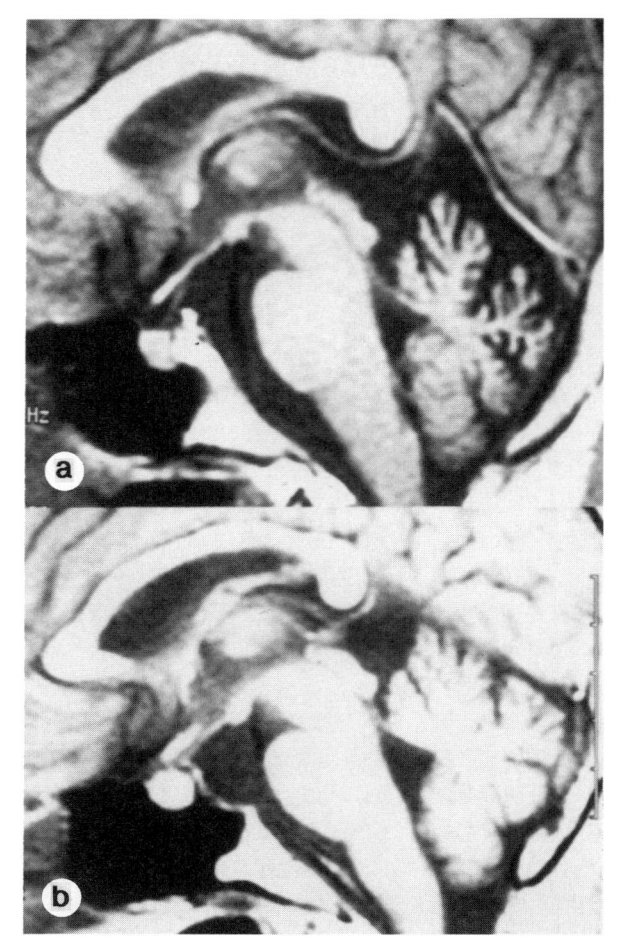

図9 変性疾患の MRI (II)
(a) 33歳男性・遺伝性脊髄小脳失調症 (SCA 6)。MRI-T1強調画像。小脳虫部萎縮を認める。
(b) 正常対照例。

g．オリーブ橋小脳萎縮症（厚生省特定疾患）（言語障害）
（i）病因・発症年齢・遺伝

　オリーブ橋小脳萎縮症 (olivopontocerebellar atrophy；OPCA) は中年期に発症する原因不明小脳・脳幹部・大脳基底核変性疾患である。延髄下オリーブ核・橋核・小脳皮質・大脳基底核神経細胞変性脱落を認め，病理学的にMSAに属する。遺伝性なし。
（ii）臨床症候・検査所見・鑑別診断

　臨床症状はSCA type 1-3 に類似。緩徐進行性小脳性運動失調を主徴としパーキンソニズム・自律神経障害を伴う。MRIで小脳・橋萎縮を認め，T2強調画像で橋横走線維が十字状に高信号を呈する。
（iii）治療・予後

　根本的治療法なく常時進行性。失調性歩行に対し靴に重りを入れる。Thyrotropin releasing hormone (TRH) 筋注・静注有効例あり。

h．シャイ・ドレーガー症候群（厚生省特定疾患）（言語障害）
（i）病因・発症年齢・遺伝

　シャイ・ドレーガー症候群 (Shy-Drager syndrome；SDS) は30-60歳代で発症する原因不明自律神経系変性疾患である。交感神経節・副交感神経節・脊髄中間質外側核・延髄下オリーブ核・迷走神経背側核・青斑核神経細胞変性脱落を認める。小脳・大脳基底核も変性し，病理学的にはMSAに属する。男性に多く遺伝性なし。

（ⅱ）臨床症候・検査所見・鑑別診断

　起立性低血圧・失神・尿失禁（神経因性膀胱）・便秘・陰萎・発汗低下・瞳孔異常・嗄声・睡眠時無呼吸・いびき・小脳症状・パーキンソニズムを認める。起立試験で収縮期血圧50 mmHg以上低下・反応性頻脈欠如を認める。心電図R-R間隔変動係数は低下。膀胱内圧測定・点眼瞳孔試験・発汗試験を行う。MRI所見はSND・OPCAに類似。

　（ⅲ）治療・予後

　根本的治療法なく常時進行性。起立性低血圧に弾性ストッキング・高塩食・昇圧薬（塩酸ミドドリン・ドロキシドパ・メチル硫酸アメジニウム）が有効。臥位高血圧出現に注意。無呼吸・窒息による突然死あり。

　ⅰ．アルツハイマー病（言語障害）

　（ⅰ）病因・発症年齢・遺伝

　アルツハイマー病（Alzheimer's disease；AD）は50歳以降に発症し進行性痴呆を主徴とする原因不明大脳変性疾患である。65歳以降発症例はアルツハイマー型老年痴呆（senile dementia of Alzheimer's type；SDAT）と呼ばれる。大脳皮質にアミロイドベータ蛋白質（amyloid β protein；Aβ）の沈着した老人斑（senile plaque）と異常リン酸化したタウ蛋白質（tau protein）を含有する神経原線維（neurofibrillary tangle；NFT）陽性神経細胞が多数出現。Meynert核などアセチルコリン作動性神経細胞は高度に変性脱落。通常弧発性。常染色体優性遺伝家系（familial Alzheimer's disease；FAD）では第1染色体presenilin-2（PS 2）遺伝子，第14染色体presenilin-1（PS 1）遺伝子，第21染色体amyloid precursor protein（APP）遺伝子に変異を認める（表4）。孤発性ADでは第19染色体apolipoprotein E遺伝子（APOE 2, E 3, E 4）がAPOE 4である頻度が高く，AD発症危険因子と考えられている。細胞膜蛋白APPはβ-secretase・γ-secretaseで切断され，Aβ 40・Aβ 42が産生される。FADで高凝集性Aβ 42産生亢進あり。発症頻度は欧米では65歳以上人口の2％，日本では1％程度。

　（ⅱ）臨床症候・検査所見・鑑別診断

　記銘記憶力障害・地誌的見当識障害・徘徊・感覚性失語・失行・失認・自発性低下・失外套症候群を認める。CT・MRI正常な発症早期から連合野皮質では，SPECTで血流低下，PETでグルコース代謝低下を認める。進行するとCT・MRIで大脳皮質瀰漫性萎縮・脳室拡大を認める。髄液検査でtau protein高値・Aβ 42低値。鑑別疾患では，Pick病は大脳皮質巣状萎縮を呈し，びまん性レビー小体病は少量抗精神病薬に過敏反応を示し，クロイツフェルト・ヤコブ病（Creutzfeldt Jakob disease；CJD）ではミオクローヌス・脳波周期性同期性放電（periodic synchronous discharge；PSD）・髄液14-3-3蛋白質出現を認める。治療可能な痴呆（treatable dementia）：①甲状腺機能低下症，②副腎皮質機能低下症，③Wernicke脳症などのビタミン欠乏症，④正常圧水頭症，⑤慢性硬膜下血腫，⑥抑うつ状態を見逃さないこと。

　（ⅲ）治療・予後

　有効な治療法なく予後不良。コリンエステラーゼ阻害薬・ムスカリン性アセチルコリン受容体作働薬・γ-secretase阻害薬が新薬として期待される。AD実験動物モデルAPPトランスジェニックマウス（V 717 F）をAβ 42で免疫し抗体産生を誘導すると老人斑の分解が促進され，新しい治療法として期待される。

　ｊ．レビー小体型痴呆

　（ⅰ）病因・発症年齢・遺伝

　レビー小体型痴呆（dementia with Lewy bodies；DLB）は痴呆を主徴とする原因不明大脳・脳幹部変性疾患である。中脳黒質・青斑核・縫線核・迷走神経背側核などドーパミン・ノルアドレナリン・セロトニン系諸核，側頭葉・島葉・前頭葉・帯状回など大脳皮質，Meynert核・扁桃核など基底核にレビー小体（Lewy bodies）が多数出現。欧米ではアルツハイマー病に次いで二番目に多い痴呆疾患。50歳以降発症で老人斑・神経原線維変化などAD病理所見を伴う通常型DLBと40歳以下発症でAD所見軽微な純粋型DLBに分類される。稀に常染色体優性遺伝性（chromosome 2 p 13）。

（ⅱ）臨床症候・検査所見・鑑別診断

通常型は進行性皮質性痴呆で発症し経過中パーキンソニズムが加わり，純粋型はパーキンソニズムで発症し進行性皮質性痴呆を呈する。早期から幻視・妄想が見られ，少量抗精神病薬に対する過敏反応が特徴的。特異的画像所見なく，臨床的にアルツハイマー病や痴呆を伴うパーキンソン病との鑑別困難。病理で診断確定。

（ⅲ）治療・予後

抗パーキンソン病薬に反応不良。常時進行性。予後不良で全経過平均7年で死亡。

k．筋萎縮性側索硬化症（厚生省特定疾患）（言語障害）

（ⅰ）病因・発症年齢・遺伝

筋萎縮性側索硬化症（amyotrophic lateral sclerosis；ALS）は40-60歳で発症する原因不明運動ニューロン変性疾患である。通常孤発性。10%で常染色体優性遺伝（familial ALS；FALS）。第21染色体上 Cu/Zn superoxide dismutase（SOD 1）遺伝子変異を認める家系も存在，酸化ストレス関与が示唆（表4）。発症頻度は人口10万人対2-3人。紀伊半島に多発地域が存在。

（ⅱ）臨床症候・検査所見・鑑別診断

下位運動ニューロン徴候：骨格筋萎縮・筋力低下・線維束性攣縮・球麻痺・呼吸筋麻痺，上位運動ニューロン徴候（錐体路徴候）：深部腱反射亢進・Babinski 徴候陽性を認める。陰性徴候は，①感覚障害，②膀胱直腸障害，③眼球運動障害，④褥瘡。FALSでは後索変性による深部感覚障害あり。筋電図では持続時間が長い高振幅活動電位増加を認める。MRIで錐体路変性・大脳皮質運動野鉄沈着を認める。鑑別疾患では，伴性劣性遺伝性球脊髄性筋萎縮症（Kennedy-Alter-Sung症候群）はX染色体アンドロゲン受容体遺伝子CAGリピート伸長変異を認め（表4），若年性一側上肢筋萎縮症（平山病）はMRIで頸髄萎縮を認める。

（ⅲ）治療・予後

有効な治療法なく亜急性進行性で予後不良。平均3年で寝たきり・呼吸不全で死亡。気管切開・人工呼吸器装着により延命可能（図10 a）。関節拘縮予防・誤嚥性肺炎予防が重要。経管栄養・内視鏡的胃瘻造設術も行われる。外眼筋と連結し作動するパソコン意志伝達装置（communication aid）も開発されている。運動ニューロン栄養因子 insulin-like growth factor-1（IGF-1），brain-derived neurotrophic factor（BDNF）持続髄腔内投与が新しい治療法として期待される。

（3）脱髄疾患・炎症性疾患

a．多発性硬化症（厚生省特定疾患）

（ⅰ）病因・発症年齢・遺伝

多発性硬化症（multiple sclerosis；MS）は20-50歳で発症する原因不明中枢神経系炎症性脱髄疾患である。中枢神経髄鞘抗原ミエリン塩基性蛋白質（myelin basic protein；MBP）・プロテオリピッドアポ蛋白質（proteolipid apoprotein；PLP）・ミエリンオリゴデンドロサイト糖蛋白質（myelin-oligodendrocyte glycoprotein；MOG）に対する自己免疫機序を介して髄鞘が破壊され，脱髄巣はグリオーシスに置換され硬化する。視神経・脊髄など白質に脱髄巣が多巣性に出現（空間的多発性）。女性に多く，HLA-DR 2 連鎖あり，遺伝性なし。有病率は人口10万人対，日本は1-4人，欧米は30-80人。

（ⅱ）臨床症候・検査所見・鑑別診断

MSに比較的特徴的な症候は，①球後視神経炎：中心暗点を伴う視力低下，②横断性脊髄炎：対麻痺・感覚障害・膀胱直腸障害，③Lhermitte徴候：頸髄後索病変で頸部前屈時に背部に走る電撃痛，④有痛性強直性痙攣（painful tonic spasm），⑤核間性眼筋麻痺（MLF症候群）（図11 a，b），⑥発熱・入浴など体温上昇時一過性増悪。臨床的に寛解・再発を繰り返し（時間的多発性），後遺症が残存する再発寛解型（relapsing-remitting MS）と寛解なく増悪する慢性進行型（chronic progressive MS）が存在。髄液単核球主体軽度細胞増多と総蛋白・IgG・IgG index・MBP増加・oligoclonal IgG band 出現を認める（表3）。MRI-T 1強調画像低信号・T 2強調画

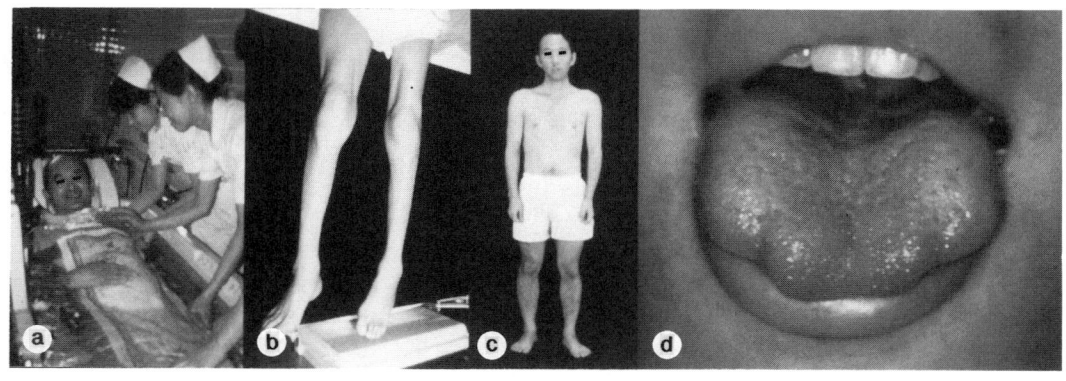

図10 神経症候学（I）
(a) 63歳男性・筋萎縮性側索硬化症。人工呼吸器装着で入浴可能。(b) 59歳男性・Charcot-Marie-Tooth病のコウノトリ足様下肢筋萎縮。(c) 23歳男性・筋強直性ジストロフィーの咬筋萎縮・前頭部脱毛。(d) cと同一症例。舌筋叩打時ミオトニア。

像高信号脱髄巣およびGd-DTPA静注後増強T1強調画像活動性病巣を認め，脳室周囲白質・脊髄・視神経が好発部位（図12 a-c）。視覚・聴性脳幹・体性感覚・運動誘発電位（evoked potential：VEP, ABR, SEP, MEP）では伝導路に病巣が存在する時に頂点間潜時遅延・誘発電位低下を認める。鑑別疾患では，急性散在性脳脊髄炎（acute disseminated encephalomyelitis；ADEM）は単相性経過。神経Behçet病（厚生省特定疾患）は寛解・再発を繰り返す細小動静脈血管炎で男性HLA-B 51陽性保有者に多く灰白質病変を伴い，髄液多形核白血球を含む細胞増多を認める。HTLV-I関連脊髄症は胸髄を主座とする慢性緩徐進行性脊髄炎で自然寛解なく，髄液抗HTLV-I抗体陽性。

（iii）治療・予後

急性期に副腎皮質ステロイドパルス療法（IV methylprednisolone）を行い，長期連用しない。再発予防にインターフェロン（IFN-β1a or IFN-β1b）継続投与が有効。生命予後良好。再発を繰り返し恒久的機能障害残存・ADL低下。

b．HTLV-I関連脊髄症

（i）病因・発症年齢・遺伝

HTLV-I関連脊髄症（HTLV-I-associated myelopathy；HAM）は成人発症のhuman T-cell lymphotrophic virus type 1（HTLV-I）による胸髄を主座とする慢性緩徐進行性脊髄炎で九州・沖縄地方に多い。カリブ海周辺諸国のtropical spastic paraparesis（TSP）と同一疾患。感染から発病まで10年以上。女性に多く遺伝性なし。授乳による母子感染・輸血感染の報告あり。HTLV-Iの神経組織直接感染や特異的細胞傷害性T細胞（cytotoxic T lymphocytes；CTL）を介した免疫学的機序が関与。

（ii）臨床症候・検査所見・鑑別診断

痙性対麻痺：歩行障害・排尿障害を主徴，軽微な下肢感覚障害を伴う。MRIで胸髄萎縮，髄液抗HTLV-I抗体陽性・軽度細胞増多・IgG増加・oligoclonal IgG band出現（表3）を認める。血清抗HTLV-I抗体陽性・髄液抗HTLV-I抗体陰性時はHTLV-I carrier。肺胞炎・関節炎・ぶどう膜炎・Sjögren症候群の合併あり。

（iii）治療・予後

経口副腎皮質ステロイド剤やインターフェロン（interferon-alpha）注射が有効。生命予後良好。

(4) 末梢神経疾患

a．ギラン・バレー症候群

（i）病因・発症年齢・遺伝

ギラン・バレー症候群（Guillain-Barré syndrome；GBS）は気道・消化器感染症1-2週間後に

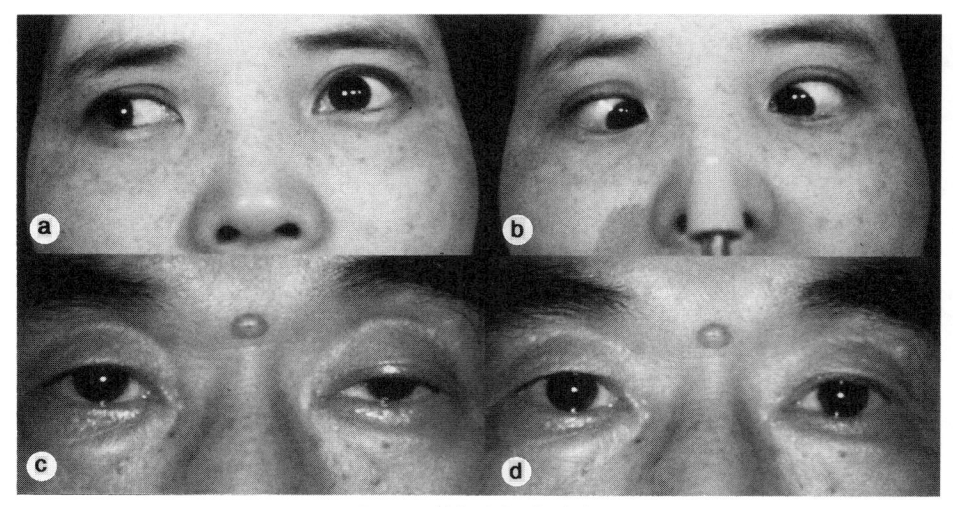

図11 神経症候学（II）

(a) 32歳女性・多発性硬化症で左MLF症候群を呈した症例。左眼内転障害・右眼外転時水平性眼振を認める。(b) aと同一症例。輻湊正常。(c) 62歳男性・重症筋無力症で左眼瞼下垂を呈した症例。(d) cと同一症例。Tensilon静注1分後に眼瞼下垂消失。

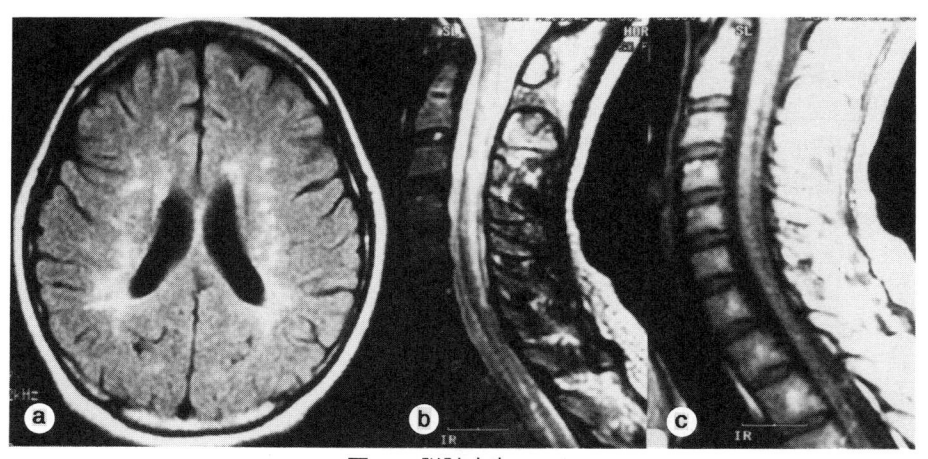

図12 脱髄疾患のMRI

(a) 28歳女性・再発寛解型多発性硬化症。MRI-T2強調画像（FLAIR法）。側脳室周囲白質に多数脱髄巣を認める。(b) aと同一症例。MRI-T2強調画像。頸髄C1-C7に連続性の脱髄巣を認める。(c) aと同一症例。MRI-T1強調画像。脱髄巣が低信号（black hole）。

発症する急性炎症性脱髄性多発根神経炎（acute inflammatory demyelinating polyradiculoneuropathy；AIDP）である。あらゆる年齢で見られ発症率年間10万人対2人，男性に多い。末梢神経組織共通抗原性ガングリオシド・ガラクトリピッドを含有する *Campylobacter jejuni*（Penner serotype 19），*Haemophilus influenzae*, *Mycoplasma pneumoniae* やcytomegalovirusの感染症後に多く，免疫学的機序が関与。遺伝性なし。

（ii）臨床症候・検査所見・鑑別診断

急速進行性運動麻痺・球麻痺・呼吸筋麻痺・深部腱反射消失を主徴とし，軽微な感覚障害を伴う。運動麻痺は下肢近位筋に始まり上行する左右対称性弛緩性麻痺で顔面筋におよぶこともある。疼痛を伴う。頻脈など自律神経障害を合併。軽症例は自然経過で数週-数ヵ月で回復。血清抗GM1，GD1b, galactocerebroside抗体陽性。外眼筋麻痺・小脳失調・深部腱反射消失を主徴とするMiller-Fisher症候群はGBS亜型で抗GQ1b抗体陽性。髄液検査で発症1週後以降に蛋白上昇・細胞数正常（蛋白細胞解離）を認める。運動神経伝導速度遅延・伝導ブロックを認める脱髄型GBSとM波振幅低下・脱神経電位を認める軸索障害型GBSが存在。純粋運動神経軸

索障害（acute motor axonal neuropathy；AMAN）は *C. jejuni* 感染後に多い。鑑別疾患は鉛中毒・ボツリヌス中毒・急性間欠性ポルフィリン症。

　（iii）治療・予後

　急性期に血漿交換療法（plasma exchange；PE）と免疫グロブリン点滴静注療法（intravenous immunoglobulin；IVIG）が有効。PEには単純血漿交換・二重膜濾過法・免疫吸着法がある。副腎皮質ステロイドはパルス療法も含めて無効。呼吸筋麻痺時には人工呼吸器装着必要。予後良好だが，軸索障害型GBSでは後遺症残存。

　b．慢性炎症性脱髄性多発神経炎

　（i）病因・発症年齢・遺伝

　慢性炎症性脱髄性多発神経炎（chronic inflammatory demyelinating polyneuropathy；CIDP）は末梢神経髄鞘抗原に対する自己免疫機序を介する慢性多発根神経炎である。あらゆる年齢で見られ有病率は人口10万人対0.5人，遺伝性なし。肝炎ウイルス（HCV, HBV）・human immunodeficiency virus（HIV）感染症合併例あり。

　（ii）臨床症候・検査所見・鑑別診断

　運動障害・感覚障害が再発・寛解を繰り返し慢性に経過。神経伝導速度遅延・不完全伝導ブロック，髄液蛋白上昇，腓腹神経生検脱髄・髄鞘再生所見（onion bulb）を認める。血清抗MAG（myelin-associated glycoprotein）抗体陽性例あり。鑑別疾患は血管炎性ニューロパチー・アミロイドニューロパチー。POEMS症候群（Crow-Fukase症候群）は多発神経炎（polyneuropathy）・多臓器腫大（organomegaly）・内分泌異常（endocrinopathy）・M蛋白血症（M proteinemia）・皮膚病変（skin changes）を主徴とし多発性骨髄腫合併が多く，血清血管内皮細胞成長因子（vascular endothelial growth factor；VEGF）上昇・血管透過性亢進・浮腫・胸腹水を認める。多巣性運動性末梢神経炎（multifocal motor neuropathy；MMN, Lewis-Sumner症候群）は持続性伝導ブロックを認め，限局性・非対称性にALS様筋萎縮を伴う筋力低下を呈し，半数で血清抗GM1抗体が高値。

　（iii）治療・予後

　副腎皮質ステロイド投与・血漿交換療法・免疫グロブリン点滴静注療法が有効。難治例で免疫抑制剤を併用。Lewis-Sumner症候群は免疫グロブリン点滴静注療法が有効。

　c．遺伝性運動感覚性ニューロパチー

　（i）病因・発症年齢・遺伝

　遺伝性運動感覚性ニューロパチー（hereditary motor and sensory neuropathy；HMSN）は末梢神経構成蛋白質遺伝子変異による遺伝性末梢神経変性疾患である（**表4**）。Charcot-Marie-Tooth（CMT）病は常染色体優性遺伝（PMP 22重複または点変異・P0変異）・伴性劣性遺伝（connexin 32変異）で10-30歳で発症。遺伝性圧脆弱性ニューロパチー（herediatry neuropathy with liability to pressure palsies；HNPP）は常染色体優性遺伝でPMP 22欠失変異を認める。

　（ii）臨床症候・検査所見・鑑別診断

　CMTは緩徐進行性運動障害・コウノトリ足（stork legs）様下肢筋萎縮（**図10b**）・深部腱反射消失を主徴とし，感覚障害は軽い。神経伝導速度低下・腓腹神経生検節性脱髄・再生像（onion bulb）を認める。HNPPは外傷・圧迫を契機に末梢神経麻痺を反復，末梢神経ミエリンソーセージ様肥厚（tomacula）が特徴的。家族性アミロイドポリニューロパチー（familial amyloid polyneuropathy；FAP）（厚生省特定疾患）はHMSNに属さない常染色体優性遺伝性疾患でtransthyretin遺伝子（V 30 M）変異を認め，全身諸臓器アミロイド沈着・感覚神経障害・自律神経障害を主徴とし，本邦では熊本県・長野県に大家系が存在。

　（iii）治療・予後

　有効な治療法なし。生命予後良好。FAPでは肝移植が有効。

(5) 神経筋接合部疾患・筋疾患

a．重症筋無力症（厚生省特定疾患）（言語障害疾患）

(ⅰ) 病因・発症年齢・遺伝

重症筋無力症（myasthenia gravis；MG）は自己免疫機序を介して神経筋接合部運動終板上ニコチン作動性アセチルコリン受容体（acetylcholine receptor；AchR）に対する自己抗体が産生されAch Rが破壊される。約7割で胸腺過形成・胸腺腫を合併。甲状腺機能障害合併頻度も高い。小児-中年期で発症し女性は男性の2倍。遺伝性なし。MG罹患母親から生まれた新生児は，胎盤経由抗Ach R抗体により生後一過性にMG症状を呈する。

(ⅱ) 臨床症候・検査所見・鑑別診断

中核症状：①夕方に悪化する四肢筋易疲労性，②眼瞼下垂・複視など外眼筋麻痺がTensilon（edrophonium chloride）静注後劇的に改善（図11c, d），③鼻声など構音障害・嚥下障害・呼吸筋麻痺。急激に球麻痺・呼吸筋麻痺が増悪することあり（クリーゼ）。約8割で抗AchR抗体検出可能。運動神経2-3Hz低頻度反復刺激時にM波振幅減少（waning）を認める（Harvey-Masland test）。胸部CTで胸腺腫を確認。鑑別疾患では筋無力症様症候群（Lambert-Eaton myasthenic syndrome；LEMS）は，①中年男性に多く四肢筋易疲労性を認めるが反復動作で筋力増強，②深部腱反射低下，③肺小細胞癌を高頻度合併，④約8割でP/Q型電位依存性カルシウムチャンネル voltage-gated calcium channel（VGCC）抗体検出可能，⑤運動神経10-100Hz高頻度反復刺激時にM波振幅増大（waxing）を認める。ボツリヌス中毒・フグ中毒・有機リン中毒でも神経筋接合部障害を呈する。

(ⅲ) 治療・予後

眼筋型MGは抗AchR抗体陰性症例も多く，抗コリンエステラーゼ薬内服で経過観察。全身型MGはCTで胸腺腫がなくても胸腺摘出術適応。難治例では胸腺外抗体産生細胞に対し術後副腎皮質ステロイド・免疫抑制薬を併用。浸潤性胸腺腫では術後放射線療法を併用。クリーゼ時は気管内挿管・人工呼吸器装着・休薬し経過観察。離脱困難時，IMTカラム免疫吸着法など血漿交換療法を施行。

b．進行性筋ジストロフィー

(ⅰ) 病因・発症年齢・遺伝

進行性筋ジストロフィー（progressive muscular dystrophy；PMD）は骨格筋膜蛋白質遺伝子変異による遺伝性骨格筋変性疾患である（表4）。Duchenne型はX染色体ジストロフィン（dystrophin）遺伝子欠失変異による伴性劣性遺伝で，2-5歳で発症し有病率人口10万人対2-3人で小児筋ジストロフィーでは最多。Becker型もX染色体dystrophin遺伝子変異による伴性劣性遺伝で，10-40歳で発病し有病率はDuchenne型の10分の1。福山型はfukutin遺伝子変異による常染色体劣性遺伝で有病率人口10万対0.8人。その他Emery-Dreifuss型・肢帯型・顔面肩甲上腕型・眼咽頭型・遠位型などに分類され，各々責任遺伝子が同定されつつある。遺伝子変異検出不能な疾患もある。

(ⅱ) 臨床症候・検査所見・鑑別診断

Duchenne型・Becker型は男児・男性のみ発症し女性は保因者。Duchenne型は下肢近位筋筋力低下・筋萎縮・動揺性歩行・登はん性起立・腓腹筋仮性肥大・翼状肩甲を主徴とし，常時進行性で全身骨格筋・心筋におよび，20歳代に呼吸不全・心不全で死亡。Becker型はDuchenne型より発症は遅く進行緩徐。福山型はfloppy infantで発症し関節拘縮・脳回形成異常・精神薄弱・痙攣を合併。PMDでは血清cretine kinase（CK）高値・筋電図筋原性変化・筋生検筋線維壊死・再生・間質線維化を認める。抗dystrophin抗体染色でDuchenne型では筋形質膜が全く染色されないが，Becker型ではまだら状に弱く染まる。脊髄性筋萎縮症・多発筋炎・ミトコンドリア脳筋症などとの鑑別が重要。

(ⅲ) 治療・予後

有効な治療法なくDuchenne型・福山型は生命予後不良。Becker型は生命予後良好。関節拘縮防止・呼吸訓練・人工換気・感染予防が重要。Duchenne型では筋細胞dystrophin遺伝子導入など遺伝子治療開発が期待される。

c．筋強直性ジストロフィー
（ⅰ）病因・発症年齢・遺伝

筋強直性ジストロフィー（myotonic dystrophy；MD）は第 19 染色体 myotonin protein kinase 遺伝子 3' 非翻訳部 CTG リピート伸長変異（正常は 5-37 回・MD では 50-3,000 回）による常染色体優性遺伝性筋疾患でトリプレットリピート病に属する（表 4）。15-35 歳で発症，CTG リピート伸長回数が多いほど重症である。有病率は 1-2 万人対 1 人，成人筋ジストロフィーでは最多。低浸透率。

（ⅱ）臨床症候・検査所見・鑑別診断

咬筋・側頭筋・胸鎖乳突筋・四肢遠位筋緩徐進行性筋力低下・筋萎縮を認め，斧様顔貌（hatchet face）を呈する（図 10 c）。母指球筋・舌筋叩打時に持続性収縮が起こり（percussion myotonia）（図 10 d），握った手を急に開けない（grip myotonia）などミオトニア現象を認める。前頭部脱毛・白内障・耐糖能障害・性腺萎縮・心伝導障害・血清 IgG 低下を合併。血清 creatine kinase（CK）軽度上昇・筋電図針刺入時急降下爆撃音を伴う高頻度自発放電・筋生検鎖状中心核（chained nuclei）を認める。他の筋疾患と鑑別比較的容易。

（ⅲ）治療・予後

ミオトニアにメキシレチンが有効。心伝導障害にペースメーカー植え込み。

d．周期性四肢麻痺
（ⅰ）病因・発症年齢・遺伝

周期性四肢麻痺（periodic paralysis；PP）は筋細胞膜電位依存性イオンチャネル異常（channelopathy）による発作性骨格筋運動麻痺を呈する疾患群である。通常弧発性で低 K 血性 PP が多く，男性では甲状腺機能亢進症合併頻度が高い。20 歳代発症・第 1 染色体 L 型 Ca^{2+} チャネル alpha 1 サブユニット遺伝子変異による低 K 血性 PP と 5-10 歳発症・第 17 染色体 Na^+ チャネル alpha サブユニット遺伝子変異による高 K 血性 PP など常染色体優性遺伝性 PP の報告あり（表 4）。

（ⅱ）臨床症候・検査所見・鑑別診断

低 K 血性 PP は過食・運動を契機に血清 K 3 mEq/l 以下となり，下肢から麻痺が上行し数時間で回復。利尿剤・甘草長期投与・慢性下痢・アルドステロン症に起因する低 K 血症では，麻痺が持続，筋壊死が起こり血清 CK は高値を示す（低 K 血性ミオパチー）。高 K 血性 PP は運動後休息を契機に血清 K 5-7 mEq/l になり，ミオトニアを伴う四肢麻痺を発症。

（ⅲ）治療・予後

低 K 血性 PP 発作時は K 剤を経口投与。発作予防にアセタゾラミド内服が有効。高 K 血性 PP 発作時にはグルコン酸カルシウムを静注。

e．多発性筋炎（厚生省特定疾患）
（ⅰ）病因・発症年齢・遺伝

多発性筋炎（polymyositis；PM）は免疫機序を介した骨格筋び漫性炎症性疾患で，皮疹を呈する場合は皮膚筋炎（dermatomyositis；DM）という。年間発病率は 100 万人対 2-5 人，5-15 歳と 40-60 歳にピーク。遺伝性なし。

（ⅱ）臨床症候・検査所見・鑑別診断

亜急性に発症する近位筋筋力低下・筋痛を主徴とする。咽頭筋・食道筋も傷害され，嚥下障害・構音障害を呈する。全身性炎症所見・高 CK 血症・抗 Jo-1 抗体陽性・筋電図筋原性変化・筋生検炎症細胞浸潤を認める。間質性肺炎・心筋炎・関節炎合併あり。高齢者は肺癌・子宮癌・乳癌・胃癌など悪性腫瘍合併頻度が高い。DM では眼瞼部ヘリオトロープ疹・手指関節背面紅斑ゴットロン徴候・皮下石灰化・難治性潰瘍を認める。封入体筋炎（inclusion body myositis；IBM）は 50 歳以上に多い慢性緩徐進行性筋炎で，大腿四頭筋筋力低下・筋線維内空胞（rimmed vacuole）・空胞内異常蛋白（Aβ，APOE，PrP）蓄積・副腎皮質ステロイド不応性が特徴。

（ⅲ）治療・予後

副腎皮質ステロイドに反応不良の場合は免疫抑制剤を併用。免疫グロブリン点滴静注療法も有効。

文 献

1) 後藤文男, 天野隆弘：臨床のための神経機能解剖学. 中外医学社, 東京, 1993.
2) 山内昭雄・訳：ワトソン神経解剖学アトラス. メディカルサイエンスインターナショナル, 東京, 1995.
3) 水野美邦・編：神経内科ハンドブック. 鑑別診断と治療. 第2版. 医学書院, 東京, 1996.
4) 水野美邦・編：神経内科 Quick Referecnce. 第2版. 文光堂, 東京, 1995.
5) 神経症候群 I. 日本臨床別冊領域別症候群シリーズ No.26. 日本臨床社, 東京, 1999.

〔佐藤　準一〕

II 臨床医学・歯科学

3．小児科学

A．小児の成長と発達

　小児の最大の特徴として，成長と発達があげられる。成長とは，身長，体重，組織の細胞数など，量的に測定できるものが年齢に伴い増加することである。一方，発達とは，学習などにより，年齢に応じて機能を獲得する過程を意味する。ともに個人差が存在する。

（1）正常発育

　発育は一定の順序で進むが，図1臓器別発育曲線のごとく，その速度は器官によって異なる。神経系は最も早く発育し，プラトーに達する。身長，体重，生殖器では，思春期に急激な増加 spurt がみられる。一方，各器官の発育には，その時期に問題が生じると永続的な障害を残す critical period が存在する。

（2）2歳までのおおまかな正常発達

　生後3～4ヵ月：あやすと声を出して笑う，首がすわる。
　生後5ヵ月：喃語の始まり，寝返り。
　生後7ヵ月：人見知り，ひとり座り。
　生後9～10ヵ月：模倣音の始まり，バイバイや呼名に反応，はいはい，つたい歩き。
　1歳～1歳3ヵ月：始語から4語前後まで，命令の理解，単語の理解，指差し行動，ひとり立ち・歩き。
　1歳6ヵ月前後：2語文がみられる。
　2歳前後：3語文，語彙数250～300，疑問詞・形容詞の出現，手すりを用いた階段昇り降り，他の子供に関心を示す。

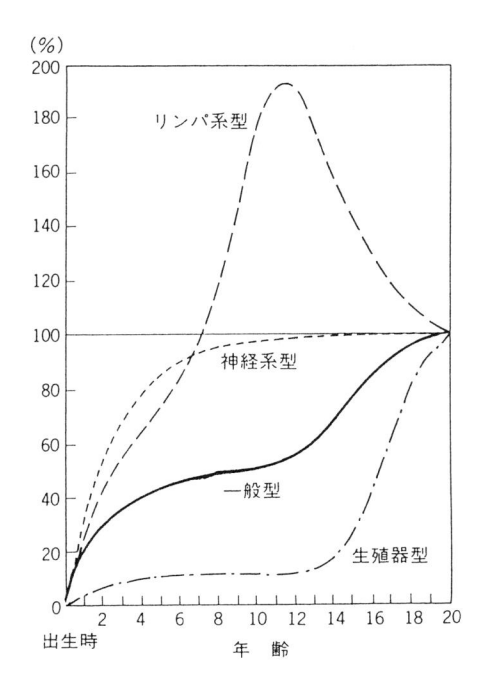

図1　Scammon の臓器別発育曲線
　全身の臓器や組織を4種類に大別し，20歳時の発育を100と考え，各年齢での発育の程度をパーセンテージで表している。リンパ系とはリンパ節や胸腺，神経系とは頭囲を含む脳・脊髄，生殖器は精巣，前立腺，卵巣，子宮等，一般とは身長・体重を含む前記の3系統以外の臓器や組織を，それぞれ，意味している（Harris：The Measurement of Man, University of Minnesota Press, 1930 より抜粋）。

(3) 発達障害

さまざまな疾患が発達障害を来すが，通常，その障害発生時期から，出生前，周産期，出生後の3つの疾患群に分けられる。出生前の疾患には，個体発生以前の遺伝子・染色体異常症，個体発生以後の胎芽病，胎児病などが含まれ，先天奇形や代謝異常症（表4に後述）を引き起こす。一方，周産期障害には，新生児仮死や核黄疸の後遺症が，出生後の障害には，頭部外傷・感染症の後遺症や脳腫瘍などが，それぞれ含まれる。以前は周産期障害が過半数を占めていたが，周産期医療の進歩により減少し，出生前疾患の比率が増加しつつある。

B. 出生前医学，胎児医学，周産期障害

(1) 遺伝子の構造と異常

遺伝子の主体をなすのは，糖の骨格に，4種類の塩基が結合した核酸の分子鎖が，らせん状に巻き上がって形成されたDNAである。DNAは細胞の設計図に相当し，すべての細胞の核内に存在する。遺伝子異常には，1つの塩基の異常である単一遺伝子病（常染色体性劣性遺伝が多い），3塩基配列の繰り返しが異常に伸びた3塩基反復異常伸張（常染色体性優性遺伝が多い），ミトコンドリア遺伝子の異常によるミトコンドリア脳筋症（表4も参照，母系遺伝）などがある。

(2) 染色体の構造と異常

染色体とは遺伝子を収納する構造で，すべての細胞の核内に存在する。ヒトの染色体数は正常では46本で，22対の常染色体と2個の性染色体（XXが女，XYが男）からなる。染色体の異常には，数的なものと構造的なものがある。正常の染色体は2個で1対をなしているが，数的異常としては，1個のモノソミー，3個のトリソミー，正常と異常な染色体が体の各細胞で混じり合うモザイクなどがみられる。一方，構造異常には，染色体の一部が欠ける欠失や，複数の染色体間で一部が入れかわる相互転座などがある。表1に，ダウン症候群以外の染色体異常症を列挙する。

(3) ダウン症候群 (Down)

21番染色体の過剰による染色体異常症で，精神遅滞の原因として最も頻度が高い。発生頻度は出生1,000人あたり1人で，母親の年齢が高い程，その頻度が増加する。21トリソミー型が9割以上を占め，他に転座型とモザイク型がみられる。精神遅滞（IQ 20～50）に加え，顔貌異常（眼瞼裂斜上，内眼角贅皮等），内臓奇形（心奇形，十二指腸閉鎖等），皮膚紋理異常（猿線，軸三叉高位）がみられ，時に，点頭てんかん，環軸椎脱臼，滲出性中耳炎を合併する。30歳頃から，早発老化現象がみられ，脳内に痴呆症と類似の病変が出現し，50歳代に死亡する例が多い。

(4) 胎芽病と胎児病

受精から妊娠8週の器官が形成される胎芽期や，妊娠9週から出生までの胎児期に，感染症，薬物投与，放射線照射などの環境要因に母体がさらされたため，胎児に異常がみられる病態を，それぞれ胎芽病と胎児病と呼ぶ。原因薬物としては，以前は睡眠薬のサリドマイドが，最近では抗けいれん剤のバルプロ酸が，それぞれ知られている。また，母体の多量の飲酒により先天性アルコール症候群が惹起される。一方，胎盤を通して子宮内で胎児に感染する病原微生物としては，TORCHが有名である。Tはトキソプラズマ，Oはその他の微生物（梅毒や水痘ウィルス），Rは風疹，Cはサイトメガロウィルス，Hは単純ヘルペスウィルスを，それぞれ意味する。小頭症，脳内石灰化，血小板減少症がみられるが，先天性風疹症候群では，さらに，白内障，難聴，心奇形が認められる。

表1 ダウン症候群以外の主要な染色体異常症

	疾患名	代表的核型	頻度	主要症状
常染色体異常	猫なき症候群	46,XX(XY),5p-	45,000人に1人	乳児期の子猫に似た泣き声，小頭，丸い顔，眼瞼裂斜下，内眼角贅皮，精神運動発達遅延
	18-トリソミー	47,XX(XY),+18	3,500-7,000人に1人	乳児期に死亡する例が多い，多発奇形，耳介低位，後頭突出，揺り椅子状足底，指の重なり
	13-トリソミー	47,XX(XY),+13	4,000-8,000人に1人	乳児期に死亡する例が多い，全前脳胞症などの多発奇形，口蓋裂，揺り椅子状足底，指の重なり
	Angelman症候群	15q11-13部分欠失	1-2万人に1人	精神運動発達遅延，全般性脳波異常，突然の笑い発作，下顎突出，あやつり人形様の失調性歩行
性染色体異常	Turner症候群	45,X	女児2,500人に1人	新生児期の足背のリンパ管浮腫，低身長，性腺の萎縮，二次性徴発現不全，翼状頸，知能は正常
	Klinefelter症候群	47,XXY	男児900人に1人	手足が長く高身長，二次性徴発現不全，外性器の低形成，女性化乳房
	脆弱X症候群A(FRAXA)とE(FRAXE)に分けられる	3塩基異常伸長 A:Xq27,FMR-1(CGG)n E:Xq28,FMR-2(GCC)n	FRAXAのみ判明 男児1,000-1,500人 女児2,000-2,500人に1人	男児では中等度～重度の，女児では軽度の精神運動発達遅延がみられる，長い顔，突出した眼窩上縁・下顎，大きい耳などの顔貌異常も認められる，男児では，思春期以降，巨大睾丸が出現

(5) 妊娠中毒症

胎児・胎盤の存在が原因となって，妊娠中に高血圧，蛋白尿，浮腫の1つもしくは2つ以上の症状が，母体にみられる病態。早期に，入院安静や食事療法を行えば改善すること多い。重症例では，母体に子癇（けいれん）発作が，一方，胎児には子宮内発育遅延や胎児仮死が，それぞれみられることがある。

(6) 周産期障害

a．新生児仮死

第1呼吸の開発障害により，新生児にみられる出生直後の呼吸・循環不全。胎児の異常，妊娠中毒症，胎盤異常，臍帯巻絡・脱出，分娩遷延，などが原因で生じる。新生児の出生時の活動性を評価するアプガール・スコアにより診断する。スコアの項目は，皮膚色，心拍数，刺激への反応性，四肢の活動，呼吸数の5つで，0～3点を重症仮死，4～6点を軽症仮死，7～10点を正常と，それぞれ診断する。生後1分と5分で判定するが，5分でのスコアは，児の神経学的予後とよく相関する。新生児仮死により脳へいく血液と酸素が減ると，低酸素性虚血性脳症が生じる。同脳症には，大脳皮質壊死（後遺症として痙直型脳性麻痺），大脳基底核壊死（アテトーゼ型脳性麻痺），大脳白質軟化などが含まれる。

b．核黄疸

高度の新生児黄疸により，大脳の海馬，視床下核，淡蒼球などにビリルビンが異常に沈着して生じる脳障害。臨床的には，哺乳力低下，後弓反張，けいれんなどがみられ，後遺症としてアテトーゼ型脳性麻痺を残すことが多い。現在，血清ビリルビン値を目安に，光線療法や交換輸血などの治療が早期に行われるようになり，発生頻度は低下している。

(7) 低出生体重児

在胎37週未満の出生を早産と定義する。さらに，出生時体重が，2500g未満を低出生体重児，1500g未満を極小未熟児，1000g未満を超未熟児と，それぞれ呼ぶ。低出生体重児には種々の医学的問題が生じる。神経系では，側脳室上衣下からの脳出血がみられ，時に脳室内出血を合併し死亡に至る。一方，大脳白質深部に軟化病巣が多発する脳室周囲性白質軟化症（PVL）では，痙直性対麻痺，視覚障害などの後遺症がみられる。さらに，低血糖や低カルシウム血症がけいれんを引き起こすことがある。また，網膜血管が酸素などの影響により増生する未熟児網膜症では，時に網膜剥離から失明に至る。呼吸や循環の問題としては，出生直後に呼吸困難を示す呼吸窮迫症候群（RDS）と，動脈管が出生後閉鎖しないため心不全となる動脈管開存症（PDA）がよくみられ，それぞれ肺界面活性物質やインドメサシンにより治療される。

C．脳性麻痺と運動障害

(1) 脳性麻痺

脳性麻痺は，病名ではなく発達障害児の運動障害に対する総称である。厚生省脳性麻痺研究班によれば，「受胎から新生児期（生後4週以内）までに生じた脳の非進行性病変に基づく，永続的な，しかし変化しうる運動や姿勢の異常」と定義され，「進行性疾患や将来正常化するであろうと思われる発達遅滞」は除外する。大半の例で，脳に器質的な病変を認め，運動障害に加え，知能，視覚，聴覚，咀嚼・嚥下にも障害を認める例が多い。生理学的には，痙直型，アテトーゼ型，強剛型，失調型などに分けられる。痙直型では，動きが少なく筋緊張は亢進し，変形・拘縮がみられる。一方，アテトーゼ型では，動きがたえずみられ筋緊張も変動し，変形は稀で，知的障害も軽いことが多い。

(2) その他の運動障害を来す疾患（表2）

FCMDやSMA 1型では，前記のダウン症候群とともに，新生児期から乳児期早期に全身の筋緊張が低下し，フロッピーインファント（ぐにゃぐにゃ児）を呈する。一方，言語発達については，DMD，MG，SMA 3型では正常，FCMDとSMA 2型では中等度の遅滞がみられることが多く，一方，SMA 1型では発声・構音がともに不可能である。

D．てんかんと痙攣性疾患

「てんかん」とは，それまで健康であったヒトに突然発作が起こり，しかもその発作を繰り返す慢性の脳の病気である。「てんかん発作」は，大脳の神経細胞の過剰な電気的放電によって引き起こされ，時に誘因や前兆を伴う。一般に，「てんかん」という用語は，症候群や病的状態を意味することが多く，一方，「てんかん発作」は発作症状自体を表す。「てんかん発作」は，その起こり方から，大脳の一部分から生じる局在関連性/部分発作と，左右の大脳から同時に起きる全般性発作に分けられる。さらに，部分発作は，発作の開始時に意識が保たれる単純部分発作と，意識が保たれない複雑部分発作に二分される。また，原因が明らかなものを症候性/続発性発作とし，不明なものを特発性発作と呼ぶ。表3に代表的なてんかん症候群を示す。一方，「熱性けいれん」は，38℃以上の発熱時に生後6ヵ月～6歳に生じるけいれん発作のうち，明らかな原因疾患のないものである。発作は，通常全般性強直間代性の形をとる。過半数の例で生涯で1回しか発作を起こさず，予後はよいが，「てんかん」に移行する例も存在する。

表 2　脳性麻痺以外の運動障害を来す疾患

疾患名	病因・発生率	病態・検査所見	臨床症状	治療法・予後
Duchenne 型筋ジストロフィー症 (DMD)	責任遺伝子 Xp 21, dystrophin 男児 10 万人あたり 10-30 人, 頻度は減少	骨格筋の変性・壊死 血清 CK 値上昇 筋電図・運動神経伝導速度に筋原性変化	処女歩行の遅れで発病, さらに, 3-5 歳頃から歩行異常が出現, 10 歳前後に歩行不能となる, 登攀性歩行 (Gowers 徴候), 動揺性歩行, 下腿筋の仮性肥大がみられる	根本的な治療法なし 人工呼吸器の装着がない場合, 20-30 歳で呼吸不全や心不全で死亡する
福山型先天性筋ジストロフィー症 (FCMD)	責任遺伝子 9 q 31, fukutin 10 万人あたり 2-6 人	DMD と同様な骨格筋の異常や検査所見に加え, 大脳・小脳皮質形成異常 (多小脳回)	乳児期早期から近位筋優位の全身の筋力低下・筋緊張低下で発病, 精神運動発達遅延, 中等度の知的障害やけいれん発作もみられる 関節拘縮も進行, 最終的には寝たきり状態になる	根本的な治療法なし 人工呼吸器の装着がない場合, 20 歳前後で呼吸不全や心不全で死亡する
重症筋無力症 (MG)	自己免疫疾患 年長例で胸腺異常が合併 2-3 歳と 20-30 歳に発症のピーク, 女性に多い 10 万人あたり 1-2 人	神経筋接合部での神経伝達物質アセチルコリンの受容体に対する自己抗体が産生される, テンシロンテスト陽性 運動神経反復刺激で M 波振幅減衰	眼筋型：眼瞼下垂, 複視が主症状 全身型：嚥下・呼吸障害に加え, 四肢の筋力低下がみられる 小児期発症 MG では眼筋型が多い 症状に日内変動があり夕方増悪	抗コリンエステラーゼ剤や副腎皮質ステロイド剤で治療, 眼筋型はよく治療に反応するが, 一方, 全身型の急性増悪時には, 血漿交換や人工呼吸器による管理が必要
脊髄性筋萎縮症 (SMA)	責任遺伝子 5 q 13, smn, naip 10 万人あたり 4-5 人	脊髄前角運動ニューロンの変性・脱落による近位筋優位の筋力低下 筋電図・運動神経伝導速度に神経原性変化	1 型 Werdnig Hoffmann 病：胎児期から発病, 全身の筋力低下・筋緊張低下を示し, 頸定以降の運動発達がみられない 2 型中間型：1 歳前後に発病, 座位までは可能, 関節拘縮が進行 3 型 Kugelberg Welander 病：処女歩行後, 幼児期から成人にかけて, 近位筋優位の四肢の筋力低下が緩徐に進行	根本的治療法なし 1 型：人工呼吸器装着がなければ, 1-2 歳で呼吸筋麻痺で死亡 2 型：10 歳～成人まで生存する例が多い 3 型：40-50 歳まで生存

E. 感染症

（1）髄膜炎

脳を包む髄膜に病原体が侵入し炎症が生じた状態で，時に脳実質の障害を伴う．臨床的には，発熱，けいれん，意識障害に加え，頭痛，嘔吐，項部硬直などの髄膜刺激症状がみられる．診断は，血液・脳脊髄液検査，頭部CTなどにより行われる．ウイルスによる無菌性髄膜炎では，脳脊髄液ではリンパ球優位の白血球増加を認め，症状は軽く，通常は数日で軽快する．一方，大腸菌，B群溶連菌（新生児・乳児期），インフルエンザ桿菌，肺炎球菌（年長児）などの細菌感染に伴う化膿性髄膜炎では，脳脊髄液で好中球優位の白血球増加を認め，水頭症や脳梗塞を合併し，死亡率も後遺症率（運動障害や聴覚障害）も高い．また，全身の結核感染症に続発する結核性髄膜炎は，高齢者の結核再燃に伴い近親の乳幼児に発生する．早期診断されにくく，死亡率も後遺症率（水頭症や内分泌障害）も高い．

（2）脳炎と脳症

インフルエンザウイルスなどが脳内へ直接侵入し炎症を引き起こすか，感染後の免疫反応により生じる脳実質の炎症が脳炎で，脳脊髄液に炎症所見がみられない場合，脳症と呼ぶ．発熱，けいれん，意識障害で急激に発症，脳脊髄液や脳波の異常，頭部CTでの脳浮腫が認められる．いずれの疾患も，死亡率が高く，高率に後遺症を残す．単純ヘルペスウイルスにより引き起こされるヘルペス脳炎では，発熱，意識障害に加え，見当識障害，人格変化がみられ，脳波では周期性放電が，頭部CTでは側頭葉病変が，それぞれみられる．一方，変異麻疹ウイルスの持続感染により，麻疹罹患の数年後に発病する亜急性硬化性全脳炎（SSPE）では，知能障害，運動障害，けいれん，ミオクローヌスがみられ，急速に寝たきり状態におちいる．急性脳症としては，意識障害と肝機能不全を主徴とするライ症候群が重要で，水痘やインフルエンザ感染などに続発し，脳浮腫に加え肝臓の脂肪変性がみられる．脳浮腫治療，交換輸血などが行われるが，急速に寝たきり状態におちいる．

F．知能や精神機能の障害

（1）精神遅滞

精神遅滞とは，米国精神医学会の診断マニュアルであるDSM第4版によれば，「18歳未満に発症し，知能指数IQ 70以下で，意志伝達や家庭生活において適応障害がみられる」状態である．言語発達のみならず精神機能全般に遅れがみられる．一方，精神遅滞と一部重なりを示しながら，言語や行動の異常が前景に立つのが，**自閉症やレット症候群**などの**広汎性発達障害**であり，また，多動などの行動異常が中心となるのが**注意欠陥・多動性障害（ADHD）**である．一方，言語や認知の障害により学習上の困難が生じるのが**学習障害**であり，**発達性言語障害**を含む．なお，**学習障害**の定義については異論が多い

（2）自閉症

1943年米国のカナーは，著明な行動異常を示す小児の1群を幼児自閉症と名付けた．その後，英国のラターの研究により，「自閉症の本質は認知や言語の障害である」と考えられるようになった．自閉症は，DSM第4版では「広汎性発達障害」に分類され，「3歳以前に発症し，対人的な相互作用や意志伝達に遅れや異常がみられ，常同的・儀式的な行動がみられる状態」と定義されている．自閉症の成因としては，男児に多い，周産期異常の頻度が高いなどから，脳の器質的病変が推定されているが，神経放射線学・病理学的解析によっても，異常を見出せないことが多い．

表3 代表的なてんかん症候群

	好発年齢・頻度	発作型	脳波所見	治療	予後
側頭葉てんかん	全年齢、外来通院患者の2〜3割	前兆に引き続き、口唇・舌の自動症、時に二次的な全般性強直間代発作がみられる	側頭部に棘波・鋭波	カルバマゼピン、フェニトイン、難治例に外科手術	不定 治療反応例は良好、難治例に外科手術
小児良性ローランドてんかん	5-15歳発症、小児てんかんの1〜2割	口唇・舌の異常感覚に引き続き、顔面・口腔の運動発作、発作は夜間に多い	中心・側頭部にローランド棘波	原則的には無投薬で経過観察、発作頻度が高ければカルバマゼピン	良好 思春期になれば発作は必ず消失
前頭葉てんかん	全年齢、側頭葉てんかんの1/10?	激しい体全体の身ぶり様の自動症発作、首のねじれや上肢の強直発作	非発作時に前頭部の棘波・鋭波	カルバマゼピン、フェニトイン、難治例に外科手術	不定 治療反応例は良好、難治例に外科手術
小児欠神てんかん	3-12歳発症、小児1〜2万人に1人	突然に数秒の意識消失がみられ、動作は停止するが倒れない、遅れて全般性強直間代発作が出現する例もある	全般性の3c/secの棘徐波複合	バルプロ酸ナトリウム、エソスクシミド	多くは良好 30歳までに7〜8割で発作消失
点頭てんかん（West症候群）	乳児期早期発症、小児5,000人に1人	左右対称性の体幹の屈曲発作で、お辞儀をするように首が前屈、続いて上肢が抱きつくように屈曲、発作は数秒おきに繰り返し、シリーズを形成する	ヒプスアリスミア（多焦点性多棘徐波）	ビタミンB6大量投与、バルプロ酸ナトリウム、クロナゼパム、ゾニサミド、ACTH、ガンマグロブリン	不良 9割の例で精神運動発達遅延がみられる Lennox症候群に移行する例が多い
Lennox-Gastaut症候群	3-6歳発症、小児てんかんの2〜4%	頭部・体幹の屈曲発作である強直発作、脱力発作、ミオクローヌスを伴う非定型欠神発作等様々な発作を示し転倒も多い	全般性1-2.5c/sec遅棘徐波複合、発作時速律動	バルプロ酸ナトリウム、クロナゼパム、ケトン食療法、ACTH、反応不良例が多い	極めて不良 寛解率は2割以下 転倒発作に脳梁離断術が有効な例がある
Landau-Kleffner症候群	6歳前後に発症、男児が女児の2倍、正確な頻度は不明 ※脳に器質的損傷を認めないことが多い	聴覚認知の障害（言語さらには聴覚刺激全般に対し無関心）、てんかん発作がみられるのは半数のみ、知的障害を伴わないことが多いが、言語獲得に遅滞を示す例が1割程度	覚醒時局所性発作波、睡眠時に両側性遅棘徐波が持続	バルプロ酸ナトリウム、クロナゼパムなどで発作は容易に抑制される、言語障害には早期の診断と適切な指導が必要	てんかん発作は、思春期以降、消失することが多く、脳波所見も改善するが、聴覚認知や言語障害の回復は遅れる

(3) 自閉症の症状
　a．自閉的孤立
　視線を合わさない，他者への関心が欠如，ゴッコ遊びができない。
　b．言語障害
　語彙や統語の障害は軽度で，語用の障害が目立つ。言語理解も障害され抽象的概念が理解できない。反響言語，代名詞の逆転，助詞の省略，隠喩的言語がみられる。
　c．強迫的同一性保持行動
　日常生活において変化を嫌う，決まった日課を繰り返す。
　d．常同行動
　手をひらひらさせる，紙を破るなど，単調で目的のない行為を繰り返す。
　e．自傷行為
　自分の頭を叩く，壁に頭をぶつける，手をかむなど，体を傷つける行為。
　f．睡眠障害
　入眠・覚醒リズムが不規則，夜間の中途覚醒や年長児での午睡が多い。
　g．その他
　4割前後の例に脳波異常がみられ，さらに，年長例の3割でけいれん発作を認める。

(4) レット症候群
　自閉傾向に加え進行性の神経症状が女児にのみみられる疾患で，女児1万人～1万5千人に1人の割合で発生する。乳児期に運動発達遅滞や自閉傾向で発病，幼児期に，両手をもみあわせる常同運動や，無呼吸や過呼吸等の呼吸異常，脳波異常が出現する。さらに，幼児期に，下肢の筋緊張亢進，関節拘縮，側弯，四肢末端の冷感などが加わる。抗けいれん剤やメラトニンによる治療が行われる。

(5) 注意欠陥・多動性障害（ADHD）
　DSMにより提唱された多動症の概念。不注意（意識的に何かに集中することが困難），多動性，衝動性（突然乱暴な行動をとる）が，主要症状で，精神遅滞の合併もみられる。日本での発生率は全小学生の1％以下と推定され，男児に多い。治療としてはメチルフェニデートが使われる。思春期以降，症状が改善し正常な対人関係を築ける例もあるが，大半の例で部分的軽快にとどまる。

(6) 学習障害と発達性言語障害
　視力，聴力，運動能力は正常だが，言語，文字，計算の習得や，身体の空間認知に問題があり，学業成績が上がらない状態。発達性言語障害，発達性読字・書字困難症，算数障害などが含まれる。一方，発達性言語障害は，一般に男児に多く，言語理解は可能だが言語表出が遅れる発達性表出言語障害が，言語理解が困難で言語表出も遅れる発達性受容性言語障害より多くみられる。学習障害児は，神経学的微徴候や多動などの行動異常を示すことが多い。また，脳波，事象関連電位，神経放射線学的検査で異常を示す例もある。

(7) 言語障害と難聴
　小児期の言語障害の原因としては，難聴，脳性麻痺，精神遅滞，自閉症，発達性言語障害，てんかん性失語（表3 Landau Kleffner症候群）などがあげられる（各疾患の鑑別は前記を参照）。一方，小児期の難聴の原因としては，先天性の疾患（後述Alport症候群や表4代謝異常症），滲出性中耳炎（ダウン症候群に多い），先天性風疹症候群や先天梅毒，新生児仮死，核黄疸，低出生体重児，髄膜炎などの後遺症が重要である。

表4　代謝異常症と内分泌疾患

代謝・ホルモン異常	疾患名	主症状
糖質代謝	糖原病 ガラクトース血症	肝腫大，筋症状 肝障害，知能障害
アミノ酸代謝	フェニルケトン尿症	知能障害，色素減少
有機酸代謝	メチルマロン酸尿症	意識障害，アシドーシス
リピドーシス	GM1ガングリオシドーシス 異染性白質ジストロフィー症	顔貌・骨異常，発達遅滞 発達遅滞，運動障害
ムコ多糖体代謝	ムコリピドーシス（MPS）	顔貌・骨異常，知能障害
核酸代謝	Lesch Nyhan症候群	知能障害，自傷，アテトーゼ
銅代謝	Wilson病 Menkes病	肝障害，錐体外路症状 成長障害，発達遅滞
ミトコンドリア代謝	MELAS Leigh脳症	脳卒中様症状，成長障害 低筋緊張，眼球運動・呼吸異常
ペルオキシソーム代謝	副腎白質ジストロフィー症 Zellweger症候群	難聴，視力障害，運動障害 顔貌異常，肝障害，発達遅滞
成長ホルモン	下垂体性小人症 下垂体性巨人症	低身長 高身長，末端肥大症
甲状腺ホルモン	先天性機能低下（クレチン症） 後天性機能亢進（バセドウ病） 慢性甲状腺炎（橋本病）	低身長，知能障害，顔貌異常 甲状腺腫大，眼球突出，頻脈 甲状腺腫大，甲状腺機能低下
副腎皮質ホルモン	先天性副腎過形成 Cushing症候群	男性化，電解質異常 中心性肥満，満月様顔貌
性腺ホルモン	性腺機能低下症	思春期遅発症（二次性徴障害）

G．その他の疾患

（1）循環器疾患

大部分が先天性心疾患。後天性心疾患としては，以前は溶連菌感染後のリュウマチ熱の後遺症である心疾患が多かったが，最近は川崎病の後遺症としての冠動脈疾患がみられる。

（2）呼吸器疾患

先天異常の頻度は低く感染症が多い。咽頭炎，クループなどの上気道感染では，ウイルス感染が多く，一般に治癒しやすい。一方，下気道感染では，乳児期の細気管支炎や細菌性肺炎が，時に重症化する。

（3）消化器疾患

感染性下痢症では細菌性感染が減少し，ロタウイルスなどウイルス感染が増えている。また，幼少時では，巨大結腸症，胆道閉鎖，腸重積など時に手術を必要とする疾患が，年長児では，潰瘍性大腸炎や肝炎など成人病に類似した疾患が，それぞれ認められる。

（4）内分泌・代謝性疾患（表4）

内分泌疾患は身体発育や性成熟の異常として現れることが多い。一方，代謝異常症は，先天奇形，神経・筋の異常，肝脾腫などを来しやすい。ともに先天性の疾患が多い。時に糖尿病もみら

れ，インシュリン依存性の若年型と，インシュリン非依存性の成人型がある。

（5）膠原病・アレルギー疾患

膠原病は，溶連菌感染後のリユウマチ熱が減り，関節リユウマチや全身性エリテマトーデスがみられる。一方，アレルギー疾患は近年急増し，乳児期には卵白などの食事抗原によるアトピー性皮膚炎が，年長児ではハウスダスト，ダニなどの吸入抗原による気管支喘息やアレルギー性鼻炎が，それぞれみられる。

（6）血液疾患

乳児や思春期女児での鉄欠乏性貧血がよくみられるが，稀に造血機能全般の障害による再生不良性貧血も認められる。一方，小児の悪性腫瘍として最も頻度が高い白血病は，急性リンパ性白血病が主であり予後も比較的よい。血小板の異常としては，血小板への自己抗体による特発性血小板減少症がみられる。

（7）腎・泌尿器疾患

溶連菌感染後の急性糸球体腎炎が減少し，代わってIgA腎症などの慢性腎炎が増えつつある。また，四肢の出血斑に加え腹痛や関節痛を伴うアレルギー性紫斑病に，腎障害が合併する。慢性腎炎と難聴を家族性に認める稀な疾患としてAlport症候群が知られている。

文　献

1) 兼本浩祐：てんかん学ハンドブック. 医学書院, 1996.
2) 前川喜平, 辻　芳郎, 倉繁隆信編：標準小児科学. 医学書院, 1997.
3) 森松義雄, 林　雅晴：小児の脳障害. 松下正明編　臨床精神医学講座　第10巻. 中山書店, 1997, pp 303-320.
4) 林　雅晴他：小児神経学の最近の話題. Clinical Neuroscience 1999, 17(3).
5) 黒川　徹, 平山義人, 有馬正高編：重症心身障害医学 最近の進歩. 日本知的障害福祉連盟, 1999.

（林　雅晴）

II 臨床医学・歯科学

4．精神医学

A．精神疾患の分類，診断基準

（1）精神疾患の分類

伝統的分類にはいろいろあるが，原因が不明なものを「内因性」とまとめた以下のようなものがある。

```
┌ 内因性（脳内部に原因があると推定されるが，原因は不明）……精神分裂病，（躁）うつ病（＝気分障害）
└ 外因性（原因が明らか）┬ 心因性（神経症，心因反応）
                        └ 身体因性 ┬ 脳の疾患によるもの……………………………脳器質性精神病
                                   ├ 脳以外の身体疾患によるもの………………症状精神病
                                   └ 薬物（覚醒剤など）アルコールによるもの……中毒精神病
```

たとえば，中年の脳卒中患者が，回復期以後に初めて幻覚妄想状態になった場合には，通常は統合失調症（精神分裂病）ではなくて脳器質性精神病と診断する。両者には，幻覚妄想の性質，治療法，予後などに大きな違いがある。そのため，目の前の患者を，治療や予後説明に役に立つ疾患単位に分類することが必要になる。

心の状態を万人が納得した共通語で評価することは難しい。すなわち，精神科診断や分類は，診断者の学派や取り入れている理論によって異なりがちである。しかし，症例検討，チーム医療の推進，あるいは研究や疫学的調査に際しては，ある状態に対しては同一の病名がつかないと支障がある。

（2）診断基準

病態の理解や治療について，広く意見，知見を交換するためには，共有できる診断基準が必要になる。そうした目的でつくられ，現在，国際的に広く用いられているものに，WHOのICD-10（International Classification of Diseases 第10版，主に疫学的調査で使用）と，アメリカ精神医学会のDSM-IV（Diagnostic and Statistical Manual of Mental Disorder第4版，主に研究にて使用）がある。

ICD-10，DSM-IVの特徴は，身体疾患の場合のような病因による分類ではなく，表面に現れている症状によって診断することにある。観察可能ないくつかの症状について具体的な基準があり，その基準をいくつか満たした場合に，ある病気であると診断する（操作的診断）。たとえば，DSM-IV（第1軸）にて統合失調症と診断するためには，以下のようなA）〜E）の基準をすべて満たしていることが必要である。

A）以下1）〜5）のうち2つ以上。各々は1ヵ月の期間ほとんどいつも存在。
　1）妄想，2）幻覚，3）会話が脱線，または滅裂，4）ひどくまとまりない行動，5）感情の平板化，思考の貧弱，または意欲の欠如
B）仕事，対人関係，自己管理などの面で，機能が以前の水準に比べて著しく低下
C）持続的な徴候が6ヵ月以上存在
D）気分障害（うつ病など）を除外できる
E）物質（覚醒剤など）や一般身体疾患の直接的な生理学的作用によるものではない

またDSM-IVは多軸診断であることが特徴で，（第1軸）臨床疾患，（第2軸）人格障害および精神遅滞，（第3軸）一般身体疾患，（第4軸）心理社会的および環境的問題，（第5軸）心理的，社会的，職業的機能，の5つの側面を評価する。

このような「操作的診断」は，明確ではあるが，病気の本質を理解することからは乖離しがちである。そこで，精神科では，「操作的診断」と，精神医学の歴史をふまえた「従来診断」とを

併用することが多い。

B. 正常と異常

(1) 異常の生理学的・医学的背景

　異常とは標準からの逸脱である。精神科における正常と異常の区別は難しい。異常の説明にあたって，「形態」的レベル，「機能」的レベル，「心理」的レベルの3つの水準を例にあげる。正常か異常かの境は，順に曖昧になってくる。脳卒中患者では，脳の「形態」は（CT，MRIにて）目に見えるので，標準の脳ではみられない損傷がある，と異常が明らかである。しかし，脳の「機能」は目に見えないので，どのような働きが，どの程度標準から逸脱しているかは，神経心理検査，生理学的検査の取り決めによることになる。

　さらに，脳の「心理」的レベルのものは，何を評価するのか，何を標準とするのか，何を尺度とするのかによって，異常と正常の間の線引きが変わってくる。たとえば，何年も仕事をしないで，毎日ブラブラしている成人男性がいたとする。誰もが勤勉であるべき，といった社会では異常とされるであろう。しかし，多様な価値観が許容されつつある現代では，異常とはいえないかもしれない。一生遊んで暮らせるだけの資産があった場合には，彼の生活は（あくせく働く我々よりは，よほど）正常という考え方もある。精神医学では，人権に対する配慮もあって，他人に害を及ぼさない限り，異常とみなさない，介入しない考えをとることが多い。そして精神科では，彼のブラブラしている行動が，統合失調症などの精神病によるものであるか否かを判断（診断）し，病気であれば治療する，という立場をとる（メモ参照）。

C. 内因性疾患

(1) 統合失調症（精神分裂病）

　主として十代後半～二十代前半の思春期，青年期に発症し，人格，思考，感情，対人関係などに障害をきたす原因不明の疾患。人格の障害とは，たとえば，人柄が変わり，エネルギーが低下して，能動的な社会生活ができなくなってしまうことをいう。このような患者群は昔から存在していたが，ドイツのクレペリンが1889年に，経過に注目して「早発性痴呆」と命名した。しかし，患者は，人格荒廃に至る「痴呆」例ばかりではない。スイスのブロイラーが1911年に，思考，感情，体験といった心的機能があたかも分裂してしまっているととらえ，「精神分裂病」（schizo＝分裂，phrenie＝精神）という病名を提唱した。日本でも1937年から精神分裂病という名称が使用されていたが，2002年より適切な「統合失調症」に呼称変更された。

　発現頻度（一生のうちに一時期でも統合失調症の状態になる確率）は，0.7～0.8％（約1％弱）で，世界各国でほぼ一致している。男女差もない。生物学的原因は，いまだ定説はないが，脳内のドパミンが神経系が過剰反応している事実がある。（幻覚や妄想，興奮といった激しい症状に，ドパミン遮断薬が効果ある。）一卵性双生児でも，発病の一致率は50～80％であり，遺伝的要因があるとはいいながら，環境的要因も発症に深く関与している。「破瓜型」（10歳代の思春期に発症。「陰性症状」が徐々に進行する），「緊張型」（興奮や昏迷が目立つ。ハデな症状だが，治りやすい），「妄想型」（30歳前後に発症。妄想が前景に立つ。人格の崩れは少ない）の型

―メモ―

性格のかたよりについて

　前述の彼が，精神病（狭義）ではないが，性格上の問題で，仕事をしていないという場合も想定される。たとえば「自信がなく，仕事をしても失敗してしまうのではないかと恐れて，結局なにもしないでいる」（＝不安性格），「几帳面で融通がきかず，完璧を望むあまり，結局仕事を続けていくことができない」（＝強迫性格），「他人との交流や，賞賛，批判にまったく無関心で，勤労する，といった社会的規範にもまったく超然としている」（＝分裂病質），といった，性格上のかたよりがある場合がある。この場合 ICD-10，DSM-IVでは，○○性人格障害と診断することができるが，レッテル貼りにならないよう厳格に診断しなければならない。

がある。

　機能性精神病である。すなわち，脳卒中のように器質的な異常が同定できていない。そのため診断は今のところ，症状とその経過による。

　精神医学の歴史をふまえた「従来診断」では，第一に，ドイツのシュナイダーが提唱した「1級症状」を確認する診断法がある。以下の症状のいくつかあれば統合失調症である可能性が高い。すなわち，
　（1）思考化声（自分の考えていることが声になって聞こえる）
　（2）自分を批判する幻聴（自分の今することにいちいちコメントをしてくるなど）
　（3）対話形式の幻聴（2人以上の声が自分のことで噂している）
　（4）被影響体験（自分の身体に電波がかけられているなど）
　（5）思考奪取（自分の考えていることが誰かに抜き取られている）
　（6）思考伝播（自分の考えていることがまわりの人に筒抜けになっている）
　（7）妄想知覚（ここに車椅子が置かれてあるのは地球滅亡のサインだ，など）
　たとえば，脳卒中者でも，（亜）急性期のせん妄（意識障害）下，あるいは回復期〜維持期に幻聴や被害妄想様の訴えがみられることがあるが，その場合，上記，（1）〜（7）は確認できない。すなわち，統合失調症ではなさそうだ，と精神科医は判断する。

　従来診断の第二に，ブロイラーの提唱した4つの基本症状を参考にする方法がある。（1）感情の障害（感情の鈍麻や無関心があって，生き生きした感じが伝わってこない），（2）自閉性（自分の内的世界に閉じこもり，外の現実世界から遊離），（3）両価性（1つのものに全く相反する感情，思考を向ける），（4）観念連合の障害（思考内容のまとまりの悪さ＝連合弛緩ひどくなると滅裂思考）である。（幻覚，妄想といった急性期の派手な症状（＝「陽性症状」）は，統合失調症の本質の症状ではないと考え入っていない。）これら（1）〜（4）のブロイラーの4つの基本症状は幻覚妄想が消退した後にもみられることが多く，無為・自閉，引きこもりといった「陰性症状」と通じるものである。「陽性症状」は治療薬にて改善されることが多いが，一方，「陰性症状」は改善されにくい。

　a．治療
　（1）抗精神病薬（＝向精神薬）の投与，（2）精神療法，（3）精神科リハビリテーション，である。（1）は，脳内の過剰なドパミンをブロックするハロペリドール（ブチロフェノン系＝幻覚妄想に対する作用が強い），クロールプロマジン（フェノチアジン系＝鎮静作用が強い）などによって，急性の症状を沈静化させる。副作用として，パーキンソン症状（手指振戦，前かがみ小刻み歩行）が出現しうるが，可逆性である。すなわち，将来，薬が減量ないし中止できれば，もとに戻る。（2）は，健康な自我の部分に働きかけ，健康な部分を膨らませる。また，病識を深めていく。（3）は，集団での活動，作業を通して，対人的技能，社会的自己を確立する援助を行う。

　b．経過と予後
　年単位での息の長い経過観察が必要となる。かつては1/3が治癒（症状は消失して，社会適応能力も病前の状態に回復），1/3が不完全な治癒（症状はある程度消失し，一応の家庭生活や社会生活が営める），1/3が人格荒廃状態に至る（症状が改善せず，社会適応能力が低下し，精神病院に長期入院）と言われていたが，昨今，薬物療法の発達，リハビリテーション活動の普及によって，荒廃状態に至る割合は減少している。

（2）うつ病

　「感情の病気」で，エネルギーが枯渇し元気がなくなる状態が数ヵ月間持続する。中年以後に発症することが多い。操作的診断学では，気分障害（mood disorder）と呼ばれる。原因が不明である場合（内因性うつ病）と，心理的原因がはっきりしている場合（反応性うつ病）があるが，実際の臨床では区別できないことがしばしばある。たとえば，脳卒中後のうつ病は，脳損傷からくる脳内セロトニン代謝異常に直接由来するものと，障害をおったことによる心理的反応との，2つの要素が重なっていることが多い。

うつ病になりやすい性格が知られている。几帳面，真面目で，完全主義，人に頼まれると背負い込んでしまう，周囲に気を使う，勤勉家，仕事熱心，時間や階級の秩序を大切にするなどである。したがって，病前は社会適応が良い人が多い。

うつ病の症状は，精神症状と身体症状とに分けられる。精神症状は，抑うつ気分，悲哀感，意欲減退，精神活動の抑制（「頭が回転しない」），思考力・集中力の減退（新聞を見ても「見出ししか頭に入らない」），不安，焦燥，無価値感，希死念慮などがある。これらが，**朝悪く午後〜夕方になると少し改善する日内変動**があることが多い。身体症状は，不眠（「夜があけないうちから目が覚めて，もう眠れない」といった早朝覚醒が多い），食欲減退（「味がしない。砂をかんでいるよう」），性欲減退，易疲労性などがある。

治療の原則は，休息（義務，束縛からの解放が基本。休養させるための道具として，医師の診断書が有効。探求的な心理療法は心理的に負担となり逆効果）と，抗うつ剤による脳内セロトニン作用の増強，睡眠剤による睡眠，安静の確保，である。対応法であるが，うつ病は完全に治る病気であることを説明し，自殺をしないよう約束してもらう（うつ病の最大の注意事項は自殺である）。重大な判断，決定は延期させる。最低限度のことだけを行わせ，他は他人にまかせる。（「今までの疲れが出たのだから，今はゆっくり休み，元気になってからやりましょう」）。周囲の人は**本人を励まさない**（できない自分をますます嫌悪する），しっかりしろと叱咤しない（しっかりしろと言われて，しっかりできるレベルのものではない）ことが重要である。

（3）躁うつ病

躁うつ病とは，回復可能な「感情の病気」で，うつ病の時期と躁病の時期を，数週〜数ヵ月程度の期間で繰り返すものをいう。躁うつ病の発生頻度は 0.4％と少ない。うつ状態の時期には，前述のうつ病の症状が出現する。躁状態にあるときには，爽快気分（楽天的，自信過剰になり，周囲に無遠慮，尊大になる。また，ちょっとしたことでイライラし怒りっぽくもなる），観念奔逸（観念＝アイデア，が次から次へとわいてくるが，内容がまとまらない），多弁・多動（落ち着きなくしゃべり続けたり，脱線行為をする），注意散漫，睡眠欲求の減少（あまり眠らなくても体調が良いと自覚）が持続する。万能感にあふれ，誇大妄想が出現することもある。躁状態は自

メモ

失語症者にてどのようにしてうつ病をみつけるか，どう対応するか

言葉での情報が得られない失語症者では，実際の臨床では，表情（打ちひしがれたよう，生き生きとした様子が伝わってこない），雰囲気（エネルギーが感じられない，訓練にのってこない），視線の動き（下を向き，視線をあわせようとしない）により，うつ状態と判断する。さらに，日内変動，食欲低下，身体愁訴，熟睡感の欠如がみられたら，うつ病である可能性が高く，医師に相談すべきである。訓練で接する時には，あまりエネルギッシュにふるまわない（元気な人をみるとますます自分がみじめになる）。訓練を一時中止にすることも，場合によっては必要である。（その場合，見捨てられ感を増長させないように，元気になったらいつでも訓練再開するという約束をとりかわす。時々声をかけるなどの配慮は必要である。すなわち，情緒的サポートをする。言葉は通じなくても，感情は雰囲気で伝わるものである。）

メモ

老年期のうつ病の特徴

身体的な訴え（不定愁訴）が多い。不安・焦燥が強い（落ち着かないで歩きまわり，良くしゃべるので，一見うつ病にはみえない場合もある）。妄想を形成しやすい。特に，うつ病者にみられる妄想として，貧困妄想（「財産がなくなった」など），罪業妄想（「みんな自分が悪い」など），心気妄想（「病気で死ぬ」など）の3つがある（これら3つを微小妄想という）。

メモ

非定型精神病……統合失調症と躁うつ病の症状が同時に，あるいは別の時期にみられる患者の一群をさす従来診断名。分裂感情病ともいわれる。急性（日単位）に発症し，錯乱状態に至ることがあるが，治療によく反応し，短期間で，まったく欠陥のない健康な状態に戻る（この点で，統合失調症と異なる）場合が多い。社会的立場も普通で，落ち着いている時には，一般科の外来にてもまったく違和感がない。

身にとっては良好な状態なので，病識がない場合が多い。躁病の薬物療法では，前述のハロペリドールやクロールプロマジンなど鎮静作用のある薬の他に，炭酸リチウムを使用する。

D．神経症と心因性障害

（1）神経症

心理的原因によっておきる心身（＝心と身体）の機能障害（＝働きの障害）。神経症の発症原因としては，個人の側の要因（素質，性格，生活史など）と，環境の側の要因（家庭，経済，疾病にまつわるストレスなど）との両方を考えなくてはならない。

症状によって，様々なものがあるが，代表的なものに以下のものがある。

　a．不安神経症（ICD-10では，全般性不安障害あるいはパニック障害）

不安が前景に立つ神経症。不安とは，対象のない恐れをいう。（恐れの対象がある場合は恐怖神経症である。）急性の不安（不安発作）と，慢性の不安（予期不安＝「再び発作がおこるのではないか」）がみられる。不安の症状としては，精神症状（心配，恐れ，緊張，不穏，焦燥，苦悶など）と，身体症状（心悸亢進，手指振戦，発汗，呼吸困難，胸内苦悶など）がある。代表的なものに，いわゆる過換気症候群（胸さわぎがして呼吸が苦しくなり，過呼吸となり手足がしびれ，失神に至る）がある。

　b．ヒステリー

「ヒステリー」という用語は様々な意味をもち誤解も多いため，最近では，できるだけ使用しないようになってきている。そして，出現する症状の性質の違いによって，以下の2つの障害に分類され，用語としても用いられる。

①転換性障害：葛藤が抑圧されて，身体症状に置きかえられて（転換されて）症状が出現しているもの。意識的に疾病に逃避しているのではない点で，詐病（いわゆる仮病）とは異なる。運動症状として，失立，失歩，失声，けいれん発作などが広く知られているが，知覚症状（例えば，解剖学的に一致しない靴下型の知覚過敏，知覚低下など）のみの場合もある。

②解離性障害：葛藤が抑圧されて，意識や記憶，自我同一性などの面に症状が出現するもの。生活上きわめて困難なことに直面した時，解離という心理的作用が働いて，記憶や意識を失うことによって，困難からさしあたって遠ざかることができる。反応のない深い意識障害，あるいは，けいれんや四肢硬直といった転換型の症状を合併して，あたかもてんかん発作が持続しているかのような状態（偽発作）に至ることもあるが，解離性障害の場，各種反射や脳波は正常である。なお，脳損傷があると（器質的に）解離が起こりやすいといわれている。

　c．強迫神経症（ICD-10では，強迫性障害）

ばかばかしいとわかっていて（この点で統合失調症と異なる）も，ある事を止めることができないという強迫症状（＝強迫観念＋強迫行為）が目立つ神経症をいう。たとえば，「家の戸締まりをしたか」，「手にバイ菌がついている」などといった強迫観念がいくらふりはらっても頭の中に浮かんできて，鍵の確認，頻回な手洗いといった強迫行為を繰り返しせざるをえなくなる。

メモ

　ヒステリー性格……精神医学的には，ヒステリー性格とは，被暗示的，感情がかわりやすい，成熟していない，演技的，自己顕示的などの性格特徴をいう。このような性格傾向の人に，ヒステリー症状が出現し易いが，まったく，そのような性格でなくてもヒステリー症状を呈しうる。なお，世間では，ヒステリーを，感情が激しい，爆発するという意味で用いるが，医学的なヒステリーとは関連がない。

メモ

　解離状態……遁走（気がついてみると，大事な用事をすっぽかして，まったく関係のない遠隔地にいた。その間の数日間の記憶がないなど），全生活史健忘（自分の情報，すなわち生活史，名前，住所など，のみが想起できない状態が数週間～数年にわたって続く），多重人格（人格が入れ替わり，人格同志で連絡がない）も解離の機序による。これらも，ICD-10では解離性障害の一類型と分類している。

d．抑うつ神経症（ICD-10では混合性不安抑うつ状態，症状が重ければ，気分障害のうつ病エピソードと分類する）

　脳卒中にて障害をもったり，子供が障害児と判明したりといったさまざまな不幸に，誰もが憂うつになり，笑いがなくなり疲れやすく，熟睡感を得られなくなる。基本的には，うつ病の項目であげた症状が出現する。しかし，治療では，内因性うつ病のようには抗うつ剤が効かず，環境調節や精神療法，カウンセリングによって症状が軽快することが多い。したがって，内因性うつ病（＝抗うつ剤投与など積極的に行わなくてはならない）との鑑別が必要になる。

　内因性のうつ病との違いは，以下である。抑うつ神経症の場合，抑うつの出現が，状況や当人の性格から判断して誰もが十分に了解できる。また抑うつは，周囲の援助や慰めの言葉によって，一時的にでも軽快する。あるいは，周囲に不満や苦悶を自ら訴える。一方，内因性うつ病の場合，自分を責めるばかりであり，周囲に他罰的に不満を訴えることは少ない。ただし，神経症（による苦悩）が，しばしば内因性うつ病を誘発する。不満が多いことから神経症レベルの病態と思って十分な抗うつ剤を投与しなかったところ，自殺してしまった（内因性うつ病であった）場合，誤診として医療過誤になる可能性がある。

（2）心因反応（心因性障害）

　心因反応とは，心因による精神障害のことで，心因と精神症状との間には了解可能な関連性があり（この点で，精神分裂病と異なる。ただし，精神分裂病などの内因性の精神病が，あるいは器質性精神病が，心因を契機として，明らかとなることは多い），心因がなくなれば精神症状も消失する。心因反応（広義）を広く解釈すると，発症の原因として本人の素質や生活経験も大きく関係している神経症や心身症も含まれる。一方，本人の素質などには関係なく，激しい心理的ストレスが加わると，誰でも，ある程度共通する精神状態になることが知られており，その病態を，心因反応（狭義）という。原始反応（例；火事場で腰が抜けた），妄想反応（例として，難聴者が周囲の状況把握が困難になり，自分が迫害されているのではないかと被害関係妄想を発展させる場合があげられる。この場合，シュナイダーの1級症状〔前述〕は確認できないので，精神分裂病ではないと精神科医は判断する），抑うつ反応などがある。

E．その他の障害

　いろいろあるが，リハビリテーション関係者として知っておくべきものをあげる。

（1）適応障害

　ストレス（例としては，脊髄損傷による四肢麻痺，あるいは失語症発症による言語コミュニケーション能力の喪失でもよい）に反応して，情緒や行動の障害（抑うつ，不安，自暴自棄，攻撃，引きこもり）が生じるもの。そのため，社会生活が著しく障害される。ただし，他の精神疾患（うつ病など）の診断がつく場合は，そちらの診断名となる。

メモ

心身症と神経症の違い

　心身症……心理社会的ストレスにより身体疾患が実際に生じているもの（他覚所見がある）。→病態名（疾患名は，十二指腸潰瘍，喘息など，実際におこっている身体疾患名となる）

　神経症……心理社会的ストレスにより身体的訴えがあっても，自覚的訴えにとどまる。→疾患名

　なお，あらゆる身体的検査によって異常所見が認められないのにもかかわらず，決まった身体的自覚症状を執拗に訴える病態を心気症（心気障害）といい，根底に狭義の精神病（統合失調症やうつ病など）がない場合には，心気神経症と診断する。

メモ

神経衰弱

　本来は，心身の不調にこだわっていて，疲労，倦怠感，集中困難などを気にしている神経症をいう。しかし，臨床上はこのような患者は少なく，実際は，統合失調症などで，対外的な診断書に，あるいは保険請求用に，あたりさわりない病名として，「神経衰弱状態」を用いることが多い。

（2）心的外傷後ストレス症候群（Posttraumatic stress disorder；PTSD）

誰もが耐えられない心理的ストレスの後，**数週～数ヵ月たってから**，以下の，特異な症状が出現する。災害や暴行などの心理的な外傷体験の情景が，覚醒時にも夢のなかにも，当時の感情や身体感覚を伴って，突然ありありと再現される（フラッシュバック）。このような再体験を頻回に経験するために，イライラや不眠，倦怠感，気分落ち込みが常時みられるようになる。同時に無感動，情動鈍化もみられることがある。米国ベトナム戦争帰還兵の後遺症として知られ，阪神大震災後に日本でも世間一般に知られるようになった。事故により四肢切断や脊髄損傷となった者や，熱傷患者にもしばしばみられる。

（3）症状精神病（症状性精神障害）

身体の病気（たとえば血液疾患，内分泌疾患，膠原病など，なんでもよい）を発症している人が，一時的に，抑うつ状態，軽そう状態，自発性低下，無欲，記憶障害，易怒，興奮，あるいは精神病状態（幻覚，妄想）に至ることがある。この場合，まずは意識障害（たとえば傾眠，せん妄），あるいは治療薬の影響や精神病の合併があるのか疑わなくてはならない。ところが，明らかな意識障害はなく，心理的な要因も目立たず，しかも，身体症状の悪化とともに精神症状が悪化し，逆に，身体症状の軽快とともに精神症状が改善する一群がある。それを症状精神病という。さらに，敗血症などの重症感染症，外科手術直後，脳外傷などで，意識障害からの回復過程や回復した直後に，一過性に冒頭のような精神症状を呈する場合，通過症候群と呼ぶことがある。これは，意識障害ではないという概念であるが，実際は意識障害との境が引きにくい。

（4）摂食障害

a．神経性無欲症（anorexia nervosa）

主に，10歳～20歳代前半までの女性にみられる，強いやせ願望に裏打ちされた不食，あるいはむちゃ食いと排出行動（自己誘発による嘔吐，下剤，利尿剤の使用）。体重減少は平均の15％以上下回る。自分の体重や体型を感じる感じ方に障害があり，客観的には太っていないのに，やせることにとらわれている。無月経がおこる。また，本人は元気で，活動性が増していることが多い。発症の病理としては，成熟した女性になることの拒否とされているが，心理的なものがはっきりしない場合も多い。

b．神経性大食症（bulimia nervosa）

食べることを制御できず，むちゃ食いを繰り返す（冷蔵庫の中のものすべてなど，常識の範囲をこえる量を速いスピードでつめこむ）。しばしば自己誘発による嘔吐を繰り返す。人前で大食行動をとることは少なく，自室や家族が寝静まってから，空虚感を満たすかのごとく，ただ夢中

― メモ ―

脳器質性精神障害（狭義）

脳器質性精神障害とは，脳の病変に基づく，急性・慢性の精神障害をいう。したがって，（広義）の意味では，痴呆やせん妄も含まれる。しかし，これではあまりに広範なので，通常，脳器質性精神障害というと，（狭義）の意味で用いることが多い。すなわち，脳疾患，脳損傷（脳外傷や脳血管障害など），脳機能不全の後に，統合失調症様，（躁）うつ病様，神経症様症状などが，持続的に生じる場合をいう。脳血管障害後に精神病状態が持続し，精神障害者年金や精神障害者福祉手帳を申請する際には，この病名をつけることになる。脳外傷後の回復期を過ぎて，情緒の不安定さや行動の障害が続いている場合，脳器質精神障害（狭義）の中のさらに，脳器質性人格障害あるいは脳器質性行動障害と診断する場合もある。この場合，実は遂行機能障害や注意障害，あるいは認知障害がベースにあり，周囲との齟齬が生じているということも多い。

― メモ ―

せん妄：意識障害の状態（＝後で思い出せない）であるが，少しぼんやりしている程度で，その場の状況にあった行動をとっていて，意識障害であると気づかれないこともしばしばある。軽度の意識混濁という意識レベルの低下（脳代謝の低下）と，不安・緊張といった大脳辺縁系の過剰興奮とが同居している状態である。せん妄状態に至った場合には，心理的な要因のみならず，医学的原因（内服薬の副作用，感染症の発症，再梗塞，再出血など）を探索しなければならない。

で食べ続ける。自分の大食行動を情けなく思い，自己嫌悪に落ちいっていたり，抑うつ症状が出現していることが多い。

（5）薬物中毒（覚醒剤中毒）

①急性中毒：覚醒剤（メタンフェタミン）ヒロポンを数mg静脈注射すると，視界が明るく開け，頭が冴え渡り，疲れがとれたような感じになる。しかし，数時間後には，薬の効果が切れ，全身がだるく，倦怠感をおぼえ，また注射をすることとなる（精神的依存）。一度の注射量が多いと，興奮や意識障害（せん妄）が生じる。

②依存症状：ほどなく耐性ができて，連日数十mg注射が必要になる。注射直後の過覚醒・興奮と，薬の効果が切れた後の倦怠，イライラがひどくなり，食事や睡眠や自己の管理が満足にできなくなる。この状態が数ヵ月続くと，被害関係妄想（警察が見張っている，暴力団が追いかけてくる，など）や幻聴が生じるようになる。

③後遺症：身体依存はない（この点で，アルコールと違う）ので，離脱症状ははっきりしない。注射をやめると，無気力な時期を経て1ヵ月程度で明らかな幻覚・妄想は消退するが，他人を警戒，猜疑する傾向が続く。また，数年～数十年間の中断の後にメタンフェタミンを1回でも注射すると，幻覚妄想をはじめとする急性の症状が一度に出現することがある（フラッシュバック）。

（6）アルコール中毒

アルコールによる酩酊には3種類ある。

①単純酩酊：いわゆる「酔っぱらい」で，抑制がとれる。血中アルコール濃度 100 mg/dl 程度で運動失調がおこる。

②複雑酩酊：いわゆる「悪酔い」で，飲酒量が増えるにつれ，怒鳴ったり，興奮・威嚇したり，器物を損壊したりする。しかし，意識障害はなく，後でだいたい想起できる。

③病的酩酊：上記2つとはまったく質が違う。比較的少量の飲酒で急に深い意識障害（＝後でまったく思い出せない）におちいり，普段の人柄からは想像もつかない言動（暴力，罵声）をとる。運動失調もみられない。刑事事件をおかした場合に，責任能力の有無で問題となる。

振戦せん妄：アルコールに身体依存が生じていて，連日アルコールを服用している場合，急に中止すると振戦せん妄という意識障害の状態におちいる。すなわち，断酒後1～3日後から，不眠，イライラ，全身の震え，発汗などとともに意識障害が始まる。虫や小動物の大群が這い回ったりする活発な幻視を患者が訴えることで有名である。1週間程度で改善する。幻視の内容は後で覚えていることが多い。

（7）各年齢期の障害の特徴

①乳幼児：言語で問題を訴えることができず，症状が身体症状の形をとることが多く，環境条件の影響に左右されやすい。精神遅滞，言語発達遅滞，自閉性障害，情緒障害などの早期発見と早期指導が必要。

②学童期：学校という集団場面への不適応（登校拒否，学業不振，いじめられっ子など）や行動異常として，精神疾患が明らかになることが多い。精神遅滞，学習障害，多動性障害，情緒障害などがはっきりとする。また，神経症，非行傾向が起こり始める。

③思春期：成人としての自己を確立していく過程でおこる葛藤や失敗が，家庭内暴力，登校拒否，長期留年，自殺企図，性的非行，社会的逸脱行動としてあらわれる。精神分裂病（の破瓜型），神経症の好発年齢。

④成人期：職場での不適応，あるいは家庭生活の破綻にて，精神疾患が明らかになることが多い。精神分裂病（の妄想型），うつ病，神経症が好発する。

⑤中年期：うつ病，アルコール依存症，妄想性障害，更年期障害（自律神経の失調状態）が好発する。

⑥老年期：心身の老化と環境の変化（社会や職場からの引退，家庭内での中心的地位の喪失）の影響をうけ，不安，孤独，抑うつになり，心理的危機を生みやすい。痴呆，うつ病，神経症が好発する。

F．精神衛生学

　精神衛生法（1950年）が，入院患者の人権保護と脱施設化の流れの中で，1987年精神保健法に改正（入院形式を細分化）された。さらに，福祉法（国ならび公共団体が法に基づいて福祉的施策を要請される）として，1995年「精神保健及び精神障害者福祉に関する法」（通称，精神保健福祉法）に統合された。（身体障害，老人，精神遅滞，重症心身障害には，早くから各々福祉法があり，法にのっとって施策がなされてきていたが，それまで精神障害にはなかった。）現在日本で，精神病床に入院している精神障害者は約34万人で，その2/3が統合失調症である。また，約10万人は65歳以上で，高齢化している。欧米では精神病院は公立病院であることが多いが，日本では入院患者数では9割が私立病院に依存している。平均在院日数は約400日で，諸外国に比べて長い。精神保健福祉法で，都道府県は精神保健福祉センターを設置し，市町村も精神障害者地域生活援助事業を行うべくうたわれている。「社会復帰施設」として，生活訓練施設（日常生活に適応するための訓練を行う），授産施設（雇用されることが困難な精神障害者に必要な訓練を行う），福祉ホーム（低額な料金で居室を提供）など，「在宅精神障害者へのサービス」として，グループホーム，ショートステイ事業の拡大が，市町村に求められている。昨今は，外来クリニック，デイケア，作業所の増加により，地域で生活する障害者が増えている。主要傷病別受療率では精神障害は，高血圧性疾患につぎ第2位である（3位；脳血管疾患，4位；悪性新生物）。

　精神障害の中には病識がなく，通常の自由な意志による入院治療契約が結べない場合がある。法で入院形態が定められている。（1）任意入院……本人の自由意志による入院，（2）医療保護入院……医療と保護のため，精神保健指定医の診察により，保護義務者（＝配偶者，親，子）の同意のみによって入院（徘徊が激しい痴呆患者を精神科閉鎖病棟に入院させる場合には，通常この形態となる），（3）措置入院……自傷他害のおそれがある場合，2名の精神保健指定医の診察により精神障害者であれば（強制的に）入院。この場合のみ入院治療費は措置費として国・都道府県から支給される。

　身体障害者に身体障害者手帳があるように，1995年より精神障害者にも保健福祉手帳（1〜3級）が交付されるようになったが，現段階では，手帳取得のメリットは少ない。申請は保健所経由で行う。精神障害でも，身体障害と同様，20歳以後，障害者年金を請求により受給できる。

　日本の最近の社会問題の一つに自殺者の増加がある。自殺者は1999年以降年間3万人以上（男性：女性＝2：1）で経過している。特に50歳代，60歳以上で自殺者の増加が目立つ。

文　献

1）柏瀬宏隆：心の医学，朝倉書店，東京，1993
2）小此木啓吾，深津千賀子，大野　裕　編：精神医学ハンドブック，創元社，大阪，1998
3）高橋三郎，大野　裕，染矢俊幸　訳：DSM-IV　精神疾患の分類と診断の手引，医学書院，東京，1995
4）融　道男，中根充文，小見山実　監訳：ICD-10　精神および行動の障害　臨床記述と診断ガイドライン，医学書院，東京，1993

（先崎　章）

II 臨床医学・歯科学

5. 脳神経外科学

総論

A. 病態生理と主要症状

(1) 頭蓋内圧亢進
　頭蓋内腔は頭蓋骨で囲まれた一定の容積で，その中に脳実質，髄液，血液，細胞外液で満たされている。生理的に頭蓋内圧は一定に保たれているが，腫瘍などの頭蓋内占拠病変や脳浮腫，髄液通過障害による水頭症，静脈の灌流障害などによって，頭蓋内容積が増加すると，頭蓋内圧亢進を引き起こす。頭蓋内圧亢進の急性症状には進行性の意識障害，血圧上昇，徐脈，外転神経麻痺，除脳硬直，Parinaud徴候などがあり，慢性症状には頭痛，悪心・嘔吐，うっ血乳頭などがある。急性頭蓋内圧亢進は直ちに適切な処置を要する。頭蓋内圧亢進の原因となる血腫や腫瘍等の原因を取り除く内減圧手術や骨弁除去による外減圧手術，髄液を排除するため脳室ドレナージ術などが必要となる。

(2) 脳浮腫
　脳実質内に水分が異常に貯留した状態で，脳容積の増大をきたす。血液脳関門が破綻して毛細血管壁から細胞外腔に液体成分が漏れる。脳血管障害や脳腫瘍，脳挫傷でみられる。通常は脳の毛細血管内皮細胞の透過性亢進に基づく血管源性浮腫であるが，脳血流低下や低酸素の状態で脳細胞の活性障害の結果，生じる浮腫（細胞毒性浮腫）もある。脳浮腫の治療には，酸素療法，過換気，高浸透圧利尿剤，ステロイド剤，バルビツレート療法，低体温療法などがある。

(3) 脳ヘルニア
　頭蓋内圧亢進が進行し，脳の代償機能がなくなると脳は変形・偏位をきたし，下記の脳ヘルニアを生じる。

　a．テント切痕ヘルニア
　側頭葉内側の鉤や海馬回がテント切痕からテント下に嵌入するもので，鉤ヘルニアとも呼ばれる。中脳圧迫による意識障害，過換気，除脳硬直，片麻痺，人形の眼運動の消失などが生じる。さらに動眼神経や後大脳動脈の圧迫症状，二次性脳幹部出血，Kernohan notchによる同側の片麻痺などをきたすこともある。

　b．中心性ヘルニア
　テント上の全般性圧亢進によって，中脳が嵌入し，脳幹が下方に圧排されるものをいう。間脳障害により嗜眠，縮瞳，Cheyne-Stokes呼吸，除皮質硬直などが生じる。

　c．上行性（逆行性）テント切痕ヘルニア
　テント下の圧亢進が著しく，小脳虫部がテント切痕に嵌入するもの。進行性の意識障害，血圧上昇，徐脈，動眼神経麻痺，外転神経麻痺，除脳硬直，Parinaud症候などが生じる。

　d．小脳扁桃（大孔）ヘルニア
　小脳扁桃が大孔を通って下方に嵌入するもので，延髄圧迫により四肢麻痺や呼吸停止，後下小脳動脈圧迫によるWallenberg症候群などをきたす。

　e．帯状回（大脳鎌下）ヘルニア
　帯状回，脳梁が大脳鎌の下へ嵌入するもの。重篤な臨床症状は示さない。

　f．蝶形骨縁ヘルニア
　前頭葉下面が下方へ嵌入する場合と側頭葉極が上方へ嵌入する場合があるが，まれである。

表1　Japan Coma Scale

I　刺激しないでも覚醒している状態（1桁で表現）
　　（delirium, confusion, senseiessness）
　　　1．だいたい意識清明だが，今ひとつはっきりしない
　　　2．見当識障害がある
　　　3．自分の名前，生年月日がいえない
II　刺激すると覚醒する状態・刺激をやめると眠り込む（2桁で表現）
　　（stupor, lethargy, hypersomnia, somnolence, drowsiness）
　　　10．普通の呼びかけで容易に開眼する
　　　　　合目的な運動（たとえば右手を握れ，離せ）をするし，言葉も出るが間違いが多い
　　　20．大きな声または体を揺さぶることにより開眼する
　　　　　簡単な命令に応ずる．たとえば離握手
　　　30．痛み刺激を加えつつ呼びかけを繰り返すと辛うじて開眼する
III　刺激をしても覚醒しない状態（3桁で表現）
　　（deep coma, coma, semicoma）
　　　100．痛み刺激に対し，はらいのけるような動作をする
　　　200．痛み刺激で少し手足を動かしたり，顔をしかめる
　　　300．痛み刺激に反応しない

表2　Glasgow Coma Scale

大分類	小分類	スコア
A．開眼 （eye opening）	自発的に（spontaneous） 言葉により（to speech） 痛み刺激により（to pain） 開眼しない（nil）	E4 3 2 1
B．言葉による応答 （verbal response）	見当識あり（orientated） 錯乱状態（confused conversation） 不適当な言葉（inappropriate words） 理解できない声（incomprehensible sounds） 発声がみられない（nil）	V5 4 3 2 1
C．運動による最良の応答 （best motor response）	命令に従う（obeys） 痛み刺激部位に手足をもってくる（localises） 四肢を屈曲する（flexes） 　　逃避（withdraws） 　　異常屈曲（abnormal flexion） 四肢伸展（extends） 全く動かさない（nil）	M6 5 4 3 2 1

（4）意識障害

大脳皮質は五感からの刺激，内臓・筋からの刺激などを受けて"覚醒"している．脳幹網様体調節系や視床下部調節系などの賦活系が連携して意識水準を保っているため，脳幹網様体や視床下部または大脳皮質の広範な障害によって意識障害が生じる．

a．意識レベルの判定法

メイヨークリニックの分類では，意識障害を深昏睡，半昏睡，昏迷，傾眠，錯乱の5段階に分ける．わが国では，Japan Coma Scale（表1）が広く用いられているが，国際的にはGlasgow Coma Scaleがよく使われる（表2）．

b．特殊な意識障害

①植物状態：呼吸・循環や自律神経など生命維持に必要な機能はよく保たれているが，知能・運動・知覚などの機能を欠く状態。ⓘ自力で移動することはできない。ⓘⓘ摂食することはできない。ⓘⓘⓘ尿尿失禁がある。ⓘⓥ追視をすることはあるが認識はできない。ⓥ簡単な命令に応じることもあるが，それ以上の意志の疎通はできない。ⓥⓘ声を出すが意味のある発語はできない。これら6項目が3ヵ月以上持続するものをいう。

②失外套症候群：大脳皮質の広範な障害によって，運動・知覚，言語機能，精神機能障害が著しい。睡眠覚醒のリズムは保たれている。

③無動性無言：上部脳幹・間脳・帯状回の病変によって生じる。運動麻痺の有無にかかわらず全く動かず，言葉を発しない。睡眠過多傾向にあるが，睡眠・覚醒リズムは保たれる。開眼しており，指標を追跡することもある。

④閉じ込め症候群：皮質脊髄路と皮質橋路が障害され，四肢麻痺を呈し，下位脳神経障害も伴うため動けないし，喋れないが脳幹網様体や大脳は健全なため意識は明瞭である。眼瞼の運動や上下の眼球運動は可能である。

⑤脳死：中枢神経系が不可逆的損傷を受け，大脳半球機能や脳幹機能のすべてが失われているが，人工呼吸器などの医学的管理により心臓の拍動が保たれている状態をいう。診断に際し，ⓘ深昏睡，ⓘⓘ自発呼吸消失，ⓘⓘⓘ瞳孔固定（瞳孔径は左右とも4 mm以上），ⓘⓥ脳幹反射の消失，ⓥ脳波の平坦化，ⓥⓘこれらの条件が満たされた後，6時間経過をみても変化がないことを確認する。

各論

B．頭部外傷

　頭蓋骨に囲まれ，強固に保護されている脳が外傷によって障害を受けると脳損傷をきたす。その発現機序は，打撲部の頭蓋骨の「たわみ」による直撃損傷（coup injury），打撲部とは反対側の反衝損傷（contre-coup），頭蓋内での脳の回転に伴う剪力損傷（shear strain），頭蓋骨への衝撃や空洞現象による陰圧で生じる損傷（cavitation）などがある。直撃あるいは反衝損傷では脳挫傷，頭蓋内血腫などの局所性損傷をきたすが，剪力損傷ではび漫性の広範な障害をあたえる（表3）。

　頭部外傷の臨床分類として荒木分類がしばしば用いられる。Ⅰ型（単純型）とは意識障害がなく，脳の器質的損傷を思わせる症状のないものをいう。Ⅱ型（脳振盪型）は意識障害を一過性に認めるが，6時間以内に回復し，脳の器質的損傷を思わせる症状のないものをいう。Ⅲ型（脳挫傷型）は意識障害が6時間以上続き，受傷直後より脳の器質的損傷を思わせる症状を呈するものをいう。Ⅳ型（頭蓋内血腫型）は受傷直後の意識障害，または局所症状が欠如あるいはあっても軽度であるが，進行性に意識障害あるいは局所症状を有するものである。

（1）頭蓋骨折

　頭蓋骨折は，衝撃となる外力の大きさ，スピード，方向，エネルギーによって異なる。線状骨折は平らな面や鈍器による打撲で，衝撃力が比較的小さいときに生じる。骨折線が血管溝や正中をまたぐ場合には血管損傷の危険がある。陥没骨折は小さなあるいは角のある物体による衝撃が，小さい範囲に衝撃が集中した場合に生じる。陥没した骨片が直下の硬膜，脳を損傷する場合もあり，外傷性てんかんの焦点ともなりうるため，手術治療も考慮しなければならない。頭蓋底骨折は通常，円蓋部の骨折が頭蓋底まで延びて生じるが，衝撃が下から加わり頭蓋底まで波及する場合もある。前頭蓋窩の骨折で上眼瞼（パンダの目），中頭蓋窩，後頭蓋窩の骨折で耳介後部（バトル徴候）に溢血斑を認めることがある。また，気洞と交通すると髄液瘻や気脳症をきたすこともあり，ときに脳神経麻痺を生じる。

（2）急性硬膜外血腫

　直撃損傷による頭蓋骨骨折により中硬膜動脈損傷をきたして発現する場合が多い。受傷から意識障害をきたすまでに意識清明期のあることが特徴である。頭蓋単純撮影で中硬膜動脈を横切る骨折線と松果体の偏位をみる。CTでは両凸レンズ型の高吸収域をみる（図1）。開頭血腫除去術を行えば，予後は良好である。

表3　び漫性脳損傷の分類

　A．軽症脳震盪
　　意識障害を伴わない一時的な神経症状
　B．古典的脳震盪
　　6時間以内の意識障害を伴う，一時的，可逆的
　　神経症状
　C．び漫性軸索損傷
　　6時間以上の持続的意識障害
　　1．軽症び漫性軸索損傷：受傷後昏睡が6〜24時間
　　　　死亡は稀だが，永続する記憶障害，心理障害，神経障害を残す
　　2．中等度び漫性軸索損傷：脳幹症状（除脳，除皮質肢位）を伴わない，受傷後24時間以上持続する昏睡
　　3．重症び漫性軸索損傷：脳幹症状を伴い，24時間以上持続する昏睡

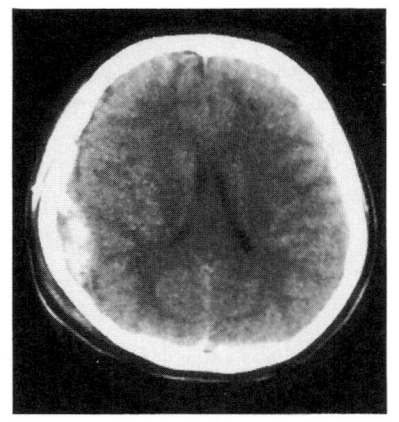

図1　急性硬膜外血腫

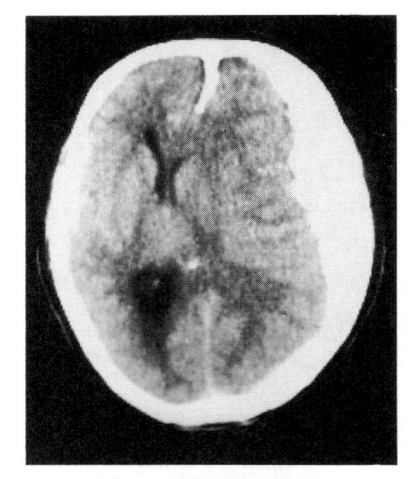

図2　急性硬膜下血腫

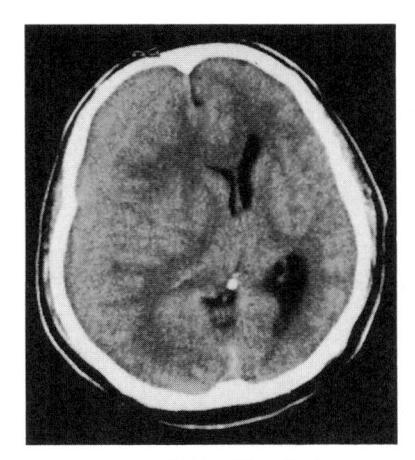

図3　慢性硬膜下血腫

(3) 急性硬膜下血腫

　反衝損傷や剪力損傷による。橋静脈や脳表の動静脈が出血源となる。受傷より意識障害を伴うことが多い。CTでは三日月状の高吸収域をみるが，脳腫脹・浮腫が強い（図2）。脳実質の損傷（脳挫傷）を伴うことが多く，予後は不良。血腫除去に加えて，外減圧術を行うことが多い。

(4) 急性脳内血腫

　脳挫傷による血腫で，前頭葉や側頭葉に多い。受傷直後より発生するが，ときに数時間以上経ってから明らかになることもある。意識障害や不穏状態を示すことが多い。救命のため開頭血腫除去術を行う。

(5) 慢性硬膜下血腫

　老人男性に多く，飲酒家に多い。数週間前の軽微な外傷で生じることが多い。頭蓋内圧亢進症状や痴呆・記銘力低下，軽度の麻痺・歩行障害などで発症する。CTでは三日月状の低〜等吸収域をみる（図3）。穿頭洗浄術を行えば，予後は良好である。

(6) 小児の頭部外傷

　小児の頭蓋骨は軟らかく弾力性に富むため，直撃損傷では陥没骨折や脳損傷が発生しやすい。軽微な外傷でも脳挫傷や頭蓋内血腫が発生する。新生児では帽状腱膜下血腫や骨膜下血腫（頭血腫）が発生する。乳児では頭蓋内圧亢進に伴い大泉門が膨隆する。また硬膜損傷を伴いやすく，

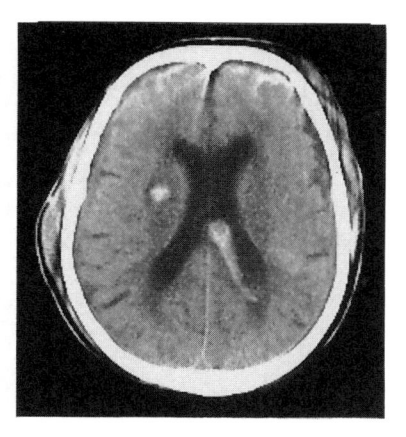

図4　び漫性軸索損傷

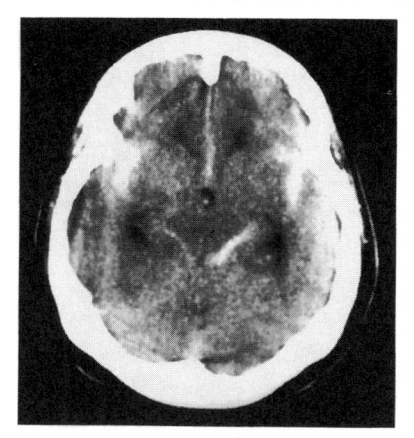

図5　くも膜下出血

進行性頭蓋骨折（Growing skull fracture）の発生要因となる。乳幼児では縫合離開骨折をおこしやすい。貧血やショックを起こすこともありうるが，重症例でも成人に比べると予後は良好である。

（7）び漫性軸索損傷

び漫性の剪断力（回転加速度）が脳に加わり，大脳白質を中心に広範かつび漫性に損傷をきたす。脳の中心深部（脳梁，脳幹背外側，脳室近傍の白質，大脳基底核部など）に小出血巣を認める。受傷直後より重篤な意識障害が持続し，除脳硬直などを伴うことが多い。CTではび漫性脳腫脹，くも膜下出血，脳深部の小出血を認める（図4）。予後は不良。

C. 脳血管障害

血管が破綻しておこる出血性と閉塞しておこる虚血性に大別される。

（1）くも膜下出血

くも膜下腔に出血している状態をいう。罹患率は10万人に10～18人といわれ，50歳代，60歳代にピークがある。くも膜下出血の原因として脳動脈瘤，脳動静脈奇形，高血圧性脳出血，もやもや病，外傷などがある。くも膜下出血では，その程度により一連の病態を呈する。軽度の場合は髄膜刺激症状（頭痛，悪心・嘔吐，項部硬直，ケルニッヒ徴候）のみの場合もあるが，程度が進むと脳血管の攣縮，髄液路ブロック，直接の脳の圧迫が生じる。そのため脳循環障害，髄液循環障害，脳機能障害が出現し，脳梗塞，水頭症，さらには頭蓋内圧亢進へと進行し，脳局所症状，バイタルサインの変化，脳ヘルニアが生じうる。臨床的には，突発する激しい頭・頸部痛で発症することが多い。30％に意識障害を伴うが，一時的で回復する場合が多い。急性期には嘔吐や痙攣発作などがみられることがあるが，亜急性期に移行するにつれ脳血管攣縮による脳虚血症状が出現し，意識障害や新たな神経症状が出現することも少なくない。脳血管攣縮は出血直後（3～24時間）に一過性に生じる早期攣縮と，一旦寛解した後，遅発性に長期間（1～2週間）続く遅発性攣縮がある。慢性期に水頭症が出現すると，記銘力障害，歩行障害，尿失禁などがみられる。くも膜下出血の診断はCTを第一選択とするが（図5），その原因を調べるためには脳血管撮影が必須である。

（2）脳動脈瘤

くも膜下出血の原因の50～90％を占める。ウイリス動脈輪を中心に，主に血管の分岐部が膨隆し，瘤を形成する。多くは先天性の素因に血圧や血流の影響が加わって発生するが，稀に外傷性や細菌性のものがある。その形状から嚢状（Saccular）と紡錘状（Fusiform）に分けられる

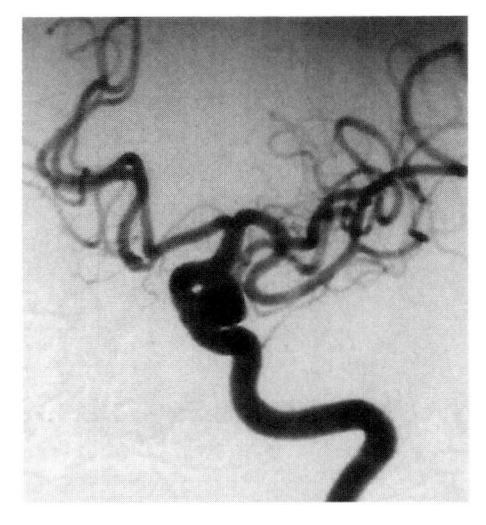

図6　脳動脈瘤

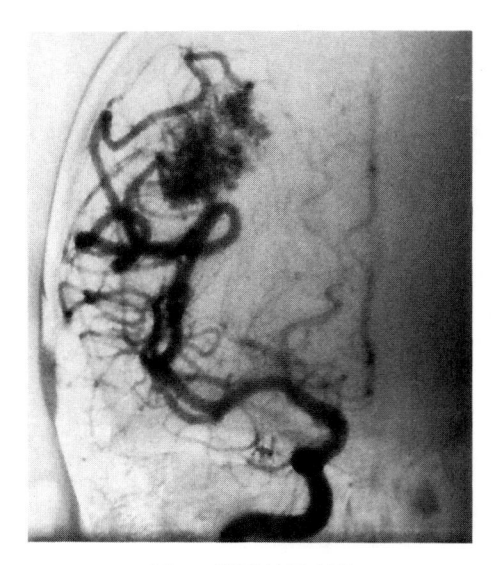

図7　脳動静脈奇形

が，破裂をきたす脳動脈瘤は囊状で，先天性といわれている。40～60歳代に好発するが，最近は高齢者も増えている。

ウイリス動脈輪の血管分岐部，結合部に好発し，中でも前交通動脈瘤（30％），内頸動脈・後交通動脈瘤（25％）が特に多い（図6）。一方，椎骨脳底動脈系に発生するものは5～6％で最も少ない。多発脳動脈瘤は20～33.5％にみられる。巨大脳動脈瘤は最大径が25 mm以上のものをいう。くも膜下出血よりも圧迫による局所神経症状で発見されることが多い。未破裂脳動脈瘤は，動脈瘤が大きくなり神経圧迫症状や脳虚血症状を呈して発見される場合と，脳ドックや他の脳疾患の検索中に発見される場合がある。偶発的に発見される頻度は1％程度であるが，脳ドックなどで積極的に診断を行うと6.5％に達するという。

術前重症度がGrade Ⅰ，Ⅱでは早期手術の絶対的適応がある。晩期手術は患者の状態が致命的な場合に行うが，再出血や血管攣縮の時期を保存的に乗り切る必要がある。通常，再破裂を防止するために，動脈瘤頸部にクリッピング手術を行う。クリッピングが困難な場合は，動脈瘤のコーティングやラッピングを行ったり，トラッピングを行うこともある。手術操作が困難な巨大脳動脈瘤や椎骨脳底動系の動脈瘤に対しては血管内手術が行われる。水頭症に対しては脳室－腹腔シャント術を行う。

（3）脳動静脈奇形

先天性の血管の形態発生異常（血管奇形）のひとつで，動脈と静脈の間に毛細血管を持たない短絡があり，血管塊（Nidus）が流入動脈と流出動脈の間に存在している（図7）。全人口の0.14％に発生し，年間2～3％のリスクで30歳までにその半数以上が破裂出血をきたす。好発年齢は30歳代。多くはテント上に発生し，出血をきたす。

痙攣，頭痛，局所神経症状のいずれかで発見されることが多いが未破裂脳動静脈奇形の13％は偶発的に発見されている。出血は初発症状の40～70％を占める。

根治手術はNidusを摘出することである。直達手術が困難な場合は血管内手術による塞栓術や定位的放射線療法が行われる。

（4）高血圧性脳出血

長期間の高血圧により，脳の細動脈に小さな動脈瘤や血管壊死が発生し，その破綻によって脳内に出血をきたす。

　a．被殻出血（図8）

最も頻度が高い。被殻に限局すれば症状に乏しいが，しばしば内包へ波及して麻痺を起こす。

図8　被殻出血

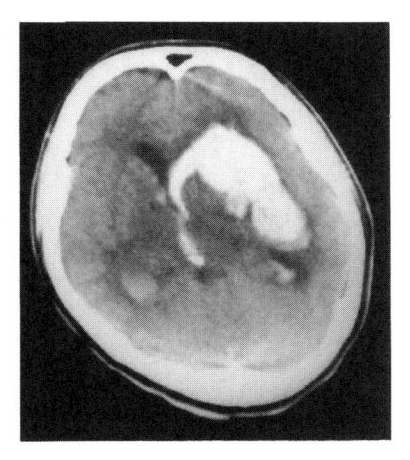

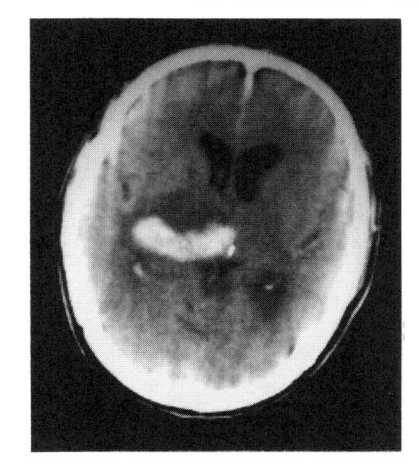

図9　視床出血

出血が広がると，感覚障害や視野障害，失語症や半側無視などの高次脳機能障害をきたす。また共同偏視，意識障害もきたしうる。多くは中大脳動脈から分岐する穿通枝（レンズ核線条体動脈）の破綻による出血である。

　b．視床出血（図9）

視床に限局すれば感覚障害や縮瞳，鼻尖凝視などを呈するが，広がると運動麻痺をきたす。急性期には失語症や半側無視などの高次脳機能障害をきたすことも少なくない。後大脳動脈の分枝である視床穿通動脈などが原因となる。

　c．小脳出血

めまい，嘔吐で発症。片麻痺はないが，起立・歩行障害，失調などが特徴的である。出血が拡がると脳幹圧迫をきたし，脳幹症状が出現する。

　d．橋（脳幹部）出血

意識障害，呼吸障害，眼球異常，四肢麻痺などを呈する。

　診断はCTで，発症時より血腫部位に一致した高吸収域がみられ，時に脳室内穿破や血腫周辺の浮腫，脳ヘルニアの診断が可能である。

　血腫除去術を行うかどうかは，出血部位，大きさ，年齢，全身合併症，重症度などをみて決定する。被殻出血，皮質下出血，小脳出血はしばしば手術適応とされる。救命のために開頭血腫除去術，機能予後の改善のために定位的血腫吸引術が行われる。視床出血や橋出血は内科的治療が優先されるが，稀に定位的血腫吸引術が行われることもある。

（5）虚血性脳血管障害

脳血管の閉塞性変化の結果，脳循環（血流）が低下して脳に虚血性変化，脳梗塞をきたすものである。原因別に，脳塞栓，脳血栓，血行力学的変化による虚血に大別される。また，症状の経過により一過性脳虚血発作（TIA：24時間以内に消失），可逆性脳虚血（RIND：3週間以内に消失），脳卒中型（3週以上持続）に分けられる。

発症からの数時間は脳は虚血状態にあり，機能は低下しているが壊死には至っていない。しかし血流の再開がなければ，脳は壊死に陥り，同時に血液脳関門の破綻による浮腫を伴う。数週間で浮腫は消退する。

　a．症状

内頸動脈系の症状には，一側上下肢の運動麻痺，感覚障害，同名半盲，失語症，半側無視などがある。椎骨脳底動脈系の症状には四肢麻痺，感覚障害，視力・視野障害，失調，めまい，嚥下障害，構音障害などがある。

　b．診断

発症直後のCTでは異常を認めず，翌日のCTで血管支配領域に一致した低吸収域をみること

が多い（図10）。MRIでは6〜12時間以内に診断することができる。SPECTやDynamic CTを用いれば，発病早期の虚血状態を知ることができる。脳血管撮影は閉塞血管・部位の診断に有用であり，同時に側副血行路の有無も評価できる。

 c．治療

 発病初期には血栓溶解剤，抗トロンビン剤，脳血流改善剤を用いる。脳塞栓では血栓溶解療法を行うこともある。脳浮腫が進むと脳圧降下剤が必要となる。再発の予防が大切であり，危険因子の管理，抗血小板剤の投与が必要である。また，血管吻合術や血栓内膜切除術，経皮的血管形成術などの血行再建術が行われることもある。

（6）もやもや病

 両側の内頸動脈分岐部（C1部）に閉塞がみられ，側副血行路による異常血管網をきたす。日本人に多い。小児では発作性に脳虚血症状を生じ，成人ではくも膜下出血を生じることが多い。診断は脳血管撮影にて行い，異常血管を認める。STA-MCA（浅側頭動脈－中大脳動脈）吻合術やEDAS（encephalo-duro-arterio-synangiosis）などの血行再建術が試みられている。

D．脳腫瘍

 頭蓋内に発生するあらゆる新生物で，発生母地が脳実質，髄膜，下垂体，脳神経，先天性遺残組織などの原発性腫瘍と，頭蓋外の臓器の新生物が頭蓋内に転移して増殖する転移性腫瘍に大別される。

頻度・種類

 発生率は人口10万人に対し年間8〜10人と推定される。脳腫瘍は約40種類に分類されるが，脳実質以外から発生する腫瘍は良性で，脳を圧排しながら増大する。神経膠腫と転移性腫瘍は悪性で，脳実質内を浸潤性に増大する。頻度的には神経膠腫が最も多く，原発性脳腫瘍の約30％を占める。成人では悪性の神経膠腫，膠芽腫，良性の髄膜腫，下垂体腫瘍，聴神経腫瘍が多い。

 小児では小脳髄芽腫と星細胞腫，脳幹部神経膠腫，下垂体頭蓋咽頭腫，松果体部腫瘍などが多い。

脳腫瘍の症状・診断

 発生した部位によるさまざまな局所神経症状が進行する。また腫瘍が増大することによる慢性の頭蓋内圧亢進症状も出現する。脳室内腫瘍や松果体部腫瘍，髄芽腫，上衣細胞腫などでは髄液の通過障害により水頭症をきたす。前頭葉や側頭葉の腫瘍では焦点性てんかんをきたす。

 慢性進行性の神経症候を呈する場合には，脳腫瘍を疑い，神経学的診断，CTやMRIなどの画像診断をすすめる。また，内分泌検査や腫瘍マーカー測定が必要となることもある。

治療と予後

 良性腫瘍の多くは全摘出が可能で予後は良好である。悪性腫瘍は脳実質に浸潤性に増殖しているため全摘出は困難で再発も多い。腫瘍摘出術のみならず放射線療法や化学療法などを組み合わせて行う。

（1）原発性脳腫瘍

 a．神経膠腫 glioma

 脳実質のグリア細胞から発生し，浸潤性に発育する悪性腫瘍。成人では大脳半球，小児ではテント下・小脳に多い。神経膠芽腫，星状細胞腫，髄芽腫，乏突起神経膠腫，上衣腫などがある。最も悪性度の高いものが多形性膠芽腫 glioblastoma で，神経膠腫の約半数を占める。発育は急速で，皮質下を浸潤性に発育し，発症から約1年で死に至る。星状細胞腫 astrocytoma，乏突起神経膠腫 oligodendroglioma，上衣腫 ependymoma は悪性度が低く，発育は遅いが，髄芽腫 medulloblastoma は膠芽腫に次いで悪性度が高い。髄芽腫は小児の後頭蓋窩腫瘍の中で最も多く，小脳虫部に好発する

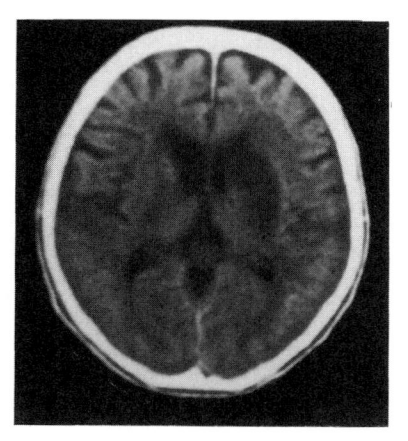

図 10　脳梗塞

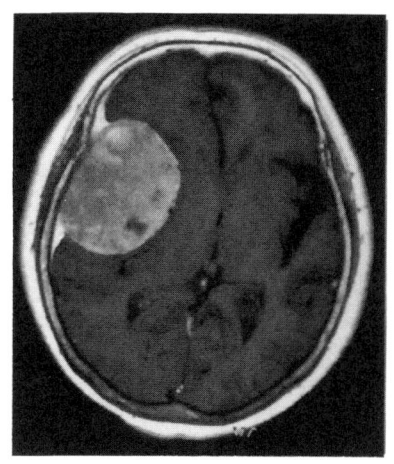

図 11　髄膜腫

　b．髄膜腫 meningioma
　髄膜（くも膜の表層細胞）より発生する中年女性に好発する。傍矢状・大脳鎌，大脳半球円蓋部，蝶形骨縁などに好発する（図 11）。一般に良性，手術で全摘出を行うと予後は良好である。
　c．下垂体腺腫 pituitary adenoma
　トルコ鞍内にある脳下垂体の主に前葉より発生する良性腫瘍。ホルモン産生性腫瘍では，分泌されるホルモンによって巨人症や末端肥大症，クッシング症候群，乳汁分泌などをきたす。ホルモン非産生性腫瘍では，腫瘍の増大・圧迫により，耳側半盲などの視交叉・下垂体部症候群をきたす（図 12）。頭蓋単純撮影でトルコ鞍の風船状拡大を認める。腫瘍の摘出には経蝶骨洞手術または開頭術が行われる。術後ホルモン値をみながら補充療法を行うことも多い。
　d．神経鞘腫 neurinoma
　成人の第Ⅷ脳神経（聴神経）から発生することが多い。小脳橋角部腫瘍の 70〜80％を占める（図 13）。耳鳴や難聴で発症するが，増大すると脳幹圧迫による運動麻痺や小脳症状，頭蓋内圧亢進症状がみられる。頭蓋単純撮影で内耳孔の拡大がある。後頭下開頭にて全摘出術を行えば予後は良好である。
　e．頭蓋咽頭腫 craniopharyngioma
　胎生期の頭蓋咽頭管の遺残から発生する先天性腫瘍で，成人のみならず小児にも多く発生する。視力・視野障害のほか，成人ではホルモン低下，尿崩症，小児では発育障害を生じる。頭蓋単純撮影でトルコ鞍の皿状変形，鞍上部石灰化がある。腫瘍を全摘出するのが理想であるが，亜全摘となることもある。術後放射線療法やホルモン補充療法を考慮しなければならない。
　f．松果体部腫瘍
　松果体部には，松果体固有細胞から発生する松果体細胞腫 pineocytoma，松果体細胞芽腫 pineoblastoma，先天性腫瘍で松果体に遺残する胚細胞から発生する胚細胞性腫瘍 germ cell tumor，それに神経膠腫などがある。松果体部腫瘍の多くは胚細胞性腫瘍で，男性，小児に多い。胚細胞性腫瘍には胚芽腫 germinoma，奇形腫 teratoma，松果体細胞腫 pineocytoma，絨毛上皮癌 chorioepithelioma や胎児性癌 embryonal carcinoma などの悪性腫瘍，その混合型がある。腫瘍が中脳・中脳水道を圧迫すると，アーガイル・ロバートソン瞳孔，パリノー徴候，性早熟，頭蓋内圧亢進症状などを呈する。診断は頭蓋単純撮影や CT で，松果体部に石灰化を認める。MRI では第三脳室後半に腫瘍を認める。胎児性癌や絨毛上皮癌などの悪性腫瘍では AFPや HCG などの腫瘍マーカー値が診断と治療効果の判定に有用である。胚芽腫は放射線に感受性が高いが，奇形腫に対しては全摘出が必要である。悪性腫瘍では摘出術後に放射線療法，化学療法などが必要である。水頭症の合併をみることが多く，シャント手術を必要とすることが多い。
　g．血管芽腫 hemangioblastoma
　成人の小脳半球に好発する良性腫瘍で，家族発生もある。小脳半球症状や頭蓋内圧亢進症状，

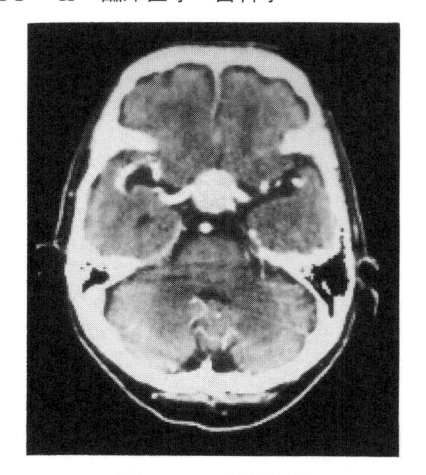

図12 下垂体腺腫

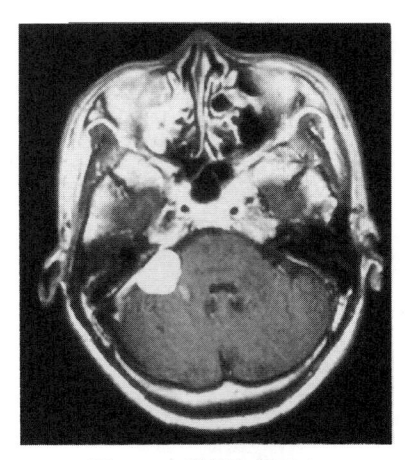

図13 小脳橋角部腫瘍

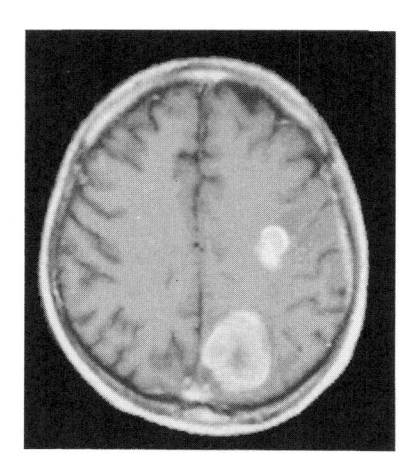

図14 転移性脳腫瘍

エリスロポエチンによる多血症などを伴うことがある。CTで囊胞を伴う球形の腫瘍を認める。脳血管撮影で腫瘍造影像をみる。全摘出にて治癒する。

　　h．先天性腫瘍

　胎生期の遺残組織から発生する腫瘍であるが，頭蓋咽頭腫以外は稀である。奇形腫，類上衣腫，類皮腫，脊索腫などがある。脳の外から発育する良性腫瘍で摘出術が原則。脊索腫には放射線療法が有効である。

（2）転移性脳腫瘍 metastatic brain tumor

　原発巣は肺癌が最も多く約半数を占め，次いで乳癌が多い。一般に血行性転移で，原発巣よりも先に発見されることも多い。転移性脳腫瘍の過半数は多発性である（図14）。運動麻痺などの局所症状が進行性に出現する。また，頭蓋内圧亢進症状やけいれん発作をきたすが，多発性では症状が多彩となる。治療は QOL を十分に考慮したうえで，手術療法，化学療法あるいは放射線療法を行う。

（3）神経・皮膚症候群 neurocutaneous syndrome

　神経・皮膚症候群はしばしば遺伝性，家族性に発病する。皮膚の母斑，腫瘍の合併，先天性奇形の合併などを特徴とする。

　　a．フォン・レックリングハウゼン病

　常染色体優性遺伝で，家族性が3分の1である。皮膚に神経線維腫とカフェオレ斑を認める。聴神経腫瘍や髄膜腫などの中枢神経系腫瘍を伴い，脊椎の彎曲，頭蓋骨の一部欠損などの骨変化

を伴うことがある。

　　b．結節性硬化症

　常染色体優性遺伝で，顔面の皮脂腺腫，てんかん発作，知能障害をきたす。脳回や脳室壁に石灰化を伴う結節を認める。

　　c．スタージ・ウェーバー症候群

　顔面半側（三叉神経第一枝領域）での毛細血管腫（ぶどう酒様母斑），大脳皮質の限局性萎縮と石灰化が特徴。てんかん発作や知能障害などを呈する。

　　d．フォン・ヒッペル・リンドウ病

　常染色体優性遺伝で中年期以降に発症する。小脳の血管芽腫に，しばしば脊髄の血管腫，膵臓，腎臓の嚢胞，腫瘍を伴う。またしばしば，網膜の血管腫を伴う。

E．先天奇形

　中枢神経系は胎生期に神経板→神経管の形成→神経管の閉鎖（胎生28日頃）→頭側の神経管より脳胞（前脳胞，中脳胞，菱脳胞）の形成→前脳胞より大脳半球と間脳，菱脳胞より小脳，橋，延髄が分化する，という過程で発生・発達する。この過程での障害からさまざまな先天奇形が生じるが，神経管閉鎖は頭側端と尾側端で最も遅く，その閉鎖不全の結果で，頭側端に頭蓋破裂，尾側端に脊椎破裂が生じると考えられている。

（1）乳児水頭症

　髄液が脳室またはくも膜下腔に過剰に貯留した状態をいう。先天奇形で最も多いが，先天異常の他に，生下時の外傷，脳腫瘍，髄膜炎などにも合併し発生する。出生前に超音波検査で診断されることがある。頭蓋縫合が閉じていないため，頭囲拡大，大泉門の膨隆，縫合離開，破壺音，頭皮静脈怒張，眼球下転（落陽現象）などがみられるほか，頭蓋内圧亢進症状がみられる。

　治療は脳室－腹腔シャント術や脳室心室シャント術を行う。

（2）頭蓋縫合早期癒合症

　頭蓋骨は頭蓋縫合部で骨が形成され発育するが，早期に癒合すると，縫合線の垂直方向への骨の発育が停止する。生下時にすでに頭蓋縫合が癒合し，頭蓋の変形，頭蓋内圧亢進，知能障害をきたす。矢状縫合の癒合は最も頻度が高く，横方向への発育が制限され，前後径の長い頭蓋になる（舟状頭蓋症）。両側の冠状縫合が癒合すると前後方向への発育が制限され，横方向に長く，前後に短くなる（短頭症）。全縫合が癒合すると大泉門が膨隆した形となる（尖頭症）。クルーゾン病は複数の早期縫合癒合症に顔面骨の早期癒合を合併し，眼隔離症，眼球突出などを伴うもので，アペール症候群は頭蓋の変形に指趾の癒合（合指症）を伴ったものをいう。診断は，頭蓋単純撮影で指圧痕と縫合の骨性癒合を認める。治療は縫合開放術あるいは頭蓋顔面形成術を行う。

（3）二分頭蓋・二分脊椎

　神経管形成における閉鎖時の障害で生じる。頭側の神経管閉鎖不全の結果，頭蓋の正中線上に骨の欠損（二分頭蓋）を生じ，脳（脳瘤）や髄膜（髄膜瘤）を伴った嚢胞性膨隆を形成する。後頭部に多い。尾側の神経管が閉鎖不全をきたすと，椎弓が二分（二分脊椎）し，脊髄（脊髄瘤）や髄膜（髄膜瘤）を伴って嚢胞性膨隆を形成する。腰部に多い。

（4）その他

　アーノルド・キアリ奇形は，小脳下部が小脳扁桃・延髄とともに大後頭孔より落ち込んだ状態。水頭症は必発である。脊髄空洞症を合併することが多い。

　ダンディ・ウォーカー奇形は，小脳レベルの神経管閉鎖障害で，多くは第四脳室のマジャンディ孔とルシュカ孔は閉塞している。

　脊髄空洞症は，脊髄中心管が異常に拡大した状態で，頸髄・胸髄に多い。他の神経奇形や腫瘍

に合併する。

くも膜嚢胞は，髄液が充満したくも膜で囲まれた嚢胞で側頭部に発生頻度が高い。無症候性のことが多い。

F. 機能的脳神経外科

三叉神経痛や顔面けいれん等の神経圧迫症候群，てんかん，不随意運動，頑痛など主として中枢神経系の機能異常により発現した症状に対して，外科的治療を行う。

(1) 神経圧迫症候群

三叉神経痛は思春期以降に生じる一側性の顔面疼痛。多くは三叉神経根部が橋へ入る部分で血管（上小脳動脈，前下小脳動脈など）に圧迫されておこる。トリガーポイントの刺激で疼痛発作が誘発される。Carbamazepine（テグレトール）が有効である。腫瘍や炎症でみられる症候性の三叉神経痛もあり鑑別を要する。顔面けいれんは比較的持続した顔面筋のけいれんをいう。顔面神経が橋から出る部分で血管（前下小脳動脈など）に圧迫されておこる。

これらの神経圧迫症候群に対しては，神経ブロックや微少血管減圧術（microvascular decompression）が行われる。

(2) てんかん

さまざまな原因による慢性の脳疾患で，その特徴は脳ニューロンの過剰反射による反復性の発作であり，多様な臨床症状と検査所見を伴う。腫瘍や外傷，脳血管障害など脳の器質性疾患によるものは症候性てんかんと呼ばれる。症候性てんかんはけいれん以外にも麻痺などの症状があり，局所性のけいれんを生じる。一方，原因不明のものは特発性てんかんと呼ばれ，通常は思春期までに発症し，けいれん以外に症状はなく，全般型けいれんをきたす。

てんかん発作は，病因に関係なく個々の発作を発作間欠期脳波，発作時脳波，発作時臨床症状より分類される。部分発作（partial seizures）は，初発する臨床症状および脳波変化が一側大脳半球の一部に限局したものである。発作が生じたとき意識障害を伴わないもの（単純部分発作）と意識障害を伴うもの（複雑部分発作）に分けられる。単純部分発作の中にジャクソン発作や失語発作などが含まれる。複雑部分発作には自動症を伴うことがある。全般発作（generalized seizures）は，発作時より両側大脳半球の臨床症状および脳波変化を伴うもので，通常は意識障害で始まり，運動障害は両側性である。大部分は抗てんかん剤の投与によりコントロール可能で，外科的治療の対象となることは稀である。

(3) 不随意運動

不随意運動は主に錐体外路系の障害により生じる症状で，振戦や舞踏病，アテトーゼなどがある。パーキンソン病に代表される安静時の振戦に対しては，抗コリン剤，β遮断剤などが用いられるが，薬物療法が不十分な場合には定位的脳手術が行われる。同様に企図振戦，痙性斜頸などに対しても手術療法が奏効するが，重症の場合には十分な効果は期待できない。手術療法はアテトーゼや舞踏病に対しても試みられている。

文 献

1) 太田富雄（編著）：脳神経外科学. 改訂7版，金芳堂，東京，1998
2) 斉藤　勇：脳神経外科学エッセンス. 金芳堂，東京，1998
3) 森　惟明：ガイドライン脳神経外科学. 南江堂，東京，1985

（前島伸一郎）

II 臨床医学・歯科学

6. 耳鼻咽喉科学

　耳鼻咽喉科学は，耳科・鼻科・咽喉頭科・頭頸部外科の4領域に大きく分けられる。その中でも耳科領域には，音を聞く聴覚系と身体のバランスを保つ平衡の2大機能がある。また，鼻科領域には嗅覚と構音のための共鳴腔としての働き，咽頭科領域には嚥下，喉頭科領域には呼吸と発声など人間が社会生活を営むうえでの基本的できわめて重要な機能が存在する。

A. 聴覚系の構造と機能

　耳は，外耳・中耳・内耳（蝸牛と前庭）から構成されている。この構造は，哺乳類では基本的に同じである。

　外耳から入った音は，鼓膜を振動させる。鼓膜が振動するためには，中耳内には空気が必要である。このために存在するのが耳管であり，中耳腔と鼻咽腔を連結して，外耳道と同じ大気圧の空気が耳管を通して中耳腔へ換気される。鼓膜の可動性をみる検査であるティンパノグラム（IV項10．聴覚障害学図3参照）は，中耳腔の気圧に対する容積の変化（コンプライアンス，$\Delta v/\Delta p$）で表わせる。その波形は次の3つに大別される。中耳圧が外気圧と同じときには波形のピークが0となるA型（正常）に，陰圧ではピークもマイナスのC型（鼓膜の内陥），中耳内に貯留液がある場合には波形は平坦なB型（滲出性中耳炎など）となる。

　鼓膜は約8 mmくらいの楕円形で，緊張部と弛緩部から構成されている（図2-a）。音の空気振動は主として鼓膜の緊張部に伝達され，中耳内の3個の耳小骨（ツチ〜キヌタ〜アブミ）を経て，蝸牛の入口である前庭窓から内耳に伝わる。内耳には音の伝搬のために，外リンパ（前庭階と鼓室階）と内リンパ（中央階）の2つの液体が存在する。音の物理的な振動は，外リンパの中を進行波形となって前庭階から鼓室階へと進み，基底板上にある内耳の音受容器のコルチ器の有毛細胞を刺激する。内耳の有毛細胞には2種類あり，主として音の感知をするための内有毛細胞が1列に，増幅をするための外有毛細胞が3列に並び，蝸牛の第1回転（基底回転）には高い音を第3回転（頂回転）には低い音を処理するために規則正しく配列している。有毛細胞で処理された神経興奮は，蝸牛神経に伝えられる。

　音の外耳から中耳への伝達は気導聴力であるが，耳介後部の乳突洞の上に置いた振動端子から直接内耳を刺激しても音の感知は可能である（骨導聴力）。ヒトの可聴域は50-20,000 Hzであるが，純音聴力検査では125〜8 kHzまで周波数が倍になる音（オクターブ）で検査する。この範囲にヒトの発声する母音と子音の周波数帯域が含まれている。

　コルチ器からの刺激を受けとる聴覚中枢路は，蝸牛神経（第8脳神経）から脳幹中継核（蝸牛神経核，外側毛帯，下丘）を経過して脳皮質へと他の感覚系ではみられない複雑な求心性の経路を形成する。他覚的聴力検査であるABR（聴性脳幹反応）の反応波形のI-V波は，この聴覚中枢路での反応をみている。

　外耳と中耳の機能は音の伝音と増幅（耳小骨のてこ比で2.5 dB，鼓膜と前庭窓の面積比で25 dB）であるが，伝音機能が完全に消失すると約40 dBの聴力低下になる。

　一方，内耳では主として周波数の分析（感音）が行われる。内耳に障害が生じた場合には，閾値よりも大きな音に対して敏感になるという補充現象（リクルートメント陽性）がみられ，これを利用したSISIやBalance testがある。

　また耳の機能には伝音や感音機構以外にも，内耳の保護機能がある。アブミ骨に付着するアブミ骨筋は，外部から巨大音が瞬間的に入っても内耳を障害しないような収縮する反射系で，臨床的にはこの反射を利用して聴覚閾値の判定と顔面神経の麻痺を調べることができる（アブミ骨筋反射，Stapedial Reflex）。

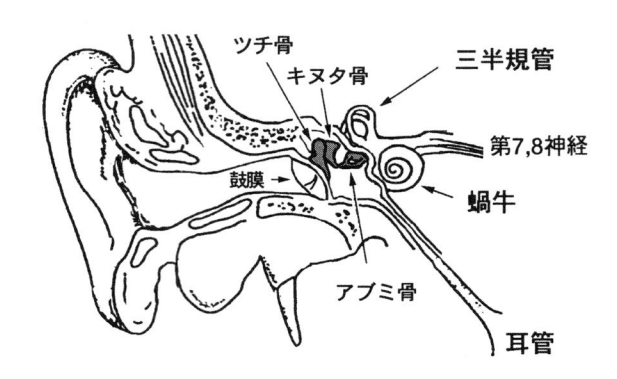

図1　耳の構造（右耳の前額断面）

B. 平衡系の構造と機能

　平衡系の受容器は，前庭と三半規管である。前庭は球形嚢と卵形嚢から構成され，その中に含まれている耳石器には重力や直線加速度に対応する働きがあり，頭の傾斜を感知して眼球や四肢の立ち直り反射を行う。一方，三半規管では互いに直交する3軸方向の回転加速度を認知する。平衡系に刺激や障害が生じると，眼球が急速と緩徐な動きをリズミカルに繰り返す眼振がみられ，めまいの他覚的な所見として重要である。また前庭には眼球，小脳，脊髄路と複雑な反射系路が形成されている。めまいの検査としては，眼振の方向や性状の観察を注視と非注視下（フレンツェルの眼鏡）に観察，遮眼時の足踏みの偏き検査，外側半規管の温度刺激検査（カロリックテスト），電気眼振計（ENG）などを組み合わせて病巣部位を判定する。

C. 難聴・めまいの病態

　耳の病態として重要である難聴には，外耳から中耳までの音の伝達と増幅の障害による伝音難聴と，内耳から中枢側での音の感知の障害である感音難聴と，両者の合併した混合性難聴がある。また，めまいは難聴に付随して生じる場合が多い。臨床上よくみられる代表的な耳の疾患の病態と治療法について述べる。

（1）伝音難聴をおこす疾患と手術
a．慢性中耳炎と鼓室形成術
　慢性中耳炎（図2-b）では，鼓膜の緊張部穿孔からの持続性耳漏と伝音性難聴が主症状で，時にめまいも合併する。
　慢性中耳炎の治療は，耳漏の停止と聴力改善である。両側性の中耳炎の場合には，聴力の良いほうの耳の機能を守るため，悪い耳から手術を行うのが原則である。患者の年齢は，就学前の小児でも十分可能である。60歳以上の高齢者では老人性難聴も併発するため，鼓膜穿孔を閉鎖しても聴力改善が得られないことがある。中耳炎の原因には，副鼻腔炎（蓄膿症）や耳管機能（中耳腔と上咽頭の換気）不全であることが多いので，これらの原因疾患の治療は重要である。また耳漏は，抗生物質の点耳などで手術前に停止させておく。
　聴力改善が主体の場合には鼓室形成術を行う。手術は，全身麻酔下に顕微鏡を使用して約2時間位で行われる。耳後部から皮膚切開し，外耳道から残存する鼓膜を翻転して中耳内の病変を清掃し，耳小骨（ツチ，キヌタ，アブミ骨）の伝音連鎖に異常があれば人工耳小骨（セラミック）や耳介軟骨などを生体糊を用いて修復する。連鎖の再建法により，WullsteinのI-V型に分類さ

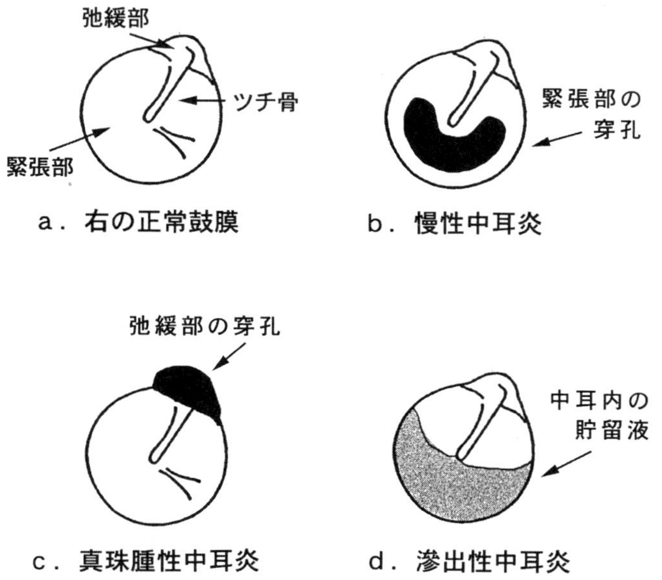

図2 鼓膜と中耳炎
a．右の正常鼓膜（弛緩部、ツチ骨、緊張部）
b．慢性中耳炎（緊張部の穿孔）
c．真珠腫性中耳炎（弛緩部の穿孔）
d．滲出性中耳炎（中耳内の貯留液）

れる。一般に，聴力改善が良好なのはⅠ型の手術である。鼓膜再建には，患者の側頭筋膜を用いる。入院は2〜3週間位で，鼓膜が再建される。中耳炎の病変の程度にもよるが，鼓膜閉鎖自体は90％以上で可能である。

成人で鼓膜の穴が比較的小さく耳漏が無いような中耳炎では，外来手術で鼓膜だけの形成をする場合もある。局所麻酔で，筋膜を生体糊で固定する。手術手技はさほど難しくはないが，耳小骨に問題がある場合には，鼓膜を閉鎖しても聴力改善は得られないので症例の手術適応に注意が必要である。

b．真珠腫性中耳炎と中耳根本術・鼓室形成術

真珠腫性中耳炎（図2-c）では，鼓膜穿孔の位置が慢性中耳炎とは異なる弛緩部に存在し，初期では耳漏以外あまり症状がみられないことが多い。真珠腫の進展にともない難聴，めまい，顔面神経麻痺などが生じてくる。

真珠腫性中耳炎の治療は，手術による病変の徹底した清掃除去が第一である。小児例では再発が多いため，初めから手術を2期的に予定することもある。真珠腫病変が中耳から乳突洞内へと広範囲に存在し聴力改善が困難な場合には，耳漏停止のみを目的とした中耳根本手術を行う。耳小骨の再建が可能な場合には，慢性中耳炎と同様に鼓室形成術を行い聴力改善をはかる。耳の手術で，顔面神経麻痺など手術時の合併症が一番生じやすいのが，真珠腫性中耳炎の場合である。

また，鼓膜が正常で伝音難聴となる先天性の真珠腫が中耳内に形成される場合がある。頻度はごく稀であるが，小児に多く術前の診断は困難である。

c．滲出性中耳炎と鼓膜切開・チューブ留置・アデノイド切除

滲出性中耳炎（図2-d）は，中耳内に滲出液が貯留するため伝音難聴となる。3歳頃から学童期にかけて多くみられる。原因疾患である副鼻腔炎や耳管機能不全が外来での保存的治療で改善しないときには，鼓膜を切開したり，換気用のシリコンチューブを鼓室内に挿入するが，数年にわたって治療が長期化する例も珍しくない。協力的な小児では，外来で鼓膜麻酔下に切開や挿入も可能であるが，入院して全身麻酔下に行うことが多い。その場合耳管機能を改善させるために，アデノイドや口蓋扁桃も一緒に切除される。

d．耳硬化症とアブミ骨手術

耳硬化症は，鼓膜が一見正常な伝音難聴で，アブミ骨の底板と前庭窓の間が固着するため，音振動が内耳に伝わらなくなる。両側性で思春期以降の女性に好発する遺伝性疾患で，欧米では比較的多いが，日本では少ないとされてきた。治療は手術でアブミ骨を摘出して，人工のピストンなどをアブミ骨のかわりに用いると，聴力改善が期待できる。手術をしないで経過を見ている

と，内耳にも海綿状の硬化性病変が生じて感音難聴になるので注意しなければならない。

(2) 感音難聴をおこす疾患

a．突発性難聴

突発性難聴は，突発的におこる一側性の原因不明の感音難聴である。難聴の程度は高度例が多いが，難聴の寛解増悪をくりかえしたり再発することはない。特発性の難聴であるので，外傷，薬物，Mumps ウイルス（流行性耳下腺炎）など特定の原因によって引き起こされる難聴は含まれない。病変の部位は内耳で，一般に聴力の回復は良好で自然治癒例もみられるが，治療開始が遅れた場合などに聾の状態になることもまれにある。

治療は外来でも入院でもよいが，安静，薬物（副腎皮質ホルモンの内服または点滴），頸部の星状神経節ブロック，高圧酸素の吸入などを組み合わせて行う。

b．騒音性難聴

工場などの騒音環境下に長期間従事すると，両側性に 4 kHZ の周波数が谷底状に難聴となる（C^5 dip）。内耳の変性によるもので，難聴の回復はないので耳栓使用などの予防が主体となる。最近では，ロックコンサートなどで巨大騒音を聞いたために急速におきる感音難聴（音響外傷）もよくみられるが，一過性の難聴のことが多く，C^5 dip もなく騒音性難聴には含まない。

c．薬物性の難聴

抗結核剤（ストレプトマイシン），抗がん剤（シスプラチン），アスピリンなどによる感音難聴では，内耳に不可逆性の障害が生じて高音域を中心とした難聴となるので，治療前に聴力検査を行い患者に難聴の生じる危険性を説明し，治療中も聴力検査を続けなければならない。

d．めまいを併発する難聴

めまいを起こす代表的な疾患であるメニエール病では，内耳の中央階の内リンパが水腫状態となっており，難聴と回転性の強いめまいを反復性に繰り返す。ストレスなどの心因性要素も関与しており，都市部の中年以降に多い。難聴は，低音性の障害で耳鳴りとともに変動する。高浸透圧剤のグリセロールを内服させるとこの水腫状態が一時的に改善するといわれており，内服後に聴力が変動する（グリセロールテスト）。

治療は，薬物療法や生活環境の安定などで改善がみられず，めまいのため社会生活が困難な場合には，前庭神経切断や内リンパ囊の開放などの手術治療が行われる。

また，内耳道内の前庭神経に生じることが多い聴神経腫瘍では，腫瘍の増大とともにめまいや顔面神経麻痺も生じる。治療法は，手術による摘出であるが術後に難聴が残ったり聾になることがある。

e．遺伝性または先天性難聴

内耳の発生は，胎生約1月頃と早期に始まるが，内耳の発生障害により先天的に難聴が生じることがある（Mondini の奇形など）。また母親の妊娠中の風疹感染により，ウイルスが胎盤を通過して難聴が生じることもある。新生児期の障害としては，核黄疸（高ビリルビン血症）も難聴の危険因子となる。

f．老人性難聴

聴力の加齢変化は50歳以降に生じ，両側性に高音域の障害が年とともに進行する。聴覚系の神経変性により語音認知能が低下し，患者は音は聞こえるが言葉の意味がわからないと訴える。67-S 語表テープなどを用いて語音弁別能検査を行うと，語音明瞭度曲線が100%に達しない。難聴が中音域に進行した場合には補聴器の装用が必要となる。難聴の型により補聴器の適合をしないと，患者は装用を嫌がるようになる。

g．心因性難聴または機能性難聴

聴力検査は一種の心理検査であるので，実際に器質的な病変が無くても難聴を訴えることがある。この場合には，他覚的な聴力検査である ABR で正常域値の反応が得られたり，Békésy の自記オージオグラムで持続音と断続音での域値の逆転（V型）する結果が得られる。その場合，意識的に難聴をよそおう場合には詐聴であり，無意識的に何らかの心因反応による場合には心因性難聴で心因らしきものが確認されない場合には機能性難聴と区別される。

h．聾と人工内耳

　先天性の障害や，髄膜炎後の難聴，中年以降に難聴が進行する特発性難聴などで補聴器を使用しても両耳の聴覚が全く得られなくなった場合には人工内耳の埋め込み手術が行われる。欧米ではいくつかのタイプの人工内耳の機械が使用されているが，従来日本で保険適応されていた人工内耳は，Nucleus 22 チャンネル（Australia, Cochlear 社）1 機種のみであったが，日本でも 2000 年から 2 つの新機種が追加認定された（Cochlear の 24 チャンネル，Clarion 米国の 8 チャンネル）。

　人工内耳は，体外部品は耳にかけるマイクと集音した音を処理するプロセッサと耳後部に置く送信コイルであり，体内部品は埋め込まれる受信レシーバと蝸牛の鼓室階に挿入される電極からなる。埋め込み部分には，電池はなく半永久的に使用される。電極は，1 本のシリコンの中にチャンネル数に応じて白金電極板が輪状に設置されていて，音の周波数に対応する電極に刺激電流が流れる。手術後 3 週目に，コンピュータを用いてこの電極の状態を初めて確認することを［音入れ］と呼ぶ。また，使用可能な電極に関してそれぞれ刺激域値［Tレベル］と，これ以上の強い刺激に対して我慢できなくなる［Cレベル］を測定してプロセッサを調整することがマッピングであり，患者のリハビリに応じて何回かマップを修正する。

　本邦では 2003 年 4 月までに，60 以上の施設が手術認可登録をうけて，3,000 例以上の手術が行われている。施設認可申請にも必要条件（手術経験のある医師，年間の耳の手術数，専任のリハビリ担当者など）があるが，手術をうける患者にもいくつかの適応条件（内耳がレントゲンで正常形態であること，中耳炎が無いこと，知的障害が無いこと，プロモントリテストなど）がある。

　人工内耳は，音刺激だけでなく読唇などの視覚情報が加味されると，言語の聴取能は一層良好となる。また，言語取得後に後天性に難聴になった例では人工内耳による聴覚機能の回復は目覚ましいものがあるが，言語取得前の難聴例では機能回復に制限がある。さらに先天性難聴例の小児の場合には，海外では 2 歳以前に積極的に手術を行っているが，本邦では 2 歳以降で就学前の手術が望ましいとされており，手術後のリハビリは長期化し年余にわたる困難な例が多い。なお小児でも成人でも，同じ機械を使用する。術後の聴力は約 40 dB に相当する。

i．顔面神経麻痺

　顔面神経は，内耳道や乳突部などの側頭骨の中を走行する。このため耳の疾患で感音難聴などに合併することがある。多くの顔面神経麻痺は，特発性の Bell 麻痺で一般に回復良好であるが，外傷による側頭骨骨折の場合などには，受傷後すぐに手術が必要となる。

D．鼻の構造と機能

　鼻の機能は，呼吸と嗅覚である。鼻呼吸により，吸気は加温・加湿・防塵されるが，鼻閉により口呼吸になると乾燥した吸気が吸入されて下気道障害やいびきが生じる。嗅覚の受容器は，嗅裂に存在する嗅細胞である。嗅細胞から嗅糸がでて，前頭蓋底から脳内に入り嗅球から第 1 脳神

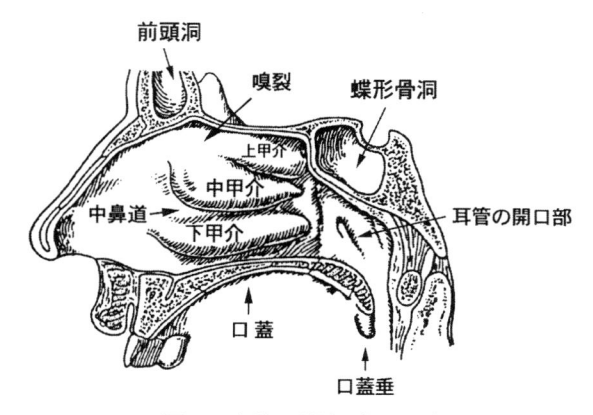

図 3　鼻腔の構造（側面図）

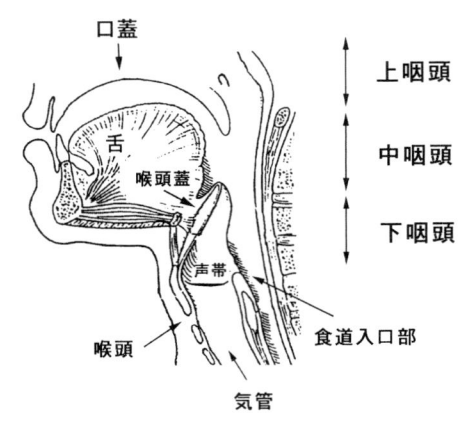

図4 口腔と咽頭の構造（側面図）

経である嗅神経に至る。このため前頭蓋底を骨折すると，嗅覚がなくなる。

鼻は，固有鼻腔と副鼻腔に分かれる。固有鼻腔には3つの甲介（上，中，下）あり，吸気の加湿と清浄を行う。鼻閉は，病的に腫大した甲介やポリープ（鼻茸）または鼻中隔の彎曲のために気道が狭くなった結果である。鼻閉により共鳴や構音の障害が生じると，閉鼻声となり響きが乏しく暗い発音になる。

副鼻腔は，上顎洞・篩骨洞・蝶形骨洞・前頭洞からなり，その生理的な働きはいまだ不明であるがこれらの部位の慢性炎症が蓄膿症（慢性副鼻腔炎）で，鼻閉，嗅覚障害，頭痛，集中力低下などが生じる。また粘調な（後）鼻漏により，耳管開口部から中耳へと逆行性に炎症が波及して，慢性中耳炎や滲出性中耳炎の誘因となる。

またアレルギー性鼻炎は，花粉や家のほこりで生じるI型アレルギーでくしゃみや水様性鼻漏，鼻閉が生じる。鼻閉は抗アレルギー薬の内服や点鼻薬では改善しにくいため，腫大した下甲介粘膜を骨を含めて切除する様な手術も行われる。

E．口腔，咽頭の構造と機能

口腔の働きは，食物を歯で咀嚼し，舌で味覚を感じ，咽頭へと嚥下することと，喉頭で発声された空気振動を構音するための共鳴腔としての存在である。口腔の上方と鼻腔の境界が口蓋である。口蓋裂は口蓋の骨と粘膜の欠損により，食物の鼻腔への逆流や開鼻声となり子音の構音点が消失するため，子音の歪みが著明となる。口蓋裂は，通常口唇裂や歯牙の形成異常の合併も伴うことが多いが，前者は2歳頃までに，後者は6ヵ月までに手術する（口腔外科，形成外科）。

また舌の知覚は舌咽神経（第9脳神経）で運動は舌下神経（第12脳神経）により支配されるが，舌癌などの口腔内に発生する悪性腫瘍を外科的に切除した後には，皮膚や筋肉などで再建手術が行われる。形態的には口腔を形成できても，大きな言語障害が残ることになる。

咽頭は，上・中・下の3部分に分けられる。上咽頭は鼻咽腔とも呼ばれ，アデノイドや中耳につながる耳管の開口部があり，中咽頭には口蓋扁桃が，下咽頭には食道入口部がある。アデノイドは咽頭扁桃の腺様増殖であり，学童期直前が一番大きくなる。アデノイドが高度鼻閉や滲出性中耳炎の原因である場合には，口蓋扁桃と一緒に摘出する。

鼻腔から吸いこまれた空気は，口蓋垂と口蓋扁桃の間の狭い空間を通過する。肥満傾向の人などでこの部分が病的に狭いと，いびきや睡眠時の無呼吸症となる。高度の無呼吸症では突然死もあるので，扁桃摘出と口蓋垂から後口蓋弓にかけての狭窄部分を拡大する口蓋咽頭形成術（UPPP）が必要となる。

F．喉頭の構造と機能

喉頭の働きは，声帯振動による発声と，上気道から気管への呼吸路の確保と，嚥下時に喉頭を

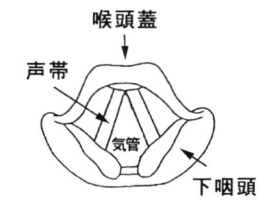

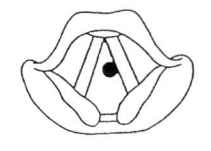

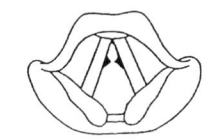

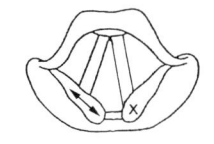

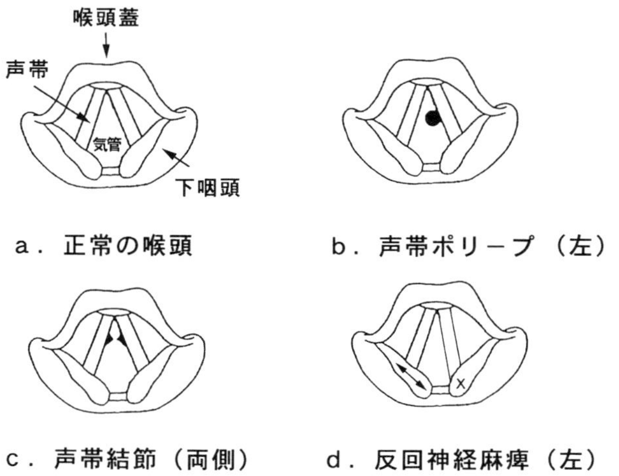

図5 声帯の構造と病変
a．正常の喉頭
b．声帯ポリープ（左）
c．声帯結節（両側）
d．反回神経麻痺（左）

閉鎖して食物の誤嚥防止，声門閉鎖による胸腔内圧の上昇などである．声帯は，前方は甲状軟骨に付着して動かないが，後方は声帯筋が付いている披裂軟骨が輪状軟骨の上を外側方や後方へと滑るように動くため，声門の開大と閉鎖を行うことができる．声帯の動きや緊張を調整する筋肉は，開大筋［後筋：後輪状披裂筋］，閉鎖筋［側筋：外側輪状披裂筋，横筋：横斜披裂筋］，緊張筋［内筋または声帯筋：内側甲状披裂筋，前筋：輪状甲状筋］で反回神経の支配をうける．声帯の病変や動きの確認には，内視鏡による声帯形態の観察と喉頭ストロボスコープによる声帯振動の観察が，両者とも必要である．

発声障害は，声帯ポリープなどの声帯閉鎖の物理的障害と，反回神経麻痺などの声帯固定によるものがある．両側の反回神経麻痺や異物では，呼吸路が閉鎖され呼吸困難になるので，緊急的に気道の確保（気管内挿管や気管切開）を行わなければならない．誤嚥も，反回神経麻痺や腫瘍による喉頭閉鎖不全で生じる．

声帯ポリープは，声の酷使，喫煙，過度の飲酒などで生じる声帯粘膜下の炎症性浮腫で腫瘍ではない．一側性も両側性の場合もある．咽頭反射の少ない例では，外来で表面麻酔下に内視鏡を用いて発声状態を確認しながら切除可能であるが，全身麻酔下に顕微鏡を用いて切除されることが多い．術後に数日間の発声禁止が必要となる．

声帯結節は，声帯前方1/3の所に両側性にできる，上皮の過形成病変である．歌手や職業上で声を酷使する人に多い．手術は声帯ポリープの場合と同様であるが，発声制限や音声訓練でも結節が消失することがあるので手術は急がない方が良い．

反回神経は，迷走神経（第10脳神経で延髄に中枢核）の分枝で，呼吸や発声や嚥下時に食物が気管内に入らないように声帯を開大・閉鎖する．反回神経が麻痺すると，一側性では声帯が副正中位に固定して動かないため嗄声や誤嚥が生じ，両側性では呼吸困難で危険となる．麻痺の原因がみられない特発性の反回神経麻痺では，麻痺した声帯内へのコラーゲン注入や喉頭内転手術で，発声時の声帯間のすき間を埋めることで症状を軽減することができる．

耳鼻科の緊急処置の第一が咽頭，喉頭，気管，食道への異物である．異物の誤飲で最も多いのが魚骨で，扁桃に刺さることが多く外来で除去可能である．老人が正月に餅を飲み込めず喉頭を閉塞した場合は，呼吸困難のため致死率が極めて高い．小児では，硬貨やピーナッツを気管や食道に誤飲することが多く，ファイバースコープでの除去が不可能なときは，全身麻酔下に硬性直達鏡での除去が必要になる．

G．頭頸部の悪性腫瘍と治療

頭頸部に発生する悪性腫瘍は全身の約10％で，放射線治療に反応する扁平上皮癌が多い．喉頭癌は，頭頸部癌全体の半数を占め一番多い．他には咽頭癌，舌癌，上顎癌，甲状腺腫瘍，悪性

リンパ腫などである。

（1）喉頭癌と治療

　喉頭癌は，喫煙歴のある男性に圧倒的に多い。嗄声が主症状であるので比較的早期に発見されやすく，声帯が固定していない早期癌では，放射線やレーザー手術で5年生存率が90％をこえ，音声機能が保存される。しかし，進行例では喉頭摘出術が必要である。術後には永久気管口から呼吸し，音声の回復には食道発声の訓練が必要で，機能回復は容易ではないが聞きやすい音声である。食道発声の習熟が困難であるので，気管と食道の間に瘻孔を手術的に作製して発声させる方法もある。一方，電気喉頭などの器具を使用した発声は簡易だが，機械的な音声になる。

（2）上顎癌

　上顎癌は，かなり進行するまでは無症状のため，早期癌の発見が困難である。まずCTなどの画像診断により病変の進展範囲を確認し，患側の浅側頭動脈から顎動脈へと逆行性に抗癌剤を持続的に注入し（5-FUの動注カニュレーション），同時に外照射と腫瘍減量術の3者併用療法で，顔面をできるだけ保存する治療が可能か検討する。進行例では上顎全摘出術となり上顎から眼球，口蓋と広範囲に切除するため，術後に高度の音声障害が残る。

（3）舌癌

　舌癌は，舌辺縁で虫歯などの刺激のある部位に生じやすいため，虫歯の近くの舌潰瘍には注意しなければならない。以前は内照射治療が行われていたが，現在は手術療法が主体である。このため広範囲の切除を行うと術後に，構音や嚥下の障害が高率に生じる。

（4）甲状腺癌と反回神経の手術時損傷

　甲状腺癌は，ほとんどが女性で乳頭癌が多い，濾胞癌や髄様癌は少ない。乳頭癌は，頸部リンパ節転移していても郭清を含めた手術で10年生存率も90％をこえるほど予後は良好である。

　甲状腺は気管の上にのっており，気管と食道の間を反回神経が喉頭に向かって胸腔から上向してくるので，甲状腺の手術時に損傷されることがある。一側性の麻痺でも嗄声が生じるが，両側の場合には失声状態になり呼吸閉塞をおこすことがあり非常に危険であるので，手術直後に必ず喉頭ファイバーで声帯の動きを確認しなければならない。

（5）呼吸困難と気管切開

　気管切開は上気道の閉塞や長期間の呼吸管理のために行われる。前頸部の皮膚切開は，縦の方が簡単だが，通常は切開線が目立たない横切開である。前頸筋群や甲状腺を処理し，第2-4気管輪で切開する。切開後カニューレを挿入し創部が閉鎖しないようにする。カニューレの種類により，指で気管口を押さえると発声ができるタイプもある。

文　献

1）切替一郎：新耳鼻咽喉科学，南山堂 1989, p.1-202.
2）日本聴覚医学会：聴覚機能検査講習テキスト．日本聴覚医学会，東京，1996, p.33-76.
3）日本平衡神経科学会：平衡機能検査の手引き．日本平衡神経医学会，南山堂，東京，1994, p.17-117.
4）枝松秀雄，清水正嗣監修：『臨床口腔診断学』【内科，隣接医科：口腔診断学に必要な内科的および隣接医科的知識：12章耳鼻咽喉科】．国際医書出版，東京，1993, p.591-598.

（枝松　秀雄）

II 臨床医学・歯科学

7. 形成外科学

A. 形成外科学総論

(1) 形成外科とは

臨床医学のほとんどは治療対象となる臓器を持つが，形成外科はそれを持たず，身体外表の機能・形態の障害について，顔面や頭頸部を中心とし，ほとんどの部位を治療対象とする。近代医学においては比較的新しい分野であるが，歴史を紐解くと，紀元前6世紀頃のインドですでに奴隷に対する「鼻そぎ」に対して造鼻術を行ったという記載もあり，古い歴史を持つ。病気に対する治療・予防を柱に発展してきた近代医学が，先天的な形態異常や戦争などによる大きな機能・形態異常さらには医療行為自体が作り出す障害にも目を向けて発達してきた外科学といえる。形成外科では形態を保存あるいは再建するため創傷の治癒概念をより大切にし，種々の移植技術を駆使してさまざまな治療を行う。

a．創傷治癒

①一期治癒と二期治癒：生体が正常な構造を損傷されたとき（外傷）は，直後から修復機点が働いて元に戻そうとする。その過程を創傷治癒と呼ぶ。理想的な状態で進んだ場合（鋭利な刃物で切られ，直後にきれいに縫合されたような創）は創面同士が密着し，表皮も不足なく連続性を回復し，これを一期治癒と呼ぶ。しかし通常では損傷面に白血球やリンパ球が現れ，後に線維芽細胞が動員され，肉芽（にくげ）を形成する。そのうえに表皮細胞が周辺から再生し，完全に覆われることにより創傷が治癒したことになる。肉芽や新生した表皮は瘢痕（きずあと）となる。これを二期治癒と呼ぶ。この過程は組織の損傷面同士が密着しない場合（死腔），表皮欠損の面積が大きい場合，感染を生じた場合などに長引き，結果として瘢痕の生成が増す。肉眼的には大きい傷跡を残すことになる。

b．移植手術

形成外科ではさまざまな組織欠損に対し，相応の組織を移植することがある。多くの移植では移植される臓器（donor あるいは graft）に移植を受け入れる生体（recipient あるいは host）からの血管を介して（血管吻合を必要とする）の血液供給を必要とするが，皮膚，骨，軟骨，脂肪などでは直接生体の一部に接触することで周辺組織からの栄養により移植されることも可能である。このような移植を遊離移植と呼ぶ。移植は graft と host の関係で以下の3種類に分類される。

自家移植：同一の生体内での移植。皮膚移植，脂肪移植，骨移植など。

同種移植：同一の種間（人→人，牛→牛）での移植。親子間，兄弟間での生体移植は同種同系移植と呼び，他人同士の移植は同種異系移植と呼ぶ。

異種移植：異なる種間（豚→人など）での移植。豚皮の人への応用など。

自家移植以外は例外を除き拒絶が必発であるので何らかの免疫抑制が補助的に必要となる。

①遊離植皮：皮膚欠損の大きな創が生じた場合には通常は自家皮膚移植を行う。ハサミやメスで採取し移植部に縫合，圧迫固定する。移植皮膚には数日で血行が再開し，生着する。採皮部は縫合して閉鎖する。特殊な器械（デルマトーム）で皮膚の表層を部分的に採取し移植する方法もある。この場合採皮部は保存的に処置すると上皮化し，若干の瘢痕を残し治癒する。前者を全層植皮，後者を分層植皮と呼ぶ。この場合移植する部位との間に血流の再開することが必要なので骨，腱などの血流を持たない組織の上には移植ができない。

②有茎植皮：移植部位の血流が不良な場合や，皮膚以外に脂肪などの付帯した組織を移植したい場合，血流を温存して移動縫合することができる。骨，腱などの上や，頬，腹壁のように全層に渡る欠損における再建にも応用できる（E項参照）。

B. 口唇裂・口蓋裂

　口唇裂・口蓋裂は現在本邦においては1/500の割合で生まれるといわれ体表の大きな先天性形態異常のうちで最も頻度の高い障害である。人種的には黄色人種に最も多く，白人では1/1000，黒人では1/2000といわれる。性別では口唇裂単独はほぼ同率，口蓋裂単独はやや女性に多く，両者を合併したものは男性に多く，全体では男性に多い。遺伝的に見ると75％が家系内の単独発生であるが，家系内に同疾患が存在する場合は発生頻度は高い。環境因子で確実なものは見つかっていないが，妊娠初期のマウスにステロイドを与えると実験的には発生させることができる。

（1）病態生理

　口唇は構音，摂食，吸啜などを行う器官の最も外側に位置する。口裂に近い部分は皮膚は薄く構造が粘膜に近い。肉眼的には赤く見えるので赤唇と呼び，通常の皮膚色の部分は白唇と呼ぶ。赤唇と白唇の境はなだらかなカーブを描き上唇ではとくにキューピッド弓と呼ばれる。白唇の中央に位置し，キューピッド弓の頂点，その頂点から，鼻孔に向かう高まりで囲まれる部分を人中という。また，その高まりを人中陵，中央の陥凹を人中窩と呼ぶ。口唇の表層には輪状に口輪筋がとりまき，口を閉じる方向に働く。逆に数個の筋肉が口裂を中心に放射状に並び，口を開ける方向に働く。口蓋は口腔と鼻腔の隔壁をなし，前方が上顎骨，後方に口蓋骨がありそのうえを厚い粘膜が覆っている（硬口蓋）。さらに後方では薄い粘膜とそれに覆われた筋肉で成り立ち（軟口蓋），嚥下や構音の際に鼻腔と咽頭腔を遮断する働きがある。これを鼻咽腔閉鎖機能と呼ぶ。軟口蓋の筋肉は前方から口蓋舌筋，口蓋咽頭筋が軟口蓋から下方に向かい，口蓋帆張筋と口蓋帆挙筋が上方に向かう。さらに後方の咽頭側壁から後壁にかけて上咽頭収縮筋が取り囲み，咽頭を正中あるいは前方に隆起させる働きがある。鼻咽腔閉鎖機能はこのうち，主に口蓋帆挙筋，口蓋咽頭筋，上咽頭収縮筋の作用によって成立するといわれている（図1）。

　顔面および口腔の発生は胎生期に生ずるいくつかの突起のうち，正中の上方から下降してくる前頭隆起由来の内側鼻隆起と後方から前方に進んでくる上顎隆起が癒合すると上唇が発生する。この過程が何らかの原因で不完全となると口唇裂が生ずるといわれている。また，さらに上顎隆起は後方で口蓋棚を形成し，左右の口蓋棚は前方から癒合し口蓋を形成し，最後方で口蓋垂となる。この過程が障害されると口蓋裂が生ずるといわれる。口唇裂は胎生の4から7週，口蓋裂は7から12週における発生異常である。口唇裂においては鼻孔の正中から人中陵，キューピッド弓の頂点，側切歯と犬歯の間を通り，切歯孔にいたる線上で裂が生ずる。片側裂では鼻柱，非裂側口唇，鼻中隔は裂と反対側に偏位する。キューピッド弓は上昇，裂側外鼻は下降する。口蓋裂においては軟口蓋に分布する筋肉は正中で離開するとともに，独特の走行異常を示している。すなわち口蓋帆挙筋，口蓋咽頭筋は正中でお互いの筋線維が交差せずに，分離している口蓋骨の後

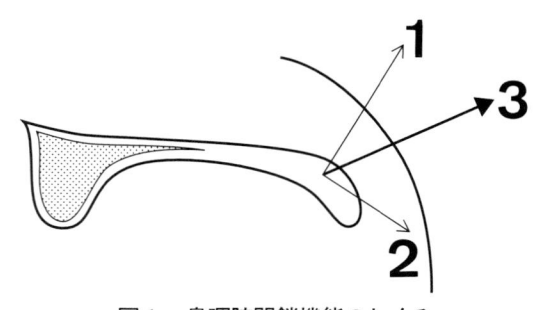

図1　鼻咽腔閉鎖機能のしくみ
1．口蓋帆挙筋の収縮
2．口蓋咽頭筋の収縮
3．軟口蓋の挙上方向

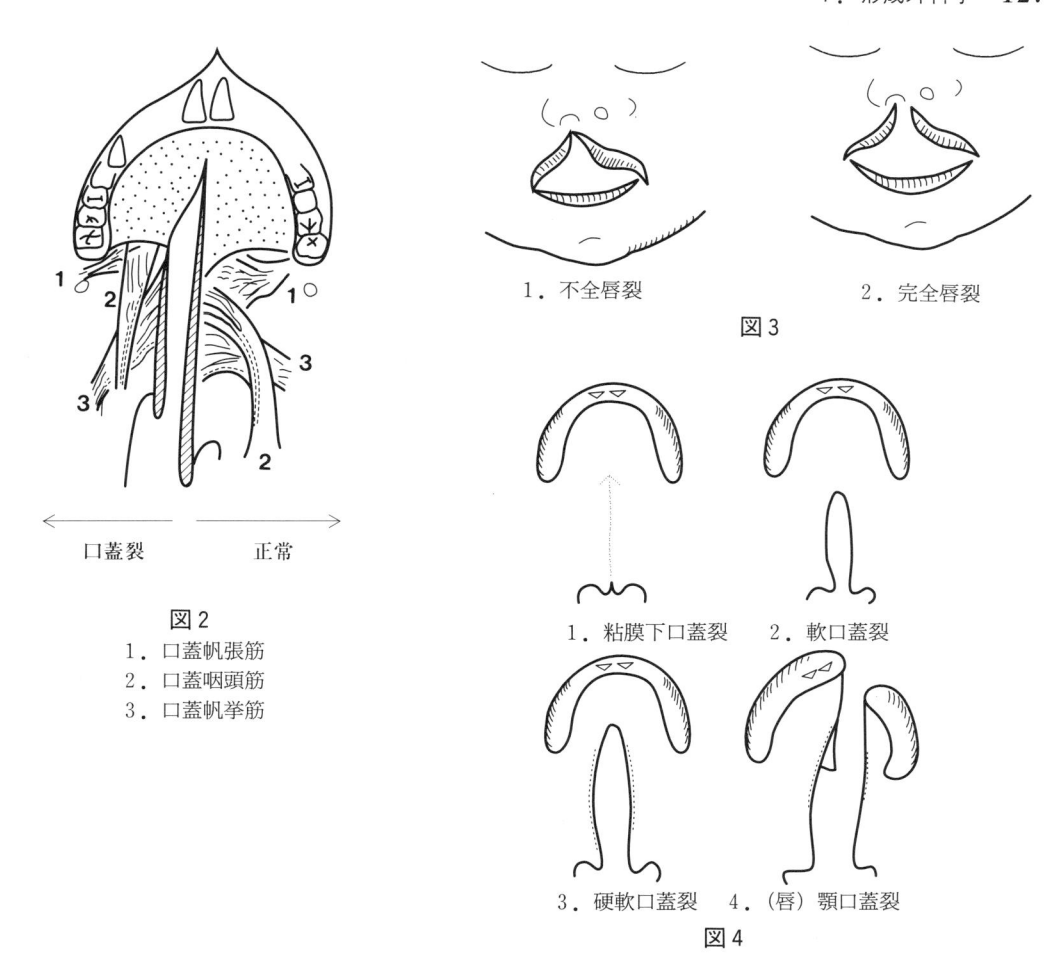

図2
1. 口蓋帆張筋
2. 口蓋咽頭筋
3. 口蓋帆挙筋

図3
1. 不全唇裂
2. 完全唇裂

図4
1. 粘膜下口蓋裂
2. 軟口蓋裂
3. 硬軟口蓋裂
4. （唇）顎口蓋裂

端に付着している。この解剖学的異常が鼻咽腔閉鎖機能不全に大きく関わっている（図2）。

（2）口唇裂・口蓋裂の分類

口唇裂の場合，鼻孔まで裂が及んでいるかいないかで完全唇裂と不全唇裂に分けられる。

口蓋裂では口蓋垂裂：口蓋垂のみの裂で機能的な問題はないことが多い。軟口蓋裂：軟口蓋までの裂で硬口蓋には裂のないもの。硬軟口蓋裂：硬口蓋まで裂の及んでいるもの。唇顎口蓋裂：口唇から口蓋まで裂が及んでいるもの（図4）。頻度としては，唇顎口蓋裂＞口唇裂単独≧口蓋裂単独＞粘膜下口蓋裂である。粘膜下口蓋裂は典型例では口蓋垂裂，軟口蓋正中部の菲薄化，口蓋骨後端の骨欠損の3徴を有する（Calnanの3徴）（図5）。頻度は全体の5％と少ないが，新生児期から乳児期の発見が難しく，言語障害が生じてから病院を訪れるため診断，治療が遅れ，手術後も構音障害が長期にわたり残存することが多い。また，明らかな裂や筋肉の異常走行がなくても鼻咽腔閉鎖機能不全をきたすことがあり，先天性鼻咽腔閉鎖不全症と呼ぶ。

（3）合併症

口唇裂・口蓋裂患者では他の先天性疾患を合併することが一般母集団より多い。特に口蓋裂を有する患者で多く，粘膜下口蓋裂，先天性鼻咽腔閉鎖不全症患者では30％前後と高率である。合併疾患は多彩であるが，内臓疾患では心室中隔欠損，ファロー4徴症などの心臓疾患が多い。

a．口唇形成術

口唇形成術の目的は白唇と赤唇をなめらかに連続させ，外鼻形態を対称的に再建することにある。通常3～5ヵ月時に手術を行う。

①直線法：術後の瘢痕が鼻孔の中央からキューピッド弓の頂点に向かって一直線となるもの。

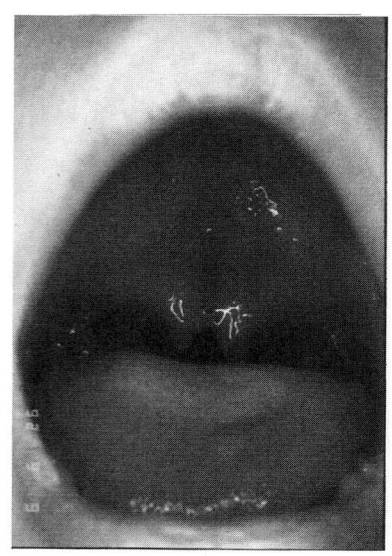

図5 粘膜下口蓋裂
口蓋垂裂，軟口蓋正中の菲薄化が存在する。硬口蓋後端を触診してみると骨欠損が触れられる。

術後のひきつれを生じやすいこと，赤唇の自然な前方突感がでにくいことから現在では両側唇裂を除き，用いられることは少ない。

②Millard（ミラード）法：回転伸展弁法とも呼ばれる。口唇上部に外側口唇を挿入することにより口唇を形成するもの。鼻基部から口唇上部が引き締まった感じに形成される。

③三角弁法：口唇下部に外側口唇に作成した三角形の皮弁を挿入することにより口唇を形成するもの。赤唇縁の反り返った感じを形成しやすい。

いずれの術式にもそれぞれの長所欠点があるが現在は上記の術式あるいはその変法で行われることがほとんどである。

b．口蓋形成術

口蓋形成術の目的は本来独立した空間である口腔と鼻腔を完全に遮断することで，食物の鼻への流出を無くすこと，口蓋筋群の生理的な再建をすることにより鼻咽腔閉鎖機能を獲得することの2つにある。病態生理で述べたように軟口蓋筋群のうち，特に口蓋帆挙筋と口蓋咽頭筋は異常な走行を示している。これらを口蓋骨後端から切離し，正中部で確実に連絡することが裂の閉鎖とともに重要なこととなる。

①粘膜骨膜弁法：硬口蓋から，粘膜，粘膜下組織，骨膜，大口蓋神経血管束を一単位として剥離挙上し，正中ないし後方へ移動し，軟口蓋とともに両側の組織を正中で縫合し，裂を閉鎖し，かつ口蓋筋群の形成をするもの。裂の閉鎖は平易かつ確実で鼻咽腔閉鎖機能も良好であるが，硬口蓋における骨露出，瘢痕形成が上顎の成長を抑制し，反対咬合や，下顎前突をきたしやすいといわれる。

②粘膜弁法：硬口蓋から挙上する弁は粘膜および粘膜下組織のみで，骨膜および神経血管束を硬口蓋に温存するもの。術式はやや煩雑であるが，上顎の劣成長は粘膜骨膜弁法より少ないといわれる。①②ともに軟口蓋の延長を一つの目的とすることからpushback法と呼ばれる。

③二段階法：乳児期に軟口蓋だけを閉鎖し，ある程度の顎発育が得られた段階で硬口蓋を閉鎖するというもの。顎発育は早期の硬口蓋に対する手術侵襲がないため良好であるが，多くの場合，長期間に渡る口蓋閉鎖床による歯科的管理が必要で，言語成績はやや劣るとされる。

④Furlow（ファーロー）法：2つの三角弁を用いて，軟口蓋の筋再建を確実にしようとした

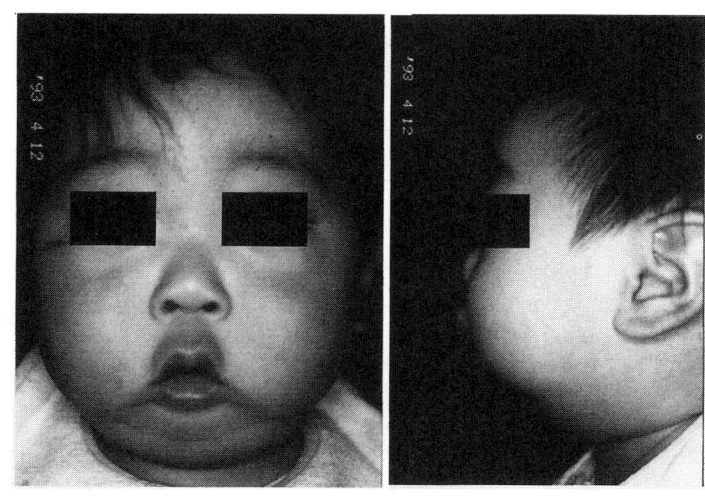

図6 Pierre Robin 症候群

術式。
　c．咽頭弁形成術
　口蓋裂初回手術で鼻咽腔閉鎖機能が得られない場合に行われる代表的2次手術の1つである。鼻咽腔閉鎖機能が得られない原因としては短口蓋，口蓋筋の再建不全，鼻口腔瘻などがあげられる。それぞれの原因を取り除くことが2次手術術式の選択となるが，原疾患そのものによる組織不足，運動障害により鼻咽腔閉鎖が不完全な場合，咽頭弁形成術の適応となる。通常は咽頭後壁中央に10から20mmほどの幅で，上方に茎を持つ粘膜筋弁を挙上し，軟口蓋中央やや後方に縫着するものである。咽頭腔が広い場合は作成した咽頭弁を折り畳むことにより，収縮しにくく大きな咽頭弁が作成できる。術後合併症としては，鼻腔通気の障害による鼾，睡眠時無呼吸などがあげられる。

C．頭蓋・顔面の異常

　先天性の頭蓋顔面の異常にはさまざまな発生異常による障害がある。代表的なものを以下に示す。

（1）**Pierre Robin**（ピエール・ロバン）**症候群**
　小顎症による舌根沈下のため新生児期の呼吸困難を主徴とする。口蓋裂を合併することが多い。口蓋裂は裂隙が広いことが多い。胎内での物理的圧迫による下顎の発育不全が発生原因とされている。早期の呼吸困難は気管内挿管や舌の徒手による牽引，舌と下口唇の縫合固定術などが選択される。生後6ヵ月ほどで呼吸困難は自然寛解することが多い。口蓋裂の治療は通常のそれに準ずる。小顎症については次第に軽快してくるが，高度な症例では外科的処置も必要となる（図6）。

（2）**Treacher Collins**（トリーチャー・コリンズ）**症候群**
　顔面裂の1つである。両側性に発生し，外眼角の下垂，下眼瞼外側の睫毛・瞼板の欠損，頬骨欠損，もみあげの異常，小耳症，外耳道欠損など多彩な症状を示す。小顎症，口蓋裂を合併することがある。本症においても呼吸困難が存在することが多いが，程度はピエールロバン症候群より重症である。顔面骨切，骨移植，種々の皮弁形成により顔面形成を行う（図7）。

（3）**顔面裂・その他**
　胎生期における顔面の発生はいくつかの隆起が背側から腹側に向かって発達し，お互いに癒合

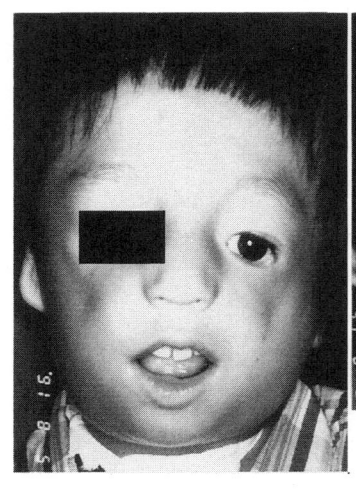

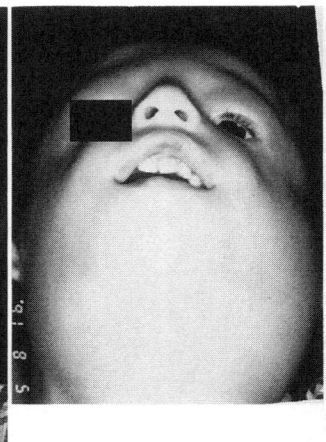

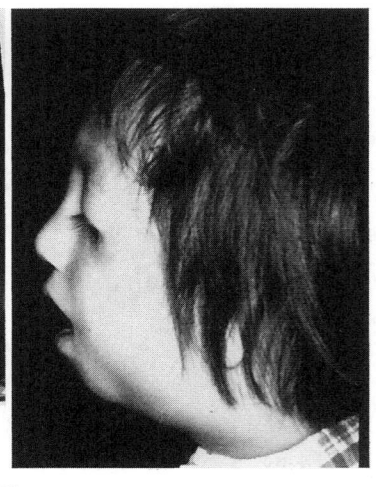

図7　Treacher Collins 症候群

することにより形成される。それらの癒合不全により，さまざまの顔面裂およびその近縁疾患がある。頻度としては稀であるが，斜顔面裂（唇瞼裂など），横顔面裂（巨口症など）などが比較的多く見られる。

D．外傷・その他

（1）顔面外傷

顔面は露出部であるため，最も外傷を受けやすい身体部分の1つである。もともと血液供給の豊かな部位であるため治癒は良好であるが，口唇部の組織欠損や，顔面神経損傷などでは口唇の閉鎖に影響を及ぼす。

（2）顔面骨骨折

頻度としては鼻骨，頬骨，下顎骨，上顎骨の順に多い。上顎骨あるいは下顎骨骨折では受傷直後の気道閉塞による呼吸障害が問題となる。また咬合不全を生じ，摂食や構音に影響をきたす場合もある。

（3）顔面神経麻痺

最も多いのは特発性顔面神経麻痺（Bell麻痺）である。先天性の顔面神経麻痺で時に軟口蓋麻痺を合併する場合には鼻咽腔閉鎖機能不全をきたすことがある。

E．頭頸部外科手術に伴う変形・機能障害

頭頸部における外科侵襲はしばしば言語機能に影響を及ぼす。形成外科は一般外科，耳鼻咽喉科等と協力して機能・形態再建を行う。

（1）舌・口腔・咽頭腫瘍等による障害

舌，口腔，咽頭の腫瘍は放射線や各種の抗腫瘍剤，外科切除によって治療するが，その結果として構音障害や摂食障害を招くことが少なくない。原疾患から解放されても機能障害が大きく残るようでは質の高い治療とはいえない。

a．舌癌

中年以降の男性に多く，タバコ，齲歯などによる刺激が原因となることもある。切除範囲が小さいときは直接縫合閉鎖する。2分の1切除より切除範囲が大きい場合には皮弁による再建が必要となることが多い。口腔底に広く拡大切除が必要である場合は術後に舌の運動障害が起こりや

すいため，舌の動きをなるべく抑制しないような治療が必要である．顎歯槽堤まで切除が及べば，骨移植による顎の再建と補綴治療が必要となる．大胸筋（肋骨）皮弁，遊離前腕皮弁，遊離腹直筋皮弁，遊離空腸移植などが適応となる．残存舌の機能を可及的に保存することが重要である．

　b．咽頭癌・喉頭癌

　喉頭近傍の腫瘍では喉頭，咽頭，頸部食道の合併切除となることがある．悪性腫瘍の場合，喉頭は永久気管瘻とする．咽頭および食道は，部分欠損の場合，大胸筋皮弁，広背筋皮弁などが適応となる．全周性欠損の場合，筋皮弁は内腔を広く作成するのが難しいので，薄い皮弁（皮膚面を内側にして筒状とした遊離前腕皮弁，遊離空腸移植など）が適応となる．術後は食道発声などによるリハビリテーションが必要となる．

（2）移植手術

　形成外科では種々の組織欠損に対して，いろいろな組織移植を行うが，その主なものは皮膚およびそれを支持する筋肉，骨などを一緒に移植する皮弁を中心としたさまざまな組織移植である．代表的なものを以下に示す．

　a．局所皮弁

　伸展皮弁，移行皮弁，回転皮弁などがある．隣接する区域の組織欠損に対して皮膚および皮下組織の移動により欠損部を被覆する．採皮部は直接縫合して閉鎖するか，他部位からの遊離皮膚移植を行う．

　b．筋皮弁

　表在性の筋肉はその上にある皮膚・皮下組織に血液供給をする性質があることが知られている．したがって，特定の筋肉に分布する血管を温存すれば筋肉・皮下組織・皮膚を一単位として移植できる．外傷性の皮膚欠損や腫瘍切除後の組織欠損の再建に用いる．大胸筋皮弁，広背筋皮弁，僧帽筋皮弁などは頭頸部腫瘍切除後の再建にしばしば用いられる．

　c．遊離皮弁

　単一の血管茎に栄養を受けている皮膚の部分，あるいは筋皮弁はその動静脈を吻合することにより，同一個体の遠隔部分に移植することができる．b．と同様の適応が可能である．遊離空腸移植，遊離前腕皮弁，遊離腹直筋皮弁などは頭頸部再建にしばしば用いられる．

文　献

1) 鬼塚卓彌編：ナースのための新形成外科学．金原出版，東京，1989
2) 岡崎恵子，相野田紀子，加藤正子：口蓋裂の言語臨床．医学書院，東京，1997
3) McCarthy J.G.：Plastic Surgery, W.B. Saunders Company, Phladelphia, 1990.

〔大久保文雄〕

8. 歯科・口腔外科学

　口腔は，①気道の一部，②言語の構音・共鳴器官，③食物の摂食・嚥下の器官として重要な役割をはたしているが，本稿では発声・発語器官ならびに摂食・嚥下器官としての口腔機能について述べる。

A. 発声・発語器官としての口腔

　呼気が声帯を振動させ音が発生する。これが声道（咽頭，口腔）の形態の変化によって修飾され音声となる。従って口腔の形態または機能の異常が生じると，さまざまな言語障害が引き起こされる。

（1）音声の障害の分類

　口腔疾患による言語障害は共鳴の異常（表1）と構音障害（表2）および両者を合併したものの3つに大別される。この中から頻度の高い口腔疾患とその影響について解説を加える。

　a．口唇・口蓋裂

　口唇裂，口蓋裂は頻度の高い顔面奇形であり，出生児約500人に1人の割合で発生する（図1）。3週頃，外胚葉の小さな陥没として原始口窩が現れる。この底部が4週頃破れて原始腸と交通し将来口腔となる。

　口蓋は5週末に一次口蓋と二次口蓋の2つの口腔原基から始まる。一次口蓋は，上唇，前方歯槽部，切歯管前方の硬口蓋などを形成し，二次口蓋は切歯管後方の硬口蓋および軟口蓋を形成する（図2）。口唇裂，口蓋裂がそれぞれ単独で発現するより，唇顎口蓋裂として両者が合併して

表1　共鳴の異常をきたす病変

1．鼻腔共鳴の異常
　1）口腔・鼻腔遮断不全
　　口蓋裂，先天性鼻咽腔閉鎖不全症
　　上顎欠損，軟口蓋瘢痕収縮，口蓋穿孔，軟口蓋・咽頭部運動神経麻痺
　2）鼻腔閉塞：閉鼻声
　　口蓋裂の2次手術である咽頭弁移植術後
2．口腔共鳴の異常
　　顎骨の嚢胞や腫瘍に対する後遺症として口腔内に副腔が形成された場合

（鈴木規子，道健一，口腔顔面外科治療学，1996より）

表2　構音障害をきたす病変

1．口唇の異常
　　口唇裂，外傷，顔面神経麻痺による口唇運動麻痺
2．舌の異常
　　大舌症，無舌症，舌強直症
　　舌腫瘍の術後後遺症，舌運動麻痺
3．上顎・口蓋の異常
　　腫瘍，外傷など
4．下顎の異常
　　下顎骨の形態異常や開口障害
5．歯・咬合の異常
　　上顎前突症，下顎前突症などの顎変形症，外傷の後遺症，歯列異常
　　歯槽堤欠損，歯周病など

（鈴木規子，道健一，口腔顔面外科治療学，1996より）

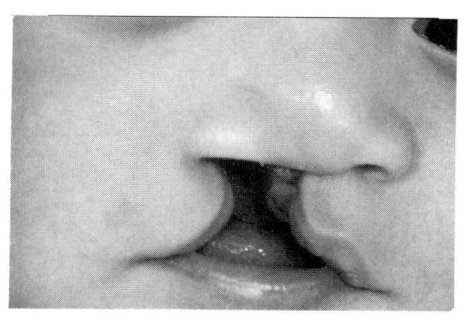

図1　口唇顎口蓋裂の症例
（東京医科歯科大学，口腔外科，石井正俊博士より）

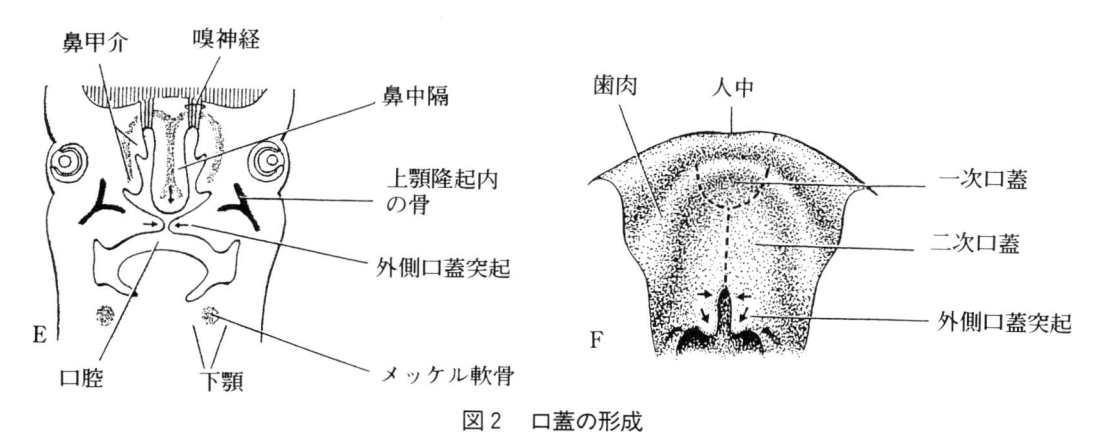

図2　口蓋の形成
（K.L. Moore, The Developing Human, Mosloy, 1982 より）

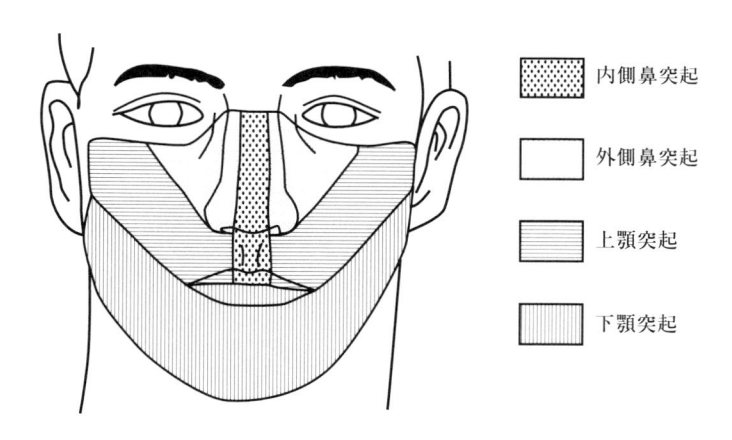

図3　顔面の形成と4つの突起

発症することが多いのは発生学的理由によるものである。

　顔面は第5週〜8週までの間に形成される。球状突起は先端で左右が次第に癒合し，上顎突起とも癒合して，人中や上唇を作る。これらの突起が癒合しなかった場合に口唇正中裂，口唇裂，口蓋裂，唇顎口蓋裂，横顔裂，斜顔裂などの奇形となる（図3）。胎生12週（3ヵ月）になると左右の口蓋突起と鼻中隔は癒合し，顔面は小さいながら完成する。

　口唇・口蓋裂の治療に関しては，出生直後から成長発育の過程を経て完了するまでの期間に，産科，小児科，口腔外科，形成外科，矯正歯科，耳鼻咽喉科，小児歯科等の専門医によるチームアプローチで行われる。口唇裂の手術を超早期に行う医師もいるが，生後4ヵ月，体重5kg程度が一応の目安とされている。口蓋裂の手術の時期は1歳前後，体重10kgが目安である。

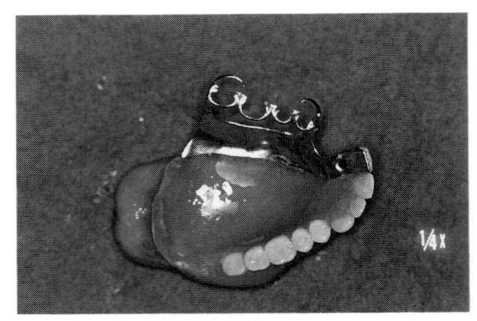

図4 顎義歯の1例
通常の義歯に上顎の欠損部を補綴する装置が付随している。
(東京医科歯科大学,顎顔面補綴学,谷口 尚博士より)

b．顎の異常
①顎変形症および顎の先天異常・発育異常
　先天的な発育の異常により，顎骨の劣成長，前突症，側方偏位，開咬，歯列狭窄，奇形などが生じ，歯科矯正治療のみでは問題を解決できない場合は，顎の成長発育の終了時期に外科的矯正を行う。
②顎骨の病変
　さらに，顎顔面，頭頸部の炎症，腫瘍，囊胞，外傷が生じた場合およびその治療後に機能的障害を残すことがある。組織欠損や損傷は人工的に補塡しその形態・機能を補う必要が生じる。治療としては，手術による改善と，その補助として補綴処置が行われている。
　手術では，自家骨移植，生体材料による再建，植皮などが行われ，補綴処置では顔面補綴（エピテーゼ），顎補綴（顎義歯）（図4），口蓋補綴（口蓋閉鎖床）が行われている。

c．顎関節の病変
　顎骨自体に異常はなくても，顎関節に異常があれば疼痛や開口制限，下顎偏位による言語障害が生じることがある。顎関節疾患には，発育異常，外傷，炎症，腫瘍，顎関節強直症，代謝性疾患，顎関節症がある。
　習慣性脱臼のある高齢者では，顎関節の脱臼があっても気が付かないまま経過することがある。通常，外見的には上下の咬合関係で顎の位置異常を判断するが，無歯顎の場合は側貌を見慣れた家族でも気が付かないことがある。この場合，発音，摂食ともに障害をきたす。
　開口度は上下顎の切歯間距離で測定する。成人で30 mm以下の場合は開口障害があると判定する。

d．舌・口腔底・口唇の病変
　舌小帯強直症では舌小帯の付着位置が高いために，舌の運動範囲に制限が生じて発音に影響を及ぼす。舌小帯伸展術は比較的容易なので発音に影響があれば早期に手術を受けさせるとよい。また，腫瘍などにより舌や口腔底の形態に異常があったり，口唇の閉鎖不全などの障害があると，摂食機能の低下と併せて言語障害を生じる。

e．歯と歯周組織の病変
　むし歯や歯周疾患があると歯の形態や咬合関係が変わる。また，玩具しゃぶりや弄舌癖などの悪習癖による開咬は小児では多く見られる。日本語には多くの歯音，歯茎音があるが，多くの場合短期間で新たな口腔内の状態に慣れるため，発音の支障は最小限に抑えられる。
　義歯装着による発音の変化について山縣らは次にように報告している。
①歯音（サ行音）に障害が多い。これは義歯を装着すると著明に改善する。
②硬口蓋音（シ，ヒ）や歯茎音（ラ）は義歯装着直後に増加し，以後減少するが，比較的長期間残りやすい。
③軟口蓋音（カ行音，ガ行音）はより変化が明らかで，特に義歯未経験者では，装着直後の障害が大きい。これは口蓋床による異物感のためである。
　なお，新義歯装着当初の障害は1ヵ月後までには全体としては減少するとのことである。ま

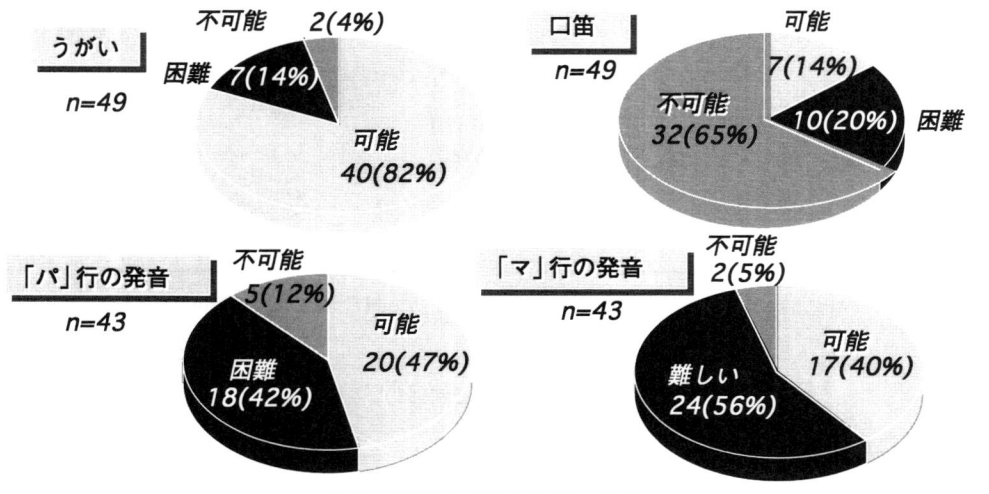

図5 脳卒中患者の口唇の機能

た，義歯は下記のような様々な心理的な影響を及ぼすこともあるという。

①人工歯列の外観に満足していない患者では，歯を人に見せずに発音しようとするので，発音中の口唇，舌，下顎の運動が抑制される。

②同様の現象は義歯の安定が悪いか，または患者が維持に不安をもっている場合にも起こり，言葉が不明瞭になったり，"こもった"感じの音声となる。

B. 口腔機能と摂食

咀嚼が十分できなくなると，食べられる食品に制限が加わり，欲しいものが食べられなくなる。そればかりではなく，食事の本来の目的である栄養摂取の偏りや不足をきたす恐れがでてくる。さらに，口唇や舌を含む口腔の機能障害が生じると，捕食に支障が生じて食べこぼしたり食事の介護が必要になる。また，摂食動作における食塊形成が困難となる。そして，食物の移送障害による誤嚥をきたし生命の危険を招くことすらある。口腔は認知期から準備期，口腔期までに関わっており，摂食にとって極めて重要な部分を担っているといえよう。

（1）口唇の機能

口唇は食物を口の中に取り込み，咀嚼中は食物がこぼれ落ちないように閉鎖している。口唇の力が弱いと食べこぼしや，流涎がみられるようになる。さらに，口唇は摂食だけでなく，発音その他の多くの機能と関わっている。脳卒中後遺症群ではパ行やマ行の発音が難しくなり，口笛はほとんど吹けなくなる。水がこぼれて「うがい」ができなくなることもある（図5）

（2）咀嚼力

食物を噛んで食べることは，食物の味，匂い，さらに触感などを口腔および周囲の感覚器官で感じ，その刺激を受け，食事の楽しみを味わうことである。

著者らは脳卒中後遺症群のCTを撮影し，咀嚼筋のうち閉口筋すなわち噛み込む際に大きな役割を果たす咬筋と内側翼突筋の断面積を測定した。そして健常者群のそれと比較した。その結果，脳卒中後遺症群については患側と健側を比較して，咬筋および内側翼突筋の断面積に有意差がみられなかった。健常者群についても同様に筋の断面積に左右差がなかった。従って，咀嚼筋に関しては，片麻痺に伴う中枢性筋萎縮は認められないものと考えられる。しかしながら，脳卒中片麻痺患者と健常者を比較すると，咬筋，内側翼突筋ともに，片麻痺患者で筋の断面積の減少を認めた（図6）。これは，適切でない食事内容と放置された歯科疾患などによる咀嚼運動の不足により，麻痺側，健側ともに廃用性萎縮をきたしているものと推測される。

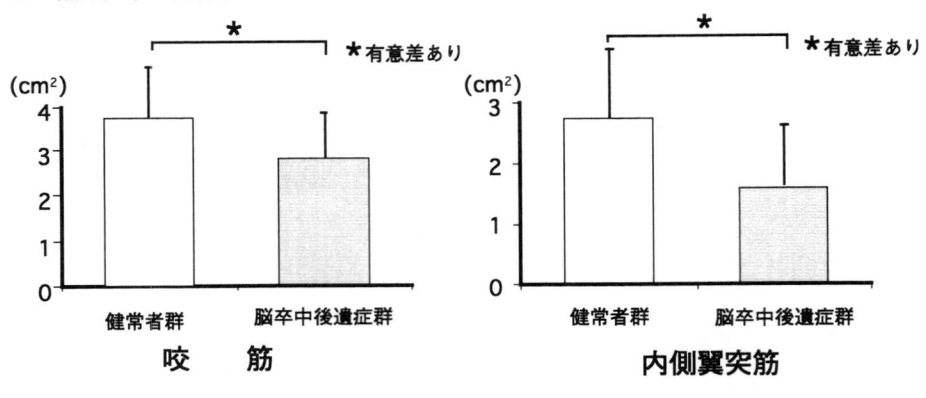

図6　閉口筋の断面積の比較

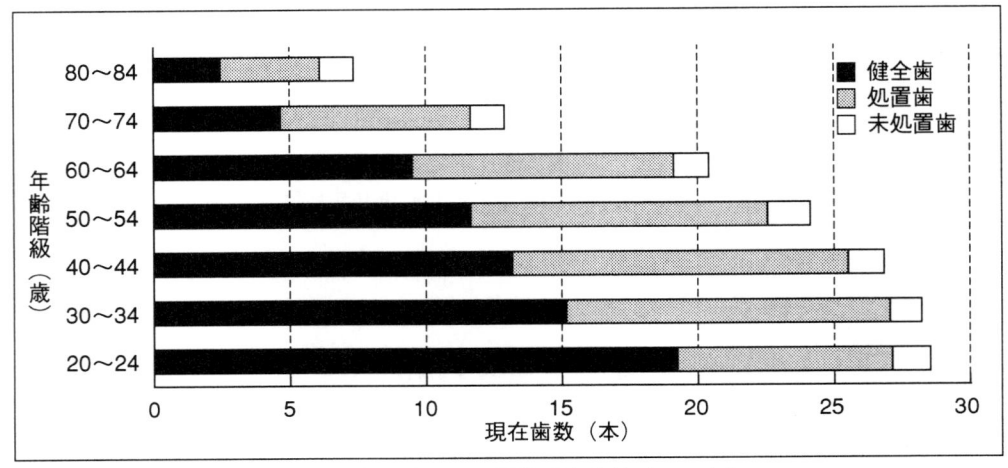

図7　加齢と歯の1人平均現在歯数（1999年）
注：1999年の未処置歯の診断基準は，前回調査の診断基準とは異なる．資料：厚生省「平成11年歯科疾患実態調査の概要」

つまり，これら脳卒中片麻痺患者は発病初期に流動食を与えられ，慢性期に入ってからも容易に咀嚼できて，しかも嚥下しやすい食品が提供され続ける．その結果，咀嚼運動が不足し，片麻痺患者の麻痺側のみならず健側の廃用性筋萎縮をもたらす原因となっているものと考えられる．咀嚼力を回復させるには，咀嚼しなければ食べられない食品を適切に提供すべきである．

（3）咀嚼効率
a．加齢と歯の喪失

人の歯は智歯を除くと28本である．ところが残存歯数は年齢と共に減少する．平成11年度の歯科疾患実態調査によると，1人平均喪失歯数は40歳以降著しく増加しており，男女計では30歳で1.02本，40歳で1.90本であるのに対し，50歳では4.87本，60歳では10.45本となっており50歳からの歯の喪失が大きな問題となっている（図7）．ただし，高齢者でも全歯列が揃っていて，何でも自分の歯で噛んで食べられるという人がいる．加齢と共に歯を喪失するのは老化現象で，避けられないという訳ではない．歯が揃っている若年からの口腔衛生管理が重要である．「年をとると歯が抜けて当たり前」という考えは改めなければならない．

b．歯の喪失と咀嚼効率

咀嚼は食物を細かくつぶし，唾液と混ぜて胃腸での消化吸収を助けるものである．小林らによる寝たきり老人を対象とした調査によると，70歳代後半で約20％の高齢者が義歯を装着しておらず，顎堤で咀嚼している．義歯を使わず顎堤で食べている約1000人の高齢者の食事を調査した結果，穀類，芋類，油脂類，牛乳，乳製品，菓子類，野菜類，果物類，海草類の摂取が少なく，卵類，加工食品が多いという．

図8　嗅覚の変化

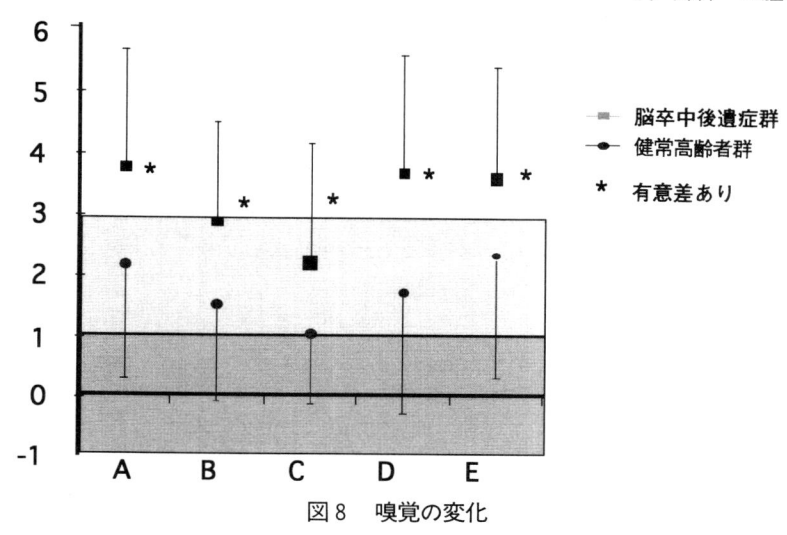

　咀嚼が十分行えないと，軟らかい食物，軟らかく調理した料理を求めるようになる。その結果，腸内細菌の働きが鈍くなり，便秘を起こしたり，コレステロールの吸収調整や腸内細菌叢の保護にも支障を来すことになりやすい。このような栄養摂取の偏りを避けるためにも咀嚼力を低下させないよう，義歯やブリッジによる欠損歯の補綴が必要となる。
　疫学調査によると，残存歯数が20歯以下になると「何でも欲しいものが食べられる」という者は半数以下になる。
　　c．補綴による咀嚼能力の改善
　欠損歯をブリッジや義歯で補綴した際の咀嚼効率の向上に関しては，欠損部の位置や，歯数，その他の条件によって異なる。ブリッジの場合は健常歯列に対して，咀嚼効率は平均67％である。咀嚼効率が60％以上を正常域と考えると，ブリッジの7割は正常域にある。健常歯列に対して総義歯装着者の咀嚼効率は約20％である。装着後に慣れると咀嚼効率は向上するが，咀嚼運動様式に適さない義歯では咀嚼効率は増加しない。部分床義歯の場合は，欠損部位，歯数，鉤歯の条件により違いが大きいので，一般的なことは言えないが，欠損歯数が少ないとブリッジに近づき，多くなると総義歯に近づく。
　以上より，ブリッジで処理できる場合は咀嚼効率も概ね満足できる程度に回復が期待できるが，義歯の場合は明らかに低下する。特に総義歯の場合は低下が著しい。これを念頭において食事を提供しなければならない。

(4) 口腔の生理機能
　　a．唾液分泌
　唾液は消化を促進する酵素を含んでいることの他に，咀嚼して細かくつぶした食物を混ぜて食塊にする際に欠かすことができない。しばしば加齢とともに唾液の分泌は減少するようにいわれる。しかし，実際には刺激唾液の分泌は余り減少しない。唾液の分泌減少は薬剤の副作用が無視できないようである。抗ヒスタミン薬，降圧薬や向精神薬など使用頻度の高い薬剤が唾液分泌を抑制する。特にこれらの薬剤が複数投与されている場合は影響が著しい。
　　b．味覚
　味覚がなければ，食事もさぞ味気ないものであろう。味覚は多くの感覚の中でも食事の本質に最も近いものといっても言い過ぎではない。
　味覚は舌（前2/3は鼓索神経領域，後ろ1/3は舌咽神経領域）さらに口蓋（大錐体神経領域）で感知する。味覚も加齢と共に鈍麻するといわれ，そのメカニズムは味蕾の減少や変性によるものであるとされていた。しかし，最近の研究によると高齢になっても味覚はあまり変化しない。強いていえば加齢に伴って塩味に対する味覚が鈍麻するようである。著者らは脳卒中片麻痺患者

の味覚閾値の変化を健側と患側間で比較した。脳卒中片麻痺患者の味覚の変化を一口でいうのは難しいが，強いていえば，塩味と苦味が健側（病巣側）では鈍麻している。しかし，甘味や酸味も一部の神経領域では鈍麻している。

　有床義歯を装着すると粘膜が義歯によって覆われ，味覚が低下するとされている。しかし，上下とも総義歯を装着している人を対象に，有歯顎時と比較して無歯顎者の食べ物の好みの変化があったかどうか聞いたところ，約80％の者が「変わらない」と回答している。総義歯での食べ物の味の感じ方については，約70％の者が「よくわかる」と回答している。食物の好みや，味の感じ方が歯の欠損に影響されることは意外に少ない。

c．嗅覚

　嗅覚も無視できない。食物を口に入れる前から，匂いは食欲を刺激する。口に入れてからは，軟口蓋の後方から食物の臭い成分が鼻腔の奥にある嗅球に流れ，臭いを感じる。これが味覚と相まって風味として感じられるのである。全く香りのない食事など考えられないし，食欲もわかない。摂食・嚥下障害患者のための食事も香りが無視できない。

　高齢者では嗅覚の検知閾値，認知閾値とも上昇している。匂いの種類により差があり，最も感度の悪いのは，花の匂いであり，逆に最も敏感なのは腐敗臭である（図8）。口に入れて良い物と悪い物を区別する能力の方が残存すると考えられないだろうか。

（5）咀嚼食と嚥下食

　義歯をうまく使いこなせない人や義歯を作っていない人など咀嚼に障害のある人は最初，嚙みやすい咀嚼食を用意する。しかし，嚥下障害がある人は，嚙んでいるうちに食物の一部が喉頭に落ち込み始めて，誤嚥を来すこともあるので，嚙まなくても直ぐ飲み込める食品すなわち嚥下食を用意しなければならない。

　食物の栄養面に関しては，高齢者は一般成人に比べ運動量は減少してきているので，エネルギー源のみを多く摂取させず，生活活動に必要な蛋白質をはじめとする各種栄養素が含まれる食品を摂取するように指導する。

　調理上，食物繊維を含む食品を適宜加えて工夫をし，腸の蠕動運動を促すようにする。義歯を新たに装着した場合は，最初は嚙まなくてすむ食事すなわち嚥下食を与え，徐々に嚙み易い食品すなわち咀嚼食に置き換えていく。そして，廃用を防ぐためにも嚙みごたえのある食品へと徐々に移行させる。

文　献

1) 口腔の発生と組織　第2版, 相山誉夫ほか著, 南山堂, 東京, 1998
2) Moore 人体発生学3版, K.L. MOORE 著, 星野一正訳, 医歯薬出版, 1986
3) 口腔顔面外科治療学, 初版, 道　健一, 天笠光雄編集, 永末書店, 1996
4) 義歯と発音－無歯顎臨床でのポイント－, 山縣健佑, 口腔保健協会, 1997
5) 小林喜平, 井上正子：総義歯使用者の食事と栄養指導, Dental Diamond 18, 20-43, 1993.

（植松　宏）

II 臨床医学・歯科学

9．リハビリテーション医学

A．リハビリテーション医学総論

（1）リハビリテーションの理念

リハビリテーションは心身の障害により，社会的不利益を被った人間の全人的復権を理念として，障害者の能力を最大限に発揮させ，その自立を支援する全過程にかかわるものとされる。いいかえれば障害者を可能な限り人間として望ましい生活ができるように支援することである。

（2）リハビリテーション医学の対象と方法

リハビリテーション医学は，神経・筋・骨格器系の運動障害を有する患者を治療する専門分野として米国で体系づけられた。物理的医療手段，すなわち運動療法，電気刺激，温熱，寒冷療法，水治療などを従来の薬物療法や観血療法と併せて治療の手段として用い，電気診断学や運動機能の診断を行う専門医学領域である。対象となる疾患は，脳血管障害，脊髄損傷，パーキンソン病や筋萎縮性側索硬化症（ALS）などの神経疾患，リウマチ性疾患，手足の切断，痴呆症，脳性麻痺などの小児，呼吸器・循環器疾患など多岐にわたる。最近では，認知・記憶・言語などの高次脳機能障害の評価と治療，さらに心理・社会・職業に再適応するための研究や臨床応用が注目を集めている。

（3）障害とその分類

障害とは疾患の結果起こった「生活上の困難・不自由・不利益」である。障害は複雑な構造をしており，これらを正しく把握することが，リハビリテーションを進めていくための第一歩である。WHO（世界保健機構）では障害を3つに分類し，階層性を有するものとして表わしている。機能障害（Impairment）は，健康体験を背景として，心理学的，生理学的あるいは解剖学的な構造や機能の異常ないし喪失をいい，疾患から直接的に生じた運動麻痺や言語障害などがこれに該当する。能力低下（Disability）は，健康体験を背景として，人間にとって普通のことと考えられる範囲内，あるいはやり方で活動する能力の制限や喪失をいう。個人の生活レベルで生じる問題で，これには歩行や整容，更衣などの日常生活動作の障害などが該当する。社会的不利（Handicap）は，健康体験を背景としてその個人にとって当然と考えられる役割の実行を制限したり，妨げたりする不利な立場をいう。機能障害や能力低下のために生じる問題に加え，社会的な環境条件の結果，個々に生じうる障害，たとえば駅の階段が登れずホームに行けないことなどがそれにあたる。

B．診断と評価

（1）運動の評価と分析

運動機能障害の程度を測定・評価する方法には関節可動域測定法や徒手筋力検査法がある。

a．関節可動域（range of motion；ROM）

関節可動域を測定することによって，障害程度を把握し，病態を把握する。自動的可動域と他動的可動域がある。可動域制限の原因として，骨，軟骨の変形や痙性，疼痛，関節包や靱帯の短縮などがある。

b．徒手筋力検査（manual muscle test）

神経や筋骨格系疾患の診断に重要である。抗重力位と重力除去位にて筋力を測定する（表1）。

c．歩行分析と異常歩行

歩行は基本的な移動能力であり，しばしばリハビリテーションの治療目標となる。歩行周期は，一方の踵が地面についてから再び同じ踵が地面につくまでをいい，立脚相と遊脚相に分かれ

表1　Danielsによる徒手筋力検査法

正常	Normal (N)	5	強い抵抗を加えても，なお重力に打ち勝って全可動域を完全に動く
優	Good (G)	4	いくらか抵抗を加えても，なお重力に打ち勝って全可動域を完全に動く
良	Fair (F)	3	抵抗を与えなければ，重力に打ち勝って全可動域を完全に動く
可	Poor (P)	2	重力を除けば全可動域を完全に動く
不可	Trace (T)	1	関節は動かないが，筋の収縮は軽度に認められる
ゼロ	Zero (0)	0	筋の収縮は全く認められない

運動範囲の1/2以下しか動かせないときは下の階段の表示にプラス符号を付けて記録し，1/2以上動かせるが最終までは動かせない場合は上の階段の表示にマイナス符号を付ける．たとえば抗重力の場合はP＋あるいはF－と表現する．

る．通常の歩行では立脚相が60％，遊脚相が40％である．立脚相は踵接地，足底接地，立脚中期，踵離れ，つま先離れの5相に分ける．遊脚相は加速期，遊脚中期，減速期の3相に分けられる．両足が接地している二重支持期は全体の15-25％であるが，速歩で減少し，走行で消失する．歩行を詳細に観察することにより，障害原因の把握や装具・歩行介助具の選択，義足の処方とチェック，投薬や外科治療等の選択，理学療法の選択が可能となる．

　異常歩行で最も多いのは疼痛性跛行である．前脛骨筋麻痺では鶏歩（steppage gait）がみられる．中臀筋麻痺ではTrendelenburg歩行，下腿三頭筋麻痺ではらくだ歩行がみられる．中枢神経障害による異常歩行には，片麻痺歩行，痙性歩行，失調性歩行，急ぎ足歩行などがある．

（2）神経学的評価

　中枢性運動麻痺では，連合反応や共同運動を評価の基本概念におく，Brunnstrom stageや12段階からなる上田の変法が用いられる．一方，末梢神経障害による運動麻痺は徒手筋力検査が用いられる．運動麻痺の評価のみならず感覚障害や関節可動域を総合的に評価する方法に，SIAS (Stroke impairment assessment set) やFugl-Meyer法がある．

（3）ADL評価とQOL

　ADL (activities of daily living：日常生活活動) は，ひとりの人間が独立して生活をするために行う基本的な，しかも各人ともに共通に毎日繰り返される一連の身体動作群をいう．たとえば，食事，歩行，更衣，入浴，移乗，トイレ動作，整容，排尿・排便などがある．ADL評価を客観的に行うために，Katz indexやPULSES，Barthel index，FIMなどの方法が用いられる（表2，3）．一方，食事の支度，電話の使用，家事，金銭の管理，交通手段の使用，買い物，服薬管理などのADL以外の応用動作は，APDL (activities parallel to ADL) として別に評価される．これらADL，APDLの低下を軽減させることは，個人の自由度を増し，QOL (quality of life) を高めることになる．

C．治療学総論

（1）プログラムの設定

　リハビリテーションは"全人間的復権"としてのその本質からして，対象とする患者の障害を全体的にとらえ，それらに働きかけなければならない．リハビリテーションプログラムは設定されたゴールを実現するための具体的な手順である．患者の社会復帰に向けた，具体的かつ現実的な目標を立て，限られた時間の中で最大限の効果が得られるようなプログラムをたてる必要がある．

表2 Barthel index およびその判定基準

	independent	with help	dependent
1．食　事	10	5	0
2．移　乗	15	10-5	0
3．整　容	5	0	0
4．トイレ	10	5	0
5．入　浴	5	0	0
6．歩　行	15	10	0
（車椅子）	5	0	0
7．階段昇降	10	5	0
8．着替え	10	5	0
9．排　便	10	5	0
10．排　尿	10	5	0
合計点	（　　）点		

食　事
　10：自立，自助具などの装着可，標準的時間内に食べ終える
　　5：部分介助（例えば，おかずを切って細かくしてもらう）
　　0：全介助

車椅子からベッドへの移乗
　15：自立，ブレーキ・フットレストの操作も含む（歩行自立も含む）
　10：軽度の部分介助または監視を要す
　　5：座ることは可能であるが，ほぼ全介助
　　0：全介助または不可能

整　容
　　5：自立（洗面，整髪，歯磨き，髭剃り）
　　0：部分介助または全介助

トイレ動作
　10：自立，衣服の操作，後始末を含む，ポータブル便器などを使用している場合
　　　はその洗浄も含む
　　5：部分介助，体を支える，衣服・後始末に介助を要する
　　0：全介助または不可能

入　浴
　　5：自立
　　0：部分介助または全介助

歩　行
　15：45 m以上の歩行，補装具（車椅子，歩行器は除く）の使用の有無は問わない
　10：45 m以上の介助歩行，歩行器使用を含む
　　5：歩行不能の場合，車椅子にて45 m以上の操作可能
　　0：上記以外

階段昇降
　10：自立，てすりなどの使用の有無は問わない
　　5：介助または監視を要する
　　0：不能

着替え
　10：自立，靴，ファスナー，装具の着脱を含む
　　5：部分介助，標準的な時間内，半分以上は自分で行える
　　0：上記以外

排便コントロール
　10：失禁なし，浣腸，座薬の取扱い可能
　　5：時に失禁あり，浣腸，座薬の取扱いに介助を要する者も含む
　　0：上記以外

排尿コントロール
　10：失禁なし，収尿器の取扱いも可能
　　5：時に失禁あり，収尿器の取扱いに介助を要する者も含む
　　0：上記以外

表3 FIM

機能的自立度評価法（FIM）の評価尺度，評価項目および評価内容[9]

レベル	自立	介助者なし	部分介助	介助者あり
	7 完全自立 （時間，安全性含めて） 6 修正自立 （補装具などを使用）		5 監視または準備 4 最小介助 （患者自身で75％以上） 3 中等度介助 （50％以上） **完全介助** 2 最大介助 （25％以上） 1 全介助 （25％未満）	

評価項目	内　容（要点のみ抜粋）
セルフケア	
食事	咀嚼，嚥下を含めた食事動作
整容	口腔ケア，整髪，手洗い，洗顔など
入浴	風呂，シャワーなどで首から下（背中以外）を洗う
更衣（上半身）	腰より上の更衣および義肢装具の装着
更衣（下半身）	腰より下の更衣および義肢装具の装着
トイレ動作	衣服の着脱，排泄後の清潔，生理用具の使用
排泄管理	
排尿	排尿コントロール，器具や薬剤の使用を含む
排便	排便コントロール，器具や薬剤の使用を含む
移乗	
ベッド，椅子，車椅子	それぞれの間の移乗，起立動作を含む
トイレ	便器へ（から）の移乗
風呂，シャワー	風呂おけ，シャワー室へ（から）の移乗
移動	
歩行，車椅子	屋内での歩行，または車椅子移動
階段	12から14段の階段昇降
コミュニケーション	
理解	聴覚または視覚によるコミュニケーションの理解
表出	言語的または非言語的表現
社会的認知	
社会的交流	他患，スタッフなどとの交流，社会的状況への順応
問題解決	日常生活上での問題解決，適切な決断能力
記憶	日常生活に必要な情報の記憶

Functional Independence Measure (FIM) 採点の実際（移乗：ベッド・椅子・車椅子を例として）

FIM 移乗：ベッド・椅子・車椅子	具体例
7点	・歩行者では，ベッド上の起き上がり，横になること，ベッドからの立ち上がり，椅子への乗り降り，これら一連の動作の逆も含め自立しており，安全に行う． など
6点	・ベッド柵，トランスファーボード，リフト，特殊な椅子や腰掛け，道具，杖のような補助具を使用しているがすべて自分で行う． ・車椅子を手すり代わりに使用して移乗が自立している． など
5点	・トランスファーボードを置いてもらう，ブレーキをかけてもらうなどの準備をしてもらう必要がある． など
4点	・腰紐，腰ベルトを安全のために触ってもらっている． ・バランスを崩さないように手を添えてもらう程度の介助を必要とする． など
3点	・軽く引き上げてもらい移乗する． ・ピボットの際に支えてもらう． など
2点	・介助者1人でかなり引き上げてもらい移乗する． ・体を持ち上げてもらいながら回してもらう必要がある など
1点	・介助者が2人必要で，または1人の介助でとても大変な介助をしてもらい移乗する． ・リフターに乗せてもらい，移乗する． など

（第5回FIM講習会，1995.11.11.慶應義塾大学医学部リハビリテーション科資料より）

定義：ベッド，椅子，車椅子の間での移乗のすべての階段を含む．また歩行が移動の主要な手段である場合は起立動作を含む．

(2) チームアプローチ

リハビリテーションにはさまざまな専門職種を必要とするが，それぞれが個々にアプローチするのではなく，互いに協業を行わねばならない．そのためにリハビリテーション医学では医師（リハ専門医），看護婦，理学療法士，作業療法士，言語療法士，MSW，義肢装具士，臨床心理士などがチームを作り，統一的な活動を進めていく．ただし，主役は常に患者であり，家族の協力をなくして，円滑なリハビリテーションはありえないことを念頭に置かねばならない．

（3）理学療法

理学療法は運動療法と物理療法に大別される。

a．運動療法の目的

運動療法には健康人を対象に体力増進を目的に行うものと運動障害を有する患者が運動能力と活動能力の維持，回復，向上を図るものがある。運動療法を行う際には，治療対象となる運動障害の病理過程の診断，患者のニーズと機能障害の関係の分析，効率的な治療計画，治療結果の科学的評価，などが適切に行われる必要がある。

b．運動療法の種類

①関節可動域訓練（ROM ex.）：関節可動域訓練は関節，軟部組織の機能維持，拘縮予防，循環の改善などの効果が期待できるが，急性炎症や組織の損傷が助長される場合には禁忌である。他動的訓練（passive）と自動的訓練（active）および介助訓練（active-assistive）がある。

②筋力増強訓練：筋力として評価される筋収縮には等尺性収縮（isometric）と等張性収縮（isotonic），等速度性収縮（isokinetic）がある。筋力増強に適当な負荷量を簡便に決める方法のひとつにRM（repetition maximum）がある。これは，ある回数反復できる負荷の最大値であり，DeLormeは10 RMを筋力増強の基本的負荷量とした等張性筋力増強訓練を行った。Hettingerらの方法は固定した負荷に対して数秒間の筋収縮を行う等尺性筋力増強訓練である。

③ストレッチング：短縮した軟部組織に伸展力を加え，関節可動性を改善するのが目的である。拘縮の予防や除去，運動時の筋・骨格系合併症の予防などに適応があるが，急性炎症や新鮮骨折，強い痛み，皮下血腫などには禁忌である。

④持久力訓練：持久力には全身運動を長時間持続する全身持久力と最大下の筋力で運動を繰り返し行う筋持久力がある。全身持久力を鍛えるには，歩行やランニング，水泳など大きな筋群を用いたリズミカルな運動が適している。

⑤協調性訓練：運動の促通，反射の抑制をとおして姿勢の安定，正しい運動パターンの習得を図ることが目的である。Bobath法，Brunnstrom法，Rood法，Voita法などファシリテーションテクニックと呼ばれる促通手技が用いられているが，科学的な有用性を示したものは少ない。

c．物理療法

物理的エネルギーを用いた治療法である。

①寒冷療法：抗炎症，鎮痛，抗発熱，抗痙性，抗火傷，コラーゲン弾性の増加，局所代謝の減少を目的とし，寒冷刺激を体表面に加える。

②温熱療法：鎮痛，血管拡張，コラーゲン粘弾性の上昇，抗痙性などの作用がある。ホットパックやパラフィンによる伝導熱，赤外線による輻射熱，超音波や極超短波などの変換エネルギーを利用したものなどがある。

③電気治療：電気エネルギーを治療に応用するもので，電気刺激による効果，温熱効果，機械的振動効果が期待できる。低周波や高周波療法などがある。

④水治療：水，湯あるいは水蒸気などの形で人体の外部より適用する。温熱効果に加え，浮力効果，流体抵抗によるマッサージ効果なども期待できる。

⑤牽引療法：牽引療法は疼痛の緩和，安静の確保，有痛性筋攣縮の防止，解剖学的アライメントの保持などを目的とする。

（4）作業療法

特定の作業課題により，活動を通じて身体的または精神的な機能障害を評価するとともに，その障害の回復を促進させる治療法である。作業療法には，機能的作業療法，義手の装着・操作訓練，日常生活動作訓練，自助具の作製と装着訓練，職業前作業療法，心理的作業療法などが含まれる。

（5）義肢・装具療法

義肢は切断その他の原因による四肢の欠損を補うためのもので，機能を代償するもの以外に，欠損部を補う装飾用がある。切断の部位によって残存能力が異なる。

装具は四肢や体幹の機能障害を軽減するための補助器具である。変形の予防，変形の矯正，病的組織の保護（炎症や障害のある組織を安静・固定し，病勢の進行を止め，治癒を促進する），失われた機能の代償または補助（弱化した筋力や，構築的に不安定な関節などに対して，それを代償または補助する）がその目的である。

D．各種疾患のリハビリテーション

（1）脳血管障害

①病態と障害：脳血管の狭窄，閉塞あるいは破綻によって多彩な神経症状を生じるため，リハビリテーション医学の最も重要な対象疾患となっている。近年，高齢者の増加や救命率の向上によって，神経症状が重度のものや他疾患との重複障害をもつケースが増加している。リハビリテーションを遂行するためには，まず病型を把握し（脳出血，脳梗塞，クモ膜下出血など），高血圧，心臓疾患，糖尿病などの合併症や基礎疾患を管理する。ついで神経症状の評価，合併症状の評価を行わなければならない。片麻痺の評価に加え，失調や痙縮，感覚障害，視野と眼球運動障害，神経因性膀胱，嚥下障害，構音障害，失語症や他の高次脳機能障害，肩手症候群，拘縮の有無などを適切に評価しなければならない。また，機能障害のみならず，ADL場面での障害を評価すべきである。

②評価と治療の基本方針：内科的治療ならびに外科的治療と合わせてリハビリテーションを開始する。急性期における脳卒中リハビリテーションの目的は，廃用症候群の予防とセルフケアの自立である。訓練はリスク管理が可能な範囲で直ちに行うのが原則であり，集中治療室（ICU）から可能である。但し，急性期は再発や脳浮腫などによる症状の増悪，脳血流自動調節能の障害などのリスクがあり臨床所見やバイタルサインなどのモニターをみながら開始する必要がある。ベッドサイドでは，体位変換，関節可動域訓練，座位訓練などから開始する。同時期に装具の必要性も検討する。バイタルサインが安定したら，訓練室で積極的な訓練を行う。この時期は，運動機能や失語・失行・失認など神経症状の回復，ADLの向上・維持，心理的社会的不利の克服，二次的合併症の予防を目的とする。マット訓練，立位バランス訓練，歩行訓練などへ進めていく。また，ADL訓練や機能的作業療法，利き手交換なども加えて行う。安定期には，全身調整運動や歩容の改善，職業前訓練，家庭での訓練指導などを行い，退院に至る。

（2）脳性麻痺

①病態と障害：受胎から新生児期（生後4週以内）までに生じた脳の非進行性病変に基づく永続的な，しかし変化しうる運動および姿勢の異常である。その症状は満2歳までに発現する。原因として，仮死，重症黄だん，早産・未熟児が約2割，それらの合併が1割であるが，最近は1500g以下の極小，超未熟児に限られてきており，重症黄疸のみによる発生はきわめて稀となっている。症状も重症と軽症に二分化される傾向にある。

②評価と治療の基本方針：脳性麻痺の早期診断には1歳までの詳細な評価が必要である。正常の運動発達や視聴覚，言語，社会性の発育を念頭におきながら，定期的に観察し，診断をすすめていく。脳性麻痺の分類は筋緊張の特徴により，痙直型，アテトーゼ型，混合型，失調型，低緊張型などに分けられて，また障害部位によって単麻痺，対麻痺，片麻痺，四肢麻痺などに分けられる。年齢と共に病像，障害，患者のニーズが変化するので，患者に見合ったアプローチを行う。乳児期には精神運動発達遅滞が主であるが，2歳すぎより運動障害が表面化する。これらに対して運動機能の獲得のみならず，知的・社会的発達，教育を含んだ包括的療育プログラムが必要である。

（3）筋ジストロフィー

①病態と障害：筋ジストロフィーは筋線維の壊死・再生を主病変とし，進行性の筋力低下と筋萎縮をきたす遺伝性疾患である。Duchenne型は最も重症で性染色体劣性遺伝型を示す。横紋筋の筋細胞膜構成蛋白質の中のジストロフィンが特異的に欠損している。発症は1-5歳で，歩行開

始の遅れや動揺性歩行，登攀性起立などがみられる。生命予後は不良である。Becker型も性染色体劣性遺伝型であるが，5歳以降25歳までに発症し，予後は比較的良好である。

　②評価と治療の基本方針：Duchenne型筋ジストロフィーでは足底屈筋群の仮性肥大が出現し，尖足，ハムストリングの短縮，腸脛靱帯の短縮を生じる。放置すると早期より歩行能力を喪失させることになるので，早期より十分な指導が必要である。歩行能力の維持には装具は欠かせない。歩行が障害される頃より関節拘縮が目立つようになるので，関節可動域を十分保たなければならない。運動療法は主に大腿四頭筋，股関節外転筋，肩関節屈曲転外筋，腹筋などに対して，等尺性運動訓練を主体に行う。筋・腱に対するストレッチ運動も大切で，アキレス腱や腸脛靱帯等を中心に行う。歩行が困難になった場合は車椅子を障害の進行に応じて用いる。心肺機能の低下は生命予後と密接に関係する。呼吸不全や心不全，感染症その他の合併症に注意しながら，家族を含めて援助を行う。

(4) 変性疾患
　a．パーキンソン病
　①病態と障害：黒質緻密層のドーパミン含有神経細胞の変性に基づく神経変性疾患で，黒質ニューロンの投射部位である線条体でのドーパミン含量の低下によって運動機能の障害が出現する。中年期に発症し，慢性進行性に経過する。安静時振戦，筋固縮，寡動，姿勢保持障害を主徴とする。自律神経症状や精神症状を伴うことが多い。

　②評価と治療の基本方針：初発症状として最も多いのは振戦，次いで歩行障害，動作緩慢などで気付かれる。すくみ足や加速現象，立ち直り反射の消失がみられると，起居・移動動作などのADLが低下する。また，構音障害，嚥下障害，排尿障害，起立性低血圧などがあるとADLはさらに悪化する。重症度評価は通常Hoehn-Yahrの分類が用いられる（表4）。治療はドーパミン製剤による補充療法や抗コリン剤によるアセチルコリン系の抑制が有効である。パーキンソン病では通常，重症度に応じた訓練を行う。YahrのstageⅠ，Ⅱでは生活リズムを崩さず規則正しい生活を続けることが大切。stageⅢ，Ⅳでは拘縮予防のための関節可動域訓練やストレッチ，バランス訓練，応用歩行訓練，ADL訓練などが必要となる。また，構音障害に対する言語訓練も必要となる。stageⅤはケアが中心となり，廃用予防のための訓練が主体となる。起立訓練，関節可動域訓練，呼吸訓練など，在宅医療や福祉サービスが利用できるように配慮する。

　b．筋萎縮性側索硬化症（ALS）
　①病態と障害：原因不明で運動系のみ選択的に障害をきたす進行性の神経難病である。上位運動ニューロン徴候（深部腱反射亢進，病的反射出現），下位運動ニューロン徴候（筋力低下，筋萎縮，線維束性収縮），球症状（構音障害，嚥下障害，舌の萎縮と線維束性収縮）がみられる。進行すると筋萎縮と筋力低下は全身におよび，末期にはねたきり状態となる。さらに呼吸不全や誤嚥のため死亡する。

　②評価と治療の基本方針：残存機能を積極的に活用し，装具，自助具，車椅子などを用いて，ADL低下を克服する。球麻痺の進行例では経管栄養や胃瘻増設などを検討する。レスピレータ装着に際しても，本人ならびに家族構成，社会背景などを考慮した上で決定する。

　c．脊髄小脳変性症
　①病態と障害：脊髄，小脳に病変の主座を有し，運動失調を主な徴候とする原因不明の変性疾患である。遺伝歴，経過，神経症候をもとに分類されるが，一般に男性に多く，病型別では，小脳型は30歳以上，脊髄型は20歳以下，脊髄小脳型は11-50歳に好発する。歩行時にふらつく，手の巧緻動作障害，しゃべりにくさなど運動失調に基づく症状によって初発することが多い。緩徐に発病し進行性の経過をたどる。

　②評価と治療の基本方針：疾病は全体として緩徐に進行する。脊髄小脳変性症の多くは小脳性運動失調がみられ，構音障害や嚥下障害を伴うことも多い。また，進行した段階では筋固縮や無動などのパーキンソニズムが認められる。遺伝性痙性対麻痺では痙縮や病的反射の出現を認める。その他，起立性低血圧，神経因性膀胱などの自律神経徴候や知的機能低下を認めることもある。運動失調に対しては，Frenkel体操，重り負荷，弾力帯，PNFなどを行う。

表4　生活機能障害度およびYahrの重症度分類

生活機能障害度		Yahrの重症度分類	
I度	日常生活・通院にほとんど介助を要しない	stage I	一側性障害のみ，通常，機能障害は，軽微，またはなし．
		stage II	両側または身体中心部の障害．ただし，体のバランスの障害は伴わない．
II度	日常生活・通院に部分介助を要する	stage III	姿勢反射障害の初期兆候がみられるもの，これは，患者が歩行時に向きを変えるときの不安定や，目を閉じ足をそろえて立っている患者を押してみることで明瞭となる．身体機能は，やや制限されているものの職業の種類によっては，ある程度の仕事も可能である．身体的には独立した生活を遂行することができ，その機能障害度はまだ軽度ないし中等度にとどまる．
		stage IV	病気が完全に進行し，機能障害高度患者はかろうじて介助なしで起立および歩行することはできるが，日常生活は高度に障害される．
III度	日常生活に全面的な介助を要し，独力では歩行起立不能	stage V	介助がない限り寝たきりまたは車椅子の生活を余儀なくされる．

合併症の予防と治療，機能障害に対する回復促進手段の適用，補装具，自助具などを処方し，能力障害を改善，社会的不利に対処し，社会的再適応を促進することなどである．

(5) 脊髄損傷

①病態と障害：脊髄の損傷による運動感覚の障害で損傷の程度により完全損傷と不全損傷がある．男性に多く，女性の約4倍．完全損傷は約4分の1を占める．好発年齢は50代をピークとし，全年齢を通じて交通事故が最も多く，ついで転落・転倒が多い．頸髄の不全損傷は高齢者に多い．頸椎（C5-6），胸腰椎移行部（T11-L1）に起こりやすい．完全損傷では脊髄の損傷レベル以下の機能障害をきたす．運動障害では四肢麻痺や対麻痺の型をとる痙性麻痺や弛緩性麻痺をきたす．知覚障害として全知覚の消失をみる．また自律神経障害をきたす．不全損傷では，受傷機転により完全損傷に近い障害から数ヵ月でほぼ正常に近い状態に回復するものまでさまざまな障害をきたすため予測が困難である．

②評価と治療の基本方針：重症度評価にはFrankel分類（表5）やASIA（American Spinal Injury Association Impairment Scale（表6）が用いられる．脊髄損傷に伴う随伴症状として，疼痛，発汗・体温調節障害，起立性低血圧，自律神経過反射などの自律神経機能障害，排尿障害，水腎症，性機能障害などの泌尿器系障害などがある．また，二次性合併症として，褥瘡，痙縮，異所性骨化，静脈血栓，病的骨折，関節拘縮，外傷性脊髄空洞症などがある．急性期（ショック期〜回復期）は安静固定を必要とするため，残存機能に対する局所の合併症を予防しながら，全身の二次的合併症を予防する．回復期には，車椅子を使用してADLの自立を早期に促す．残存機能が保たれている場合には，積極的な歩行訓練を行う．完全麻痺では残存髄節高位がADLを決定し，不全麻痺では筋力，痙性麻痺の程度，関節可動域，感覚がADLを決定するため，早期診断が大切である．目標はADLの改善や家庭復帰にとどまらず，職場復帰の可能性がある場合

表5 Frankel の分類

A（Complete）	損傷レベルより下位の運動・知覚の完全麻痺
B（Sensory only）	損傷レベルより下位の運動の完全麻痺．知覚はいくらか残存
C（Motor useless）	損傷レベルより下位の運動機能はわずかに残存しているが，実用性なし
D（Motor useful）	損傷レベルより下位の実用的な運動機能が残存している
E（Recovery）	運動・知覚麻痺．膀胱直腸障害などの神経学的症状を認めないもの．深部反射は亢進していてよい

表6 Standard Neurological Classification of Spinal Cord Injury

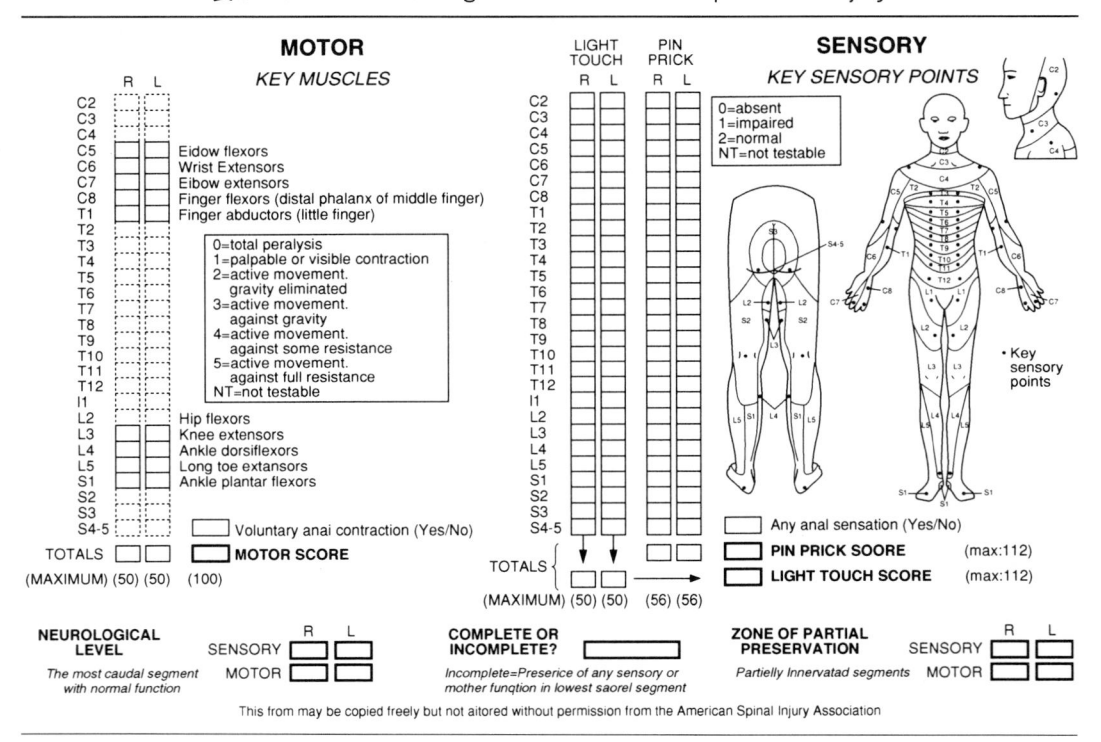

は，積極的なアプローチも考慮する。

（6）呼吸器疾患

①病態と障害：呼吸器疾患はリハビリテーションを最も早期より必要とする疾患といっても過言ではない。人工呼吸器の管理下にある急性期や胸部外科の術前後より呼吸理学療法は必要である。また，慢性呼吸不全では原疾患の治療のみでは不十分であり，肺理学療法を早期より行い，肺の残存機能を効率よく活用するとともに，体力増進を行うことによって，肺病変の進展を抑えることができる。

②評価と治療の基本方針：呼吸機能障害は閉塞性障害と拘束性障害に分けられる。閉塞性障害は気道の狭窄による気流の通過障害をきたすもので肺気腫などの慢性閉塞性肺疾患で生じる。拘束性障害は肺の拡張が制限されるもので，胸郭の拡張不全をきたす神経筋疾患やびまん性間質性肺炎などで生じる。呼吸器疾患の重症度分類として，一般に Hugh-Jones の分類が用いられる。

表7 呼吸困難の程度による分類（Hugh-Jones）

程度	症　状
Ⅰ度	同年齢の健康者と同様に労作ができ，歩行，階段の昇降も健康者なみにできる．
Ⅱ度	同年齢の健康者と同様に歩行はできるが，坂，階段の昇降は健康者なみにはできない．
Ⅲ度	平地でさえ健康者なみに歩けないが，自分のペースなら1km以上歩ける．
Ⅳ度	休みながらでなければ，50m以上歩けない．
Ⅴ度	会話，着物の着脱にも息切れがする．息切れのために外出できない．

ベッド上安静は痰の貯留や廃用をきたすおそれがあるため，症状の増悪に注意しながら，効率の悪い呼吸パターンを改善させ，痰の効率よい喀出を行わせる．

　③肺理学療法：肺の残存機能を効率よく活用し，体力増進を行うことを目的とする．腹式呼吸は，吸気時に腹部を膨らませることで横隔膜を引き下げ，横隔膜の上下可動範囲を増大させ，呼気をゆっくりと延長させることで気道の虚脱を防ぎ，換気効率を改善させる方法である．排痰の多い気管支拡張症やびまん性汎細気管支炎などには体位排痰訓練を行う．運動療法を行うことにより，動作時のエネルギー消費の効率を高め，呼吸困難感を軽減させることも大切である．

文　献

1）上田　敏・他・編：標準リハビリテーション医学, 医学書院, 東京, 1986.
2）米本恭三・他：別冊リハビリテーションにおける評価. 医歯薬出版, 医歯薬出版, 東京, 1996.
3）千野直一・編：現代リハビリテーション医学. 金原出版, 東京, 1999.

（前島伸一郎）

III 認知科学・社会福祉

1. 心理学

A. 学習・認知心理学

　学習心理学とは，学習の現象やタイプ，その法則，そしてそれらの応用などを研究する分野である。認知心理学とは，人がいかに情報を取り込み，それをどのように知識として変換・貯蔵・表現し，それらを行動に向けてどう用いるかにかかわるあらゆる過程を扱う分野であり，知覚・記憶・思考・言語などの心的機能を包摂する。

（1）感覚・知覚
　感覚・知覚とは，一般に，外界の事物や事象の状態を感覚器官の活動を通して直接認識し，表象することである。感覚と知覚の区別には議論が多いが，感覚は一般に，刺激によって感覚受容器が興奮し，インパルスが求心性神経によって中枢に伝達されるという感覚系の活動過程に主に注目した場合に用いられ，知覚は，環境の認知とか感覚受容器を通じて外界および自己の状態を感知することとされている。

　　a．感覚

　感覚には視覚，聴覚，味覚，嗅覚や触（圧）覚，痛覚，温覚，冷覚などの皮膚感覚，さらに運動感覚，内臓感覚，平衡感覚がある。各感覚の受容器に対し，本来の感覚を生じさせる適刺激と，眼球に対する圧力によって光を感じさせる場合のような不適刺激とがある。感覚が生じるためには最小限の強度が必要であり，これを刺激閾または絶対閾という。感覚を生じうる上限あるいは刺激の増大によって感覚の生じなくなる刺激量を刺激頂という。また，感覚器官に異なる量の刺激が与えられたとき刺激量の差異を感知するために必要な最小の刺激変化量を弁別閾または丁度可知差異といい，いずれも操作的に定義される。刺激量と弁別閾の間には多くの場合比例関係が存在し，これをウェーバー（Weber, F.H.）の法則という。一定値はウェーバー比と呼ばれ，感覚の種類によって異なる値をとる（$\Delta S/S = 一定$　S：刺激量，ΔS は弁別閾）。また，これに基づいて，感覚量（E）と刺激量（R）の関係を示すフェヒナー（Fechner, G.T.）の法則 $E = K \log R$（K：定数）が導かれた。さらにスティーヴンス（Stevens, S.S.）は，感覚量を直接推定させるマグニチュード推定法を用いた実験の結果から，スティーヴンスのべき法則を提唱した（$E = KS^a$, a：定数）。

　知覚の特性には，順応，対比，マスキング，恒常性などが挙げられる。同じ種類の刺激を連続して与えると刺激閾が次第に上昇する現象を順応と呼ぶ。対比とは他の刺激の影響を受け，反対の方向に変化して知覚される現象である。マスキングとは2つの刺激が時間的かつ空間的に近接して呈示されるとき，一方の刺激によって他方の刺激の知覚が妨害される現象を指していう。われわれの知覚的世界は網膜像の物理的変化に比べ比較的安定しているが，これを知覚の恒常性と呼ぶ。

　　b．色覚

　視覚の適刺激は光であり，380〜780 nm（ナノメートル）の波長の範囲で種々の色が知覚される。最も短い波長の光は紫に見え，波長が長くなるにつれ，青，青緑，緑，黄緑，黄，橙，赤と見え方が変化する。なぜ色を感ずることができるのかという問いに対する1つの説明は，ヤング（Young, T.）によって提唱され，のちにヘルムホルツ（Helmholtz, H.）によって修正されたヤング－ヘルムホルツ説である。これに対しヘリング（Hering, E.）は反対色説を提唱した。両者は対立する色覚説とされてきたが，ヤング－ヘルムホルツ説を示唆する3種の錐体の存在が確かめられ，また反対色説を示唆する反対過程が見い出された。

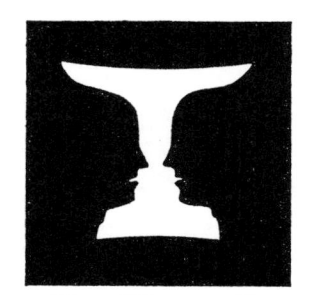

図1　盃と2つの顔
黒地に白い盃か，白地に黒い2つの顔のいずれかに見え，盃と顔が同時に見えることはない。白い盃が見えるときは黒い部分が背景となって盃の背後を通り抜け，黒い顔が見えるときは白い部分が背景となる。
〔Rubin, E., 1921 より〕

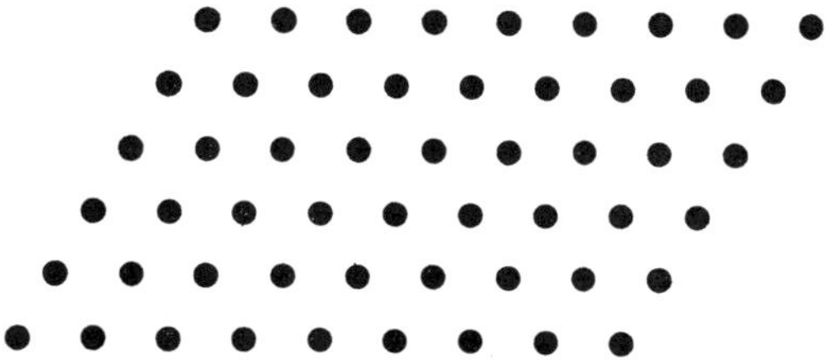

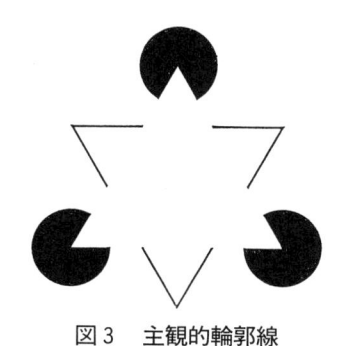

図2　知覚の体制化作用

図3　主観的輪郭線

c．形態知覚
①明るさと色
　色にはそれを記述する色相，明度，彩度という色の3属性があり，色を混ぜ合わせることによってさらに多くの色が作られる。光のように明度が高くなっていく加法混色と，絵の具のように明度が低くなる減法混色がある。また，色の見え方は明るさに大きく影響されるが，これをプルキンエ現象という。
②図と地
　視野全体が等質な光でみたされているとき，ものは何も知覚されない。これを全体視野という。われわれは視野に等質でない部分があるとき初めて何かを見ることができる。視野に非等質性が生じて異質な2領域ができたとき，そこに「図」と「地」が成立することを明らかにしたのがルビン（Rubin, E.）であり，ものの知覚の成立にとって基本となる。図1は，ルビンの「盃と2つの顔」である。
③群化
　視野が図と地に分化し，いくつかの図が生じたとき，それらは無秩序に存在するのではなく，互いにまとまりを作る。これを群化といい，ウェルトハイマー（Wertheimer, M）は群化の要因として，近接，類同，共通運命，よい連続，よい形，閉合などを挙げた。等間隔に並んだ点々を見ていると三角形を作ったり六角形を作ったりする（図2）。これは知覚の内的な体制化作用によるもので，そのような内的作用がとろうとする自然の形をゲシュタルトという。ゲシュタルトの完結性の例として図3が示され，実際には線がないが三角形が見える（主観的輪郭線）。
④錯視
　私たちは対象の物理的次元を間違いなく知覚しなければ，この世界に適応できない。知覚はその意味では概ね正確であるが，そうでないこともあり，錯覚と称してそれが強調されることがある。典型的なものとして，大きさ，形，方向などが歪んで知覚される現象を幾何学的錯視と呼ぶ（図4）。

d．視空間知覚
①奥行知覚
　空間内の対象の遠近（距離）や，対象の3次元的なひろがりの知覚を奥行知覚または立体視という。2次元上の網膜像に基づいていかに3次元の環境を知覚するかという問題については議論があり，バークレイ（Berkeley, G.）は触覚や運動感覚の媒介によって成立するとした。奥行の要因のうち，主に眼の生理学的機能に含まれているものは，水晶体の調節作用，両眼輻輳，両眼

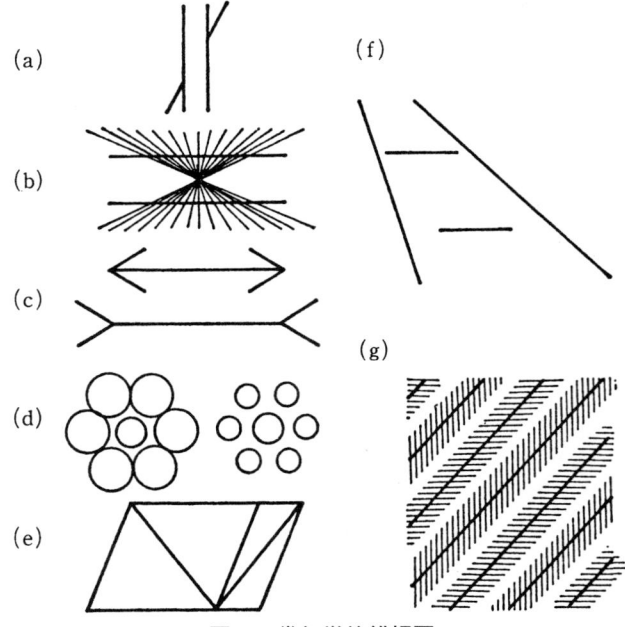

図4 幾何学的錯視図
(a) ポッケンドルフ：ななめの直線がずれて感じられる。
(b) ヘリング：並行線の中央がふくれて感じられる。
(c) ミューラー＝リエル：2本の線分の長さがちがってみえる。
(d) ティチュナー：中央の円の大きさが左右でちがってみえる。
(e) サンダー：平行四辺形の対角線の2本のうち左側のほうが長くみえる。
(f) ポンゾ：2本の平行線のうち上のほうが長くみえる。
(g) ツェルネル：長い線分が平行でないように感じられる。

視差である。その他の要因としては，運動視差，大きさ関係，線状遠近法的配置，重なり，きめの密度の勾配，陰影，濃淡などが挙げられる。

　②運動知覚

　実際に運動が生じていてもその運動が知覚されるとは限らない。時計の短針は動きが遅いために，回転するコマは動きが速すぎるために運動としては知覚されない。これと反対に実際には運動していないのに運動しているように見える場合があり，これを仮現運動という。

(2) 学習

　私たちが生後，自分を取り巻く環境のなかで，さまざまな経験を経て新しい行動を身につけたり，行動が変容することを広く学習と呼んでいる。すなわち学習とは，一定の経験や訓練によって，身体的，知的，情緒的，社会的行動の新しい型を獲得したり，改善したりすることである。

　a．条件づけ

　①古典的条件づけ

　ロシアの生理学者パブロフ（Pavlov, I.P.）は消化腺の研究を行っていたときに，イヌが餌皿を見ただけで唾液を分泌する現象に注目した。彼はこの唾液分泌は学習された反射であり，餌が口中に入ったときに生じる生得的な唾液分泌とは異なるとして，条件反射と呼んだ。イヌを用いた実験（図5）において，ベルの音を聞かせ，肉粉を与えるという手続き，すなわち古典的条件づけ（レスポンデント条件づけ）を繰り返した。すると，イヌはベルの音を聞くだけで唾液を分泌するようになった。この場合，ベルの音を条件刺激（CS），肉粉を無条件刺激（US），ベルの音に対する唾液分泌を条件反射（CR），肉粉に対する唾液分泌を無条件反射（UR）という。古典的条件づけは，主として自律神経系が関与する多種の反射で例証されている。

　古典的条件づけにおいて条件刺激と無条件刺激を対呈示する手続きは強化といわれる。また，条件反射が形成されたあとで，無条件刺激を呈示せずに条件刺激だけを呈示すると，条件反射は

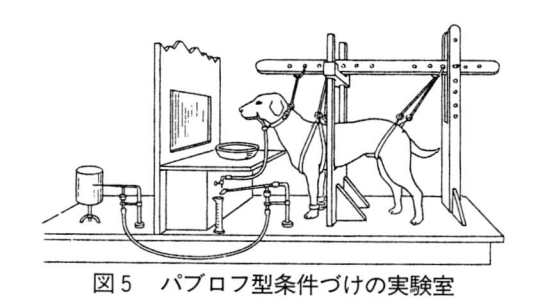

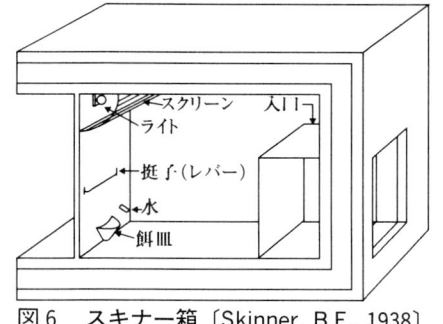

図5　パブロフ型条件づけの実験室

図6　スキナー箱〔Skinner, B.F., 1938〕

だんだんに低下し消失する。この手続きないし現象は消去といわれる。
　②オペラント条件づけ
　自ら自発的に行う行動の条件づけはオペラント条件づけ（道具的条件づけ）という。オペラント条件づけとは，自発的な行動のなかの求める行動に報酬を与えたり，好ましくない行動に罰を与え，学習を成立させる手続きである。道具的条件づけの代表的な実験例はスキナー（Skinner, B.F.）の実験である。スキナー箱と呼ばれる実験装置（図6）に空腹のラットを入れると，ラットは箱のなかで動きまわり，偶然に挺子（レバー）にさわりペレット（餌）を得る。挺子を押すごとにペレットを与えると，ラットは挺子を押してペレットを得ることを学習する。オペラント条件づけは，随意行動のみならず自律神経系の支配する内臓の活動まで可能とされる。
　それでは，もっと複雑な行動を学習させるにはどうしたらよいか。これは目標とする行動に沿った行動を漸進的に訓練し，次第に目指す行動に接近していくように学習させていくことで可能となる。こうした方法をシェイピング（反応形成）という。
　b．弁別学習
　刺激を区別して，ある刺激に対してはある反応を行い，別の刺激に対してはそれとは異なる反応を行うことを弁別という。弁別の条件づけを弁別学習と呼ぶ。ある刺激に対して条件反射が形成されると，その条件反射はもとの刺激と類似した他の刺激に対しても引き起こされる。この現象は般化または刺激般化といわれる。般化により，2つの類似した刺激がいずれも条件反射を生じる場合に，一方を強化し，他方を消去すると，強化された刺激に対する反応は増大し，他方の刺激に対する反応は消失する。
　c．知覚・運動学習
　一定の刺激を知覚し，それにうまく反応できるようになる学習であり，従来，感覚運動的学習あるいは知覚・運動学習と呼んでいる。運動技能，楽器の演奏，図画工作，習字，タイプなどの技術の習得はこれである。このような学習では反復練習が中心となる。
　ある技能を習得すると，他の技能の学習が容易になることがある。一般に，ある学習が他の学習に影響を与えることを学習の転移という。転移の起こりやすい条件としては，2つの学習間の類似，一般化（法則化），学習者の能力・態度，学習の方法が挙げられる。
　また，フィードバックは技能学習の重要な要因である。特に，目標とする行動と自分が現在行っている行動とのずれに関する情報は結果の知識ともいわれ，技能学習に大きな影響を及ぼすことが知られている。
　d．社会的学習
　私たちは，他の人の行動・態度を観察し，それを見聞きすることによって一定の行動・態度を身につける。この代理経験による学習を社会的学習と呼ぶ。この場合，他の個体をモデルと呼び，学習者はモデルの示範を見ることによってその行動や態度を習得する。特に，示範を観察するだけで成立する学習を観察学習という。

（3）記憶
　過去の経験が保存されて現在の経験や行動に影響を与える働きを指して記憶という。また記憶

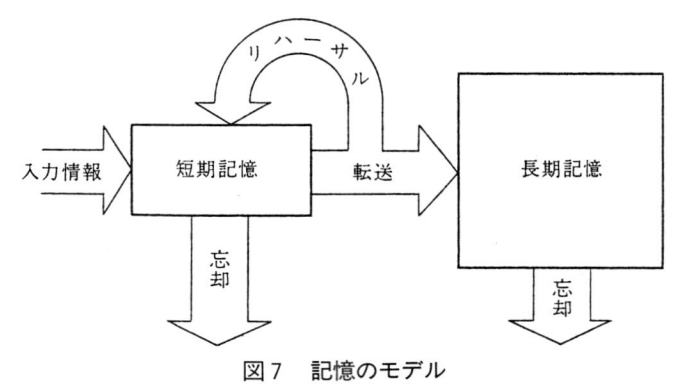

図7　記憶のモデル
(Atkinson, R.L., et al., 1993 より一部改変)

とは，一度経験したことを保持し，それを意識に再生したり，再認したりすることをいう。すなわち，働きの面から見ると，ものを覚える働きを記銘といい，覚えたものを長くもち続ける働きを保持または把持といい，そして必要なときにそれを思い出すことを再生，前に経験したことがあると感じたりすることを再認といい，大きく3つに分けられる。

　a．短期記憶

　短期記憶（STM；short-term memory）とは必要な情報を短時間（数秒から数十秒）保持する記憶システムであり，直接記憶ないし一次記憶ともいう。STMが可能な刺激系列の長さには限度があり，STMにおいて貯蔵できる記憶容量は一般成人において7±2チャンク（chunk）といわれている。チャンクとは被験者の主観的な体制化による機能的単位である。一般にSTMは一時的なもので，すぐに消失するが，リハーサル（復唱）によって維持され，うまくコード化されると長期記憶に入るとされる（図7）。

　b．長期記憶

　長期記憶（LTM；long-term memory）とは比較的寿命の長い記憶であり，数分間から一生涯にわたって保持されるような情報までを含んでいる。永続記憶ないし二次記憶ともいう。リハーサルを繰り返すことで情報がLTMに転送されるという考え方がある。また，入ってくる情報の処理が深く行われると長期に保持される。

　忘却は，記銘し，保持したものを再生または再認できなくなることである。忘却がどのように進むかについては，量の変化と質の変化の2つの面から研究がなされている。忘却に影響する条件としては，保持測定の方法，学習の程度，学習材料の性質，作業の完了・未完了，学習後の活動，学習後の失敗経験，学習者の能力・態度などが挙げられる。また，忘却がなぜ起こるかについては，衰退説（崩壊説），葛藤説（干渉説），抑圧説，再構成説（再体制化説）などがある。

　c．記憶の分類

　長期記憶はいくつかの側面から分類されている。まず，機械的記憶（まる暗記，棒記憶）と論理的記憶（意味記憶）である。一般には，機械的記憶よりも論理的記憶のほうが覚えやすいので，意味のない数字や地名・人名のようなばらばらのものを覚えるときには，意味あるものに関係づけたり，ふしをつけたりして覚える。つぎに，聴覚的記憶と視覚的記憶である。記憶の仕方は個人によって違い，視覚に訴えるのが効果のある視覚型，聴覚に訴えるのが効果のある聴覚型などがあるが，一般には，個々の感覚器官をばらばらに使うよりも，あらゆる器官を同時に働かせるのが最も能率的である。

　タルヴィング（Tulving, E.）は，エピソード記憶と意味記憶に大別して考察している。前者は，学習の時と場所を特定できる事象の記憶で，自叙伝的な記憶であり，後者は，ことばの意味，ことばの用い方についての知識，科学的記号やその使用法についての知識などの記憶で，いつ，どこで学習したのかを特定できない知識・事象に関する記憶である。また，技能は手続き記憶のカテゴリーに入る。

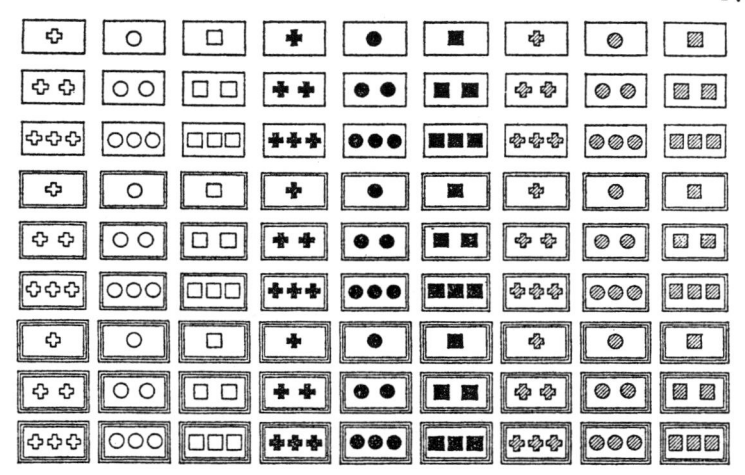

白ヌキは緑,黒ぬりは黒,斜線は赤を示す。

図8 ブルーナーの刺激カード（ブルーナーほか,1956）

(4) 思考

思考を厳密に定義することは難しい。ところで,問題場面に直面した場合,問題場面におかれてから反応が生起するまでに,ある程度の延滞が見られる点に特徴がある。この延滞期間中に生活体に何が生じたのかは,その後に生起した行動の内容から,問題場面に対処するための何らかの準備が行われたものと考えられる。この問題場面解決のための準備活動が,心理学的にとらえられた思考である。

a. 概念形成

概念とは,抽象作用の結果生じた情報や記憶のまとまりである。このまとまりは一般には,多くの事象に共通した特定の性質の有無によって分類されており,この共通した性質を概念の内包,その性質をもつことによってそのまとまりに含まれることになる個々の事象の総体を,概念の外延という。

概念形成とは,多くの対象のなかに共通な素性を含むものを発見し,その共通性を手がかりとして対象を分類し命名する,そういう思考手続きである。その手がかりには具体的素性もあり,抽象的素性もある。実験的には刺激図形に各種の次元（たとえば,色,形,数などの属性）と,それぞれの次元にいくつかの値（価ともいう）が与えられる。どうやって手がかりを発見するかについて,全体方略や部分方略が議論される。図8はブルーナー（Bruner, J.S.）らが用いたカードである。

b. 概念の獲得

成人の示す思考過程が,個体発生的にどのような段階を経て成立するのかについては,さまざまな段階区分が試みられているが,発生的認識論の立場に立ったピアジェ（Piaget, J.）の区分はよく知られている。

彼によると人間の思考の発達は,以下の段階に分けられる。感覚運動的知能の時期（0〜2歳前まで）を経て,前操作期（2〜6,7歳）,具体的操作期（6,7〜11,12歳）,形式的操作期（11,12〜14,15歳）と進んで成人の思考様式に到達する。前操作期では,前概念的思考,直観的思考が特徴的であり,保存を可能にする思考の可逆性はまだ十分ではない。具体的操作期になると群性体が成立し,思考ははるかに有効で一貫性のあるものとなる。形式的操作期では思考は事象から完全に分離し,仮説演繹法にもとづく命題的思考が可能となる（図9）。

B. 心理測定法

心理測定法とは,心理学的事象や対象を測定し,数量化する方法であり,実験法,精神物理学的測定法,評定法（尺度法）,社会調査やテストに用いられている調査法（質問紙法）などがあ

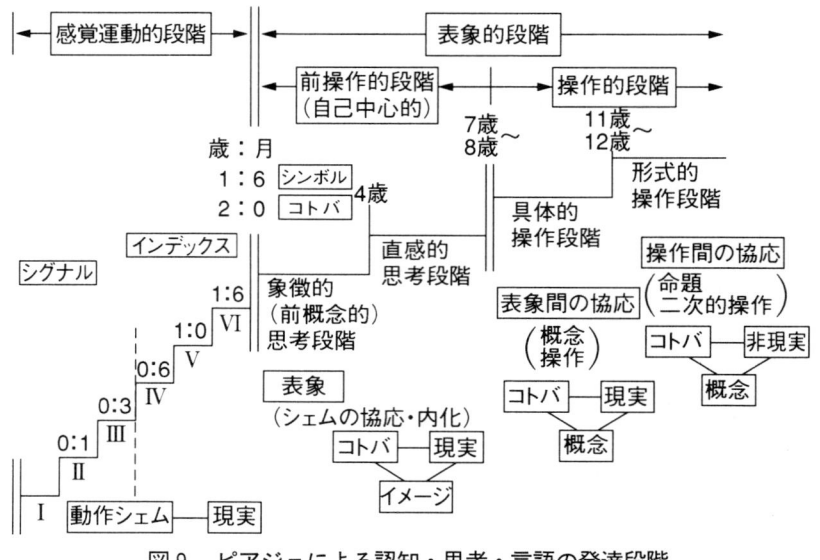

図9 ピアジェによる認知・思考・言語の発達段階

り，さらに，その他目的に合わせていろいろな方法が開発されている。

（1）実験法

対象者に対してより積極的に働きかけ，データ収集を行うのが実験法である。実験法では，対象者（被験者）に厳密に統制された環境に入ってもらうことにより，自然な状況では統御困難な変数を意図的に操作し，その結果を厳密に観察することを可能にする。この変数操作が可能であるという点で実験法は他のデータ収集法とは一線を画しており，仮説検証型の研究にとってもっとも都合のよい手法となっている。

a．仮説演繹法

実験法は主として仮説検証法である。実験者は理論から仮説を引き出し，その仮説を検証するために実験を計画し，データを集める。仮説の検証は演繹的研究といわれ，仮説を作り出すのは帰納的研究といわれる。演繹的研究は仮説からデータへと進み，帰納的研究はデータから仮説へと進む。

b．変数の統制

実験者は，被験者がその事態をできるだけ現実的に体験し，その手続きに引き込むような場面作りを心がけるべきである。そのような実験事態で得られた結果は，類似の構造をもつ出来事が現実に起こった場合，人々がどのように反応するかをかなり正確に予測するからである。ただ被験者に対するインパクトだけを考えて実験場面を構成しようとすると，複雑なものになりがちで，変数の統制は困難になる。統制と現実性の両方を実現するのが理想的だが，実験法の利点を生かすには多少現実性を犠牲にしても理論的整合性や変数の統制を優先したほうがよい。

c．単一被験者実験法

ある特殊な疾患あるいは病態をもつ患者を対象にした神経心理学的研究または精神医学的研究などでは，被験者が1人である場合が少なくない。1人を対象に得られた結果を一般化するには問題が残るが，実験計画を工夫することである程度実験の精度をあげることはできよう。たとえば，刺激リストを作成する際，ABBA法を用いれば，刺激の総数を増やすことができる。また，練習効果を配慮したうえで，BAAB法で再現性を見るなどが考えられよう。

（2）精神物理学的測定法

a．閾値の測定

生活体に作用し反応を引き起こす可能性をもつ物理的エネルギーを刺激という。受容しうる範囲の物理エネルギーは種類も量も限られている。既に説明したように，感覚を生じうる下限の刺

激量を刺激閾または絶対閾，上限あるいは刺激の増大による感覚の増大の生じなくなる刺激量を刺激頂，感知しうる最小限の刺激量の差異を弁別閾といい，いずれも操作的に定義される。これらの定数を決定するための方法がフェヒナーによる精神物理的測定法である。

(3) テスト理論
a．標準化
テストの目的が，正確な個人差の測定にある限り，テストの公正さの原理からいって，被験者の反応から数値化にいたるまでの手続きが誰の目にも明らかなように標準化されていることが好ましい。そのために正確な測定を主目的とする標準テストでは，設問と回答の形式を構造化するだけでなく，指示の仕方，検査時間，採点方法等のテスト条件に一定の約束を設け，テストの実施者も被験者も忠実にそれに従うことが要請されるのである。

b．妥当性
心理テストが測りたいものを測っているかどうかを示す概念として妥当性がある。妥当性は測定の意義を問う概念で，心理テストのもっとも本質的な問題に関わっている。柱をなす3つの大きな妥当性は，内容的妥当性，基準関連妥当性，構成概念妥当性である。

c．信頼性
信頼性は測定の正確さを表す概念である。古典的測定理論では，すべての測度は何らかの誤差を含んでいるという仮定から始まっている。信頼性のある測度は誤差成分が小さいので，測定の時点が違ってもでたらめに変動することはない。信頼性は以下のように，いくつかの方法で測定される。すなわち，テスト－再テスト相関，折半による相関，項目－総点相関の平均，項目間相関の平均である。

(4) 尺度構成法
尺度構成法には，直接比率尺度や間隔尺度で判断をもとめる直接法と，序数尺度や名義尺度で判断を求めた後，一定の仮定の下に間隔尺度などに変換する間接法がある。

a．評定法
評定法には，サーストン法（等現間隔法），リカート法（集積評定法），ガットマン法（尺度分析法）等がある。サーストン法は，1つ1つの項目自体に得点を付ける方法である。リカート法は，回答者が項目に得点を与える方法である。ガットマン法は，回答者の回答パターンに注目して尺度を構成する方法である。以上の3つの方法は古典的な尺度構成法であり，本来はこうした緻密な作業を通じて質問項目を作成するのが好ましい。しかし，回答者の人数や項目の数が多い場合にはこうした手続きをとることは現実的ではないし，人的・時間的コストがかかるわりには信頼性・妥当性の点であまり大きな成果は期待できない。こうした理由から，現在では過去の知見などを参考にア・プリオリに質問項目群を作成し，確認的因子分析を実行して，因子負荷量の小さい項目を削除して項目の選定を行うという方法がとられる。

b．順位法
順位法（品等法）は，いくつかの刺激を同時に呈示し，それらを与えられた特性の下に順位をつける方法である。一群の項目について，一定基準に従って，1位から最下位まで順位づけをさせるものである。場合によっては，3位までなど上位いくつかに限ってしまうこともある。

c．一対比較法
一対比較法は，数個の刺激を2つずつ対にして呈示し，一定の価値基準による大小関係の比較判断を求める方法で，間接法のなかでも特に判断が易しく，適用範囲が広く，判断の信頼性も高い。n個の項目の場合，それのすべての組合わせ$_nC_2$回の比較判断を行って，項目間の順位を決める。

(5) 調査法
現実の社会に起こっている現象や，実験室のなかで人為的に生起させて研究することのできない問題について組織的に資料を収集し，分析する方法を調査法という。世論調査などもこれであ

図10 こころの構造

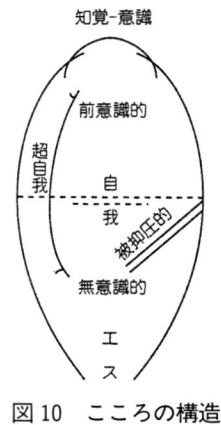

る。調査はふつう比較的多数の人を対象に実施され，統計的に処理されて一般的傾向を見出そうとする。したがって，概括化された資料のなかにある特殊例が見逃されてしまうことがある。

C．臨床心理学

臨床心理学は，心理的に不適応を起こし，悩み苦しんでいる人々に対し，心理学や関連諸科学の知識や方法を用いて，その人々が社会的・心理的に適応できるように援助することを目的とし，研究や心理臨床の実践が日々重ねられている学問である。この学問の主な柱は，クライエントを理解し，最適な援助の仕方を検討する心理アセスメントと，クライエントに対し専門的な心理的援助をする心理療法（カウンセリング）である。

(1) 人格理論

「パーソナリティとは何か」の課題は，それを論ずる人の立場によってさまざまであり，精神分析理論，類型論，特性論，現象論，社会的学習理論などがある。

a．精神分析理論

フロイト（Freud, S.）によれば，パーソナリティは，イド（エス），自我，超自我の3つの体系（図10）からなり，それを動かしているのは本能に由来する心的エネルギーであるとした。この3つに対する心的エネルギーの配分によって，パーソナリティは機能すると考えた。

b．類型論

主として20世紀前半のドイツで発達した。多様な特徴をもつ性格を整理して，いくつかの型に分けてみようという試みが類型学的方法である。その際類型のよりどころを何に求めるかによって，生物学的にも心理学的にも分類することができる（表1）。代表的なものに，クレッチマー（Kretschmer, E.）の体格－気質類型，ユング（Jung, C.G.）の外向型と内向型，シュプランガー（Spranger, E.）の生活の態度の6類型，シュナイダー（Schneider, K.）の精神病質人格の10類型などがある。

c．特性論

主に20世紀以降のアメリカで盛んになった。特性論の基本的な考え方は，すべての人々に多かれ少なかれ共通する性格の表れとしての行動の諸特性，あるいはその構成要素を取り上げ，そのまま記述しようとするものである。個々の特性に関する個人間の相違は質の問題ではなく，程度の問題であるとみなされる。この立場からなされた研究の代表的なものには，キャッテル（Cattell, R.B.）の基本特性論（表2），ギルフォード（Guiford, J.P.）の性格因子論，アイゼンク（Eysenck, H.J.）の因子論的類型論，ノーマン（Norman, W.T.）のビッグ5理論などがある。

表1　性格類型とその基礎

類　型	基　礎
クレッチマー（E. Kretschmer）の体格－気質類型	精神医学（体型）
シェルドン（W.H. Sheldon）の胚葉型－気質類型	発生（体型）
ユング（C.G. Jung）の外向型と内向型	心的エネルギー
イエンシュ（E.R. Jaensch）の統合型と非統合型	直観像
プァーラー（G. Pfahler）の固執型と流動型	心的機能
シュプランガー（E. Spranger）の6類型	文化価値と生活領域
ディルタイ（W. Dilthey）の類型	世界観
エーワルト（G. Ewald）の反応類型（体系的）	精神病質人格
クレペリン（E. Kraepelin）の類型（無体系的）	精神病質人格
シュナイダー（K. Schneider）の10類型（無体系的）	精神病質人格

表2　キャッテルの12の基本特性 (Cattell, 1946)

第1（A）因子	回帰性気質 対 分裂性気質	第7（G）因子	訓練された社会化された教養ある心 対 粗野
第2（B）因子	知能，一般的精神能力 対 精神欠陥	第8（H）因子	ポジティブな統合 対 未熟な依存性
第3（C）因子	感情的に成熟した安定した性格 対 反道徳的な一般の情緒性	第9（I）因子	親切で冒険的な回帰性気質 対 妨害的で退嬰的な分裂気質
第4（D）因子	支配性，優越性（非多幸的軽躁性）対 服従性	第10（J）因子	神経衰弱 対 張り切った強迫的性格
第5（E）因子	高潮性 対 昂奮性憂うつ症的退潮性	第11（K）因子	過敏な，幼児性の強い情緒 対 粘液質的なフラストレーションに対する耐性
第6（F）因子	敏感な，不安な情緒性 対 硬い，強い，平静さ	第12（L）因子	高潮的回帰気質 対 偏執病

　d．現象論

　総体としてのパーソナリティのなかで，観察・測定できるのは一側面だけであり，パーソナリティの理解には，その人の内的な体験の世界（現象世界）に迫る必要があるとの考え方である。

　e．社会的学習理論

　バンデューラ（Bandura, A.）に代表されるもので，人間も限られた条件のなかで学習するのでなく，生きている社会の場で学習し，人間は試行しなくても，模倣によって学習できると考えた。

（2）発達各期における心理臨床的問題

　a．発達性障害

　発達性障害とは，0歳から18歳までの出来事であり，症状が発達と共に変化し，その原因が脳の器質的障害であるということである。ここでは，多動症（注意欠陥多動性障害），学習障害（LD；learning disability），自閉症を取り上げよう。

　①多動症

　多動症は，正式には注意欠陥多動性障害と呼ばれ，きわめて頻度が高い障害である。男児に多いのが特徴である。中心症状は注意の障害と行動の多さにあり，これに衝動性と興奮性が加わる。これら4つの基本症状は二次的に情緒障害や非行を引き起こす。また，かなり高い頻度で学習障害を併発する。

　②学習障害

　知能は正常あるいはそれ以上であるのに，あるいは精神障害や運動器官や感覚器官（聴覚，視覚）の障害がないのに，読み書きや算数の計算ができない。これに話し言葉の障害と身体の協調的な運動の障害が加わる。この障害も男児に多い。

③自閉症

自閉症の本質的な症状は認知障害である。なかでも話し言葉の理解には重篤な障害をもっている。暗記力はあるが，物事を概念で理解したり，パターンで理解することが苦手である。また，感覚への反応が異常であり，事物との関わりが独特である。この障害の症状は2歳半までには出現する。この障害も男児に多い。

b．不登校

不登校は経済的問題もなく，病気でも学校嫌いでもないのに，学校を長期に休むことであり，このような児童・生徒が日本が高度成長時代に入った頃から増えてきた。いわばわが国の社会病理や家族病理の反映とみてよいだろう。狭義の精神障害（統合失調症やうつ病）があって学校に行けない場合も少なからずあるので，鑑別診断が重要となる。典型的な症状としては，初期には頭痛・腹痛・吐き気などの心気症状や抑うつ反応が訴えられ，大人による説得などによって子どもがさらに追い込まれると，二次的な症状として，攻撃的行動や重篤な引きこもりが現れる。

c．人格障害（パーソナリティ障害）

人格障害とはパーソナリティの上に表現される精神障害であり，人間関係，自己の意識，気分，社会行動などの面で障害が表現される。その人を取り巻く文化から期待されるものから著しく逸脱した内的経験や行動の持続的なパターンが広範性であり，思春期・青年期に発症し，時が経っても変わらず，困窮や障害をもたらすものと定義されている。内的経験や行動の持続的なパターンとは，感じ方，感情，対人関係機能，衝動のコントロールの4領域のうち2つ以上が障害されているときにいう。境界性人格障害や自己愛性人格障害が臨床的には多く見られる。

d．摂食障害

摂食障害はブリミアと呼ぶ過食症とアノレキシアと呼ばれる神経性無食欲症が代表的なタイプである。アノレキシアには必ずといっていいほど大食エピソード（過食）が伴っている。ブリミアの治療は比較的容易であるが，アノレキシアの治療には高度の技術が求められる。アノレキシアの症状は，体重の減少，肥満に対する強い恐怖，自分の身体イメージの障害，女性の場合は無月経である。男子にも見られるようになった。学校生活や職業生活に適応できなくなるのが普通である。

e．心身症

心身症とは，身体の症状を主とするが，その診断や治療に心理・社会的因子あるいは性格的因子についての配慮が特に重要な意味をもつ症例（病態）であると定義される。したがって，心身症というカテゴリーは，内科をはじめとするあらゆる臨床各科で，従来の診断学によって診断された診断名（病名）がつけられた症例において，あらためてつけられるものである。心身症の患者において見られる特徴として失感情症と失体感症が指摘されている。前者は，自分の感情がどうであるかに気づかず，またそれをことばで表現できにくい状態のことをいい，後者は，自分の状態への気づきが鈍い状態のことをいい，心身症患者はこれらの傾向があるとされる。

f．神経症

神経症は生育史的体験や環境的原因または性格的原因によって生ずる，一時的な軽度の精神障害で，その本質的な特徴は，器質的な病変によるのではなく，第一義的に心理的原因によって起こること（心因性）である。心理的原因として，観念，感情，意志，生活態度などがあり，それらが環境面や性格面の機制も受けて，神経症へと発展する。心因内容については，従来，補償欲求，性的外傷体験，想像，固定観念などいろいろなことが想定された。実際的には，現実生活環境から由来する感情面の混乱や緊張，暗示——ほかから与えられるものと自己暗示がある。誤った生活態度や心構え，病気の欲求および病気への逃避が見られる。神経症者には，欲求不満や葛藤を起こしやすい性格，あるいはそれを適切に処理できない性格の持ち主が多い。

（3）異常心理

a．欲求とその防衛

本能の概念に代わって行動の原動力を示すものとして用いられるようになったのが欲求または要求といった概念である。欲求は一次的欲求と二次的欲求に分けて説明される。一次的欲求は生

表3 マレーの心理発生的要求 (1938)

A	主として無生物を相手とした活動に関係する要求
	1 獲得　2 保存　3 秩序　4 保持　5 構成
B	野心や権力，成功や威光をもとめる活動に関係する要求
	6 優越　7 成就　8 承認　9 顕示　10 不可侵
	11 屈辱回避　12 防衛　13 中和
C	力を行使し，力に抵抗し，または力に屈服することに関係する要求
	14 支配　15 恭順　16 同化　17 自律　18 対立
D	他人または自己を傷つけることに関係した要求
	19 攻撃　20 屈従
E	対社会的な要求
	21 非難回避
F	人と人との間の情愛に関係した要求
	22 親和　23 排除　24 養護　25 求護
G	その他の付加的要求
	26 遊戯　27 認知　28 説明

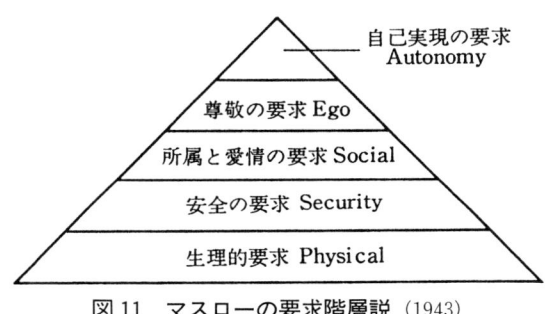

図11　マスローの要求階層説 (1943)

（上から）自己実現の要求 Autonomy／尊敬の要求 Ego／所属と愛情の要求 Social／安全の要求 Security／生理的要求 Physical

理的な基礎を有する生得的な欲求で，生理的欲求ともいわれ，生命を維持するために必要不可欠なものである。一方，二次的欲求は生後社会生活を送るなかで学習された欲求で，社会的欲求ともいわれる。

　マレー（Murray, A.H.）は二次的欲求を心理発生的欲求（要求）と呼び，表3に示すようなリストを提出した。マレーは一次的欲求と二次的欲求を並列的に考えているが，たとえば，マスロー（Maslow, A.H.）のように，より基本的な欲求から高次な欲求までを，図11に示すような段階的な序列をもった総合的な欲求体系として考える者もいる。

　私たちにはたえず欲求があり，それを充足するために行動が引き起こされるが，必ずしも欲求の対象が得られるとは限らない。このように欲求が満たされない状態をフラストレーション（欲求の阻止または欲求不満）という。この状態は非常に苦痛かつ不快なので，この状態をなんとか解消しようとして，人はいろいろな行動を行う。ただし，フラストレーション耐性が低い人や生じたフラストレーションがあまりにも大きい場合，必ずしも合理的にそれに対処することができない。その際は非合理的方法に無意識的に頼ることになる。この種の手段にうったえて心理的平衡状態を保とうとする心の働きを適応機制または防衛機制という。このメカニズムはフラストレーションの一時的解消でしかないので，真の解決に至らず不適応行動を導くことになる。

①抑圧
　欲求不満または葛藤が，意識的・自主的な抑制によって解決され，単に意識から排除されただけで，意識の背景にその緊張が解消されずに残っているとき，これを抑圧という。抑圧は意識的になされるのではなく，本人はこの機制を自覚していないのが普通である。

②昇華
　昇華は抑制または抑圧された欲求がそのはけ口を文化的・社会的に高い水準にある仕事，たとえば芸術，学問，スポーツ等への努力に転化されることをいう。

③代償
　これは不満を他の方面での満足で代償するもので，必ずしも不健全なものばかりとは限らない。
④合理化
　行為の真の動機を，もっともらしい理屈づけによって隠蔽しようとする傾向をいう。
⑤置き換え
　ある対象に向けられた感情や意味づけを他の対象に置き換え，それによって不満による緊張を解消しようとするものである。
⑥取り入れ
　自分以外の人または集団が自分に期待した態度を自分の態度とし，それに一致した行動をとる傾向をいう。幼児が両親の行動を模倣し，見習い，両親と自己とを同一視するのはその典型例である。
⑦投射
　自分のもっている欲求感情または弱点を他人の内にも発見する傾向である。
⑧退避
　適応困難な環境との接触を避け他人から孤立しようとする傾向である。
⑨空想への逃避
　現実との接触を避け空想，白日夢の世界で自己の欲求を満足させるものであって，この傾向は小児や青年において現実での欲求満足が不可能なときに，ある程度までは一般的に見られる現象であるが，強くなれば病的である。
⑩現実への逃避
　困難な状況に直面することを避け，それとは関係のない他の行動に専心することによって不安を避けようとするものである。
⑪疾病への逃避
　病気になることによって，困難な状況から逃避しようとするものである。その典型はヒステリー性運動麻痺（失立・失歩）やヒステリー性盲，聾，失声症などである。
⑫退行
　退行とは個体の幼児期の行動や思考形態を再現することである。
⑬反動形成
　嫌いな相手を過度に親切に扱うなど，欲求や感情と逆に行動することである。
　b．感情の異常
　感情を通常，気分・情動などに分けるが，しかし感情は一般感覚ないし生体感情から分離区別することができない。感情の障害は内因，外因，心因のいずれの精神障害においても見られる。感情生活一般には，触発性と発動性との２面があるが，これは密接不離の関係にある。
　一般感情の障害は，未分化の感情で，感覚と密接な関係をもつものであり，これには，亢進，減退，倒錯の３面が存在する。運動快感の異常として，無為症，作業心迫があり，疲労感情の異常として，躁状態，神経衰弱状態があり，清潔感情の異常として，不潔症，不潔恐怖があり，飢餓感情の異常として，貧食・多食・大食，食欲減退・拒食があり，色情の異常として，色情増進，色情欠乏，色情倒錯，同性愛などがある。
　感情興奮性の障害は，亢進する場合と減退する場合があり，前者には，発揚性変調気分，抑うつ性変調気分，苦悶・不安，病的恐怖，病的刺激症がある。後者には持続的感情鈍麻，情性欠如，情動麻痺，無関心，感情疎遠化，器質的多幸症，情動荒廃などがある。
　感情調節の障害としては，情動失禁，爆発性傾向，両面感情などがある。
　c．意識の異常
　意識は，ある一定の期間あるいは一定の時期における心的過程，その全体とみるべきものである。したがって，その全体的統合体としての状態における異常の有無が，とりもなおさず，意識障害の判定，その規準となるわけである。意識の障害には，その標識として，注意・領取・見当識・記憶，また行動などが挙げられる。意識障害は大別して，意識消失・混濁と意識の変容とに

分けられる。

　意識混濁は，意識の清明度あるいは刺激閾の単純な変化，特に低下であって，軽度なものから記すと，無差別症，昏蒙，傾眠，嗜眠，昏睡であり，上述の障害の亜型として臨床上見られるものに，てんかんの欠神発作，失神，ナルコレプシーの睡眠発作，病的睡眠状態などがある。意識混濁の原因としては，脳器質的疾患，中毒状態，内科的疾患（尿毒症，糖尿病，循環器病，肝性昏睡など），心因反応などがある。意識の変容は，せん妄，アメンチア，朦朧状態（てんかん性，秩序性，心因性，挿話性，夜驚症・夢中遊行・宗教的恍惚状態など）がある。

（4）臨床心理の評価

a．知能テスト

　知能を客観的に測定し，数量的に表すために用いられる尺度である。知能テストは，フランスで1905年に知能心理学者ビネー（Binet, A.）と医師シモン（Simon, T.）によって作成された（ビネー・シモン尺度）。わが国では鈴木ビネー式知能検査と田中ビネー式知能検査が臨床の現場で使用されている。この検査は年齢ごとに期待される平均的知的発達を基準とする年齢尺度を用い，知能の発達の程度を精神年齢と歴年齢の比で表す知能指数（IQ）を求めて表示する。

　また，ウェクスラー（Wechsler, D.）は1939年にウェクスラー・ベルビュー知能尺度を作成した。この検査は知能の因子説に立脚し，知的機能を言語的因子と動作的因子に分けて考える。言語性IQと動作性IQおよび全検査IQを得ることができる。言語性IQと動作性IQの解離や下位検査のバラツキを考察して，臨床的診断の補助として役立てることができる。わが国では，日本版として成人用のWAIS-R，児童用のWISC-R，幼児用のWPPSIがある。

b．発達検査

　発達観の変遷は発達の測定にも変化を生じている。かつては，何歳の子どもはどのように行動するという発達標準の記述に重点が置かれていた。そのため，発達指数（DQ）を算出するためのテストが盛んに作成された。しかしその後は，発達のメカニズムに関心が移っていった。その結果，標準依拠テストから基準依拠テストへと移行した。すなわち，学習者に適切と考えられる教育目標を決め，教授学習活動を導入した結果，どの程度その目標が達成されたかによって評価する方法であり，発達の絶対評価として意味ある評価法とされる。

c．人格検査

　人格検査の目的は，人格をできるだけ客観的にとらえて，その特徴を明らかにし，他人との相違点や，同一人の一定期間をおいた場合の変化の内容，あるいは問題行動の原因がどこにあるかを知ることにある。検査には多くの種類がある。質問紙検査に，CMI，Y-G，MAS，STAI，SDS，BDI，MPI，MMPI，EPPSなどが，作業検査に，内田－クレペリン精神検査，ベンダー・ゲシュタルト検査が，投影法検査に，ロールシャッハ・テスト，TAT，SCT，P-Fスタディ，描画テスト（HTP，Baumテスト，人物画テスト，風景構成法など）がある。心身症との関連では，TAS，タイプA調査票，EDIなどが，また健康管理行動に関してMHLC，ストレス対処尺度，QOL尺度，自己効力感尺度などが用いられている。

d．面接法

　直接に本人と対面し資料を得る方法を面接法という。医療の場では，医療従事者（面接者）と患者ないしその家族（被面接者）との間に行われるものをいう。面接の構造化の程度で，非構造化面接法，半構造化面接法，構造化面接法とに分けられる。非構造化面接法は，質問や用いる言葉使いに制限のない自由な面接で，通常の治療面接で多用される。構造化面接法は，面接者の主観をできるだけ排除するように工夫された厳密な方法で面接が行われるものであり，精神医学的な診断を下すうえで用いられるDSMのための構造化臨床面接（SCID）などがある。半構造化面接法は両者の中間的特徴をもつ。

e．行動観察

　行動観察の基本は，直接研究対象とする人々と接触し，彼らの行動を主に視覚的に観察し記録することである。臨床場面でこの方法を用いる対象は幼児ないし児童が多い。行動観察には場面の構造化があり，自然な場面において観察する場合から，一定の条件下において観察する場合ま

である。前者を自然観察法，後者を実験観察法という。

(5) 心理療法

a．カウンセリング（クライエント中心療法）

何らかの問題に直面して助力を求めている人（クライエント）あるいは集団と，その人あるいは集団に援助の手を差しのべようとする専門家（カウンセラー）との間に成立する相談関係の過程をいう。1950〜60年代のわが国では，クライエント自らが潜在的成長能力を備えもった個人であり，独自な存在者であるという考えを強調したロジャーズ（Rogers, C.R.）のクライエント中心療法が主流であったが，その後さまざまな理論に基づくカウンセリング技法が提唱された。ロジャーズは，1942年に自分の独自の方法を非指示的療法と称し，1961年には，カウンセリングによって生じるパーソナリティ変容は，カウンセラーがもっている知識，理論，あるいは技法によって生起するものではなく，カウンセラーの態度条件によって生起するものであることを明確にした。

b．精神分析療法

精神分析療法は，1890年代以降，フロイト（Freud, S.）によって体系化された。彼によって創始された標準型精神分析療法は，寝椅子を用いて自由連想法の基本規則に従って，禁欲規則のもとで週に4，5回行われる。それに対して簡易型の精神分析的精神療法は，週1回，対面法で自由連想ふうの話し合いを行うもので，簡易分析とも呼ばれる。これは患者を深く退行させたり，そこに生じる治療者への転移を中軸に置いて，徹底操作によって洞察を深めさせることをねらうものではない。治療者は患者に共感的に積極的に介入し，患者の中心的な葛藤に直面化させ，明確化させ，それを解釈していく。臨床的に特に一定の技法があるわけではなく，状況に応じて柔軟に対処していく。今日ではウォルバーグ（Wolberg, L.R.），シフニオス（Sifneos, P.E.），マン（Mann, J.），バリント（Balint, M.）などの方法が知られている。

c．遊戯療法

遊びが人間の本質的な活動であり，それゆえ有効な治療手段である可能性は古くから気づかれていたが，それを系統的なやり方で最初に治療として用いたのは，精神分析学派であった。子どもは言語表現能力が十分発達していないので，自由連想などの技法をそのまま子どもに適用することは困難であるため，クライン（Klein, M.）やアンナ・フロイト（Freud, A.）は，言語を用いるかわりに自由遊びを試みた。これが系統的な遊戯療法の始まりといわれる。アレン（Allen, F.H.）は治療者と子どもが遊びを通して人間関係を作ることができれば，それが十分治療的であると主張した。やがて，アクスライン（Axline, V.M.）が，非指示的な立場から遊戯療法を提唱した。1960年代からは行動主義的な遊戯療法が盛んになり，遊びに現れる行動のなかから望ましい行動を学習させようとした。

d．行動療法

行動療法は，学習理論（行動形成についての心理学理論）を基礎とした心理療法であり，1950年代以降，スキナー，ウォルピ（Wolpe, J.），アイゼンクらによって体系化された。学習理論では，不適応行動は，適切な行動が学習されなかったか，あるいは不適切な行動が学習された結果であると考える。したがって，行動療法では，不適応行動を消去し，適応行動を強化し再学習させることを目的とする。治療者は，治療目的を具体的に設定し，治療目標に向けて積極的に指示し，指導をする。行動療法には多くの技法が開発されているが，代表的なものに系統的脱感作療法，オペラント条件づけ療法，嫌悪療法，モデリング法，バイオフィードバック療法などが挙げられる。

e．集団心理療法

集団のもつ集団力動（相互作用）を用いて行う心理療法である。仲間というモデルの存在と仲間による支持が安心感をもたらし，行動の変容を起こすのを促進させる。1905年，内科医プラット（Pratt, J.H.）が結核患者の療養指導を集団で行い，効果をあげたことが最初だとされる。集団心理療法という言葉を最初に用いたのは，モレノ（Moreno, J.L.）とスラブソン（Slavson, S.R.）である。モレノは，1923年に「即興劇場」を設立し，劇的療法を始め，1937

年にアメリカのセント・エリザベス病院に心理劇の劇場をつくった。スラブソンは，1930年代に児童のための活動集団療法，青年期以上の人を対象とした分析的集団心理療法を行った。以上の他に，クライエント中心療法の流れの集団中心療法，集団交流分析，集団ゲシュタルト療法，家族療法などがある。

f．認知療法

認知療法は，ベック（Beck, A.T.）によって創始され体系化された心理療法である。「今，ここで」の問題に焦点を合わせて，問題解決のために対処の方法を教えるもので，クライエントの技術を増大させ，生活上の急を要する事態に，より効果的に対処できるようにし，事態をコントロールできるという感覚と自分が有効に機能しているという感覚の増大を図ることを目標とする。生活史のなかで形成された歪んだ認知を修正していく。認知療法には，認知的技法と行動的技法があり，クライエントの症状により，両者を組み合わせて活用するもので，最近では認知行動療法と総称されている。

g．自律訓練法

自律訓練法とは，シュルツ（Schultz, J.H.）によって創始され，さらにルーテ（Luthe, W.）によって体系化された。標準練習は，安静練習（背景公式）を基盤として，四肢重感練習，四肢温感練習，心臓調整練習，呼吸調整練習，腹部温感練習，額部涼感練習の7段階から構成されている。このように簡潔に公式化された自己教示的語句を反復暗唱しながら，その内容に受動的注意集中を行うことによって，心身を緊張から弛緩へと導く。最近では，ストレス緩和法や健康増進法としても広く用いられている。

h．芸術療法

芸術療法とは，絵画，造形活動，音楽，詩歌，連句，劇，舞踊などの芸術的活動を介してクライエントに働きかける治療法である。これらの表現手段により，発散，昇華，洞察などの精神的変化が生じることが期待される。音楽療法に関しては，1995年に全日本音楽療法連盟を結成し，音楽療法士を認定している。

D．生涯発達心理学

生涯発達心理学とは，受精の瞬間から死に至るまでの，人の一生のなかで，どのような変化が生じるのかを検討し，その変化のメカニズムを解明することを目指している学問領域である。そのために，一生の間にどのような変化があるのか，あるいは変化しないものは何なのかを記述し，それらに影響を及ぼす要因について検討している。生涯発達心理学では人間の行動を，生涯に展開される変化という視点からとらえようとするのである。

（1）発達の概念

発達の概念は大きく分けて，3つの立場がある。第1の立場は，受精によって個体が発生し，その成長の過程における心身の構造と機能の量的・質的な変化現象を示す。第2の立場は，生物の系統的進化の過程を示す。第3の立場は，人間の文化の進歩の過程を示す。このように発達の概念は多義的である。

a．発達の規定要因

心身の発達に，遺伝（素質）と環境（経験）が重要な役割を演じていることは古くから論じられてきた。歴史的にみれば，遺伝か環境か，という孤立要因説から，独立両要因の加算的寄与説へ，さらに，相互作用説へ，という動きがみられる。

また，遺伝と環境の概念に対応し，かつ人間の発達をおし進める原動力という視点から見ると，成熟と学習の問題が重視される。発達は，この成熟と学習の2要因によって進行するわけであるが，この場合も成熟の規定力を重視する成熟優位説と学習の規定力を重視する学習優位説とが存在する。最近の実験研究においては，学習優位というより「学習重視説」に立つ研究者が多い。

b．発達研究法

　発達の研究にはまず，発達過程における一般的規則性を整理する方法がある。乳幼児期から老年期にいたる，人の長い発達過程を観察すると，そこにいくつかの共通した特徴と規則性が存在し，個々ばらばらで無原則な発達的変化をするものでないことがわかる。ここにおいては，継続的過程，順序性と方向性，発達の段階性，分化と統合の過程，発達の差異などを明らかにすることができよう。

　つぎに，発達段階と発達課題を整理する方法が挙げられる。すでに指摘したように，子どもの暦年齢を基底として，その発達的状態や特徴を観察すると，そこにはほぼ共通した年齢群間のまとまりが見い出され，それが段階的に進行することがわかる。発達段階は幼児・児童・青年の理解とその指導や教育の視点から重視される。また，発達段階とは別の視点から，発達課題という問題が注目されている。発達課題とは，人が健全で幸福な社会的適応を遂げるために，乳幼児期から老年期にいたるそれぞれの段階で達成しておかなければならない発達的な課題のことをいう。

c．発達理論

　人の発達を考える際にいくつかの発達段階を区分し，その発達課題を整理した研究者としては，ハヴィガースト（Havighurst, R.J.）とエリクソン（Erickson, E.H.）らが著名である。

　ハヴィガーストは，表4に示すように，発達段階を乳幼児期から老年期までの6段階に区分し，それぞれの段階における課題を幅広い視点から列挙した。これらの発達課題には，身体的成熟に起因するもの，認知機能の発達に起因するもの，性役割の習得，善良な市民として生活するための倫理・道徳的観点からの課題，人格的自立といった多様な課題が取り上げられている。しかしそれらはいわば羅列的・並列的に列挙されており，それぞれの時期に何が中核的なものであるかは必ずしも明らかではない。発達段階は一定の発達理論に基づいて区分されたというよりも，いわば常識的な社会生活上の立場から区分されており，その発達課題も，それぞれの時期における社会の側から個人に期待される達成内容を挙げたものといわれている。

　一方エリクソンは，図12に示すように，人の一生を8つの段階に分け，各段階ごとの特徴を特に心理・社会的側面に注目して描き出した。この理論の特徴は漸成的人間発達理論である。漸成（epigenesis）とは，あるものの上に生ずるという意味である。人間の発達はある段階の発達課題の達成の上に新しい段階へと進んでいくと考えている。これは，各段階が特徴的な危機をはらむ人生的課題をもつことを前提とし，私たちがそれに直面し，それを乗り越えて発達していくことを仮定している。マイヤー（Maier, H.W.）によって，彼の理論の特徴は，エス（本能や衝動）よりも自我を重視，自我の発達における歴史的現実性を強調，時代を鋭敏に反映しているという点が指摘されている。

（2）新生児期・乳児期の発達

　年齢上からは，誕生後1歳前後までをいう。

a．知覚・認知の発達

　視覚機能については，新生児の時期に，瞳孔反射，閉眼反射，追視は存在する。視力は新生児の時期に存在し，視野は生後45度だったものが，3ヵ月でほぼ成人と同じ180度になる。6ヵ月の乳児は直径8mmの白円板を見ることができ，9ヵ月をすぎた乳児の知覚認識の成熟はさらに進歩する。

　聴覚機能については，生後4〜5ヵ月で音のする方向に頭を向ける。6ヵ月で親しい人の声を聞き分ける。触覚，温冷覚，痛覚などの体性感覚は出生時，すでにある程度機能しており，生後1年目に成人に近いものになる。

　ことばの発達については，生後1ヵ月頃から音声に感情が加わり，2〜3ヵ月から喃語，1歳頃から片言，1歳半からしゃべり始め，有意語は5〜8語に増える。

b．運動の発達

　運動機能については，出生後3〜4ヵ月で頸がすわり，差し出された玩具を拙劣ながら握ろうと試み，7ヵ月で支えなしで座位がとれ，1歳2ヵ月で歩行可能となる。1歳半で机に椅子を寄

表4 発達課題 (Havighurst, R.J.)

段階	発達課題
乳幼児期	1. 歩行の学習 2. 固形食摂取の学習 3. 話し言葉の学習 4. 排泄の仕方の学習 5. 性の相違を知り，性に対する慎しみを学ぶこと 6. 生理的安定の獲得 7. 社会や事物の単純な概念形成 8. 両親，同胞，他人などの情緒的結合 9. 善悪を区別することの学習と良心の発達
児童期	1. ふつうの遊びに要する身体的技能の学習 2. 成長する生活体としての自己に対する健全な態度を養うこと 3. 友だちと仲よくすること 4. 男子または女子としての社会的役割の学習 5. 読み・書き・計算の基礎能力の発達 6. 日常生活に必要な概念の発達 7. 良心・道徳性・価値判断の尺度の発達 8. 人格の独立を達成すること 9. 社会の諸機関や諸団体に対する社会的態度の発達
青年期	1. 同年齢の男女との洗練された新しい交際を学ぶこと 2. 男性または女性としての社会的役割の学習 3. 自分のからだの構造を理解し，からだを有効に使うこと 4. 両親や他の大人から情緒的に独立すること 5. 経済的独立についての自信をもつこと 6. 職業の選択と準備 7. 結婚と家庭生活の準備 8. 市民としての必要な知識と態度の発達 9. 社会的責任のある行動を求め，それを成し遂げること 10. 行動の指針として価値や倫理大系の学習
成人初期	1. 配偶者の選択 2. 配偶者との生活の学習 3. 家庭生活の出発 4. 子供の養育 5. 家庭の管理 6. 就職 7. 市民的責任の負担 8. 適切な社会集団の発見
成人期	1. 大人としての市民的・社会的責任の達成 2. 一定の経済水準の確率と維持 3. 10代の子供たちが信頼できる幸福な大人になれるよう援助する 4. 大人の余暇生活を充実すること 5. 自分と配偶者を1人の人間として結びつけること 6. 中年期の生理的変化の理解とそれへの適応 7. 老年の両親への適応
老年期	1. 肉体的な力や健康の衰退に適応すること 2. 穏退と収入減少の適応 3. 配偶者の死に適応すること 4. 同輩者と明るい親密な関係を結ぶこと 5. 社会的・市民的義務を引き受けること 6. 肉体的な生活を満足に遅れるように準備すること

注）原著から課題項目を引用し表としたものである．

	1	2	3	4	5	6	7	8
I 乳児期	信頼 対 不信				一極性 対 早熟な自己分化			
II 早期児童期		自律性 対 恥, 疑惑			両極性 対 自閉			
III 遊戯期			積極性 対 罪悪感		遊戯同一化 対 (エディプス) 空想同一性			
IV 学齢期				生産性 対 劣等感	労働同一化 対 同一性喪失			
V 青年期	時間展望 対 時間拡散	自己確信 対 同一性意識	役割実験 対 否定的同一性	達成の期待 対 労働麻痺	同一性同一化 対 同一性拡散	性的同一化 対 両性的拡散	指導性の分極化 対 権威の拡散	イデオロギーの分極化 対 理想の拡散
VI 初期成人期					連帯 対 社会的孤立	親密さ 対 孤立		
VII 成人期							生殖性 対 自己吸収	
VIII 成熟期								完全性 対 嫌悪, 願望

図12 エリクソンの発達図表

(エリクソン, E.H.著, 小比木啓吾訳編「自我同一性」による)

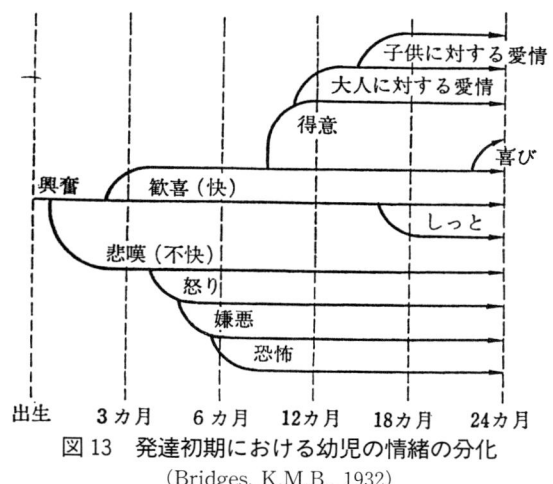

図13 発達初期における幼児の情緒の分化
(Bridges, K.M.B., 1932)

せ，椅子に上がって目的物を取ったり，引き出しを開けたり，小びんの口をねじって，しめたりゆるめたりなどの動作ができるようになる。

　c．対人・情緒の発達

　乳児は自らの生命を守るために，微笑，接近，発声や泣き声などの行動を，潜在的な養育者である大人たちに無差別に向ける。しかし，生後3ヵ月頃になると，乳児はこうした一連の行動を主に両親に向けるようになる。この傾向は，月が経つにつれてより顕著になる。このように乳児は特定の人，特に母親と密接な関係をもつようになる。こうした関係をアタッチメント（愛着行動）と呼ぶ。これを乳児の主体的，能動的活動として捉え，母子関係における相互交渉性が強調される。

　見知らぬ人と出会うと，目をふせたり，泣き叫んだり，母親の身体にしがみついたりする乳児の反応，すなわちひとみしりが観察される。この反応は，見知らぬものへの恐れとも呼ばれる根源的な恐れのひとつである。ひとみしりは，なじみのない人や物，できごとに出会った場合に生じるのが特徴で，なじみのあるものとなじみのないものを識別できるようになったことを示す反応であり，乳児の自我発達における重要なサインのひとつとされる。これは母親へのアタッチメントと関係があり，ひとみしりの最盛期は母親への強いアタッチメントが形成される生後7～10ヵ月である。

　人の情緒は生後しばらくの間はそれほど多種のものがあるわけではない。ブリッジス（Bridges, K.M.B.）は多数の乳幼児を観察し，図13のような情緒の発達，分化の経過を報告した。乳児は最初いかなる刺激に対しても興奮しているか静かにしているかのいずれかであるが，発達とともに，興奮はまず快と不快の方向に分化し，それぞれからさらに多様な情緒へと分化していく。

(3) 幼児期の発達

　年齢上からは，乳児期以後6歳代までをいう。

　a．遊びの発達

　エリクソンは，3～7歳頃までを遊びの時期と呼んだ。遊びは子どもにとっては生活そのものであり，遊びには，身体や運動機能の発達を促す，知識が豊かになる，情緒体験の発達，社会性の発達，想像力が豊かになる，創造性の発達，未知への挑戦，心理的ストレスの解放といった意義があるとされている。

　エリクソンのプレイ理論によると，子どもの遊び（プレイ）は，自分の身体を中心に始まり，親しい人物・事物とのプレイに発展し，これらとの相互作用を通して，世界の基本的なマップを獲得するという。また，子どもの自由になるおもちゃによって構成された世界は，いわば子ども自身がこしらえた母港であり，「社会」という海を航海して，傷ついた感情をオーバーホールするのに必要なところであると考え，このおもちゃを支配する快楽はおもちゃに投射されている葛

藤を支配することと結びつき，またこのような支配を通して形成される，自分自身への威信とも結びついているとする。

子どもは生活のなかで強い印象を与えられたものすべてを遊びで反復する。遊びで印象の強さを鎮め，その場面の支配者となる，とフロイトは述べた。

　b．自己・他者認知の発達

ルイス（Lewis, M.）らの鏡を用いた実験結果から，鏡映像を自分だと気づく子どもは，15ヵ月から18ヵ月にかけての年齢で急に増えることが示された。これは視覚的な自己認知を示すもの，その後の自己概念の発達の基礎となるとされる。「私は誰だろう？（Who am I?）」という質問をすると，幼児は，名前，居住地，所有物，身体像などの回答を多く示すことが知られている。2，3歳頃から自我意識が芽生えてくるので，親や年長者に対する反抗的行動が目立ち（第1反抗期），友だちとの競争やケンカも多くなる。

一方で，幼稚園・保育園への就園とともに行動の範囲が拡大し，特に，友だちとの遊びや集団行動を中心として，他者の認知が芽生える。他者理解ということについては，従来自分の視点と他者の視点を分けて考えることができるようになるのは，児童期に入ってからであるといわれてきたが，最近の研究から，家庭や保育園といった日常的な場面では，1歳代後半には人を慰めたり意地悪をして怒らせたりすることが出現することがわかってきた。このことから，他者の内的状態について直観的に把握し，一人前に人とやりとりできていることが示唆される。

（4）児童期の発達

年齢上からは，7歳前後から12歳前後までの小学校学童期がこれにあたる。

　a．仲間関係

社会的行動，特に集団生活における行動の社会化と集団意識の形成は，児童中期より顕著に認められ，社会性の発達上重視される。児童初期の低学年では友だちとの結びつきも弱く，グループのまとまりも流動的であるが，3，4年生になるとクラスを中心とした集団のなかに，いくつかの小集団グループが形成され，独特の仲間意識が生まれる。また，このようなグループ行動は児童後期に進むほど組織的・統一的になる反面，男女差も目立ち，自己の能力や内面に視点が移るようになるので，青年前期に近づくにしたがいその意識と行動は変化し，個人差が現れてくる。

　b．知的機能の発達

知的発達においては，思考力，記憶力，推理力，抽象能力などの基本的能力が伸長するとともに，自己中心的な認識や思考から脱却して，具体的な事物や課題に対しては客観的な視点から合理的・論理的に判断することが可能となる。ピアジェによると，これは思考における脱中心化と具体的操作の段階と位置づけられる。

　c．学校教育と発達

学校での言語学習にともなって，言語概念，言語的思考力と抽象能力が拡大・伸長し，読字・読解力，書字・作文能力が発達する。一方，数・量・図形などの学習にともなってこれらの具体的操作と処理が合理的に可能となり，自然に対する科学的認識も形成されてくる。これらの発達は，直線的に前進するものではなく，児童前期，児童中期，児童後期にかけて段階的特徴を示し，さらに細かいステップを踏んで漸進的に進歩するものであるから，これらの特徴を十分に理解した上での学習指導が必要とされる。

また，児童期においては，文化的な価値に対する感情としての情操——美的情操，道徳的情操，論理的情操など——が形成されるようになるので，これらの心情の育成を考慮した人格形成の機会が学校教育のなかでも用意されなければならない。

（5）青年期の発達

年齢上からは，児童から成人への移行期がこれにあたる。青年期は心身ともに変化が激しく，疾風怒濤の時期とさえいわれている。

a．自我同一性の確立

　青年期では，第2次性徴の発達が強くなり，性的成熟と性意識の発達が重要な課題となる。これに基づいて自己概念が新しく現れてくる。

　青年期は，同一性を形成する時期である。同一性とは，自分が何者であり，社会によってどういうふうに認められているかという感覚である。この発達課題がうまくいかないと，役割混乱が起こり，同一性拡散という病理が生じる。人によっては人格も統合できず，また社会へコミットメントできない状態に陥ってしまう。青年は同一性の確立を目指して試行錯誤しながら，やがて自分の生き方，価値観，人生観，職業を決定し，自分自身を社会のなかに位置づけていく。

　b．知的機能の発達

　青年期において，その知的機能は一般的に最高のレベルに到達する。もちろん，各機能によってその型に差があり，機械的な暗記力のように前期から中期にかけて最高となるものと，抽象的・概念的思考力のように後期まで上昇するものとの差はあり，個人差も大きい。特に論理的な思考力は児童期と異なり，具体的な対象から離れても論理的・抽象的な思考が青年前期から可能となり，仮説演繹的思考が形式論理的に可能となる。したがって，推理力や想像力，創造的思考といった機能も青年期には顕著となる。

(6) 成人期の発達

　年齢上からは，30歳前後から老年期までを指す。

　a．職業生活

　成人期には，結婚して生物学的に子どもを生むことのみならず，社会的な業績や知的・芸術的な創造も活発に行われる。この発達課題がうまくいかないと，自分自身にしか関心をもてず，ナルシシズム的に自分のなかに閉じこもってしまう状況になり，エリクソンはこれを自己没頭と表現した。たとえば，いまここでの物質的関心に停滞してしまう場合などをいう。

　b．親になること・家族生活

　成人期の発達課題は，生殖性である。生殖性とは，自分の子どもをつくることを指し，次の世代の確立と指導に対する興味・関心を意味する。

(7) 老年期の発達

　a．エイジングとパーソナリティ

　パーソナリティとは，その人の価値観や態度および行動の特徴を示すものであり，個人の人生観や生活適応の仕方と関係が深い。老年期のパーソナリティを論じる際には，高齢者に特徴的なパーソナリティというものがあるかという点とパーソナリティは加齢によってどんな影響を受けるかという点がしばしば議論される。高齢者のパーソナリティについては誤解されることがあり，頑固，わがまま，愚痴っぽい，疑い深い，あるいは消極的で依存的であるなどと信じている人が案外多いが，これは正しくない。これこそが高齢者のパーソナリティの特徴であると断言できるような特徴は見い出されていない。ただし，若い頃の性格が強調される人格の尖鋭化と呼ばれる現象はしばしば見られる。

　また，加齢自体が個人のパーソナリティに大きな直接的影響を与えないことがわかっている。老年期のパーソナリティは，加齢よりも，その人の健康状態や経済状態，生活環境によって大きな影響を受けるとされる。

　b．知的機能

　測定される知能の種類によって，加齢による変化は異なってくる。たとえば，知能には，図14に示すように，視覚・運動協応や積木構成課題などによって測られる流動性知能（流動性能力）と呼ばれるものがあり，それは環境の影響を比較的受けにくい能力であるといわれている。これは，青年期にピークに達し，以降は低下していく。一方，語彙や一般的知識に代表され，経験の影響を比較的受けやすい能力といわれる，結晶性知能（結晶性能力）がある。これは，人によっては老年期まで穏やかに増加することが見い出されている。つまり，老年期の知的機能は，経験や環境の影響を強く受けているものであって，加齢にともなって一律に衰退するものでは決

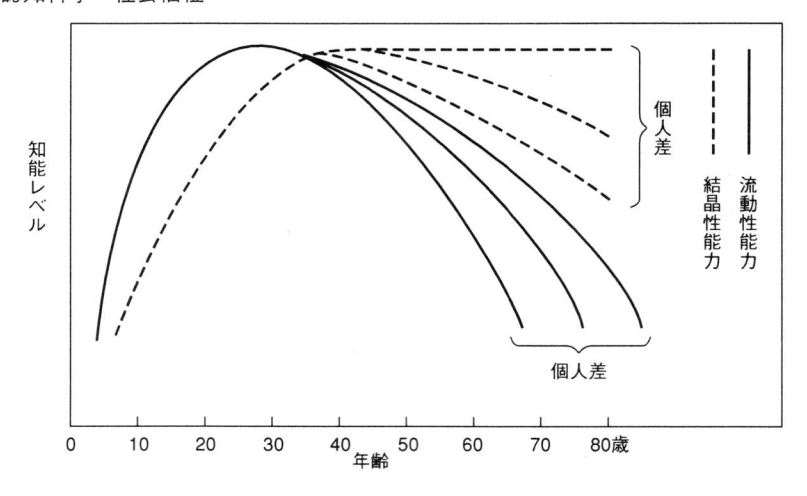

図14 流動性能力と結晶性能力の生涯的変化

してない。内容によっては有能さを長く保ち続け，場合によっては豊かにしていくことも可能であることがわかってきている。

　c．死への対応

　より死に接近している高齢者にとって，死は近づきつつある，より大いなる恐怖なのだろうか。いくつかの調査によれば，必ずしもそうではない。多くの高齢者にとって死は「すでに定められた事実」であり，そして死がまぎれもなくそうであるならば，重要なことは，それを恐怖し，どのように避けるかではなく，むしろそれを受け入れ，どのように死ぬか，その「死に方」にこそあるといえよう。死そのものを恐れたり，死ぬことを苦にする高齢者よりも，死に方や，死にいたる過程を問題にする高齢者のほうが多いといえる。

文　献

1）市橋秀夫　心の地図　上・下巻　星和書店　1997
2）伊藤隆二・松本恒之編著　現代心理学25章　八千代出版　1995
3）高橋順一・渡辺文夫・大渕憲一編著　人間科学　研究法ハンドブック　ナカニシヤ出版　1998
4）詫摩武俊編　心理学　新曜社　1978
5）辰野千寿編　心理学　日本文化科学社　1985

（山崎久美子）

III 認知科学・社会福祉

2．言語学

A．言語学の基礎

　言語について論ずる場合,「言語」という用語の意味を明確にしておくことが必要である。たとえば「言語はコミュニケーションの道具である」といわれることがある。こういう言い方における「言語」は言語そのものを意味しているのではなく,「言語の機能」「言語の役割」「言語の存在理由」というような意味で用いられている。これは言語の使い方の問題であって,使い方ということであれば,当然ほかにも用途があるはずであり,その点で定義としては失格であることになる。

　そうであるならば,「言語」という用語はどう定義すればよいであろうか。たとえば日本語はどうであろうか。日本語とは,そう呼ばれている言語に関する知識の総体である,としてよいと思われる。動詞が文末に生ずるとか,na という要素を否定辞として用いるとか,名詞句の意味役割を表すのに後置詞（助詞）を用いるなどというのは,この知識の総体を構成する性質の一部である。このような知識の総体を文法と呼ぶ。以下では,「言語」という用語を「文法」の意で用いる。

　文法は少なくとも 4 つの部門が統合された体系である。その組織図は概略次のようなものであると考えられている。

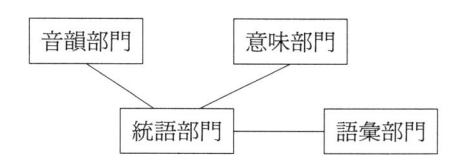

```
┌────────┐   ┌────────┐
│ 音韻部門 │   │ 意味部門 │
└────┬───┘   └────┬───┘
     │            │
   ┌─┴────────────┴─┐   ┌────────┐
   │    統語部門     ├───┤ 語彙部門 │
   └────────────────┘   └────────┘
```

　語彙部門は語彙の格納庫である。必要に応じて形態素（後述）を接合して新しい語彙をつくる部門でもある。ここに格納されている語彙が統語部門に供給される。

　統語部門は語彙同士の構造関係（これを統語構造という）を決める部門である。この構造関係のちがいによって,同じ語彙が用いられていても,「太郎は冷えた瓶ビールを飲んだ」と「太郎は冷えたビール瓶を飲んだ」の意味のちがいが決められる。一方は爽快であり,一方は入院する羽目となる。

　音韻部門は,統語構造の情報にもとづいて,文の音韻を解釈する部門である。たとえば「庭には二羽ニワトリがいる」という文を読めば［niwaniwaniwaniwatorigairu］となるが,どこにどういう種類の区切りがあるかを決定するには統語構造の情報が必要である。

　意味部門は,統語構造の情報にもとづいて文の意味を解釈する部門である。上述のように,用いられている語彙が同じでも統語構造がちがえば文の意味がちがってくる。その点で,文の意味の最終的な決定権は統語構造にあるということになる。

（1）語彙・形態論

　語彙は,一見,単独で用いられているようにみえる場合があっても,必ず特定の統語構造の上に配置されている。たとえば

　A：「お生まれはどちらですか」
　B：「東京」

とぶっきらぼうに応えたとしても、この「東京」という語は、概略、「生まれは（　　）だ」の空白部に配置されるべきものとして用いられているのであって、けっして統語構造と無関係に用いられているのではない。

　と同時に、語はそれ自体で意味をもっている。たとえば「黒板」は「こく」（黒）と「ばん」（板）がそれぞれ独自の意味を担う要素として抽出することができる。しかし、黒の意の「こく」を「こ」と「く」に分割しても、「こ」が黒の意の半分を表し、「く」が残りの半分を表すわけではない。つまり、「こく」までが意味を担い、それ以上細かく分割すると意味を担う単位ではなくなるのである。

　意味を担う最小の単位を形態素という。「黒板」という語は「こく」（黒）と「ばん」（板）という2つの形態素から成り立っていることになる。

　今度は「板」という語を「いた」と読んだとしよう。この場合も板の意の半分ずつを「い」と「た」が担っているのではなく、「いた」という2音節の結合全体で板の意を表している。だから、「いた」が形態素である。ただし、「いた」は、「板が一枚足りない」のように単独で語としても用いられる。単独で語としても用いられる形態素を自由形態素（free morpheme）という。一方、「ばん」は「黒板」「板金」（ばんきん）のように他の形態素と結びついてはじめて語を構成する。このような非自立的な形態素を束縛形態素（bound morpheme）という。黒板は「こく」と「ばん」というふたつの束縛形態素から構成されている。

（2）統語論

　すでに少し触れるところがあったように、「瓶ビール」と「ビール瓶」は同じ形態素（どちらも自由形態素）から構成される表現でありながら意味が異なる。この意味のちがいは形態素の統語上の位置づけのちがいが原因である。「瓶ビール」は「瓶」が「ビール」を修飾してビールを特徴づけている。「ビール瓶」は「ビール」が「瓶」を修飾して瓶を特徴づけている。

　ある表現の中心に位置づけられる要素を主要部（head）という。主要部を修飾する要素を修飾部あるいは補部（complement）という。2つ以上の形態素から成る言語表現は、通例、主要部と修飾部に2分割される。瓶ビールとビール瓶の主要部・修飾部の関係は次に示すとおりである。

　a．　　瓶　　ビール　　（これは飲める）
　　　　修飾部　主要部

　b．　　ビール　　瓶　　（これは割れる）
　　　　修飾部　主要部

　言語表現を統語分析する場合、どの形態素が修飾部でどの形態素が主要部であるかは必ずしも容易に判断できるとは限らない。たとえば「おとこ女」という表現がある。これを『日本国語大辞典』は「男でありながら女のような、また、女でありながら男のような、性質、特質をもつもの」と定義している。つまり、この表現は男性の意にも女性の意にも用いられるとしている。

　この表現が二義的であることを否定するわけではない。が、主要部と修飾部の関係はどの言語でも規則的であり、日本語では、必ず、修飾部が前、主要部が後に位置する。だから「おとこ女」は、統語構造上、女性を指すはずのものなのである。

語順の相互関係も重要である。日本語には助詞がある。助詞は名詞句の後に配置されるから「後置詞」に分類される（例：わたし<u>に</u>）。それに対して英語のような言語には「前置詞」がある（例：<u>to</u> me）。

　後置詞をもつ言語の場合，関係詞節は必ず名詞句の前に生ずる。前置詞をもつ言語の場合は関係詞節は必ず名詞句の後に生ずる。

　　a．<u>きのう買った</u>本
　　b．the book <u>that I bought yesterday</u>

　日本語のように後置詞をもつ言語では前置関係詞節，英語のように前置詞をもつ言語では後置関係詞節という組み合わせである。これ以外の組み合わせはない。だから，子どもは一方の語順を知ればもう一方の語順も自動的に知るに至るのである。言語知識の一部は直接的な経験を経ずして獲得されるのである。

（3）意味論
　言語表現に関する意味は，文字どおりの意味（言語的意味）と，その表現を特定の場面で使うことによる話し手の意図（語用論的意味）の2種類のものがある。
　言語的意味の解釈は本質的に言語そのものの問題である。特定の語彙が特定の統語構造の上に配置されていれば，その文の言語的意味は一律に決まってくるからである。しかし，語用論的意味（話し手の意図）の解釈は本質的に聞き手の認識・思考の問題である。
　たとえば一定の顔つき，一定のイントネーション，一定のしぐさを伴いながら「この部屋，暑いですね」と発言した場合，一般的な成人の聞き手であれば「窓をあけてほしい」というような主旨の意図を話し手が表明しているものと解釈するであろう。もちろん話し手は「窓をあけてほしい」などとは一言も言っていないのであるから，これは言語的意味ではない。だから，語用論的意味の解釈は聞き手が話し手の発した文の言語的意味とその場の状況とを勘案して推測するものである。それはあくまで聞き手による推測であるから，本当に話し手の意図と一致しているかどうかは保証されない。「真意が伝わらなかった」ということがあるが，まさにこれが語用論的意味の宿命である。
　それでも，人間の推測能力は一般に想像されるよりはるかにすぐれている。人間は解釈動物であるから，どんな小さな手がかりでもその場の状況から背後の意図を読み取ろうとする。ぽつりぽつりと単発的に言語表現が用いられても話し手の言いたいことが相当程度わかるのはこのためである。

（4）音韻論
　言語音の物理的性質を扱う学問を音声学という。言語音の言語体系内における位置づけを扱う学問を音韻論という。同じ言語音を扱うにしても，どのような側面を扱うかが異なる。たとえば言語音の中には30個程度の母音があり，各々の母音のフォルマント組成は物理的・計量的に算出することができる。そして数値だけを見ると言語音は物理的に連続している。しかし，言語学的に見ると，言語音にはいわば「序列」があるのである。ここでいう「序列」とはヒトという生物にとってどれだけ自然な音であるかという「自然性の序列」である。
　その序列関係がもっとも顕著に現れているのが母音である。日本語には/a, i, u, e, o/

の5つの母音がある。そしてこれを五十音図は「あいうえお」の順に並べている。この「あいうえお」こそ，自然性の序列がそのまま反映した順序なのである。

母音には「基本3母音」と呼ばれるセットがある。基本3母音とは/a, i, u/である。この3つの母音には他の母音にない4つの特徴がある。

①母音空間の限界点を占めている
②音響的に安定している
③普遍的に1セットとして存在している
④特定の音声管形状を必要とする

①について。すべての母音の調音点はこの3つの母音の調音点の内側に存在する。つまり，この3つの母音の調音点より外に調音点が移動するとその音はもはや母音ではなくなるのである。その意味で，「母音空間の限界点を占めている」のである。

②について。すべての母音を母音空間の中にプロットしてみると，中心に近づくほど母音の数が密になり，外側ほど粗になる。一番外側に位置する/a, i, u/の近くには他の母音はない。つまり，少し調音点をずらしても他の母音と混同する可能性が低いのである。その点で「音響的に安定している」といえるのである。

③について。現存する言語には必ず母音が3つ以上含まれている。3母音言語，4母音言語，5母音言語の例を見てみよう。

3母音言語 /a, i, u/
4母音言語 /a, i, u, æ/
5母音言語 /a, i, u, e, o/

いずれの場合も/a, i, u/がセットとして存在している。そのうちの1つも欠けることはなく，別の組み合わせもない。「普遍的に1セットとして存在している」のである。

④について。母音は声帯の振動が咽頭腔と口腔の2ヵ所で共鳴し，それぞれの共鳴振動数の組み合わせで，異なる母音となる。/a, i, u/についてはこの2つの共鳴振動数，第1フォルマント（F1）と第2フォルマント（F2），が極端に離れているか極端に接近しているところに特徴がある。

/a/ (F1) 650 Hz-1300 Hz, (F2) 950 Hz-1700 Hz
/i/ (F1) 150 Hz- 450 Hz, (F2) 2000 Hz-3800 Hz
/u/ (F1) 170 Hz- 400 Hz, (F2) 550 Hz-1250 Hz

このようなフォルマントの組み合わせは，ヒトの直立による骨格の変化と関係している。直立の姿勢をとると，咽頭腔が地面に対して垂直になり，口腔が地面に対して水平になる。つまり，

咽頭腔と口腔が直角に接続することになるのである。その結果，咽頭腔と口腔は互いに独立して空間の大きさを変えることができるようになった。それが共鳴振動数の極端な乖離と極端な接近を生んだのである。ヒト以外の生物には該当する骨格構造がないから，/a，i，u/を発することができない。ヒト新生児も骨格が一定の成長を遂げるまで発することができない。

　ヒトにしか発することができない母音というのはヒトにとってもっとも自然な母音である。さらに/a//i//u/の中の序列にも言及すべきであるが，深く立ち入る余裕がないので，一点だけ触れるにとどめる。

　/a/にたいして/i/と/u/は舌を持ち上げて調音点を高いところに置かなければならないという点で負担が大きい。その点で母音の自然性は/a/が1位，/i，u/が2位となる。「あいうえお」はみごとにこの順に並んでいるのである。

B. 日本語学

（1）語の構造と語彙体系

　日本語は膠着（こうちゃく）語であるといわれる。膠着語とは，語の中心的意味を担う部分（語幹）と，さまざまな補助要素とが，明確に役割を分担しながら，形の上ではべったりと結合している言語をいう。たとえば「走らなかった」という表現は，概略，次のように形態素分析される。

```
hashir-a    nak-a    tta
動詞語幹    否定辞   完了相
```

　ここで動詞語幹と否定辞の末尾に接続用の母音が挿入されていることに注意したい。この母音がいわば接着剤のような役割を果たして膠着性を生んでいる。

　次に語彙の種類について。日本語の語彙は和語，漢語，外来語の3種類に分けられる。漢語は漢字で書かれることが多く，外来語はカタカナで書かれることが多い。しかし漢字やカタカナで書かれているからといって，本来の漢語や外来語であるとは限らない。たとえば「人民」は和製漢語であるし，「スキンシップ」は外来語のふりをした日本語である。スキンシップについては「海外ではあまり用いられない」と注を付けている辞書もあるが，「あまり用いられない」ではなく「けっして用いられない」が正しい。

　日本語全体の特徴と密接に関わる語彙の性質として，擬声語と擬態語の豊富さが挙げられる。擬声語とは自然現象の音をそれらしい音に置き換えてつくった語で，たとえば「ガチャン」「わんわん」「ざーざー」などが該当する。擬態語は物事のようすをそれらしい音に置き換えてつくった語で，「つるっ」「にこにこ」「ざらざら」などが該当する。

　擬声語や擬態語は母国語話者がその音を聞いただけで，統語構造を経由することなく，直接，その指し示すものや様子が想起しやすい。そのような語彙が豊富であることは，日本語が場面密着型の言語であることと深い関係にある。

　日本語は場面からそれとわかることの多くを言わなくて済む言語である。たとえば聞き手にたいする疑問文では，特別の理由がない限り，いちいち「あなたは」というように二人称代名詞を用いないのがふつうである。その他の点でも日本語における省略の寛大さは驚くべきものがある。料理店での注文でも「わたしはざるそば」「ぼくはカツ丼」などと答えることができるほど

である。これほど省略のはなはだしい文が許される言語もめずらしい。

(2) 統語的特徴

　日本語の統語構造はよくわかっていない。英語のような言語では動詞と目的語で動詞句というひとつのまとまりをつくっている。たとえば [John] [loves Mary] のごとくである。しかしこのような動詞句が日本語に存在するかどうかはまだはっきりとはわかっていない。もし日本語にも動詞句があるとすれば，「太郎は本を買った」というような文の統語構造は，概略，[太郎は] [本を買った] のようになるであろう。

　わからないところの多い日本語の統語構造であるが，動詞が文末に生ずる言語であるという特徴は明確である。未解決の問題があることを承知のうえで主語・目的語という用語を使い続けるならば，日本語の基本的な語順は主語・目的語・動詞の SOV である。ところが動詞は文末で固定しているものの，主語と目的語の語順が入れ替わることもある。たとえば「太郎は本を買った」と「(雑誌ではなく) 本を太郎は買った」のごとくである。

　この場合，ふたつの語順はどういう関係になっているのであろうか。結論からいえば，ふたつの語順に直接的な関係はない。たとえば SOV の O が前置されて OSV の語順が生じたということを示す証拠はいまだ発見されていない。むしろ動詞が固定されているだけで，それより前の語順については SO と OS がはじめから用意されていると考えるべきものである。

　S と O のどちらが前に生ずるかは，文脈上どちらがより話題にのぼっている度合いが高いかによる。旧情報の度合いが高い要素ほど文頭に生ずる傾向にあるからである。ただし，通例，主語と目的語では主語のほうが旧情報を担う性質が強いので，SOV の語順が基本であるとしてよいと思われる。

(3) 音韻上の特徴

　日本語のアクセントは高低アクセントである。ここでいう高低とは絶対的な音階ではなく，直前あるいは直後のアクセントより高いか低いかである。

　各言語にはアクセントのパターンがごく少数しかない。日本語の場合は，高 (H (igh))，低 (L (ow))，高低 (HL)，低高 (LH)，低高低 (LHL) の 5 つのパターンがある。各パターンの例を筆者の方言から挙げてみることにする。

```
H      火がついた
L      日が浅い
HL     あめ (雨)   いと (糸)   にほん (2本)
LH     あめ (飴)   ゆき (雪)   すずめ
LHL    うちわ    にほん (日本)
```

京阪方言では次のような例となる。

```
H      あめ (飴)
L      かわ (皮)
HL     かわ (川)   にほん (日本)
```

```
LH      あめ(雨)   き(木)   にほん(2本)
LHL     あき(秋)   カラス
```

この方言では皮と川を区別しているから，次のふたつの文は異なるアクセントパターンとなる。

```
川(を)向いて食べる    かわ(を) むいて たべる
皮(を)剝いて食べる    かわ(を) むいて たべる
```

また単独で用いられた場合と文中で用いられた場合ではアクセントのパターンが異なる方言もある。

福島，山形，水戸，福井，富山，久留米，宮崎など

```
(単独)  あずき(L)   あずき(H)
(文中)  あずき(HL)  あずき(LH)  あずき(LHL)
```

(4) 文字に関する特徴

文字は便宜上次のように分けられる。

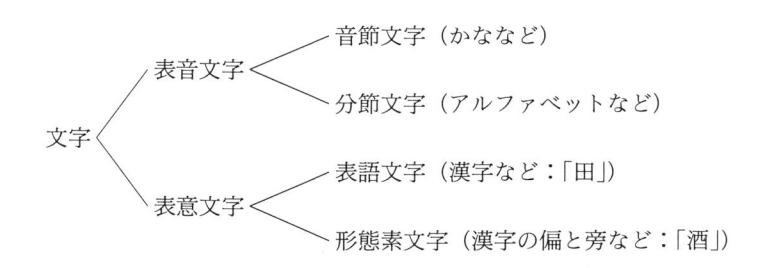

```
        ┌─ 表音文字 ┬─ 音節文字（かななど）
文字 ───┤           └─ 分節文字（アルファベットなど）
        └─ 表意文字 ┬─ 表語文字（漢字など：「田」）
                    └─ 形態素文字（漢字の偏と旁など：「酒」）
```

　表音文字は発音を表すのを主な機能とする文字である。ただし，たとえば「は」「へ」「を」は単独で発音すれば［ha］［he］［wo］となるはずであるが，助詞として用いられた場合は［wa］［e］［o］と発音される。つまり，本来の音価からずれて発音されるのである。
　このように本来の音価からずれて発音される文字は，まさにその理由で，むしろ意味を表すことを主な機能とする文字に転ずるといってよい。「は」が［wa］と読まれる位置に生じた場合は，たんに音を表すだけではなく，特定の意味を担う助詞としての役割をも表すことになるのである。
　表語文字は一字で意味を直接伝える文字である。「田」は四角く区切った耕作地の意で，単独の語として用いられるから表語文字に分類される。「酒」は水の意を表す部分と酵母が発酵して

いる樽の意を表す部分から成り立っている。それぞれは単独では用いられないから，2つの束縛形態素から成り立っている文字ということになる。ただし，表意文字といえども，必ず発音されるから，表意文字は表音文字でもある。上の分類図が「便宜的」であるというのはこの理由による。

日本語はかな文字と漢字を併用している。表音文字と表意文字の併用は語あるいは句の切れ目がわかりやすく，原則として，分かち書きの必要がない。次のふたつの文を参照。

a．けさの新聞に言語聴覚士の国家試験のことが出ていました
b．けさの　新聞に　言語聴覚士の　国家試験の　ことが　出ていました

なにもせずとも語句の切れ目がわかるのに，さらにそれを分かち書きした (b) のような書き方は，かえって読みにくい。(b) のような書き方はいわば「余計なこと」をしているのである。
では，もし，かな文字だけで書くとしたらどうなるであろうか。次の文を参照。

けさのしんぶんにげんごちょうかくしのこっかしけんのことがでていました

これはたいへん読みにくい。読みにくい原因は語句の切れ目がわかりにくいことにある。一種類の文字だけで書く場合は，最低限，分かち書きしなければ用をなさないのである。

けさの　しんぶんに　げんごちょうかくしの　こっかしけんの　ことが　でていました

西洋の言語はアルファベットだけを用いているから，当然，分かち書きが必要になる。次のふたつの書き方を参照。

a．An article appeared in today's newspaper about the state examination of speech therapists.
b．Anarticleappearedintoday'snewspaperaboutthestateexaminationofspeechtherapists.

分かち書きをしない (b) の書き方がまったく用をなさないことは一目瞭然である。
要するに，文字は語の視認性を向上させるような使われ方をしてはじめて適切な機能を果たすのである。

C．心理言語学

（1）心理言語学とは

心理言語学（psycholinguistics）は，言語理論のめざましい発展に伴って1960年代から登場

した新しい学問分野で，言語理論の知見を存分に活用しながら，言語という認知能力の窓をとおして，ヒトの認知能力の本質に迫ることを目標としている。

（2）言語の機能と分化

　なぜヒトには言語があるのか。この問いに答えることは一般の知識人が考えているよりはるかにむずかしい。それは，なぜキリンの首は長いのかという問いに答えることがむずかしいのと同じである。

　言語はコミュニケーションの道具であると考える向きもある。しかし，コミュニケーションの道具は言語に限らない。こちらの意図を伝えるのであれば，相手を殴るとか，相手を愛撫するとかといった身体行動でも可能である。そのような行動によって伝えられる内容が言語によって伝えられる内容にその豊かさにおいて劣っているということはないであろうと思われる。

　しかも，言語には「自己埋め込み構造」（self-embedded structure）というコミュニケーション道具説にとって説明に困る構造がある。次の文を参照。

　　a．太郎は犯人をかくまった
　　b．［花子は［太郎が犯人をかくまった］と思っている］
　　c．［次郎は［花子が［太郎が犯人をかくまった］と思っている］と言った］
　　d．［三郎は［次郎が［花子が［太郎が犯人をかくまった］と思っている］と言った］ことを知っている］

　自己埋め込み構造というのは，Ａという範疇の要素を，それと同じ範疇Ａの中に，左右に片寄ることなく埋め込んでつくられる構造をいう。そのような構造の文は，たとえば（b）の文であれば問題ないが，（c）や（d）のように自己埋め込みが2回以上繰り返されると，とたんに意味解釈がむずかしくなる。意味解釈がむずかしいからといって，文法的に逸脱しているわけではない。（c）も（d）も一つひとつの節ではSOVの語順をきちんを守っており，日本語の文法に違反しているところはないのである。ただ，なぜか，意味がとれないのである。

　つまり，言語は意味解釈をむずかしくする構造をつくりだすこともできるのである。それはすなわち，言語はコミュニケーションを阻害しようと思えば阻害することができる性質を内在させているということである。したがって，わたしたちがふだん言語を用いる場合は，使いやすい構造を選んで使っているにすぎない，ということになる。

　では，わたしたちが言語を用いる場合というのは，基本的にどういう場合なのであろうか。少し触れるところがあったが，言語以外の手段によって伝えられる内容が言語によって伝えられる内容にその豊かさにおいて本質的に劣っていることはないと思われる。しかし，内容の正確さという点では言語にすぐるものはない。わたしたちが言語を用いる場合というのは，通例，きめ細かく思考の形を整えるためである。そういう点からすれば，言語の機能は第一に思考を明確にすることにあるということになるであろう。

　それならば，どうして言語が8,000以上も存在しているのであろうか。その理由はわからない。ただ，これほど言語の数が多いということは，言語には国境があるということである。日本語しか知らない話者と英語しか知らない話者の間には言語によるコミュニケーションは成り立たない。言語によるコミュニケーションが成り立つのは同一言語の話者同士という狭い範囲に限られるのである。つまり，言語を使うということは，思考を明確にする一方でコミュニケーション

の範囲を狭めるということにもなるのである。

（3）言語と思考

　言語の機能は思考の明確化にある。そこですぐ問題になるのは，言語によって明確にされる思考の中身である。どんな思考も言語がなければ明確にならないのであろうか。たとえば数の思考，つまり計算はどうであろうか。計算は言語を必要としているのだろうか。おそらく必要としていないのではないかと思われる。そうすると，言語によって明確化されやすい思考とそうでない思考があるということになるであろう。犯人の顔を言語表現だけで伝えることは，まず不可能であるといってよい。

　もちろん，本来言語によって明確化しやすい思考内容であっても，言語の運用に重篤な障害があれば，その明確化にも重篤な障害が出ることは避けられないであろう。言語の運用に障害があるというのは，ごく簡単に言えば，ことばを選んで使うということができにくい状態にあることである。ウェルニッケ失語症患者が精神障害者や痴呆患者として誤診されることがあるというのも，ことば数が多いのに，どういうことを言いたいのか，その思考の姿が捉えられにくいからである。

　すべての思考が言語で明確化され表現されるわけではない。また言語によって明確化され表現された内容が思考のすべてではない。言語と思考は密接に関係しているけれども，本来は別の実体である。それを示す貴重な臨床報告がいくつかある。一例としてIQが40台前半で思考や認識に問題がありながら，驚くほど言語発達が良好な人の例を挙げてみることにしよう。

　それはローラ（Laura）という女性の事例である（cf. Jeni E. Yamada (1990) *Laura*, MIT Press）。ローラは10代半ばで検査を受けたとき，知能指数が40台前半で重度の知的障害者であった。ところが，小さいころから言語の運用が早熟で，2歳で複文を使いはじめ，3歳で関係詞節を使うようになっている。日常生活では，複雑な統語構造を駆使し，長い文もなんなく発話し，多弁である。さらにむずかしい語彙も使い，論理関係を言語表現で表すことができ，誤文も認識する。人が亡くなったと聞くと「悲しい」（sad）と言える。

　しかしローラが健常児とちがうところもある。まず，場面や文脈に適合しない発話をすることが多い。また，長い文を（自分では発するのに）聞いて理解することに問題があり，計算が苦手で，アナログ時計が読めず，（数字を順番に言うことはできるのに）自分の年齢が正しく言えず，「悲しい」とは言えるが悲しそうな顔つきをしない，というのである。

　これらの報告事項の中で，複雑な統語構造を駆使することと文法的に誤った文をおかしいと認識することができるという点が特に重要である。つまり，ローラは言語（英語）を正常に獲得しているということを証明しているのである。

　ところがその一方で，場面や文脈に適合しない発話をすることが多いという報告がある。これは，語用論的能力が高くないということである。語用論的能力は総合的判断能力であるから，相応の思考能力を必要とする。言語は正常に獲得されている。しかしそれを適切に運用する能力が十分ではない。要するに，ローラの症状は，言語が一般的な知能や思考とは独立して獲得されることを示しており，その限りにおいて，言語と思考は別の実体であるということになる。

（4）言語獲得理論と言語教育

　子どもがどのようにして言語を獲得するかに関して，真に「理論」と呼びうるものは，まだ，ない。せいぜい，言語を獲得する専用の能力があるとか，矯正などネガティブなデータが子どもに与えられても子どもはそのようなデータを参考にしないとか，音声が言語の獲得を促す唯一の誘因であるわけではないとか，言語の獲得が知能の高低とは独立して実現するとか，といった経

験的事実があるだけである。

　それでも，言語獲得の大枠を決める基本的な事実はいくつかあきらかになっている。以下に代表的な5つの基本的事実を挙げてみることにしよう。

①ヒトという種に特有で一様である
②訓練が不要である
③一定の年齢までに完成する（らしい）
④質・量ともに限られた資料にもとづいて完成する
⑤本質的な点で個人差がない

　まず①について。言語獲得はヒトという種にのみ発生し他種には発生しない。そしてヒトという種に属する個体は，脳に重篤な障害がない限り，だれでも言語を獲得する。チンパンジーが人間の言語を獲得したと受け取られるような主張もあるが，それは抜群の走り幅跳びの能力をもつ選手を例に出して，人間も空を飛ぶことができると主張するようなものであり，考慮に値しない。

　②について。子どもは成長の過程で晒される言語データを参考にしながら言語知識の総体をつくりあげていく。そこには汗水流しながらの意図的な「教育」と「学習」（これを訓練と呼ぼう）は介在しない。言語の獲得は，起きることであって，することではない。栄養が与えられれば四肢が成長するように，言語も脳の中で成長（grow）するものである。最近では「言語の獲得」（language acquisition）という言い方のほかに，「言語の成長」（language growth）という言い方もされるようになっている。本章では，便宜上，言語獲得という言い方を使い続ける。

　③について。言語獲得がいつ完成するかについては，獲得される「言語」の定義によって異なる。従来はこのような定義なしに，経験的な印象から，言語の大枠はおよそ6歳前後までに獲得されるといわれている。それまでに言語データに晒されていないと言語の獲得は不可能になるというのである。

　6歳前後というと，大脳皮質の神経細胞をむすぶシナプスの密度がもっとも高い時期の終末とほぼ一致するから，神経細胞のネットワークがもっとも活性化している間に言語の獲得が終わるというのもうなづける。ただし，6歳前後というのを実験によって確かめることは倫理上の理由でできない。

　ところがひとつの不幸な事件が思わぬ証拠を与えてくれた。それはジーニー（Genie）（仮名）という女の子の事件である。ジーニーは生後20ヵ月で自宅の一室に閉じこめられ，13歳で保護されるまで，食事が与えられるだけで，ことばらしいことばもかけられずに育った。父親が異常性格者であったのだ。この父親は裁判の当日自殺した。保護されてからジーニーの社会復帰の訓練が始まった。その一貫として言語教育が施された。そして言語獲得の進展度が詳細に記録された（cf. Susan Curtiss (1977) *Genie*, Academic Press）。その結果の概略は次のとおりである。

ａ．語彙は相当数おぼえることができた。
ｂ．色，数，形，大きさ，包含関係，などの意味理解ができるようになった。
ｃ．その場にいない人の話とか，予定されていることなども発話することができるようになった。
ｄ．問いかけにほぼ正しく応答できるようになった。

e．しかし，発話自体は内容語（content words）を並べただけで，統語構造の存在を明示する性質（たとえば関係詞節，代名詞，接続詞など）はほとんどない。

つまり，相当長期に渡る言語訓練の結果，語彙は増えたが統語構造は貧弱にしか発達しなかったというのである。この報告は，語彙と統語構造の獲得のされ方が異なることを示していると考えられる。語彙は年齢に関係なく増え続けるが，統語構造は一定の年齢を超えると獲得がむずかしくなるということである。6歳前後という特定の年齢を直接指し示しているわけではないけれども，従来の経験的な印象から推測された「臨界期」は，統語構造の獲得に関してはどうやら存在することを示唆している。

ところがここですぐ思い立つ疑問がある。統語構造の知識が不十分にしか獲得できなかったのに，なぜ，ジーニーは問いかけにほぼ正しく応答することができたのであろうか。それはジーニーに知的障害がなかったからである。つまり語用論的能力を発揮して適切な状況判断ができたからであると考えられる。語用論的能力はわずかな言語資料からでも背後の意図を相当程度正確に推測することができるのである。

④について。言語獲得期の子どもは必ずしも良質の言語データに大量に接しているとは限らない。文法的な誤りが含まれているデータもあるし，きちんとした文の形になっていないデータもある。またパプア・ニューギニアのカルーリ族のように生後数年間はほとんど子どもに話しかけないことを慣習とする民族もあるし，中流階層のアメリカ人母親のようにやたらと話しかける民族もある。だからといって，民族によってあるいは家庭によって子どもの言語獲得に差が生ずるということはない。言語は最低限の栄養（言語データ）が与えられていれば，どの子どもの頭の中でも自然に成長するものである。

⑤について。獲得した言語知識（文法）に本質的な点で個人差はない。このことは①〜④の事実の当然の帰結である。たとえば脳性麻痺の子どもでも言語獲得に支障はない（cf. Massimo Piattelli-Palmarini (ed) (1980) *Language and Learning,* Harvard University Press, pp. 140-141, pp. 170-171）。視覚障害児でさえ「見る」（look）「見える」（see）という視覚語を意味と統語構造を含めて難なく獲得することができる（cf. Barbara Landau and Lila R. Gleitman (1985) *Language and Experience,* Harvard University Press）。さらにまた視覚障害児は（色彩それ自体はわからないのに）色彩語を正しく獲得する（cf. B. Landau and L.R. Gleitman 上掲書）。たとえば「運動会は赤い」などという文を提示されると「運動会に色はないよ。運動会はするものだよ」と答えることができるそうである。そういえばヘレン・ケラーも宝石名をちりばめた色鮮やかな詩を書いていたことが思い出される（cf. Helen Keller, "The Song of the Stone Wall"）。

これらは，獲得される言語知識の総体が過去に与えられた言語データを質的に上回っていることを示しているのみならず，身体障害が言語獲得の妨げにならないということをも示しているのである。

（5）読み書き能力と認識

音声は言語知識を外在化させるための媒体のひとつである。文字もまたその媒体のひとつである。一方は聴覚に依存し，他方は視覚に依存する。聴覚と視覚は性質を異にする。したがって，音声言語と文字言語のどちらが言語にとって本来的・本質的な姿であるかという議論は無意味である。

たしかに，文字は一定の成熟度に達した文明の産物であるから，時間的な発生順序からすれ

ば，音声が先で文字が後ということになる。しかし出現の順序とものの本質との間にはとりたてて重要な連関はない。

　文字と音声の間には，一方が他方に従属するというような見方をはるかに越える決定的なちがいがある。一例を挙げると，たとえば，どんなに早口の人であっても，わたしたちがふつうに黙読する速さにはかなわないという事実がある。活字を目で追う速さは一般に想像されるよりはるかに高速である。活字を目で追う速さで話すことは不可能に近い。逆に，非常に早口で話をしている人のことばでも，それを目で追うと比較的ゆっくりした黙読になる。その速度比は最大で3倍にもなる。文字はそれだけ単位あたりの情報伝達量が大きいということである。

　単位あたりの情報量が大きいということは，それだけことばを選ぶことに慎重にならざるをえないということにつながる。だれにも経験のあることだと思われるが，文章を書くとき，なにゆえ書き出しの一句にあれほど苦心するのであろうか。それは候補に上がっては捨てられるに至る選択肢が多いからであろう。換言すれば，文字は密度の高い思考を誘うということである。思考の明確化および伝達の正確さという点に関していえば，「文字言語」はきわめて優秀であるといえる。

（6）音声の知覚と認知

　ヒトの知覚はおしなべてゲシュタルト的である。物理的にはなだらかに連続しているものであっても，知覚上は一定の枠をはめてグループ分けする。とくに言語音の場合は1音節が330 ms より速い速度（これが通常の速度である）で発せられていれば，語や句のまとまりをよく認知し，意味解釈も敏速である。しかし1音節が450 ms より遅い速度で発せられた場合は，一つひとつの音声を細かい性質まで拾う分析的な知覚となり，かえって聞き手が疲労する。言語音はゆっくりていねいに発すれば意味が取りやすいというものではないのである（cf. 河野守夫(2001)『音声言語の認識と生成のメカニズム：ことばの時間制御機構とその役割』金星堂）。

　ただし，450 ms より遅い速度で発しても，句ごとに休止を挟むと聞き取りやすくなる。それにたいして，語のあとに休止を入れても聞き取りやすさは向上しない。「山の－上に－月が－出た」と句ごとに休止を入れた文と，「山－の－上－に－月－が－出た」と語のあとに休止を入れた文をゆっくり発音して比較されたい。一定の文法関係が認知される音節の固まりを優先させた方が意味理解が容易であろう。

　これは通常の言語生活においては，意味解釈に貢献する言語音の最小聴解単位が句であることを示している。言語音は1音節が単独で用いられることはなく，いくら単独音がそれ自体で聞き取れたとしても，通常の言語生活においては意味はない。一定の意味のまとまりと一定の文法関係を一括して取りそろえた音節の固まりが，日常生活における言語音の機能単位である。そして，このことは，言語音の知覚と認知においても文法の情報が必要であることを示している。

（7）文章の理解，談話

　いずれの文も独自の言語的意味をもつ。だから相互に関係のない内容の文を延々とつなげるということも，原理的には，可能である。しかし，実生活においては，そのような支離滅裂な文の連続体がつくられることはほとんどない。任意の文は，通例，直前の文の意味内容の一部を引き継ぐかたちで用いられるからである。

　そのような内容の引き継ぎを適切におこなうことを可能にしているのは，「首尾一貫性」と呼ばれる原則である。首尾一貫性の原則とは，はじめに定めた路線は最後まで守りなさい，途中でやたらにポイントの切り替えをしてはいけません，という主旨の原則である（cf. 安井　稔(1978)『言外の意味』研究社）。

次の4コマ漫画を見てみよう。

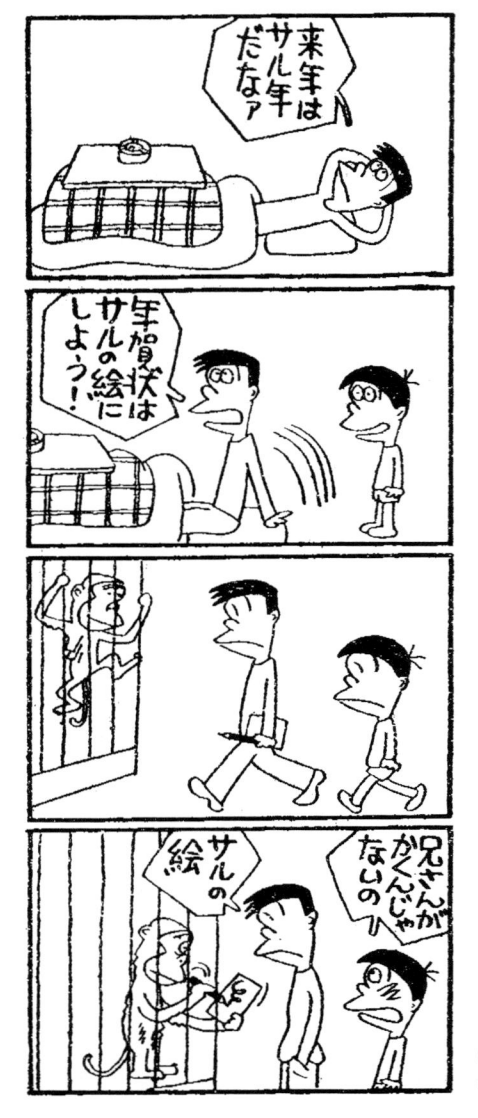

(読売新聞，昭和54年11月17日夕刊より)
(画：鈴木義司)

「サルの絵」という表現には本来「サルを描いた絵」と「サルが描いた絵」の二つの解釈がある。ところが，この物語は干支と年賀状の話題で始まっている。そのような出始めの話題と首尾一貫する解釈は「サルを描いた絵」の方である。この時点で読者はもう一方の解釈が本来は存在していたこと，そしてそれが捨てられてしまったことに気づかない。首尾一貫性の原則は，これに違反した解釈を排除していることすら読者に気づかせないほど拘束力が強いのである。そして最後のオチである。ここに至って読者は消されていた解釈を知る。

もちろん枠組みの限定不足で，ふたつの解釈のうちどちらが意図されたものであるか判断に迷う場合もある。しかし，それでも首尾一貫性の原則は守られているのである。どちらの解釈でも文脈と首尾一貫しているからこそ，迷うのである。

語用論的解釈も，言語的意味と発話の場面とが一定の幅でずれている場合に，そのずれを埋めるようなもう一本の道筋を見つけることで首尾一貫させようとするのが，その本質である。

(8) 言語障害へのアプローチ

　「言語障害」という用語は文字どおり解釈すれば「言語の障害」，つまり「言語知識そのものの障害」ということになるが，それでよいであろうか。たとえば音声言語の運用に障害があっても文字言語の運用に障害がないという患者がいた場合，それは言語知識の運用面に障害があるのであって，運用される言語知識そのものに障害があるわけではないと判定すべきものであろう。「音声言語の運用面の障害」を，その意味するところを明示せずに，たんに「言語障害」と言ったりしていないだろうか。

　「文法障害」という言い方を聞いたことがある。のっぴきならない表現だったので詳しく症状を聞いてみると，助詞や助動詞などがうまく使えない症状だという。助詞や助動詞を「文法的機能要素」と呼ぶこともあるから，端折って「文法障害」と言ったのかもしれない。

　しかし「文法的機能要素」とは，名詞や動詞などの主要範疇（major category）とはちがって，いわば「つなぎ」の役割を担う要素というつもりで付けられた名称であったのであり，文法の構成に直接関与する要素という意味ではない。最近では単に「機能語」（functional word）ともいわれる。そのような要素の運用に障害がある症状を「文法障害」と言うと，あたかも文法それ自体に障害があるかのように解釈されてしまうであろう。

　文法の中核は統語構造である。統語構造なくして文法は成り立たない。語彙も統語構造の上に配置されてはじめて機能が付与される。だから，たとえば，「わたしに」と言うべきところを「にわたし」というように，名詞と助詞の語順を恒常的にまちがえるとか，「走り続ける」と言うべきところを「続ける走り」というように動詞と助動詞の語順を恒常的にまちがえるといった，統語構造の根幹にかかわる誤りを犯すような失語症患者があった場合は，「統語障害」あるいは意味を拡大して「文法障害」があるといえるかもしれない。

　しかし，そうではなくて，語順などは正常で，助詞や助動詞といった要素の選択をまちがえるとかそのような要素を脱落させるというのであれば，それは語彙のレベルの問題であると考えるべきものである。

　　　　　　　　　　　　　　　　　　　　　　　　　　　　　　　（久保田正人）

3. 音声学

A. 音声学とは

　音声学とは人間がコミュニケーションの手段として用いている言語音を自然科学的に研究しようとする経験科学である。したがって音声学は言語の専門家である言語聴覚士の職務に関わりが深いと思われるが，現実には，言語聴覚士や言語聴覚士をめざす人たちから「音声学はわかりにくい」とか「音声学は役に立たない」という声がしばしば聞かれる。
　言語を扱う人なら誰でも，音声という瞬時にして消えていく現象を正確に記録する必要性を認識していると思われる。そして，音声学的，音韻論的知識を臨床や研究に生かしたいと思うであろう。そこで本稿では，言語聴覚士の役に立つ実践的な音声学をできるだけ具体的でわかりやすく述べたい。

(1) 音声学でいう音声とは何か

　音声学では人間が自分の考えや意図，感情などを表出し，他に伝達するために発声発語器官（構音器官）を用いて発する音を音声という。したがって，拍手や指をならす音などは音声に含めない。また，ため息や舌打ち，笑い声や泣き声などは時として話し手の感情を伝えることがあるが，これらは言語外音声として扱い，音声に含めないのが一般的である。

(2) 音声学の3分野

　音声による伝達は（1）話し手が構音器官を用いて言語音を産生し，（2）それが空気の振動（音波）となって空気中を伝播し，（3）音波が聞き手の耳に届いて認知されるという3段階に分けられる。音声学はこの過程に対応して調音音声学，音響音声学，聴覚音声学に分類できる。音声の物理学的音響学的特徴を研究する音響音声学と，音声の聴覚的側面を研究する聴覚音声学は別章でもふれているので，本稿では主に調音音声学について述べる。言語学では言語音を生み出すために舌や唇を動かすことを調音というが，調音音声学では構音器官のどの部分をどのように働かせるとどのような音声が出るかを研究する。

> メモ
> 音声学では発声発語器官（構音器官）を音声器官あるいは調音器官と呼んでいる。また音声学で用いられる調音という言葉は，医学では構音というのが一般的である。本稿では，特別な場合を除いて言語聴覚士になじみが深いと思われる「構音器官」と「構音」という用語を用いた。

B. 構音器官と構音

(1) 構音器官

　構音器官とは音声の発生に関与する身体器官，すなわち口，鼻，咽頭，喉頭，気管，肺などをいい，全体としては複雑な形をした1本の管を形成している。咽頭から上を声道といい，管の下方に位置する声帯が肺からの呼気の圧力で振動して出した音を共鳴させる役割を担う（図1）。大部分の構音器官は音声の形成だけに関与しているのではなく，呼吸や摂食機能も担うことを覚えておきたい。

(2) 母音と子音

　言語音は口や舌などを動かして声道の形を変えることによってつくられる。声道における呼気の流れを閉鎖したり狭めたりして妨害した言語音を子音と呼び，妨害しない言語音を母音と呼ぶ。

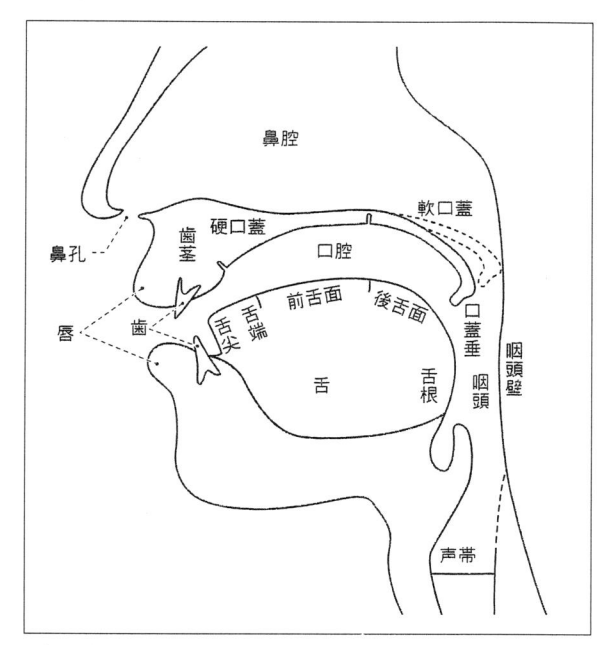

図1　調音器官（竹林　滋，他：初級英語音声学，大修館，1991より引用）

a．母音

　母音は唇の形状，顎の開き方，舌の位置によって分類される。鏡を見ながら「ア，イ，ウ，エ，オ」と言って唇の形を確認してみよう。「オ」ではまるく，「イ」は横に引かれていることがわかる。「オ」のように口唇のまるめを伴う母音を円唇母音，その他のまるめを伴わない母音を非円唇母音という。非円唇母音のうち，唇を平たくして発音する「イ，ウ，エ」などは平唇母音とも呼ばれる。次に顎の動きを鏡で確認してみると，「ア」では下顎が最も開き，「イ，ウ」では開き方が小さく，「エ，オ」ではその中間であることがわかる。このように，母音は下顎の開き方に応じて最も大きい広母音から最も狭い狭母音まで4段階に分類されている。さらに舌の動き方を観察してみると，「イ」では舌の前の部分が盛り上って口の奥のほうが見えないが，「ア，オ，ウ」では舌があまり邪魔にならず，口の奥の部分まで見ることができる。このように，母音は舌面のどの部分が口蓋に近づけられるかに応じて前舌母音，中舌母音，奥舌母音に分類される。図2に英語の母音と日本語の母音を比較したものを示した。図から日本語の母音は英語の母音より開口度も舌の動きも少ないことがわかる。日本人があまり口を開けずに話す様子がここからうかがえて興味深い。

メモ
日本人は平唇母音「イ」「エ」でも横に引き方が少ない。同じように「チーズ」といって写真を撮っても，日本人の写真うつりがアメリカ人より悪いように思えるのは，口唇の引きが足りないからである。

---

b．子音

　子音は声道のどこで呼気の流れを妨害したか（構音点），どのような方法で妨害したか（構音方法）によって分類され，さらに声帯の振動を伴う場合は有声音，伴わない場合は無声音として区別される。

1）構音点

　ほとんどの構音点は動きが少ない上顎の部位で表わされる。主要な構音点とその簡単な説明を以下に示す。

　① 唇：上下の唇を開けたり狭めたり密着することで種々の構音が可能となる。たとえば「パ」は上下の唇で作られるので両唇音という。
　② 歯：日本語の場合では歯と歯茎の両方で子音を作り出すことが多い。構音時に歯も役割を果たしていることは，前歯欠損時や義歯をせずに「サ」や「ザ」を発音すると音が不

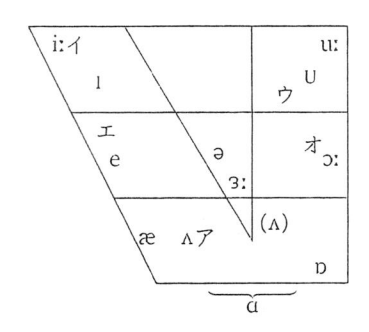

図2 日本語の母音と英語の母音（文献5)より引用）

明瞭となることからわかる。
③ 歯茎：「はぐき」を指す。たとえば「タ」は舌の先を歯茎部にあてて作る音で歯茎音といわれる。後方の硬口蓋にかけての部分は後部歯茎あるいは歯茎硬口蓋として区別されることがある。
④ 硬口蓋：歯茎の後方に位置する上顎のうち硬い部分。
⑤ 軟口蓋：口蓋の後半部のやわらかい部分。たとえば「カ」は奥舌がのどの奥の方にもりあがり軟口蓋で作られるので軟口蓋音といわれる。
⑥ 口蓋垂：開口したときに軟口蓋の後部に垂れ下がって見える部分。
⑦ 声門：声帯間の開口部。

2）構音方法

日本語の子音の構音方法を以下に述べる。この他にふるえ音（いわゆる巻き舌），側面音（英語の［l］のような音）などがあるが，日本語では一般的ではない。

① 破裂：たとえば「パ」は両唇を閉じてから急に開口することによって産生される。このように，密室を作ってその中の気圧を上げ，次いで閉鎖を急激に解除して呼気を流出させて作る音を破裂音という。閉鎖を重視した観点から閉鎖音と呼ばれることもある。
② 摩擦：たとえば「ス」は舌尖を歯茎部に触れない程度に接近させそこにせばめをつくって息を出すことによって産生される。このように，隙間から少しずつ持続的に呼気を流出させて作る音を摩擦音という。
③ 破擦：たとえば「ツ」は破裂と同様に舌尖を歯茎につけて密室を作り解放するが，破裂音ほど急激に解放せずに一定時間せばめをつくることによって産生される。このように，破裂の後に摩擦をつくって出す音を破擦音という。
④ 鼻音：たとえば「マ」は両唇を閉じ息が鼻に抜けるようにすることによって産生される。鼻音は，鼻をつまむか鼻がつまった状態で発音された「マ」が「バ」に近く聞こえることから理解できる。逆に，軟口蓋の挙上不良がある場合には，発した音は鼻音化してしまう。
⑤ 弾音：たとえば「ラ」は歯茎硬口蓋部付近を舌尖で1回軽くはじくことによって産生され，弾音あるいははじき音といわれる。

3）有声音，無声音

「パ」と「バ」，「タ」と「ダ」，「カ」と「ガ」，「サ」と「ザ」などは，いずれも構音点と構音方法は同じであるが，子音部に声帯の振動を伴うかどうかが異なる。いずれの対でも前者の子音が無声音で後者の子音が有声音である。実際にのどに指を触れながらそれぞれの対を言ってみると，有声の子音では声帯が振動し，無声の子音では振動しないことが確認できる。

以上の3つの観点から子音を記述することができる。たとえば「パ」は無声両唇破裂音，「ザ」は有声歯茎摩擦音である。

c．半母音

半母音とは一音節をつくることのない母音のことで，「ヤ，ユ，ヨ」および「ワ」の出だしの音を言う。これらの音をゆっくりと発音してみるとわかるが，各々「イ」「ウ」の舌の位置とほ

ぼ同じ場所で作られている。この点では半母音は母音に類似している。しかし，母音は呼気の続く限り持続可能であるのに対して，これらの半母音は瞬時しか持続できない。この瞬時性のために，半母音は母音のように音節の中心になることができず，その意味で半子音と呼ばれることもある。

メモ

語あるいは語の連続において母音が2つ以上連続しているものを連母音という。たとえば「アイ（愛）」「コイ（恋）」などは連母音である。連母音にはこの他に同じ母音が連続するもの（「イイ（良い）」など）もある。連母音のうち特に密接に結びついているものを重母音または二重母音ということがある。

C．音声記号

（1）単音

発音する際の最小単位は仮名1文字で表わされる音のように思いがちであるが，実際はさらに小さな音の単位に分けることができる。たとえば「モ」は [m] と [o] が結びついて発音されるが，この各々を単音という。したがって上に述べた子音や母音はいずれも単音ということもできる。「モ」という音は，まず単音 [m] を発し，その後中断することなく単音 [o] を発することによってひとかたまりの音（音節）「モ」に聞こえるのである。[m] や [o] など単音を表わす記号は音声記号と呼ばれる。音声表記は"[ ]"で囲むようにして表示することが定められている。

（2）国際音声記号（IPA）

単音を表わすのには国際音声学協会が定めた国際音声記号（International Phonetic Alphabet，略してIPA）が用いられる。IPAは国際音声字母とも呼ばれる。**表1**にIPAを示した。同一欄に子音が2つ並んでいる場合はすべて左側が無声音，右側が有声音である。IPAは言語音を発するために用いられる器官を分類の基準にしており，精密表記を用いれば，世界中の言語音を同じ基準で分類して記述できる。しかし，未知の言語の記述には精密表記が必要であるが，言語の臨床では必要最小限度の記号（簡易表記）を用い，必要に応じて補助記号を用いれば十分である。

（3）音声学と音韻論

IPAを用いれば世界中のあらゆる言語で使われるすべての音声学的特徴を記述することができるが，即物的に音声を観察するだけでは解決できない問題がある。

たとえば，東京方言では文末の「です」の「ス」は声帯が振動しない状態で発音されることが多い。東京方言を知らない人がこれを聞けば [des] のように母音を落として記述するであろう。ところが日本語は「ん」以外の子音で終わることはないことが体系的に確認されているので，この記述は正しくないことになる。このことは，日本語の使用者の立場に立って，日本人が聞く音の世界を記述するという観点が必要であることを示している。「ス」を [s] と記述せず母音を付加して記述する背景には「音韻論的解釈を施す」必要があったためである。このように人間が意味を伝え合うために音をどのように使っているかという点から考える方法を音韻論という。音韻論では音素という，意味の区別に役立つがそれ自体は意味をもたない最小の単位を研究対象としている。以上からわかるように音声学と音韻論は密接な関係にあるといえる。

メモ

言語学では音声と音素とは別のものと考えている。音声学は人間が意味を伝え合うために用いる音声自体を記述することを目的としており，音韻論では音素間の結合の体系，規則について研究する。この音素とは人間が意味を伝え合うために音をどのように使っているかという観点から捉えた音の単位である。"[ ]"という記号で示されているのは音声学的な音であり，"/ /"という記号で示されているのは音素である。

表1 国際音声字母 (THE INTERNATIONAL PHONETIC ALPHABET)

子音(肺気流)〔CONSONANTS(PULMONIC)〕

	両唇音 (Bilabial)	唇歯音 (Labio-dental)	歯音 (Dental)	歯茎音 (Alveolar)	後部歯茎音 (Postalveolar)	そり舌音 (Retroflex)	硬口蓋音 (Palatal)	軟口蓋音 (Velar)	口蓋垂音 (Uvular)	咽頭音 (Pharyngeal)	声門音 (Glottal)
破裂音 (Plosive)	p b			t d		ʈ ɖ	c ɟ	k g	q ɢ		ʔ
鼻音 (Nasal)	m	ɱ		n		ɳ	ɲ	ŋ	N		
ふるえ音 (Trill)	ʙ			r					ʀ		
弾き音 (Tap or Flap)				ɾ		ɽ					
摩擦音 (Fricative)	ɸ β	f v	θ ð	s z	ʃ ʒ	ʂ ʐ	ç ʝ	x ɣ	χ ʁ	ħ ʕ	h ɦ
側面摩擦音 (Lateral fricative)				ɬ ɮ							
接近音 (Approximant)		ʋ		ɹ		ɻ	j	ɰ			
側面接近音 (Lateral approximant)				l		ɭ	ʎ	ʟ			

記号が対になっているところは,右側のものが有声子音を表す.影を付けた部分は,発音が不可能であると考えられることを示す.

補助記号 (DIACRITICS) 補助記号は,場合によっては上に付けてもよい.例:ŋ̊

無声 (Voiceless)	n̥ d̥	息漏れ音 (Breathy voiced)	b̤ a̤	歯(裏)の (Dental)	t̪ d̪
有声 (Voiced)	s̬ t̬	きしみ音 (Creaky voiced)	b̰ a̰	舌尖的 (Apical)	t̺ d̺
有気 (Aspirated)	tʰ dʰ	舌・唇音の (Linguolabial)	t̼ d̼	舌端的 (Laminal)	t̻ d̻
唇の丸めの度合が強い (More rounded)	ɔ̹	唇音化 (Labialized)	tʷ dʷ	鼻音化 (Nasalized)	ẽ
唇の丸めの度合が弱い (Less rounded)	ɔ̜	(硬)口蓋化 (Palatalized)	tʲ dʲ	鼻的破裂 (Nasal release)	dⁿ
前寄り (Advanced)	u̟	軟口蓋化 (Velarized)	tˠ dˠ	側面破裂 (Lateral release)	dˡ
奥寄り (Retracted)	i̠	咽頭化 (Pharyngealized)	tˤ dˤ	破裂がきこえない (No audible release)	d̚
中舌母音化 (Centralized)	ë	軟口蓋化あるいは咽頭化 (Velarized or pharyngealized)	ɫ		
中段小舌化 (Mid-centralized)	ē	狭い (Raised)	e̝ (ɹ̝ = 有声歯茎摩擦音 (voiced alveolar approximant))		
音節主音的 (Syllabic)	n̩	広い (Lowered)	e̞ (β̞ = 無声歯茎摩擦音 (voiced bilabial approximant))		
音節副音的 (Non-syllabic)	e̯	舌根が前寄りの (Advanced Tongue Root)	e̘		
r の音色 (Rhoticity)	ɚ	舌根が奥寄りの (Retracted Tongue Root)	e̙		

声調および語アクセント 〔TONES & WORD ACCENTS〕

平板〔LEVEL〕
ő または ˥ 超高 (Extra high)
é または ˦ 高 (High)
ē または ˧ 中 (Mid)
è または ˨ 低 (Low)
ȅ または ˩ 超低 (Extra low)

曲線〔CONTOUR〕
ě または ˩˥ 昇り (Rising)
ê または ˥˩ 降り (Falling)
᷄ または ˧˥ 高昇り (High rising)
᷅ または ˩˧ 低昇り (Low rising)
᷈ または ˧˥˧ 昇り降り (Rising-falling)
など

↓ ダウンステップ (Downstep)
↑ アップステップ (Upstep)
↗ 全体的昇り調子 (Global rise)
↘ 全体的降り調子 (Global fall)

超分節素 〔SUPRASEGMENTALS〕

ˈ 第1強勢 (Primary stress)
ˌ 第2強勢 (Secondary stress) ˌfoʊnəˈtɪʃən
ː 長い (Long) eː
ˑ 半長の (Half-long) eˑ
˘ 特に短い (Extra-short) ĕ
. 音節の切れ目 (Syllable break) ɹi.ækt
| 小音群(韻脚グループ) (Minor (foot) group)
‖ 大音群(音調グループ) (Major (intonation) group)
‿ 連結している(切れ目がない) (Linking (absence of a break))

D. 音 素

(1) 最小対語

言語聴覚士は語音の異同弁別検査などにおいて「天気」と「元気」のような言葉の対を呈示することがしばしばある.2つの単語の発音は似ているようだが語頭音(「テ」と「ゲ」)が異なり,違う意味を表わしている.語頭音をさらに分解すると出だしの子音部分だけが異なることがわかる.つまり「テンキ」の[t]音と「ゲンキ」の[g]音が異なるために,2つの単語の意味が区別されているといえる.このように語の意味を区別する音声上の相違を「音韻的対立」といい,その最小単位を音素という.音素を表記する際には"/ /"で挟んで表わす.この例では音素/t/と音素/g/だけが異なる2つの語が呈示されたことになる.「天気」と「元気」ような,1つの音素のみが異なる語の対を最小対語と呼ぶ.

(亀井 孝，他編著：言語学大辞典第6巻・術後編，三省堂，1996より引用)

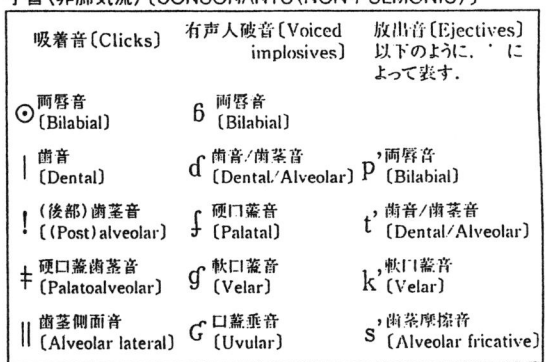

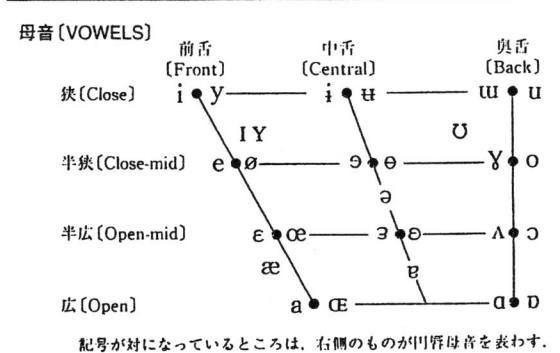

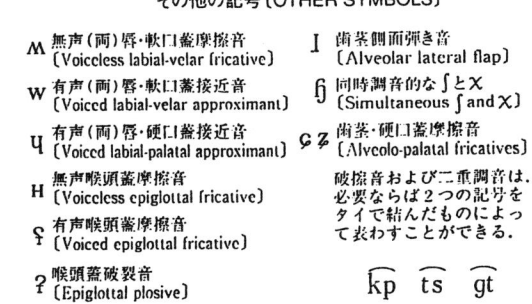

（2）弁別素性

「天気」と「元気」の対と「天気」と「便宜」の対を比較すると後者の対の方が弁別しやすいように思われる。その理由は後者の対では異なる音素が2つあり，最小対語ではないからである。一方，「天気」と「元気」の対と「天気」と「電気」の対を比較すると，後者の方が弁別困難な印象がある。その理由を知るために，3つの単語を区別している [t] 音，[g] 音，[d] 音の特徴を表2に示した。表から，最初の対における [t] と [g] は有声無声の相違の他に構音点においても異なっているが，後の対における [t] と [d] は無声と有声の違いだけで，構音点や構音方法は同じであることがわかる。このために「天気」と「電気」の方が弁別しにくかったと考えられる。音素の持っている音声的な性質のうち他の音素と区別するのに用いられる性質をその音素の弁別素性という。音素/t/は「無声」，「歯茎」，「閉鎖」という弁別素性の総体であり，音素/g/は「有声」，「軟口蓋」，「閉鎖」，という弁別素性の総体である。

表2　子音 [t] [d] [g] の音声特徴

天気の [t]	無声・歯茎・閉鎖	
元気の [g]	有声・軟口蓋・閉鎖	
天気の [t]	無声・歯茎・閉鎖	
電気の [d]	有声・歯茎・閉鎖	

―メモ―
Chomsky らは母音性（vocalic），前方（anterior），継続（continuant），きしみ（strident），鼻音（nasal）など13の弁別素性をあげており，＋あるいは－で表示して音素の特徴を示している。弁別素性という観点は聴覚刺激の統制や誤反応分析などに利用でき，臨床や研究上有益である。

（3）異音，相補分布

たとえば「本間」さん，「本多」さん，「本郷」さんという，同じ「本」で始まる苗字を持つ3人に呼びかけたとしよう。同じように呼んだはずなのに「本」の「ン」の部分が微妙に異なることがわかる。「本間」さんでは「本多」さんより前の方で発音され，「本郷」さんでは「本多」さんより後ろの方で発音されているのである。しかし，この違いは比べてみなければ意識されないし，また音声が若干異なっていたとても意味に影響はない。どれも同じ「本」を表わす語の一部であり，異なった音声の役割は同一と考えられる。つまりどの「ン」も同一の音素/N/が異なった音声として現われたと考えられる。

さらに詳しくみてみると，異なった音声になったのは，「本」の後続の音に影響されて決まったためであることがわかる。つまり，「本間」，「本多」，「本郷」はそれぞれ [homma]，[honda]，[hoŋŋo] のように後続の音の影響を受けて異なった音声として発せられ，[homŋo] とか [honŋo] のようには決して現われない。このように，ある音素（ここでは/N/）が異なる音声（ここでは [m, n, ŋ]）となって現われ，しかもそれぞれが出現する条件が異なっている場合に，これらの音声は相補分布をなすといい，その音声を異音という。

―メモ―
2つの音声が異音か意味が異なるかは言語によって異なる。たとえば，日本語では「テ（手）」と「デ（出）」は明らかに違うことばであるが，中国語では無声／有声の区別は意味に影響せず，逆に日本語では注意が向けられない，無声音 [t] の後に息が出るかどうかが意味の違いにつながるといわれている。

（4）自由変音

一方，ひとつの子音音素が異なった音声で現われるが，その現われ方が一定していない場合がある。たとえば，音素/g/は語頭では「ガッコウ」の「ガ」のように [g] で現われるが，語頭以外の位置では同一個人内ですら時により別の現われ方をする。「カガミ」をぞんざいな調子で言う場合にはまるで「カアミ」のような発音にもなるし，「ヤギ」を鼻音化して言うこともある。また別の時にはていねいに「カガミ」という場合もあるし，鼻音化しないで「ヤギ」という場合もある。つまり，前述の「ン」の場合と違って，/g/がどのような現われ方になるかは相補的ではない。このように，ある2つあるいはそれ以上の音を同じ環境に入れ替えても意味に変化がない場合，それらの音声を自由変音の関係にあるという。

E．音声連続

音声が連続した場合には，単独で発せられた場合にはみられない現象が生じることがある。以下に音声連続においてみられる現象を簡単に説明する。

（1）音節

日常生活において我々はいくつかの単音（子音あるいは母音）を連続して発し，ひとまとまり

の音声の単位の連続によって意思伝達をおこなっている。そのような音声を使用する最小の単位が音節である。通常は核となる母音があり，その前後に子音を伴う。日本語の長音（のばす音），促音（つまる音），撥音（「ン」の音）も拗音（キャ，シャ，チャなど）もすべて音節と考えられるので，現代日本語の音節数は合計103個となる。うち長音ののばす符号を除く102個は仮名文字での表記が可能である。なお，日本語の音節は拍あるいはモーラと呼ばれる。

（2）調音結合と同化

構音器官の2つの部分が同時に働いてそれぞれ別の子音を産生することがある。この現象を調音結合あるいは同時調音という。たとえば，蛙の鳴き声を表わす擬声語「クヮックヮッ」の子音部は［k］の発音と同時に唇が開き，唇音化された［k］と考えられる。この場合の主要な子音［k］は一次調音と呼ばれ，唇音化は二次調音（あるいは副次調音）と呼ばれる。

また同化とは単語内のある位置にある母音または子音が，その同じ語の近接あるいは隣接する他の音の影響を受けてその音と同じか類似する音に変化することをいう。つまり，単語内の他の音にひきずられて似た発音をしてしまうことである。言語の臨床においてよく見られる現象であるが，我々も言い間違い（「トダナ」を「トナナ」というなど）という形で経験することがある。前に位置する音声から影響を受ける場合を進行同化，後続の音声から影響を受ける場合を逆行同化，相互に影響を与える場合を相互同化という。

（3）置換，省略，歪み

目標音が何らかの理由で別の音に置換されたり，省略されたり，歪んだりする場合がある。詳細は機能的構音障害の項を参照されたい。

F．超分節的要素

分節とは区分された単位を表わし，大きく2つに分けられる。1つは意味のある最小の単位であり，ほぼ「語」に対応している。もう1つは意味をもたない音声の最小の単位であり，「音素」と考えてよい。超分節的要素とは，こうした単位に上乗せされる音声特徴のことである。

> **メモ**
> 語は非常に多数あり，社会の変化とともに作られたり消えていったりするものである。一方，音素の数は語に比して少なく，また語のような変化も少ないという点で異なる。ある単語を構成している音素はそれぞれ分節素と呼ばれ，たとえば「ネコ［neko］」は4つの分節素から成っている，などと表現される。

（1）イントネーション

文全体に流れる高低の変化のことをイントネーションと呼ぶ。一般に文の末尾が上昇調であれば疑問文を，下降調であれば肯定文を意味することは多くの言語に共通している。単純な上昇調や下降調だけでなく，これらを組み合わせることによってさまざまな感情や意図を表出することができる。

（2）アクセント

イントネーションは文のような比較的長いまとまりに上乗せされた音声特徴であったが，アクセントはそれより小さいまとまり，通常は語にかぶさる音声特徴である。音の高低を用いるアクセントは高さ（ピッチ）アクセント，音の強弱を用いるものは強勢（ストレス）アクセントという。

表3　日本語の母音の特徴

「イ」	平唇・前舌・狭
「エ」	平唇・前舌・半狭〜半広,
「ア」	非円唇・前舌〜中舌・広〜半広
「オ」	円唇・奥舌・半狭〜半広
「ウ」	平唇・中舌〜奥舌・狭

G. 日本語音声学

(1) 分節的特徴

a. 日本語の母音

日本語の母音は/i, e, a, o, u/の5つであり,それぞれ仮名文字では「い,え,あ,お,う」で表示される。5つの母音に対して24個の異音として現われるとされているが,本稿ではこれ以上深くは立ち入らない。/i, e, a, o, u/という配列は,母音の特徴を舌の位置(前舌→奥舌),開口度(狭い→広い→狭い)を規則的に配列しているため,理解しやすいと思われる。なお,日本語では円唇母音は/o/だけである。表3に日本語の母音の特徴をまとめた。

b. 日本語の子音

日本語の子音は/p, b, t, d, k, g, s, z, h, m, n, r, w, y/の14個である。母音同様に多くの異音があるが,ここでは触れない。ただ,ここに示した子音の配列も規則性があるので覚えておくと便利である。最初の6個はいずれも破裂音であり,無声音と有声音が対で表示されており,さらに構音点が口唇から次第に口腔内の奥へと配列されている。次の2つ(/s, z/)は歯茎摩擦音の無声/有声の対であり,1つおいた次の2つ(/m, n/)は鼻音の対,最後の2つ(/w, y/)は半母音である。表4に日本語の子音を構音点,構音方法,有声/無声という基準から分類した例を示した。表中の見慣れない記号については解説をつけたので参考にされたい。

c. 日本語の音素体系

日本語の音素表記はいくつかあるが,その例を表5に示した。これは縦軸に14個の子音音素を,横軸に5個の母音音素を配置し,それらを組み合わせてつくることができる音節(モーラあるいは拍)と3個のモーラ音素/N, q, H/を表示したものである。なお,モーラ音素は/N/が撥音,/q/が促音,/H/が長音を表わしている。この表に103個の日本語の音節がすべて記載されている。どのような音素表記をするにしても,一貫した表記体系で表記するように心がける必要がある。特に拗音の表示(「キャ」に対して/kya/または/kja/の表示を選択したら他の拗音も同様に表示する)には注意を要する。

d. 拍(モーラ)

日本語の音節はモーラあるいは拍と呼ばれている。拍は母音(V)のみ,子音(C)と母音の連続(CVあるいは二番目のCが半母音/y/を伴うCCV),モーラ音素/N, q, H/のいずれかの結合方式によって形成される。モーラ音素はそれだけで1つの単位になることができるが,語頭に立つことはできず「キン」,「キッ」,「キー」などのように他のモーラを伴って現われる。

拍の最大の特徴は,音節の連続においてどの拍もほぼ同じ時間をかけて発せられることである。たとえば日本語の「ニッポン」は4拍であるが,英語では[nip-pon]のように2音節語として捉えられる。このため,日本人には「オバアサン」は5拍で「オバサン」は4拍であるからこの2つの区別は容易であるが,このような音節拍律ではなく,強勢拍律をもつ言語を母国語とする人にはこれらを区別することが難しいのである。俳句などの五七五形式は拍という意識の現われと考えられる。

表4　日本語の子音

調音法 \ 調音点と調音者	上唇	下唇	歯、又は、歯茎	舌先	歯茎軟口蓋	前舌	硬口蓋	中舌	軟口蓋	奥舌	声門
破裂音	p	b	t	d					k	g	ʔ[6]
鼻音		m		n			ɲ[2]			ŋ[4]	
摩擦音	ɸ[1]		s	z	ʃ	ʒ	ç[3]		x[5]		h　ɦ[7]
破擦音			ts	dz	tʃ	dʒ					
はじき音				ɾ							

（文献1)より引用）

1．「フネ」や「フロ」といういうときの「フ」の出だしの音。
2．「ニャーニャー」や「コンニャク」というときの「ニャ」の出だしの音。
3．「ヒカリ」や「ヒャク」というときの「ヒ」の出だしの音。
4．「オンガク」の「ガ」や「キンギョ」の「ギョ」の出だしの音で柔らかい感じの鼻濁音。
5．大変緊張したときや感心したときに言う「ハイ」の「ハ」や「ホー」の「ホ」の出だしの音。
6．声を断ち切ろうとしてすばやく声門を閉じたときの音で「ハッ」の「ッ」で表わされるような音。
7．「ハハ」を少しぞんざいに言ったときの「ハア」の「ア」に近い音で[h]の有声音。

メモ

拍はまた2つずつ結びついて4拍子のリズムを作っていると言われる。たとえば「赤信号，みんなで渡ればこわくない」は6・8・5という字余りの調子であるのに唱えてみると大変調子がいい。これは間を入れることによって4拍子のリズムに整えて表出しているためである。これについては他書（「日本語のリズム」講談社，1977）に詳しい。

---

(2) 超分節的特徴

a．アクセント

日本語のアクセントは高低アクセントである。それぞれの語はどこを高くどこを低くいうかが定められており、それによって「アメ（雨）」と「アメ（飴）」のような2つの語の意味を区別することができる。アクセントの型は地域によって異なり、地域間でまったく逆の意味に用いられることもある。アクセントは意味の識別に役立つだけでなく、語や文節の切れ目を表わす役割を果たす場合がある。たとえば東京アクセントで「キタノフジ」を切れ目なく、[低高高低低]と発音するならば、相撲の力士の名前を意味するが、2つの部分に分けて[低高高　高低]と発音した場合は「北の（にある）富士」を意味する。

b．イントネーション

日本語においても、イントネーション、すなわち文全体に流れる高低の変化は重要な超分節的特徴である。一般に文の末尾が上昇調であれば疑問文を、下降調であれば肯定文を意味する。上昇調や下降調だけでなく、これらを組み合わせることによってさまざまな感情や意図を表出することができる。しかし、イントネーションの理解にはある程度地域差が見られるようである。

(3) 母音の無声化と脱落

東京方言では文末の「デス」の「ス」を声帯が振動しない状態で発音することが多いことはすでに述べた。このとき母音が脱落したわけではなく、母音を発する口の構えはしているものの、母音がはっきり聞こえない状態といえる。このような現象を母音の無声化といい、[i]や[ɯ]が無声子音に挟まれた場合には一般的に見られる。たとえば「キシ（岸）」と「キド（木戸）」における「キ」、「ヒコウキ（飛行機）」と「ヒガサ（日傘）」における「ヒ」を比べてみると、各対とも前者に母音の無声化がより強く感じられるはずである。

母音の無声化なのか脱落なのかはっきりしない例もある。たとえば「サンカクケイ」は「サンカッケイ」ともいえる発音になることがある。この場合母音の無声化というべきか、母音の促音

表5　日本語の音素とモーラの表

	/a/	/i/	/u/	/e/	/o/
/k/ :	/ka/	/ki/	/ku/	/ke/	/ko/
	/kya/		/kyu/		/kyo/
/g/ :	/ga/	/gi/	/gu/	/ge/	/go/
	/gya/		/gyu/		/gyo/
/s/ :	/sa/	/si/	/su/	/se/	/so/
	/sya/		/syu/		/syo/
/z/ :	/za/	/zi/	/zu/	/ze/	/zo/
	/zya/		/zyu/		/zyo/
/t/ :	/ta/	/ti/	/tu/	/te/	/to/
	/tya/		/tyu/		/tyo/
/d/ :	/da/			/de/	/do/
/n/ :	/na/	/ni/	/nu/	/ne/	/no/
	/nya/		/nyu/		/nyo/
/h/ :	/ha/	/hi/	/hu/	/he/	/ho/
	/hya/		/hyu/		/hyu/
/p/ :	/pa/	/pi/	/pu/	/pe/	/po/
	/pya/		/pyu/		/pyo/
/b/ :	/ba/	/bi/	/bu/	/be/	/bo/
	/bya/		/byu/		/byo/
/m/ :	/ma/	/mi/	/mu/	/me/	/mo/
	/mya/		/myu/		/myo/
/y/ :	/ya/		/yu/		/yo/
/r/ :	/ra/	/ri/	/ru/	/re/	/ro/
	/rya/		/ryu/		/ryo/
/w/ :	/wa/				
/q/					
/N/					
/H/					

(竹林　滋：A Primer of Phonetics 岩崎研究会 1976 より引用)

化というべきか判断に迷うところである。

H．音韻の獲得

　獲得されるものをどう考えるかによって，音韻の獲得時期に関してさまざまな見方ができる。音素の弁別という点では，生後1ヵ月児がすでに［pa］と［ba］のような無声音/有声音の対を弁別できたという報告がある。対立する音韻の弁別素性を習得することによって音韻が獲得されるという主張に基づくならば，音韻の獲得は喃語期以前にすでに始まっているといえよう。しかし音韻獲得の速さや順序は個人差が大きいことが知られており，また同一個人内でも変動が大きく，語中の位置など様々な要因にも影響を受ける。以下は英語の音韻獲得に関してあげられている仮説の例である。
　① 獲得の順序は基本的には両唇音が最も早い
　② 母音体系は3歳半頃までに獲得される。
　③ 語尾の摩擦音は語頭の摩擦音より容易である。
　④ 発達初期に特に重要な対比は有声対無声と口腔音対鼻腔音である。

文　献

1）天沼　寧, 大坪一夫, 水谷　修：日本語音声学, くろしお出版, 東京, 1999
2）川上　蓁：日本語音声概説：おうふう, 東京, 1997
3）川越いつえ：音の構造. 言語学への招待（中島平三, 外池滋生編著）. p.79-94, 大修館書店, 東京, 1994
4）今井邦彦, 辰巳　格, 戸塚元吉：音声の研究. 言語障害と言語理論（今井邦彦編）. p.54-134, 大修館書店, 東京, 1982
5）國廣哲弥編：音声と形態. 日英語比較講座第 1 巻, 大修館書店, 東京, 1980

（関　啓子）

4. 音響学

A. 音の物理的性質

　我々は日常環境の中で音に囲まれているといってよい。実際に良くできた無響室の中へ入ると，まわりからの音がなく自分の発声なども反響音がないため，かえって一種不思議な違和感を受けるものである。音は空気圧の時間的変化であるが，通常聴覚器官によって感じられる。この空気圧の時間的変化は，空気中を縦波として伝播し音波と呼ばれる。この音波の様子をある時刻において観測してみると図1に示すように中心の発音体から圧力の高いところと圧力の低いところが同心円状をなしている。この同心円状の疎密波が次第に外側へと広がって伝播しいくことになる。このような空気中を伝わる波の速さ（音速）は温度や湿度などによって影響を受けるが，0℃の乾燥した空気で331 m/s，常温でおよそ344 m/sである。

　音源としてはさまざまなものが存在するが，一般的には固体と固体とが衝突したり（例えばピアノ）擦り合わさったりした（例えばバイオリン）場合や，気体の空洞による共鳴（例えばフルート）など，色々の発生形態があるが，人間にとっては声帯振動や声道中に生ずるせばめから生ずる乱流と声道の共鳴などによって作られる音声が最も重要な音ということになる。

　このような音の存在する空間の1点でマイクロホンなどにより静圧（通常は大気圧）からの音圧の変化分を観測したとき，その時間変化が正弦波的になるものを純音（pure tone）といい，その音圧変化は（1）式のように書ける（図2）。

$$p(t) = A \sin(2\pi f t + \theta) \quad (1)$$

p(t)：音圧，A：振巾，f：周波数，t：時間，θ：位相角

　f は1秒間に振動する音圧変化の回数で周波数と呼ばれ，その単位はHz（ヘルツ）である。周波数 f の逆数が1周期（$T=1/f$）の時間となる。音叉の音や時報の音は純音であり，口笛などもかなり純音に近い。音圧は，瞬時値（p(t)）や波高値（A）あるいは実効値（$A/\sqrt{2}$）などによって記述され，その単位は$Pa(=N/m^2)$である。

　式（1）で表現される音圧の最大値はAである。これを振巾の波高値と呼ぶ。耳に聞こえる音の物理的大きさは非常に小さい振巾から非常に大きな振巾の範囲に亘るため，実際には音の物理的大きさを表現するのには音圧レベル（SPL：Sound Pressure Level）という量が用いられ

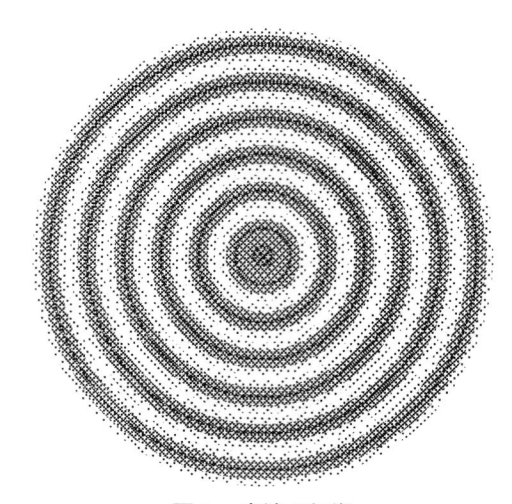

図1　音波の伝搬

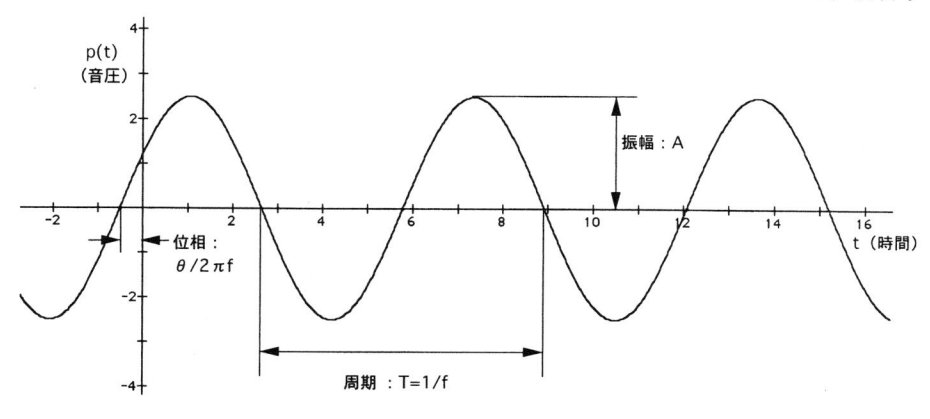

図2　純音の音圧波形

る。音圧レベルは人間の耳で聞こえるほぼ最小の音圧である 20 μPa を基準として，対象とする音圧 P（実効値）との比をとって，その2乗値の常用対数をとり，それを10倍したものである。これを式で書けば，（2）のように表現される。

$$\mathrm{SPL} = 10\log_{10}(P/P_0)^2 = 20\log_{10}P/P_0 \text{ (dB)} \quad (2)$$
$$P:\text{対象とする音圧，} P_0:\text{基準音圧 } 20\ (\mu\text{Pa})$$

この単位記号（dB）はデシベル（Decibel）と読み，Bel を10倍（Deci）したものという意味である。この Bel という名前は，難聴者の研究の過程で，電話を発明者した Alexander Graham Bell に因んで名付けられたものである。音圧レベル（SPL）の定義から人間の耳で聞こえる最小の値はおよそ 0 dB である。最大の値は 120 dB で，130 dB ぐらいからは痛覚が生じる。

一般の音は純音よりも複雑な波形をしている。しかし楽器の音のように一般にある周期で同じ波形が繰り返されるようなものについては，その繰り返し周期を T としたときに，その逆数 $f=1/T$ が基本周波数と呼ばれ，基本周波数を持つ純音とその整数倍の周波数を持つ純音の和によって表現することができる。

これを表現すると（3）式のようになる。

$$p(t) = \sum_{k=1}^{n} A_k \sin(2\pi kft + \theta_k) \quad (3)$$

このとき n を充分大きく（極限は無限大）とることにより，周期性を持つ音はすべて（3）式の形で表現できる。

このとき基本周波数 f の純音成分を基本波，それより高い周波数成分の音を高調波という。基本周波数の k 倍の周波数成分の音を k 倍音という。通常人間の耳にとって重要なのは，基本波と倍音の振巾値 A_k であり，音色はこの値によってほぼ決まってくる（位相（θ_k もかなりの影響を持つ場合がある）。また一般に基本周波数によってほぼ知覚される音の高さが決まってくるが，基音を欠く場合にも，通常基音の高さが聞こえる現象がある。

周波数の異なる幾つかの純音から構成されている音を複合音と呼ぶ（図3）。複合音はそれぞれの純音成分に対応する周波数のところに音圧の成分（音の強さ）を持つ。

上述のような周期的な音は，一般に基本周波数の整数倍の周波数の純音の成分を持つ。音圧や音の強さなどを周波数の関数として示したものを音のスペクトルと呼ぶが，このようにとびとびの周波数の音圧（もしくは音の強さ）成分を持つ音のスペクトルを離散的スペクトルと呼ぶ。こ

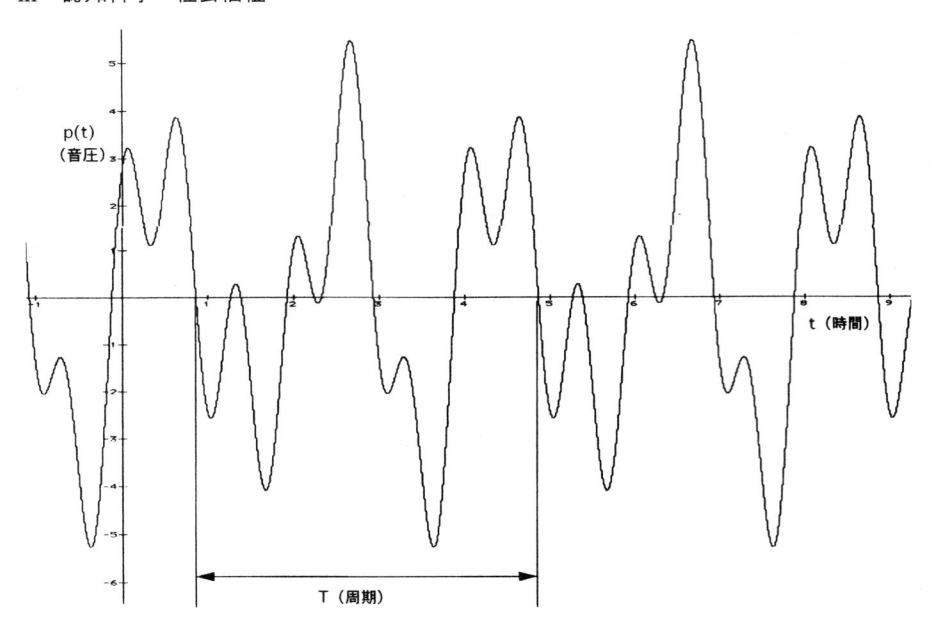

$$p(t) = 3\sin\pi t + \sin\left(\frac{3}{2}\pi t + \frac{\pi}{3}\right) + \sin\left(3\pi t + \frac{\pi}{2}\right)$$

図3 複合音の音左波形の例

のときスペクトルは周波数上でとびとびに出現する周波数に対してだけエネルギー成分を持つ線スペクトルとなる。

　周期性を持たないような雑音などは非周期音と呼ばれ，そのスペクトルは周波数 f の連続的な関数として表現される。このようなスペクトルを連続的スペクトルと呼ぶ。例えば白色雑音は単位周波数あたりのスペクトルの大きさが，周波数の如何に関わらず一定である。

　このようなスペクトルは，その音源の性質が時間的に変化すると，当然時間的に変化する。例えば音声は，それぞれの音韻（/a/,/i/,/p/,/t/,/k/など）に特徴的なスペクトルを持っているので音韻の時系列に応じてスペクトルも変化する。このようなスペクトルを見るのに使われているのが，サウンドスペクトログラフ（sound spectro-graph）である。サウンドスペクトログラフは縦軸に周波数，横軸に時間をとり各周波数成分の強さを，その濃度などで示したものである（図4）。図には/a/という発声のサウンドスペクトログラフを示すが，/a/の特徴となるエネルギーの集中した周波数成分が読み取れる。

　一般にこのような分析では狭帯域分析と広帯域分析がある。前者は狭い周波数帯域の分析フィルタを通過したエネルギーを表示するため周波数に対する分解能の良い結果が得られ，通常声帯振動の基本周波数とその整数倍の周波数成分が縞状になって観測される。また，後者では，広い周波数帯域のフィルタによる分析であるため，音声のスペクトル包絡の外形が見やすくなる。しかし，周波数分解能が悪くなるかわりに時間分解能が良くなる。

B. 音響管の周波数特性

　音声がどのようにして生成されるかを理解するために，まず音響管の物理的特性について説明する。図5に示すような片側が開いていて，その反対側が閉じているような音響管を考える。これは後述するように開いた側が口，管が声道，閉じた側が声帯に対応し，もっとも簡単な発声器官のモデルである。このような音響管では，音響管の長さに応じて特定の周波数の音に対して大きな音圧 p の変化を生じる。この現象を音響管の共鳴（共振ともいう）と呼ぶ。音響管の共鳴は，閉鎖部で音圧変化が最大（あるいは粒子速度が0）で開口部で音圧変化が0（あるいは粒子速度が最大）のような状態で起る。閉鎖されている壁上でこのことを考えて見る。音波が管の軸方向に沿って進行しているとすると，気体の粒子が壁に衝突してはね返える現象が起きる。この

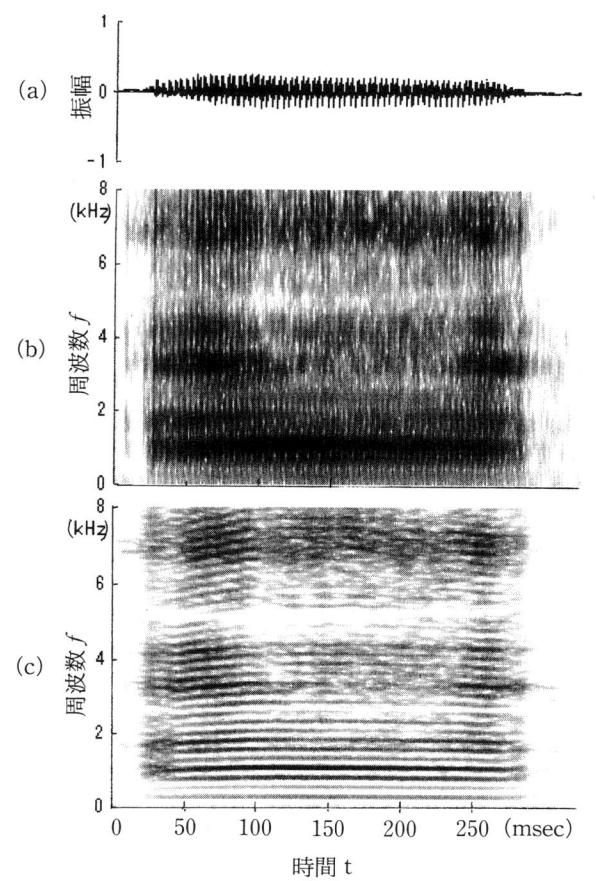

(a) 波形　(b) 広帯域サウンドスペクトログラフ
(c) 狭帯域サウンドスペクトログラフ

図4　女声/a/の音声波形とサウンドスペクトログラフ

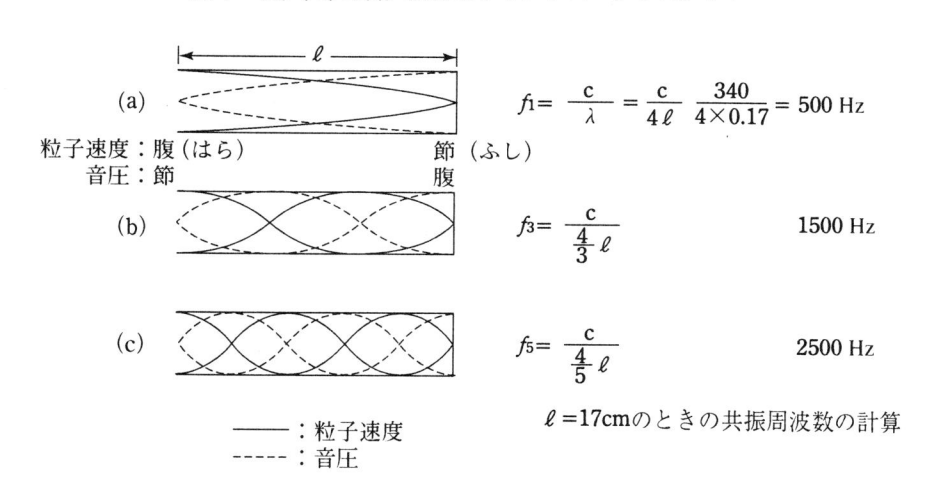

(a) 粒子速度：腹（はら）　　節（ふし）
　　音圧：節　　　　　　　　腹

$$f_1 = \frac{c}{\lambda} = \frac{c}{4\ell} \quad \frac{340}{4 \times 0.17} = 500 \text{ Hz}$$

(b) $\quad f_3 = \dfrac{c}{\frac{4}{3}\ell} \quad 1500 \text{ Hz}$

(c) $\quad f_5 = \dfrac{c}{\frac{4}{5}\ell} \quad 2500 \text{ Hz}$

──── ：粒子速度
---- ：音圧

$\ell = 17$ cm のときの共振周波数の計算

図5　音響管の共鳴

とき左側の方から進んで来た音波と反射された音波は丁度重なり合って，共鳴が起きる．このように一方が完全な壁であれば音波は完全に反射するが，壁でなくとも管の直径が変わるなど物理的な条件が変化すると，その変化の度合いに応じた反射が生じる．

一般に，音波の周波数がf (Hz) であるとき音の速度をc (m/s) とすると，音が1周期だけ進む距離 λ は，1秒間に音波が進む距離cを，その音波の1秒間の振動回数で割ることにより求まる．

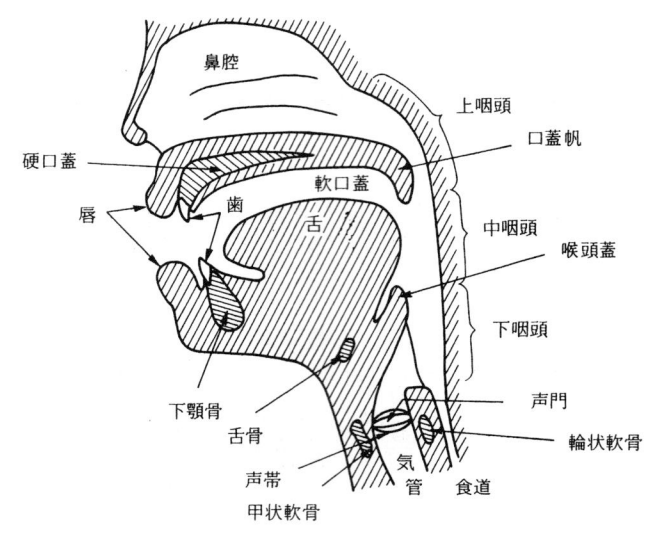

図6　音声器管の正中断面[1]

$$\lambda = c/f$$

この λ をその音波の波長という。

今図5に示す音響管で共鳴を起すもっとも低い周波数 f は，(a)に示すように音波の 1/4 波長が音響管の長さ l に等しくなるときなので

$$f_1 = c/\lambda = c/4l$$
c：音速，l：一端開放の音響管の長さ

図からも分るようにこの音響管の共鳴周波数は，f_1 の奇数倍となる。ヒトの声道長（声帯から口唇までの長さ）はおよそ 17 cm なので，上述の式に代入して共鳴周波数を求めると $f_1 = 500$ Hz，$f_3 = 1500$ Hz，$f_5 = 2500$ Hz … となる。

C. 音声生成（産生）の音響過程

図6にヒトの音声器官の正中断面図を示す。既に言及したように，音声器官は非常に大まかに器官の入り口にある声門を閉鎖端とし，口唇側を開放端とする音響管と見なすことができる。

通常の呼吸時には声帯は開放されているが，発声時には声帯は閉じられ肺からの呼気圧（声門下圧）が加わることによって声帯は振動し，空気流が断続されて音源波をつくり出す（図7，8参照）。一般に弱い発声のときには，この音源波形は正弦波に似た形状を持つが，強い発声では三角波状のパルスになる。歌唱のときのみでなく，通常の発話においても声の高低が変化することから分るように，この音源波の基本周波数は変化させることができる。通常の発声での平均的な値は成人の日本人の場合男性で 125 Hz，女性で 250 Hz 程度である。このような声帯音源は基本周波数の整数倍の周波数成分を持つ離散的スペクトルで，周波数が大きくなるに従って，その成分の大きさは減少する。

この音源波が声道（音響管）を駆動すると，その音響管の共鳴周波数に相当する部分の成分が強調される。口唇，舌，顎の運動によって声道形状を変化させることで強調される周波数成分が変化し種々の音韻を生成することができる。このように声帯振動を伴って生成される音声を有声

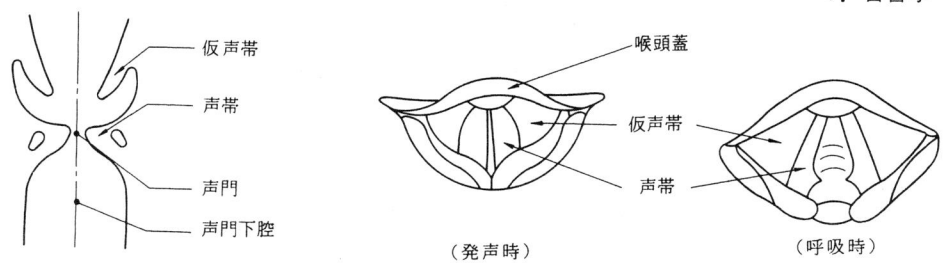

図7　声帯の位置と形状[2]

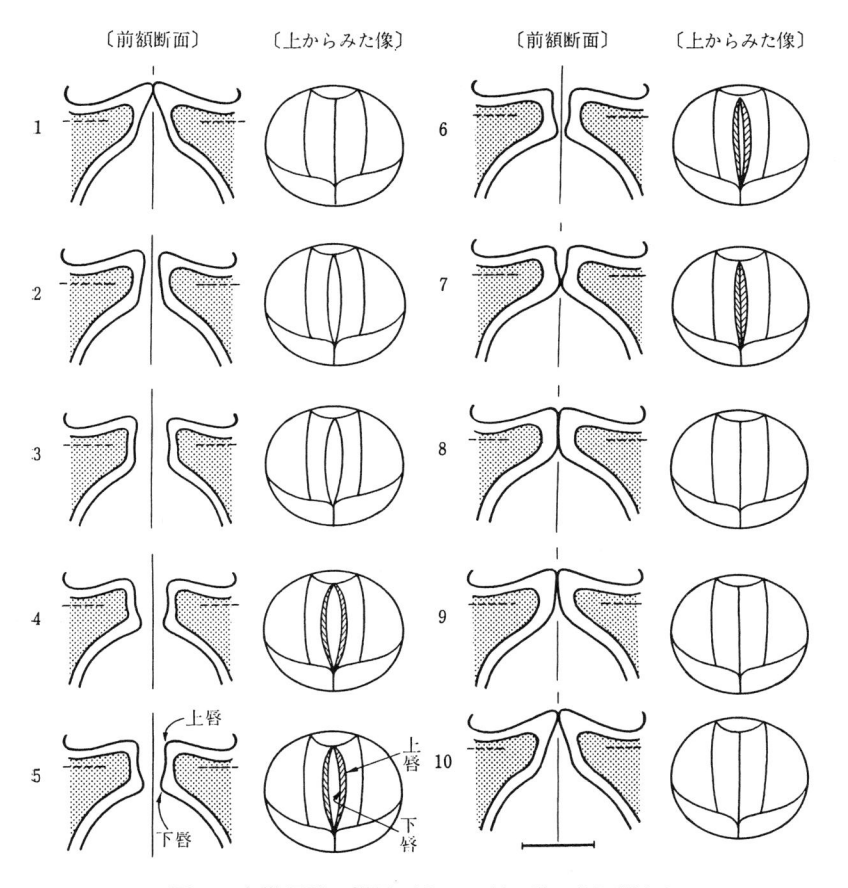

図8　声帯振動の様子（上から見た像と断面像）[3]

音と呼ぶ。

　声道を駆動する音源としては，声道の一部に狭めを作って呼気流を通して発生させた乱流によるものもある（例，/s/のような摩擦音）。この乱流音源は連続的なスペクトルを持つ。その周波数特性は，平坦で白雑音に近い。声帯振動を伴わないで生成される音声は，無声音と呼ばれる。

　音声の生成については音源によって作られた信号が声道という音響フィルタを通って生じたものと考えることもできる。先に音響管の共鳴周波数のところで述べたように，一様な 17 cm 長の音響管の場合，それが音源によって駆動されると $f_1=500$ Hz, $f_2=1500$ Hz, $f_3=2500$ Hz にピークを持つ周波数が得られる。このような共鳴周波数が音声を特徴づける。

　このような共振周波数をホルマント周波数と呼び，下から数えて第1，第2，第3…ホルマント周波数のように呼ぶ。

D. 母音の生成（産生）と知覚

（1）日本語5母音の音響特徴

母音の特徴はほぼ第1ホルマント周波数F_1，第2ホルマント周波数F_2によって決まる。F_1，F_2を横軸と縦軸にとったF_1-F_2平面上に成人男性の日本語5母音を示すと図9のようになる。

これらの母音がどのように調音されているかをその正中断面について図10に示す。

/i/について見ると舌は前方で高くなり，その結果咽頭部の容積が大きくなっている。このためF_1は低下している。また顎の開きが小で声道の容積が小さくなるとF_2は上昇する。此の結果/i/ではF_1は低く，F_2が高いという特徴を有する。

/a/では，舌は後方で低くなる。この結果，咽頭部の容積は小さくなりこの部分で作られる共鳴周波数F_1が高くなる。また口腔の容積が大となるのでF_2は低下する。

/u/では舌は後方で高くなる。この結果咽頭部の容積は増大しF_1は低下する。また口腔の容積は比較的大きくなり，F_2は低くなる。

このようにして声道の形状と各母音の主要な音響的特徴であるF_1，F_2を対応付けて説明できる。

調音運動から見ると一般に舌の位置が前方であるとF_2が上昇し，後方であるとF_2が下降する。また顎の開きが狭いか広いか（舌の高，低に対応）に応じてF_1は下降，上昇する。調音運動から見た母音の分類を表1に示すが，F_1-F_2平面と良い対応がついていることが分るであろう。

また表においてɯ-u，ɤ-oのように対になって示されている母音は左側が唇の張りを右側が唇の丸めに対応している。

（2）連続音声中の母音の音響特徴とその知覚

さて，母音の特徴の1つは持続的発声が可能なことである。これまでの説明は主として孤立発声の母音を念頭に説明を行った。しかし実際には連続した発声がなされるとき舌，顎，口蓋帆など調音に関連する諸器官は異なる運動の時定数を持っているので連続発声中の調音と孤立発声のそれでは異なる場合が多い。したがって連続発声中からある音素に該当すると思われる部分を切り出して聞いてもその音韻とは異なって聞こえることが多い。このような現象は連続発声における同化や調音結合と呼ばれる。

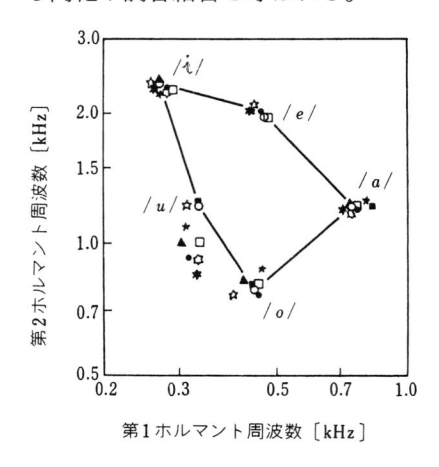

成人男性話者のホルマント周波数の地域平均の分布（実線は東京の平均値を結んだもの）

図9　F_1-F_2平面上の5母音[4]

男子成人の日本語5母音の発声

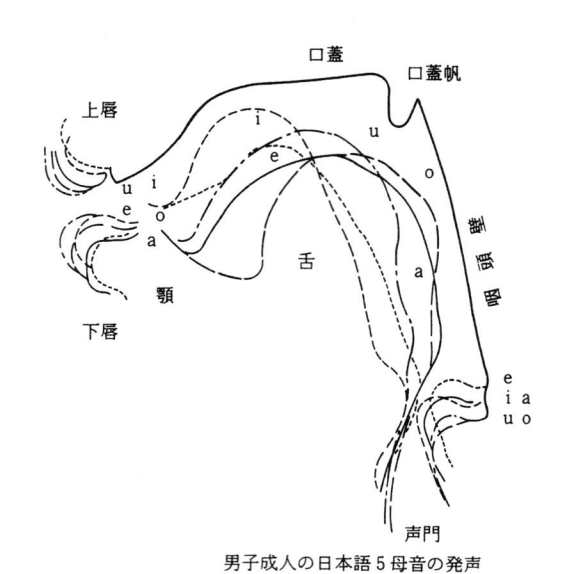

図10　声道の正中断面[5]

表1 調音による母音の分類

顎の開き＼調音点	前舌	中舌	後舌
狭	i－y	ɨ－ʉ	ɯ－u
半狭	e－ø	ɘ	ɤ－o
		ə	
半広	ɛ－œ	ɜ	ʌ－ɔ
広	a		ɑ－ɒ

International Phonetic Alphabetによる。

一般に子音においては，調音結合などの影響が多い。連続発声中の母音においては，その定常部分では比較的孤立発声に近い音響的特徴が保たれるが，子音とのわたり部分においては，前または後に接続される子音の調音の影響を受ける。例えば無声閉鎖子音（唇が一旦閉鎖されるため破裂の前に明確な無音区間が生ずる）の前の母音について見ると/ape/と/ate/の/a/に含まれる情報は異なりそれぞれの/a/の後ろから 30 ms の範囲内のホルマント遷移は後続の子音に特有のものとなっている。

また東京方言においては高舌母音である/i/や/u/が無声子音の間にあるときは母音が無声化されてしまうことが多い（例えば好き/suki/の/u/），しかし，聴覚的には，我々はそこに母音があるように聞いているのが普通である。通常音声を聞いた場合，それを音声記号や文字の系列で表現するため，連続発声も孤立発声の系列と思いがちであるので注意を要する。

E．子音の生成（産生）と知覚

子音は母音の場合と異なり，その音源は必ずしも声帯音源だけではなく，狭めを呼気流が通過するときに生じる乱流雑音や，声道が完全に閉鎖されてから開放されるときに生じるインパルス的な過渡的音源などがある。

一般に子音はこのような調音のやり方（調音様式）と声道上の狭めや閉鎖がある場所（調音点）によって分類される。調音によって分類された子音を表2に示す。子音は声帯振動を伴う有声子音と伴わない無声子音に大別されるが，表中に p-b，t-d のような対で示されるものは左側が無声子音，右側が有声子音である。単独で示されているものは h を除いてすべて有声子音である。

以下に各調音様式別に子音の生成とその知覚について示す。

（1）破裂子音の音響的特徴とその知覚

破裂子音は閉鎖子音ともいわれ，声道が閉鎖された後それが急激に開放され破裂的な音が生じることが特徴である。その結果音響的には①完全な気流の停止による無音区間もしくは，著しくレベルの低下した有音区間を生じる。その後に②停止された気流の破裂が生じる。③破裂子音の前にある母音の調音状態から閉鎖の調音状態へ，あるいは破裂から後続する母音の調音状態へと声道形状に急激な変化が起るため，音響的には急激なホルマント遷移が生じる。

破裂子音の知覚には種々の音響的手掛りが存在し，利用される。日本語における破裂子音は/p,t,k/と/b,d,g/であり，前者の組は無声子音，後者は有声子音である。日本語においても鼻音化した/ŋ/が/g/の異音として発声にはあらわれるが，/g/と　の言語的対立はない。

まず，破裂子音であるかそれ以外の子音（破擦子音を除く）かを分ける手掛りとして上述の①，②，③のような手掛りが利用される。既に連続発声中の母音のところで説明したように破裂子音に隣接する母音や子音の上にも破裂子音知覚の手掛りがあらわれる。

表2　調音による子音の分類

調音様式＼調音点	唇音	歯音	硬口蓋音	軟口蓋音	口蓋垂音	声門音
（i）破裂音	p-b	t-d		k-g	q-G	?
（ii）鼻音	m	n		o	N	
（iii）側面音		l				
（iv）ふるえ音 はじき音		r			R	
（v）摩擦音	Φ-β f-v	s-z θ-δ	ç ʃ-ʒ	x-γ	χ	h
（vi）半母音	w		j			

International Phonetic Alphabet による。
一部省略してある。

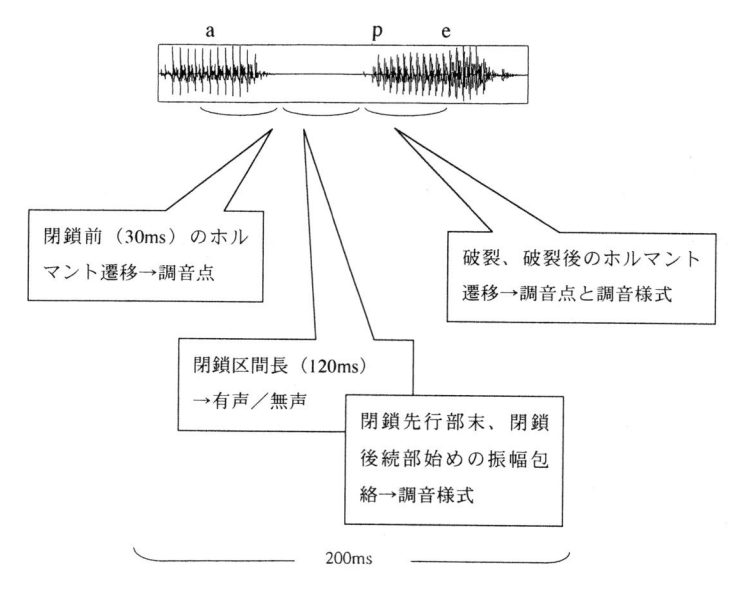

図11　破裂音の知覚手掛かりの時間的分布

　/p,b/, /t,d/, /k,g/の調音点は**表2**に示されるようにそれぞれ唇，歯茎，軟口蓋にある。これら調音点の相違によって生じる音響的特徴は破裂音の周波数や先行母音からあるいは後続母音へのホルマント遷移にあらわれ，調音点の知覚に利用される。

　破裂子音に関する有声と無声の弁別は，以下のような要因が関与していると云われている。①閉鎖区間における基本調波の存在（これはサウンドスペクトログラフ上にいわゆる voice bar として基本調波成分があらわれる）②閉鎖解放後の雑音（aspiration），③閉鎖の開放から声帯振動の開始に至るまでの時間（VOT：Voice onset time と呼ばれる）。

　①有り，②なし，③相対的に短いなどの場合には有声破裂子音と知覚され，その逆の場合には無声破裂子音として知覚される。その他にも破裂子音に先行する母音の継続時間長が，有声無声の判断に影響する場合がある。

　このような知覚に利用される手掛かりがどのような時間的範囲に分布しているかを**図11**に示す。

（2）鼻音の音響特徴とその知覚

　鼻音と非鼻音（口音）との調音上の相違点は口蓋帆が咽頭壁から離れるか付くかである。風邪

を引いたときには鼻腔がつまるため，特に鼻音の発声に影響を与える。口蓋帆が咽頭壁から離れることにより鼻腔という音響管が付け加えられた状態となる。この結果反共振が生じて高次のフォルマントが減衰する。また 500 Hz 以下のところに鼻音性の共振（nasal murmur）を生ずる。

鼻音はその調音点が両唇，歯茎，口蓋・口蓋帆であるかによって/m/, /n/, /ŋ/となる。日本語においては/n/と/ŋ/の音韻的対立はないが，実際の発声においては鼻濁音として/ŋ/が使われる（生ずる）場合がある。

この調音点の知覚には鼻音に先行する母音からのもしくは後続する母音へのホルマント遷移特に第2ホルマントのそれが重要な手掛りとなる。一般に/m/からのホルマント遷移は低く始まりその継続時間長は短い。/ŋ/の場合は逆にホルマント遷移は高いところから始まり，その継続時間長は長い。/n/はその中間である。鼻腔という音響管が接続されることにより生ずる共振と反共振の情報は/m/と/n/の判別に有効であるとされている。

また母音＋鼻音の発声においては調音結合により母音の鼻音化が生ずる。

（3）摩擦音の音響特徴とその知覚

摩擦音は，声道上の一部に作られた狭めを通る気流が作る乱流雑音源によって駆動された音である。その重要な音響的特徴は，比較的長い継続時間を持つ雑音である。日本語においては調音点が唇歯や歯間であるものはなく，歯茎にある/s, z/，硬口蓋，歯茎（後歯茎）にある/ʃ/，声門にある/h/がある。シの子音部は/ʃ/と発音されるが，/s/と/ʃ/の間に音韻的対立はない。一般に雑音部においては高い周波数スペクトルのピークを持つo/s, z/ではそのピークは4 KHz, /ʃ/は 2.5 KHz 程度である。

ホルマント遷移の手掛りは破裂音の場合より弱い。

（4）その他の音の生成（産生）と知覚

a）破擦音：破裂に引き続き解放された気流によって摩擦が作り出された音である。日本語ではチとツの子音部分/tʃ/, /ts/がこれに相当する。破擦音は破裂と摩擦の両者の特性を持つ。

b）弾音：はじき音と呼ばれ舌先が急激に歯茎に当ってはねかえるようにして調音される音である。舌先がはじくような運動を行うため弾音といわれる。この運動が数回繰り返されるようなものがふるえ音である。日本語のラ行音の子音は側音として発声される場合もあるが，弾音として発声される場合には，音声パワーの急激なエネルギーの谷としてその特徴があらわれる。雑音が多く聴取環境が悪い状況ではダ行音の子音と混同して聴取されることが多い。

c）半母音：母音的性質を持つがそれ自身では1音節を形成できないようなものを半母音という。日本語ではワ行やヤ行の/w/や/j/がこれに対応する。知覚的な手掛りはホルマント遷移というよりもそれ自身の音に内在しているホルマント特徴と考えた方が良く，第2，3ホルマントにその特徴があらわれる。

d）その他の音

実際の日本語の発声においては，上記に説明した以外の音も表われる。しかし音韻的対立のないものは異音として取り扱われる。最近は外来語の使用にあたって，ヴァイオリンなど現代の日本語にはない非歯擦音（non-sivilant）を使用する場合も見られる。

英語の/l/と/r/の区別は日本語母語話者にとって困難なものである。その原因として英語話者と日本語話者が使用する音響的手掛りが異なっていることが明らかとされている。

母音についても日本語母語話者の知覚はカテゴリ的であるが，母音の数の多い英語母語話者などではカテゴリー性が弱いといわれている。

e）撥音と促音

日本語においては，撥音「ン」と促音「ッ」は，それ自身で1モーラ（拍）を形成している。しかし，これらはそれ自身を単独に発声することは難しい。音響的には撥音は〔m〕，〔n〕，〔ŋ〕の音の性質を持ち，1拍分の知覚を発生させるものである。また促音はそれ自身発声の休止であり，無音区間長が1拍分の知覚を発生させるものである。これらは特殊モー

F. 超分節的要素の音響的特徴

　これまでは，音声を構成している一つひとつの音について述べてきた。これら一つひとつの音は分節音と呼ばれる。しかし音声現象にはこれらの分節音を超えておこるアクセント，リズム，イントネーションなどの現象がある。これらを超分節的（supersegmental）な現象と呼ぶが，これらの情報は連続した音声を適当な単位（例えば文節，句など）に区切って聞き取る上で重要な役割を果たしている。

　a）アクセント

　　語や文において音声の強さや高さなどを変えることによって他から目立つようにされたものをアクセントという。多くの言語においては語アクセントが存在し，言語によるコミュニケーションにおいて重要な役割を果たしている。語アクセントには上述したような連続発声において，ある単位でのまとまりをつけやすくする機能の他に同音の単語の意味を区別する機能も持っている。例えば日本語の東京方言ではア̄メ（雨）とアメ̄（飴）のように声の高さ（ピッチ）によって区別がつけられる。このようなピッチによって示されるアクセントを高さアクセントという。しかしこのアクセント位置については方言による差が大きく大阪方言ではアメ̄（雨）とア̄メ（飴）のようになる。

　　一方英語においては，アクセントは動詞の recórd と名詞の récord のように音声の強さによって示される。このようなものを強さアクセントという。

　b）イントネーション

　　イントネーションとは，一般的に文全体にわたるピッチ変化から語に関するピッチ変化を取り除いたものを指している。疑問文における文末のピッチ変化は意味の変化をもたらすイントネーションの例である。

　　日本語は語レベルでのピッチのパターンが意味の違いに寄与するが，このような言語は語ピッチ言語と呼ばれる。英語では文のレベルではじめてピッチパターンが意味の区別に役立つ。このような言語はイントネーション言語と呼ばれる。

　c）長さ

　　日本語では短母音と長母音の違いは音の長さによっていて，長さが意味の区別に寄与している。オカミ（お上）とオオカミ（狼）はその例である。

　d）ポーズ

　　ポーズとは，文構造を明確化するため句末などにおかれる。一般に係り受け構造が曖昧で多義性が生じてしまうような場合に，それらを解消するために発話中にポーズが挿入される場合もある。

文　献

1) 小池，寛ほか：音声情報工学，NTEC（昭 62）
2) 電子情報通信学会編：聴覚と音声（新版），電子通信学会（昭 55）
3) 日本音声言語医学会編：声の検査法，医歯薬出版（昭 54）
4) 藤崎博也，森川博由，宇田川博文：共通語母音の音響的特徴の個人差と地域差，音響学会音声研究会資料，S 84-44（昭 59）
5) 白井克彦，誉田雅彰：音声波からの調音パラメータの推定，電子通信学会論文誌，61-A，5，pp.409-416（昭 53）

〔筧　一彦〕

III 認知科学・社会福祉

5．社会福祉・教育

A．社会福祉と社会保障

（1）所得保障

所得保障は収入が途絶えたり不足したりするときに，これに対応する政策・手段である。給付には大別すると以下の3つの制度がある。

a．社会保険

社会保険は集団的助け合いを制度化したものである。強制加入して保険料を拠出し，老齢・障害・死亡・傷病・労働災害・失業などの特定の保険事故が生じた場合に給付が行われる。

年金保険は社会保険の中心的なものである。①高齢になったり，②障害を受けたり，③主たる家計維持者が死亡したりして，それ以前の所得が得られなくなったときに受給できる。現在の年金の制度体系は，全国民を対象に所得の基本的な部分を保障する国民年金（基礎年金）と，上乗せ年金からなっている。上乗せ部分は民間サラリーマンが加入する厚生年金，公務員が加入する共済組合などのいくつかの制度が並立している。

b．公的扶助

公的扶助は生活保護法により運用されている。健康で文化的な最低限度の生活水準が維持できなくなったときに，最低生活費を国家が保障する制度である。公的扶助は自助・自立を基本とする資本主義社会の原則を解除したところに成立する制度であるため，申請者にはあらゆる手段・方策により自助・自立の努力をすることが義務づけられる。また，困窮の事実を認定するために資産調査があり，最低生活費への不足分のみが支給される。

c．社会手当

社会手当は扶養・養育や介護等によって生じる特別な負担を，公費で補うものである。社会手当には子供を養育している家庭の負担を軽減する児童手当や，低所得の母子家庭の負担を補う児童扶養手当，障害によって生じる特別な支出等を補う特別児童扶養手当や特別障害者手当などがある。社会手当では公的扶助のような資産調査は課されず，また保険料の拠出を必要としない。この点で，社会保険と公的扶助の中間的性格を持つ第3の所得保障ということができる。

また，国の法律にもとづく社会手当以外に，心身障害者福祉手当など地方自治体が条例により独自に定めた手当がある。

（2）対人福祉サービス

a．社会福祉サービスの法体系

日本の社会福祉のサービス法は，基本的に年齢によって対象が区分されている。例えば，18歳未満の児童に対しては，児童福祉法が対応する。18歳未満の障害児に対する施策も，児童福祉法の中に含まれる。18歳以上65歳未満では障害者基本法がある。この法では障害を身体障害，知的障害，及び精神障害と定義しており，障害の種別に具体的なサービスを規定した実定法がある。65歳以上の高齢者に対しては老人福祉法が定められているが，同法により行われていた介護サービスの部分は，2000年4月より介護保険法により実施されている。

b．児童福祉

児童福祉法は一般児童のための健全育成策と，保護を要する児童のための施策とを含んでいる。要保護児童のためのサービスはおおむね3つの系に分類できる。その第1は，家庭での保育が困難な児童のための保育系サービスである。第2は，障害児のための療育系（「療育」は医療と教育を統合した概念）サービスである。第3は，親がいない，または家庭で養育することが適当でない児童に対する養護系サービスである。養護系サービスの利用児童は今日，親の行方不明などの原因が減少し，虐待・不登校・非行などが増えている。

c．老人福祉
1）介護保険

これまで老人福祉法の中で税方式により実施されていた介護サービスと，医療において肩代わりされていた介護サービスが統合され，新たに社会保険方式による介護制度が創設された。介護保険では利用の際に要介護認定を受け，判定された要介護度は金額に換算されて，決定された給付額の範囲内でサービスの提供を受ける。

2）老人福祉の対象

老人福祉法は介護保険法の適用範囲以外のサービスを提供することとなった。サービスの対象は，一般老人や要介護認定で「自立」と判定された者などを含んでいる。一般老人に対しては，社会参加の促進策が中心となっている。一方，一人暮らしなどの要援護の老人に対しては，自宅での生活継続を支援する配食サービスなどの在宅サービスと，生活の場を自宅から移して利用するケアハウスなどの施設サービスがある。

d．障害者福祉
1）障害者福祉の対象

各法では法の適用対象を定め，障害認定の証明となる手帳制度を設けている。

①身体障害者福祉法：「法別表」の障害を持ち，身体障害者手帳の交付を受けた者としている。別表では視覚障害，聴覚障害，肢体不自由，内部障害などが掲載され，1～7級の等級がある。最も軽い7級では重複の場合のみ，障害認定される。

②知的障害者福祉法：定義は定めていない。法によらず通知で療育手帳制度を設けている。

③精神保健及び精神障害者の福祉に関する法律（以下，精神保健福祉法とする）：精神分裂病，中毒性精神病，知的障害，精神病質，その他精神疾患を有する者と定義され，精神保健福祉手帳を設けている。

2）障害者福祉の体系

障害者福祉法では保健・医療サービスと福祉サービスとが包括されている。但し，障害者手帳の等級が低い場合には受給できないサービスもある。

①在宅サービス：障害軽減のための更生医療，日常生活の維持・確保のための介護・家事援助，日常生活用具・補装具などの提供がある。また，社会参加の促進策なども行われている。

②施設サービス：指導・訓練のための更生施設，職業的自立を目的とする作業施設，介護と生活の場を提供する生活施設，及び，在宅の障害者が適宜利用する地域利用施設が，障害の種別に設置されている。

3）障害者福祉サービスの利用方式

障害者福祉の分野では長らく，行政の判断によってサービスを提供する措置制度が取られていたが，2003年4月から支援費制度が実施された。新たな制度では，利用者がサービスを選択し事業者と契約する。また，サービス提供の基盤を整備し支援費制度を円滑に推進するために，1995年の障害者プランに引き続き，2002年には新障害者プランが策定された。

（3）保健・医療
a．医療保障

医療費は一般的に高額であるため，経済的困窮に陥ることがないよう公的な医療費の保障制度が設けられている。

1）医療保険

①制度体系：医療保険は社会保険の一種であり，最も一般的な医療保障制度である。医療保険には民間サラリーマンとその家族が加入する健康保険や，農業従事者・自営業者・退職者などとその家族が加入する国民健康保険などがある。健康保険は企業や企業群毎に，また国民健康保険は市町村毎に設立されている。

②老人医療：高齢者の多い町村の国民健康保険では保険財政が厳しくなる。そこで70歳以上（寝たきりの場合には65歳以上）の老人医療費については老人保健法が適用され，各保険制度の高齢者の加入割合に関わらず，負担割合を等しくする仕組みが作られている。

2）医療扶助
　生活保護の7種類の扶助の1つである。医療費やこれに伴う看護・通院の費用を保障する。
　3）公費負担医療
　公費負担医療には，①伝染病予防法などのような社会防衛的な目的によるものと，②更生医療のように医療費の負担軽減という福祉的な目的によるものとがある。この場合にも全額を公費とする方式と，負担を医療保険に求め患者の自己負担分のみを公費とする方式とがある。
　このほか経過が慢性にわたり医療費の負担が大きい難病などでは，法律によらず予算措置によって公費で支出される。
　b．医療サービス
　わが国の医療供給は医療法が基本的枠組みとなっているが，1992年の法改正では，高度な医療を提供する特定機能病院と長期入院患者に配慮をした療養型病床群が制度化された。1997年には，かかりつけ医などへの支援を行う地域医療支援病院を位置づけた。このように医療施設の機能分化や連携を進めるなど，少なくとも5年毎に医療供給体制の再検討を行うこととなっている。
　c．保健サービス（公衆衛生）
　保健サービスには身体面での健康の維持・増進だけでなく，精神保健が含まれる。また，母子保健・老人保健など基本的属性にもとづく集団や，学校保健・産業保健（労働衛生）など提供される場による，事業の分類もある。
　1）母子保健
　母子保健法にもとづき，妊娠・分娩・産褥・授乳という一連の母体の活動が健全な状態で行われること，及び，乳幼児の心身の健全な発達を図ることを，目的としている。妊産婦や乳幼児の保健指導や健康診査などが行われる。
　2）老人保健
　老人保健法にもとづく老人保健は，医療と保健を包括している点が特徴である。老人医療や老人医療費の保障とともに，健康教育・健康相談・健康診査などの事業が行われる。また，成人病予防も目的としており，40歳以上を対象に保健事業を実施している。
　3）学校保健
　学校保健法にもとづき，就学時及び定期・臨時の健康診断の実施や，換気や採光・保温・清潔などの学校の環境衛生の整備を目的としている。また，教育を通して児童・生徒らに健康に注意を払わせ，将来にわたって自己の健康を管理する能力をつけさせるため，保健学習や保健指導も行っている。
　4）産業保健（労働衛生）
　職場における産業保健は，労働安全衛生法にもとづいて行われる。その主要な内容は，①快適な作業環境の維持・管理，②職業性疾病の予防のための作業の管理，及び，③健康診断の実施による労働者の健康管理である。
　5）精神保健
　精神保健は一般国民の精神面での健康の保持・増進から，精神疾患の早期発見・早期治療，精神障害者の社会復帰までを射程に入れている。1995年に定められた精神保健福祉法では，精神障害者の社会復帰のための施策の充実が図られた。

（4）社会福祉と社会保障

　社会福祉と社会保障の関係について従来は，社会保障は社会保険，公的扶助，社会福祉，公衆衛生を含むものとする見解が一般的であった。しかし今日，社会保障をより限定的に所得保障の制度として，社会福祉を対人サービスを中心とする制度として捉えることも多い。

B. リハビリテーション概説

(1) リハビリテーションと障害論

a. 障害の構造的把握

心身の障害は生活上の障害に結びつく場合もあるが，心身に障害はあっても生活上の障害は克服されている場合もある。そのため心身の障害と生活上の障害が，「どのように結びついているのか」や「なぜ結びつかずにいるのか」を理解することが必要になる。このように障害を構造的に把握する試みとして広く知られているのが，図1に示す世界保健機構（WHO）の生活機能と障害の概念図である。これによると障害は，生物体レベルで生じる「心身機能・身体構造（Body Function & Structure）の障害」，個人レベルで生じる「活動（Activity）の制約」，社会生活レベルで生じる「参加（Participation）の制限」の3つに分けて，関連づけられる。

b. リハビリテーションの役割

図1のように障害のレベルを分けて捉えた場合，主として医学的治療は心身機能・身体構造の障害，リハビリテーションは活動の制約，社会福祉は社会的参加の制限にアプローチするものといえる。しかし，リハビリテーションは単に個人レベルでの活動の制約を緩和すればよいわけではなく，参加の制限の緩和を視野に入れながら活動の制約を除去することが重要である。

(2) リハビリテーションの分野と内容

今日ではリハビリテーション＝運動機能回復訓練，と捉えることは適切でない。リハビリテーションの分野は医学的・職業的・社会的・教育的などに分類される。

a. 医学的リハビリテーション

医学的リハビリテーションの目的は，障害の進展や二次障害・合併症を予防し，個人に残された機能を最大限に活用した社会生活を保障することである。

医学的リハビリテーションは歴史的に最も古く，第1次世界大戦では戦傷病者の運動機能の回復訓練が中心であった。しかしその後，リハビリテーションの対象は中高年期の疾病による障害者や精神障害者などにも広がった。

b. 職業的リハビリテーション

国際労働機構（ILO）では職業的リハビリテーションの内容を，職業評価・職業指導・職業訓

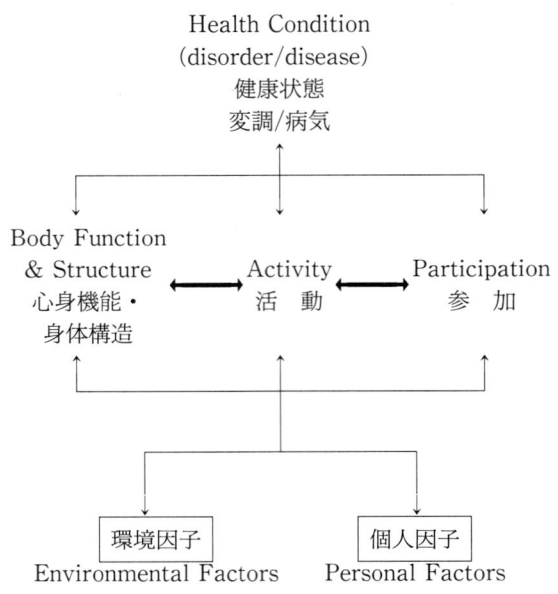

図1 WHOにおける生活機能と障害の概念図
(http://www.mhlw.go.jp/houdou/2002/08/h0805-1.html)

練・保護雇用・フォローアップなどとしている。

わが国では一般就労としては，障害者の雇用の促進等に関する法律による対策が中心であり，事業所毎に一定の法定雇用率以上の障害者を雇用することを義務づけている。一方，一般就労が困難であったり，その準備段階にある人のための福祉的就労では，身体障害者福祉法や知的障害者福祉法，精神保健福祉法において作業施設が設置されている。

　c．教育的リハビリテーション

教育的リハビリテーションは「特殊教育（障害児教育）」と同義である。特殊教育の場としては，①盲・聾・養護学校などの障害児のための学校，②一般の小・中学校における特殊学級，③特殊教育諸学校または特殊学級における通級指導教室，④訪問教育がある。

障害児にはまた，就学前の早期療育や，発達を考慮した適切な就学指導が必要である。

　d．社会的リハビリテーション

社会的リハビリテーションはその定義や解釈が多様である。1986年の国際リハビリテーション協会社会委員会によれば，「社会的機能力を身につけることを目的とした1つのプロセス」であり，社会的機能力とは，「さまざまな社会的状況のなかで自らのニーズを満たし，最大限の豊かな社会参加を実現する権利を行使する能力」とされている。

社会的リハビリテーションの具体的な方法は，ソーシャルワークである。特に自己の問題解決能力を高めようとするエンパワメント（Empowerment）のアプローチが，1990年代に入り注目されている。

　e．地域リハビリテーション

施設入所して行うリハビリテーションに対し，在宅患者を対象にして地域において展開される取り組みを地域リハビリテーションという。通所施設を中心とした活動や，医療と福祉などの地域におけるサービス活動の統合化が強調される。

C．福祉関連サービスの実施と専門職

（1）福祉関連サービスの実施体制

　a．政策の策定と援助の実施

福祉関連サービスは一般的・全体的な政策等の策定と具体的な個人の援助との，2つのレベルにおいて遂行される。

政策の策定等は国においては厚生労働省で，都道府県・市町村においては保健福祉部や健康福祉部等の名称のついた部（課）で行われる。これらの職務は，一般行政職が中心となって担っている場合が多い。

個別の援助は福祉事務所，児童相談所，保健所，市町村保健センターなどの機関や，保健・医療・福祉・教育施設を中心に行われる。これらの職務を担っているのは，福祉系，医療系，教育・心理系等の専門職である。

　b．ケア（ケース）マネージメント

個別の援助のレベルでは，個人のニーズを適切な各種のサービスに結びつけることが必要である。このことは特に，同一組織内で複数の専門職が連携可能な施設などに比べ，在宅福祉や地域リハビリテーションにおいて重要になってくる。ケアマネージメントの基本的な内容は，個人のニーズのアセスメント，ケア計画の作成，実施，モニタリングである。

（2）社会福祉における援助技術

　a．直接的援助技術

福祉に関連する問題を持つ個人に利用可能な制度・サービスの調整などを行いながら，主体的に問題解決が図れるように相談・助言をするアプローチを個別援助技術（ケースワーク）という。ケースワークにおいて守らなければならない7つの原則としてバイスティック（Biestick）は，①利用者を特定の一個人として扱うこと（個別化），②利用者の感情表現を積極的に刺激すること（意図的な感情の表出），③利用者の感情に援助という目的を意識しながら反応すること（統

表1 福祉・医療・教育系の主な資格職種の種類と教育

	職種	職務内容	根拠法規	主な養成機関・修業年限
福祉系	社会福祉士	心身に障害があるために日常生活に支障をきたす者に対して福祉に関する相談に応じ助言・指導する。	社会福祉士及び介護福祉士法	大学（4年），大卒＋養成所（1年），他
	介護福祉士	入浴，排泄，食事などの介護を行うとともに，要介護者や介護者に介護に関する指導をする。	社会福祉士及び介護福祉士法	養成所（2年）で国家試験免除 実務3年＋国家試験，他
	精神保健福祉士	精神障害者の長期入院を解消し，社会復帰の促進を図るため相談・援助を行う。	精神保健福祉士法	大学（4年）大卒＋養成所（1年），他
医療系	医師	医療および保健指導を行う。また，公衆衛生の向上を図り健康な社会生活ができるよう努める。	医師法	大学（6年）
	看護師	傷病者等に対する療養上の世話，及び診療上の補助を行う。	保健師・助産師・看護師法	大学（4年），短期大学（3年）養成所（3年），他
	保健師	地域住民の健康管理や保健指導を行う。	保健師・助産師・看護師法	大学（4年），看護婦国家試験 有資格者は養成所（1年），他
	理学療法士	身体に障害のある者に治療体操を行わせたり，電気刺激・マッサージなどの物理的手段を加えたりして，主に基本的運動能力の回復を図る。	理学療法士及び作業療法士法	大学（4年），養成所（3年），他
	作業療法士	身体に障害のある者に手芸・工作などを行わせ，主としてその応用動作能力や社会適応能力の回復を図る。	理学療法士及び作業療法士法	大学（4年），養成所（3年），他
	言語聴覚士	音声機能，言語機能または聴覚に障害のある者に対する訓練及び援助の業務に従事する。	言語聴覚士法	大学（4年），養成所（3年），他
教育系	盲学校・聾学校・養護学校教諭	盲者（強度の弱視者を含む），聾者（強度の難聴者を含む），または知的障害，肢体不自由，または病弱者（身体虚弱者を含む）に対して，幼稚園，小学校，中学校，または，高等学校に準ずる教育を施し，あわせてその欠陥を補うために知識技能を授ける。	教育職員免許法	大学（4年）で教育職員検定，小・中・高校教諭免許取得者は大学専攻科（1年）
	養護教諭	学校保健安全計画の立案と実施，学校環境衛生の整備・改善，疾病予防，健康診断・健康相談，救急処置を行う。	教育職員免許法	大学（4年），保健婦・看護婦資格を持つ者は養成所（1年）

制された情緒的関与），④利用者の受容，⑤非審判的態度，⑥利用者の自己決定の尊重，⑦秘密保持，をあげている。

一方，集団援助技術（グループワーク）とは，グループ活動から得られる治療的・発達的効果を活用しながら，対象者の社会生活能力を向上させ問題解決を図るアプローチである。

　b．間接的援助技術

個人や集団の問題は，生活の場としての地域の問題としても捉える必要がある。「地域援助技術（コミュニティワーク）」は，地域住民などを組織化し協力体制などを確立する方法である。

また「社会福祉運営管理（ソーシャルウェルフェア・アドミニストレーション）」は，個別援助機関のサービス内容や運営改善への取り組みである。他に，地域住民のニーズ等を社会調査によって把握し，社会福祉サービスの整備目標などを策定する，社会福祉調査や社会福祉計画などの方法がある。

(3) 資格職種の種類と法規
a．資格の種類と教育
社会福祉関連サービスの専門職は多様である。このうち特に言語聴覚士が連携することが多い主な資格職種として，福祉系では社会福祉士，介護福祉士，そして1997年に創設された精神保健福祉士がある。医療系では医師，看護師，保健師，理学療法士，作業療法士などがある。教育系では盲・聾・養護学校の教諭や養護教諭がある。なお，これらの職種の職務内容及び教育等を表1にあげる。

b．資格職種と法規
資格職種はいずれもその身分や業務に関する法律を持っている。

1）免許
これらの資格はいずれも免許が与えられるが，介護福祉士と学校教諭以外は国家試験に必ず合格しなければならない。免許は厚生労働省や都道府県教育委員会などに名簿登録することにより，効力を持つ。

2）業務独占と名称独占
これらは資格取得者以外の者がその名称を用いて業務に従事することを禁じる，名称独占の職種である。また，医師や学校教諭の場合には，免許を有しない者がその業務を行うことはできない（業務独占）。

医師の職務は高度の専門的知識・技術を要しかつ危険性を有するため業務独占となっているが，その独占の一部に例外を認める規定がコ・メディカルの職種の法規でなされている。療養上の世話及び診療の補助を看護師に認め，看護師の業務独占の例外として理学療法士，作業療法士，言語聴覚士に理学療法などを認めるという三重構造になっている。

3）義務
医師には診療に応じる義務や一定の書類交付の義務が，コ・メディカルの職種には医師や歯科医師の一定の指示に従う義務がある。また職種に関わらず，業務上知り得た秘密を守る義務がある。

文　献

1) 小澤　温：リハビリテーションの現状と課題, 現代の障害者福祉（これからの社会福祉⑤）, 定藤丈弘他編, p.119-138, 有斐閣, 東京, 1996.
2) 厚生統計協会編：国民衛生の動向（厚生の指標臨時増刊, 47-9）, p.84-243, 厚生統計協会, 東京, 2000.
3) 厚生統計協会編：国民の福祉の動向（厚生の指標臨時増刊, 47-12）, p.39-263, 厚生統計協会, 東京, 2000.
4) 渡辺裕子・関　啓子・輪湖史子：保健・医療・福祉をつなぐ考える技術, p.24-77, 医学書院, 東京, 1997.

（渡辺　裕子）

IV 言語聴覚障害学

1. 言語聴覚障害学総論

A. 言語聴覚障害学とは

　日本の言語聴覚障害学のパイオニア的存在である笹沼によれば，言語聴覚障害学とは「言語による正常なコミュニケーション過程の科学的究明を基盤とし，複雑多岐にわたる様々な言語・聴覚障害像の記述，評価，原因の究明，治療ないしリハビリテーションの方法論の開発および体系化をめざす応用科学の一分野」であり，言語病理学あるいは聴覚言語障害学などともいわれてきた。平成10年9月に言語聴覚士法が施行され言語聴覚士という国家資格が定められるまではこの分野の専門職に対する呼び方も「スピーチセラピスト（ST）」，「言語治療士」，「言語訓練士」，「言語療法士」，「聴能言語士」あるいは「言葉の先生」など様々であった。わが国においては未だなじみの薄い感のある言語聴覚障害学のこれまでの歩みを以下に概観したい。

（1）言語聴覚障害学の歴史，現況，展望

　a．アメリカ

　アメリカではSpeech-Language Pathology and Audiologyという学問体系として言語聴覚障害学が世界で最も早く発達し，すでに100年近い歴史を持つ。日本では「読み書きそろばん」のように文字言語が偏重される傾向があるのに対し，アメリカではもともと話し言葉（speech）に対する関心が高く，聞いたり話したりすることに障害がある子どもを対象に前世紀初めにはすでに言語治療教室が学校に設置された。こうして，主に学童を対象とした教育分野において構音障害や吃音などの問題が取り上げられたことによって，大学における専門家養成の必要性が早くから認識され，1920年以降次々に大学の講座が開設された。1925年には専門的職業団体であるASHA（American Speech-Language-Hearing Association）が設立され，今ではその会員数は約10万人を数えている。現在アメリカで専門家として認められるためには，大学院修士以上の課程において言語病理学，聴覚障害学を修め，一定の必要条件を満たした上でASHAによる資格認定の審査を受けなければならない。こうして認定されたspeech-language pathologist（SLP）あるいはaudiologistと呼ばれる人たちは，言語障害の診断・治療に関する指示権を持つ独立した専門家として社会的に認知され，活発に臨床・研究・教育活動を展開している。現在300以上の大学院修士課程に言語病理学と聴覚障害学の講座があり，その半数には博士課程も開講されている。

　b．ヨーロッパ

　ヨーロッパでは19世紀中頃に失語症や音声に関する医学的研究が始められたが，アメリカにおける言語聴覚障害学ほどの発展はみられなかった。大きな流れとしては耳鼻咽喉科における音声言語障害の治療と教育の分野における言語治療教室があり，一部の国を除くとそれぞれが別々に発展してきたようである。たとえばイギリスやドイツでは，病院においては耳鼻咽喉科での音声障害の治療が行われ，学校においては学童を対象に読みや構音障害，吃音などの治療が行われていた。一方福祉国家デンマークではすでに1930年代から福祉施設，学校，病院などにおいて，国による言語聴覚障害者に対する無償の言語治療サービスが開始されたという。1924年には医学だけでなく心理学や教育学などの研究者による学際的な学会である国際音声言語医学会（International Association of Logopedics and Phoniatrics, IALP）がオーストリアで設立された。ヨーロッパ全体としては，言語聴覚障害学の発展はアメリカに比して遅れをとっていたといえる。しかし，現在ではイギリス，フランスなどで大学教育以上の課程で専門家を養成しており，診断・治療の指示権を持つ独立した専門家として社会的認知を受けている。

　c．日本

　日本における最も古い言語治療の記載は1905年の吃音治療施設で，文部省の助成金を受けて15年間続いたという。またいくつかの小学校に難聴学級が設置されてはいたが，1953年に文部

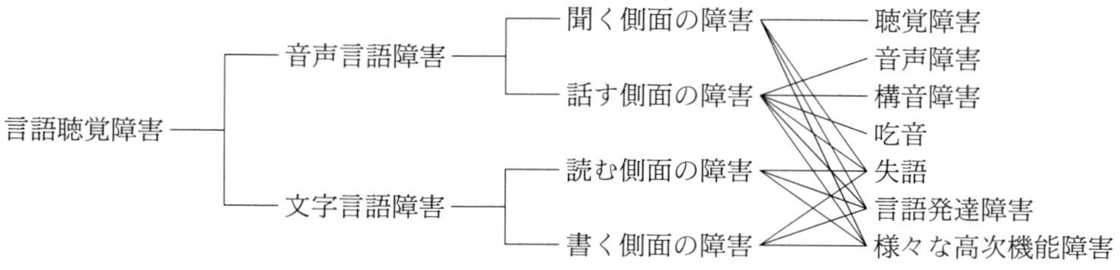

```
                                                      ┌─ 聴覚障害
                          ┌─ 聞く側面の障害 ─┬─ 音声障害
           ┌─ 音声言語障害 ─┤                  ├─ 構音障害
言語聴覚障害 ─┤              └─ 話す側面の障害 ─┼─ 吃音
           │              ┌─ 読む側面の障害 ─┼─ 失語
           └─ 文字言語障害 ─┤                  ├─ 言語発達障害
                          └─ 書く側面の障害 ─┴─ 様々な高次機能障害
```

図1　言語聴覚障害の構図

省が言語障害の分類，判定，治療に関する基準を出すまでは目立った進展はなく，わが国の言語聴覚障害学は諸外国に遅れをとっていたと言わざるをえない。同年，吃音を対象とした言葉の教室が小学校に設置されている。その後，教員養成大学において言語聴覚障害講座が開設され，国立の臨床機関（国立ろうあ者更生指導所，後の国立聴力言語障害センター）や国公立の研究機関（東京大学医学部音声言語医学研究施設，東京都老人総合研究所言語聴覚障害研究室）が設立された。専門家の養成機関としては，国立聴力言語障害センターに附属した聴能言語専門職員養成所（現国立身体障害者リハビリテーションセンター学院）が4年制大学卒業者を対象とした1年課程（後に2年課程）を1971年に設置したのが最初である。1990年代になってようやく大学における専門家の養成が始まり，現在8大学に言語聴覚士の養成課程が開設（うち3校には大学院の課程がある）されている。言語聴覚士はこのような大学以上の課程の他，短期大学や3〜4年制の専修学校，4年制大学卒業者に対する2年制の専修学校などで養成されている。今後は学問的発展と後継者育成のために大学院に連なる形での養成課程の充実も望まれる。また，言語聴覚士の人数の充足も重要な課題であるが，同時にその質がますます問題となるであろう。免許取得後もひとりひとりがさらに研鑽をつみ，言語聴覚士としての質の向上をめざしていきたい。

（2）言語聴覚障害の種類，発生機序，特徴

　言語は大きく音声言語と文字言語に大別され，各々の受信と発信の側面が障害されることによって様々な言語聴覚障害が生じる。聴覚障害，音声障害，構音障害，および吃音は音声言語の受信あるいは発信いずれかの障害だが，失語，言語発達障害および痴呆などの高次脳機能障害は多かれ少なかれ言語のすべての側面が障害される（図1）。また，これらの言語聴覚障害は何らかの原因により生じているが，その発生機序が明らかなものも，未だ不明なものもある。例えば，失語症は大脳の言語領域の損傷によって生じる言語機能の障害である。大脳が司る言語記号の操作自体が損なわれるのであるから，音声言語であれ文字言語であれ，またその受信と発信のいずれにも影響がおよぶことが推測できる。すなわち，失語症ではその発生機序ゆえに，程度の差はあれ，自分の意思や考えを組み立てたり，相手の意思や考えを理解したりすることが困難になる。一方，聴覚障害は伝音器や感音器などの聴覚器官の，また音声障害や構音障害の多くは声帯，喉頭，共鳴管などの発声発語器官の機能障害に伴う言語聴覚障害である。音声言語の受信あるいは発信を司る器官の障害に起因するのであるから，他の要因を合併しない限り，その障害は言語の一側面に限定される。さらに，心因性難聴や場面緘黙などでは，聞いたり話したりすることに障害がみられるが，その機能は状況や場面により変動する。例えば，場面緘黙では家では家族との会話に問題がないのに，学校では全く応答しないなどの行動が観察される。このことから，言語記号を操作したり音声言語を送受信したりする機能は正常と考えられ，その発生機序には心理的要因が推測される。発生機序が未だ不明な言語聴覚障害として代表的なものは吃音である。吃音は音声言語を発信する際の障害であるが，発吃の原因には諸説がある。吃音者自身の大脳支配優位性にあるとする説，吃音者を取り巻く環境や学習の問題とする説，吃音を一種の神経症と考える説などがあり，これらの説に応じた評価や治療法が提唱されている。機能性構音障害は吃音と同様に器質性の原因がみとめられない音声言語発信の障害であり，その発生機序は不明である。言語習得期に何らかの要因のために誤って習得した構音が固定化したと考えられており，これに応じた治療がある。

```
                    言語科学系
                    言語学, 音声学,
                    心理言語学
```

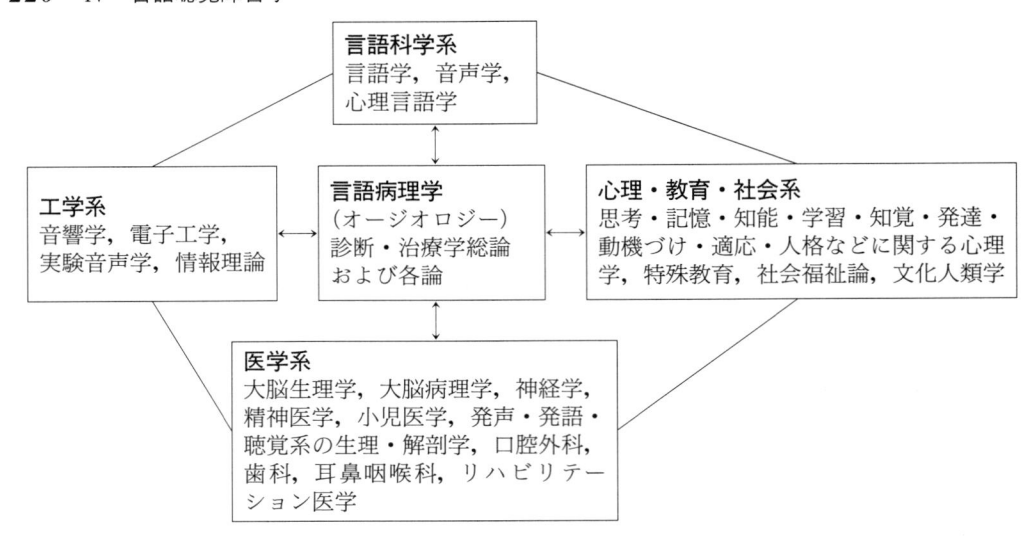

```
工学系              言語病理学           心理・教育・社会系
音響学, 電子工学,    (オージオロジー)   思考・記憶・知能・学習・知覚・発達・
実験音声学, 情報理論 診断・治療学総論    動機づけ・適応・人格などに関する心理
                    および各論          学, 特殊教育, 社会福祉論, 文化人類学
```

```
                    医学系
                    大脳生理学, 大脳病理学, 神経学,
                    精神医学, 小児医学, 発声・発語・
                    聴覚系の生理・解剖学, 口腔外科,
                    歯科, 耳鼻咽喉科, リハビリテー
                    ション医学
```

図2　言語聴覚障害学（言語病理学）と関係専門分野

(文献[5]から引用)

このように，言語聴覚障害は多種多様であり，障害ごとに診断や治療に関する様々な専門的知識を必要とする．学問としての言語聴覚障害学は，このような専門的知識だけでなく，医学系，心理・教育・社会学系・言語科学系・工学系など幅広い分野の知識を必要とする学際的な学問分野である（図2）．

言語聴覚障害の多様性を反映して，言語聴覚士が働く場も医療・福祉・教育とさまざまな分野にわたっている．言語聴覚士はコミュニケーション障害を持った生身の人間に接する職業であり，どの分野で仕事をするにしても幅広い教養と知識に加え深い人間洞察が求められている．

言語聴覚障害の一般的な特徴としては以下のようなものがあげられる．

① 症状の改善あるいは回復のために長期間にわたる言語治療を要する．したがって各時点における最良のコミュニケーション手段を獲得する必要があり，機能障害（impairment）や能力障害（disability）へのアプローチだけでなく社会的不利（handicap）に対するアプローチも必要である．

② 障害が外からみえにくい．麻痺や視覚障害などはその障害の可視性のために本人が何も言わなくても障害者として周囲に認知される．しかし，多くの言語聴覚障害者は本人が話をしないかぎり障害が目にみえない．そのため周囲の無理解を避けるために話をしない，引きこもるなどの反応を生みやすい．

③ 自分の障害を言葉に出して説明できないために周囲からの誤解を受けやすい．外見や重度の失語症のために痴呆と間違われる場合すらある．逆に言語障害について理解のある聞き手との間のコミュニケーションはそうでない場合より円滑に進む．このため，言語聴覚障害の臨床は症状に対する治療と同時に本人および周囲の環境を調整することが重要である．

B. 臨床の基礎

（1）言葉とコミュニケーション

これまで述べてきたように，言語聴覚障害学は言葉によるコミュニケーションの障害を対象とする学問である．動物にもミツバチのダンスのようなコミュニケーション行動が見られることが知られているが，人間のコミュニケーションはそれよりもはるかに複雑な情報を正確に伝えることができる．それは人間のコミュニケーションが基本的に言葉によってなされるからである．このように，言葉はコミュニケーションの道具として非常に重要である．また，言葉は思考の道具，感情や自我の表現，行動のコントロールなど様々な機能を持っている．もし何らかの原因で

```
コミュニケーション手段 ─┬─ 言語的手段 ─┬─ 音声言語
                        │              └─ 文字言語
                        │
                        └─ 非言語的手段 ─┬─ 表情, ジェスチャー, 発声
                                        │   (前言語的コミュニケーション)
                                        ├─ 言語獲得後の表情, ジェスチャー等
                                        └─ サイン, シンボル等
                                            (拡大・代替コミュニケーション (AAC))
```

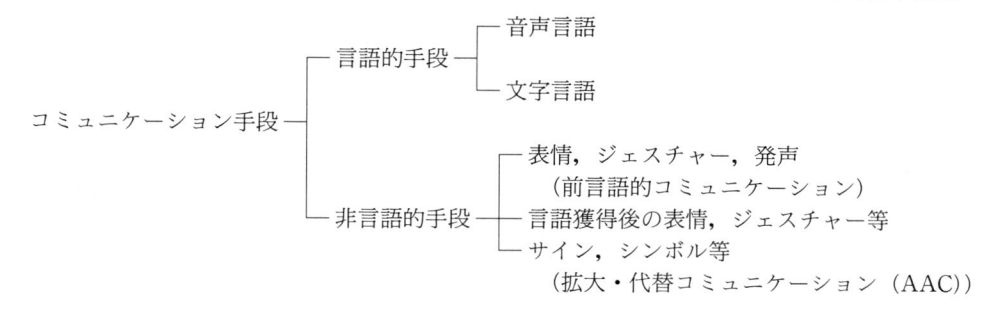

図3　コミュニケーション手段

　言葉が障害されると，本人だけでなく家庭，学校，社会における対人関係にも困難が生じ，深刻な問題となる。

　人間は話し言葉によって意思伝達をはかることが多い。話し手は話す内容を大脳で組み立て，運動の指令が発声発語器官に伝わって言語音を産生し，それが音波となって空気中を伝わる。話し手の発話は聞き手の耳で受信され感覚神経を通って大脳で理解されると同時に話し手にも届き，話し手によってモニターされる。この音声言語による言葉の鎖はコミュニケーションの手段として最も重要とされている。話し言葉およびそれを文字言語に変換した「書く」，「読む」という様式は言語的コミュニケーション手段として一括できる。

　しかし，言語を介さなくてもコミュニケーションが成立する場合がある。たとえば音声言語を獲得する前の子どもは欲しい物をじっと見たり，手を伸したり，声を出したりして周囲に要求を伝える。このような表情やジェスチャー，発声は言語的コミュニケーションへとつながる手段として重視され，前言語的コミュニケーション手段と呼ばれる。また言語を獲得した我々も，状況や伝達内容によって表情やジェスチャーを使うことがある。意思伝達に制約がある言語聴覚障害者にとっては表情やジェスチャーの意義はさらに重要であり，例えば重度失語症患者にとってうなずきと首振りができることは大きな助けとなる。このような非言語的コミュニケーション手段はそれ自体に意味があるので単純でわかりやすいが，言語的コミュニケーションのような複雑な情報は伝えられない。非言語的コミュニケーション手段をさらに発展させたものとして重度の言語聴覚障害者を対象に拡大・代替コミュニケーション（augmentative and alternative communication, AAC）という手段が最近活発に試みられている。これはサインやシンボルなどを用いて人工的に体系化したコミュニケーション手段であり，コンピューターを利用したものなどもある。図3に以上のコミュニケーション手段をまとめた。

（2）臨床の基礎

a．臨床の流れ

　臨床の流れは言語聴覚障害の種類によって異なる部分もあるが，すべてに共通するのは臨床開始にあたって，症状を的確に評価・診断することである。このためには，検査を行うだけでなく，本人や家族，関連するスタッフからの情報収集も重要である。こうして明らかにされた障害の種類や重症度に基づいて治療の長期的，短期的目標を設定し，適切な治療仮説とそれに沿った治療方針を立てる。こうして実際の言語治療が開始されるが，一定期間ごとに再評価を繰り返して症状の経時的変化を追い，治療目標，治療仮説や方法を再検討する必要がある。図4および図5に口蓋裂と吃音の言語治療の流れを示した。

b．言語聴覚士の基本

　すでに述べたように言語聴覚士の仕事は人間を対象としたヒューマンサービスといえる。したがって，目の前の言語聴覚障害者を尊重し，全人的な理解に努めるべきである。また，常に相手が最も必要としていることが何であるかを考え，その要求に応える姿勢が必要である。そのためには専門職としての資質を向上させ，自己の人間性を高めるための努力が求められる。

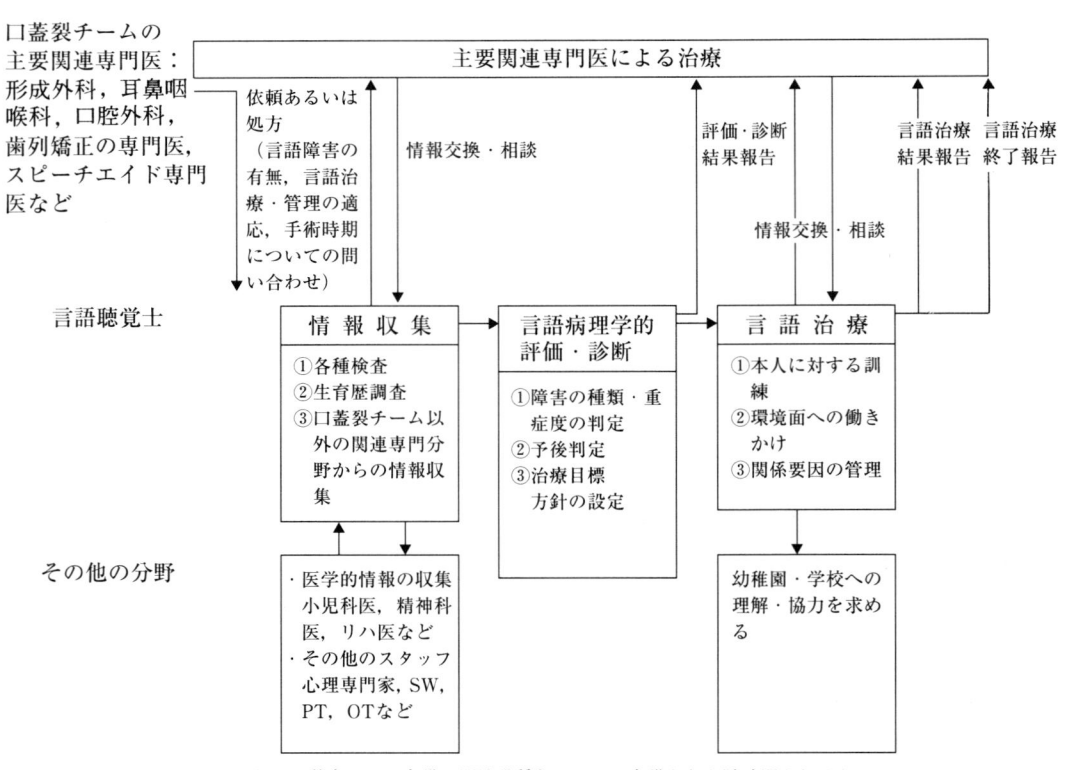

図4 口蓋裂の臨床の流れ
(文献1)を一部改変)

c. 言語聴覚士の職務内容，職業倫理

言語聴覚士法第二条によれば言語聴覚士とは「厚生大臣の免許を受けて，言語聴覚士の名称を用いて，音声機能，言語機能又は聴覚に障害のある者についてその機能の維持向上を図るため，言語訓練その他の訓練，これに必要な検査及び助言，指導その他の援助を行うことを業とする者」と定義されている。ここには理学療法士法及び作業療法士法などにみられる「医師の指示の下に」という文言がない。これは言語聴覚士の業務内容が，医療だけでなく福祉や教育などの領域にも広がることを想定したものといえる。

また，同法第四十二条には「嚥下訓練，人口内耳の調整その他厚生省令で定める行為」だけが診療の補助行為と規定されており，ここだけに「医師又は歯科医師の指示の下に」という表現がみられ，同法第四十三条以下にはそれ以外の行為について，言語聴覚機能に障害のある者に主治の医師や歯科医師のある場合には，「指示」よりも法律的強制力が弱い「指導」という言葉で規定されている。法律によって言語聴覚士の業としての行為に対する責任の所在が明らかにされたわけであるから，言語聴覚士はその社会的責任を自覚して仕事に臨まなければならない。

言語聴覚士は人間を対象とする臨床専門職であり，以下のような職業倫理が求められる。

1. 言語聴覚障害者の基本的人権と福利の尊重
2. 業務従事中に知りえたすべての情報に対する守秘義務
3. 自ら行った言語聴覚障害に関する評価や指導，訓練に対する説明義務
4. 専門職としての資質向上の努力
5. 他職種との良好な関係と密接な連携
6. 特に臨床研究における十分な説明と同意

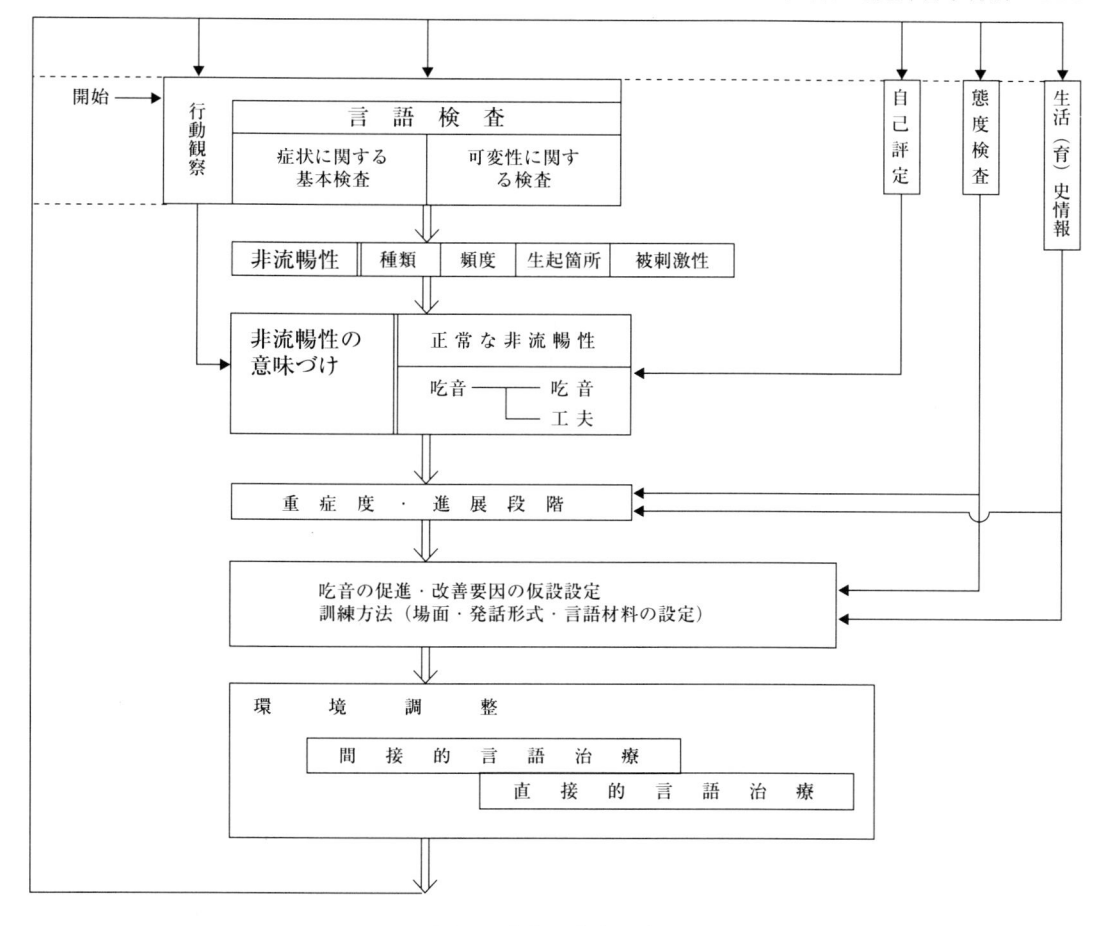

図5　吃音の臨床の流れ

（文献1)から引用）

7．金銭授受など反社会的行為の回避

B．言語聴覚障害診断学

（1）評価・診断の理念

すでに述べたように言語聴覚障害の臨床は1）現症の記述，2）評価，3）治療，4）再評価という形で行われる。図6はこの一連の過程をまとめたものであるが，ここで注意すべき点を簡単に述べる。

a．科学的視点と手法に基づいた評価・診断

言語聴覚障害を科学的に評価・診断するためには，個人の偏見や先入観などが入り込みにくい方法を採用して事実と推論を区別する必要がある。すなわち，用いる検査や観察法が測定しようとしているものを実際に測定しているかどうか（妥当性），再現性のある結果が得られるかどうか（信頼性）を吟味する必要がある。標準化された検査は妥当性や信頼性（検査―再検査間，検者間，サブテスト間などにおける相関）に関する検討がされているため，客観的データを得やすい。観察においても，同一行動の反復観察，複数の観察者や記録方法による観察，あるいはビデオによる記録の確認などの方法は客観的観察データを得るために有効である。

b．正常値と個人差

言語聴覚障害の評価・診断は正常とされる集団における基準値と比較する形でなされることが多い。しかし，正常とされる集団内でも個人差があるので，基準値には一定の幅があることを忘

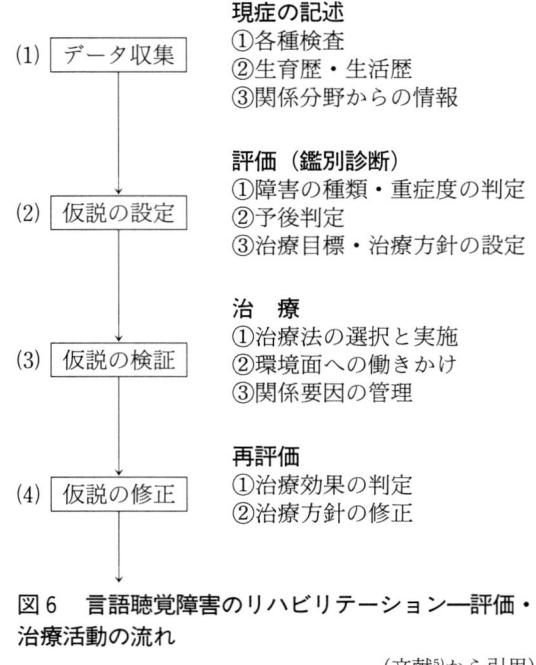

```
(1) データ収集    現症の記述
                ①各種検査
                ②生育歴・生活歴
                ③関係分野からの情報

(2) 仮説の設定    評価（鑑別診断）
                ①障害の種類・重症度の判定
                ②予後判定
                ③治療目標・治療方針の設定

(3) 仮説の検証    治　療
                ①治療法の選択と実施
                ②環境面への働きかけ
                ③関係要因の管理

(4) 仮説の修正    再評価
                ①治療効果の判定
                ②治療方針の修正
```

図6　言語聴覚障害のリハビリテーション―評価・治療活動の流れ

(文献5)から引用)

れてはならない。たとえば平均値だけではなく標準偏差などのばらつきを確認する必要がある。また，比較する基準値を収集した資料は目的，方法，時期，対象が様々であることも考慮しなければならない。なお，言語聴覚障害の深刻さは症状だけでなく，周囲の反応，障害の発生前の能力や本人の必要性など基準値とは別の次元の要因が関与する。

c．評価・診断の目的，必要とされる能力

得られたデータをもとに行われる評価・診断はその後に引き続く治療の基礎となる。適切な評価・診断と効果的な治療を行うためには，障害について知るだけでなく治療を進める上で必要と思われる能力や条件について科学的に分析し，それらを統合して全体的に問題を理解する能力が言語聴覚士に求められる。

(2) 情報の収集

情報を収集することは評価・診断の基礎である。以下の3つの情報源からの情報を分析して障害の有無を判定し，障害がある場合はその種類と重症度を総合的に把握する。

a．本人および家族からの情報

本人および家族との面接を通して生育歴，生活歴，既往歴を聴取する。一般的には発達歴（言語，身体，運動，社会性など），医学的既往歴，教育歴，職業，社会的経済的状況，病前の言語習慣，方言の有無，趣味や性格，家族構成や障害に対する家族および本人の反応などである。これらの情報は教材の選択など治療をすすめるうえでも多くのヒントを与えてくれる。

b．関連分野の専門職からの情報

医師，看護婦，臨床心理士，ソーシャル・ワーカー，理学療法士，作業療法士，教育の専門家，保母，指導員などから患者の情報を収集し，言語聴覚障害との関係を検討する。

c．検査

検査は言語聴覚障害の評価・診断において重要であり，障害別に様々な種類がある。妥当性や信頼性の他に，所要時間（長時間にわたる場合は複数回に分ける），難易度（難しすぎる設問には中止基準を設ける），環境（人が多くて落ち着かない場所を避ける）などにも配慮が必要である。また，他の専門職が実施する検査と過不足がないかどうかも確認する。なお，言語聴覚士が行う検査については各論を参照されたい。

文 献

1）福迫陽子, 伊藤元信, 笹沼澄子：言語治療マニュアル, p 287-340, 医歯薬出版, 東京, 1984
2）柏木敏宏：言語聴覚士, 総合リハ, 27：317-320, 1999
3）切替一郎：音声言語医学の源流とわが国における発展―前編―19世紀中葉より日本音声言語医学会（1956）までの100年間について, 音声言語医学, 36：408-419, 1995
4）北野市子：海外各国における言語治療士の現況 ST団体へのアンケート調査から, 音声言語医学, 31：338-343, 1990
5）笹沼澄子：言語障害のリハビリテーション, 笹沼澄子編著「言語障害（リハビリテーション医学全書）」, 医歯薬出版, 東京, 1975
6）鈴木重忠, 柏木敏宏：総説概論, 日本言語療法士協会編著「言語聴覚療法 臨床マニュアル」, p 6-17, 協同医書出版, 東京, 1992
7）田口恒夫：言語障害治療学, p 1-26, p 213-233, 医学書院, 東京, 1966
8）田口恒夫編, 笹沼澄子, 中西靖子, 船山美奈子訳：言語病理学診断法, p 1-33, 協同医書出版, 東京, 1978 (Johnson, W., Darley, FL, Spriestersbach, DC：Diagnostic methods in speech pathology, Harper & Row, New York, 1963)

（関 啓子・柏木敏宏・石合純夫）

2. 高次脳機能障害

A. 高次脳機能障害とは

　高次脳機能障害とは，運動障害，感覚・知覚障害，意識障害では説明できない言語，動作，認知，記憶などの障害をさす。いわゆる，古典的にいう失語，失行，失認がこれにあたる。また，頻度や重要性の観点からみて，半側空間無視をはじめとする無視症候群，記憶障害，痴呆なども同列に並べたい。高次脳機能障害は，基本的には大脳病変によって起るが，間脳に含まれる視床病変の役割も重要である。

　図1は，左右の大脳半球を連絡する脳梁を外科的に切断した分離脳患者の研究から推定された大脳半球機能の側性化を示す。主要言語中枢は左半球にあり，発話，書字に加えて計算も主に左半球の機能といえる。一方，右半球は空間的構成を含む視空間性能力に優っているが，簡単な言語理解が可能と推定されている。

　神経心理学の目的は，障害された高次脳機能と保存された機能を正確に評価し，病巣との関連から局在あるいは機能的ネットワークを推定すること，障害と回復のメカニズムを探ること，さらには健常な脳機能を知ろうとすることと言える。画像診断が進歩した今日では，MRI，CTを用いた正確な病巣診断，またSPECTやPETによる機能的画像所見の同定は，神経心理学に必須であり，また患者の評価や予後の判断においても非常に重要である。

B. 全般的障害と検査法

　局在症状としての高次脳機能障害に，幅広く影響を及ぼす可能性がある全般的障害として，意識障害，注意障害，知能低下，前頭葉症状，感情障害があげられる。このうち，意識障害を除けばいずれも高次脳機能障害に含めることができる。

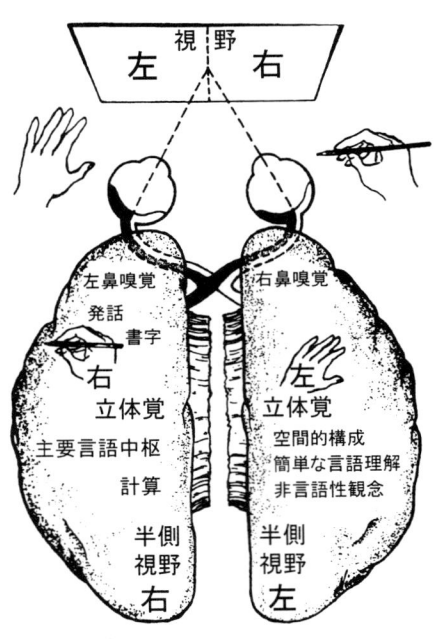

図1　分離脳研究から推定された大脳半球機能の側性化
（Sperryによる図を改変）

（1）意識障害

急性期の脳損傷患者を診察する際に，意識障害と全般的注意障害について最初に評価しておく必要がある．意識障害については，日本式昏睡尺度（JCS，いわゆる3－3－9度方式，105頁参照）などで評価するが，失語の存在も念頭に置く必要がある．

（2）全般的注意障害

急性期には，注意の集中や持続が可能かについての評価も重要である．数字列を復唱する数唱は，後述するように即時記憶の検査にも位置付けられるが，注意障害の検査法としても重要である．

（3）知能低下

知能低下の有無は高次脳機能検査全般の成績に大きな影響を与える．言語の障害がある失語症患者の知能評価には，レーヴン色彩マトリックス検査，コース立方体検査，ウェクスラー成人知能検査（WAIS-R）動作性検査のような視覚性・動作性検査を行う．ただし，これらの非言語性検査でも課題によっては言語性の要素を含むものがあり，複数の検査成績を総合して知能低下の有無を判断する必要がある．右半球損傷などによる言語性側面が保たれた高次脳機能障害患者には，WAIS-R言語性検査が有用といえる．

（4）前頭葉症状

前頭前野損傷では，通常の認知，動作，および知能検査成績はほぼ保たれる．一方で，前頭葉症状は，有意義な日常生活，社会生活，職場復帰を困難とすることが多い．前頭葉症状を簡単にまとめることは難しいが，認知的柔軟性，概念形成，セットの転換，フィードバックの利用，抽象的思考，プランニング，情報や行動の組織化，習慣的行為・認知の適切な抑制などの障害が生じ，高頻度に保続も加わる．ただし，保続を除いて，用いられた課題あるいは仮説に依存しており，様々な解釈が可能といえる．

前頭葉機能検査としては，Wisconsin Card Sorting Test，仮名ひろいテスト，Stroop課題，語想起課題などが代表的である．いずれも，原則的にWAIS-RなどによるIQが正常域に保たれている時，意味がある．また，ほかの高次脳機能障害の影響を受けやすいことにも留意する必要がある．

（5）感情障害

感情失禁が比較的多くみられ，リハビリテーションや検査の障害となる場合には，投薬による治療が試みられる．また，左半球損傷例でうつ病が持続しやすい傾向がある．

C．痴　　呆

（1）痴呆の定義

必ずしも一定していないが，DSM-IVまたはICD-10に従うのが一般的である（表1）．ほぼ共通しているのは，記憶障害に加えて複数の高次脳機能障害があり，職業や日常生活に障害をきたす病態という点である．また，せん妄状態や意識の混濁よるものを除く点も重要である．なお，ICD-10では，「脳疾患による症候群であり，通常は慢性あるいは進行性であること」が加わっている．

（2）検査

スクリーニングテストとしては，改訂長谷川式簡易知能評価スケール（HDS-R）とMini-Mental State Examination（MMSE）が代表的である．両者はともに見当識，記憶，計算の側面を含んでいる．異なる点は，HDS-Rが動作を要する項目を排除している点である．両者は

表1 痴呆の定義

1. 記憶障害
2. 複数の高次脳機能障害
   - 失語，失行，失認および遂行機能障害のうち1つ以上（DSM-IV）
   - 記憶，思考，見当識，理解，計算，学習能力，言語，判断を含む多数（ICD-10）
3. 職業，日常生活に障害．
4. せん妄状態を除く（DSM-IV），意識の混濁はない（ICD-10）
5. 脳疾患による症候群（ICD-10）
6. 通常は慢性あるいは進行性（ICD-10）

DSM-IV，ICD-10より抜粋．いずれかが付記されていないものは両者にほぼ共通した項目である．

表2 皮質下性痴呆と皮質性痴呆の特徴*

	皮質下性痴呆	皮質性痴呆
言語	失語なし	しばしば失語
記憶	再生より再認が良好	再生，再認ともに障害
視空間性能力	障害	障害
計算	比較的保存	早期より障害
前頭葉機能	障害が目立つ	他と相応の障害
認知処理速度	早期に低下	比較的保たれる
人格	無感情，無気力	無関心
感情	うつ病	正常

*実際にはこれほど差が明確ではない場合も少なくない．
（Cummings，1990より要約）

ともに30点満点であるが，HDS-Rでは20点以下を痴呆の疑いとし，MMSEでは健常人は24点以上とされる．いずれの検査でも，得点だけを問題とするのではなく，障害が明らかな項目に注意を払う必要がある．記憶検査も必須である（記憶障害の項参照）．

（3）痴呆の分類と症状

症例数が多い代表的疾患としては，アルツハイマー病と血管性痴呆を対比することが行われる．一方，病理学的な病変分布と神経心理学的症状の対応という点では，皮質性痴呆と皮質下性痴呆に分けることができる．皮質性痴呆では，アルツハイマー病が代表的であり，確定診断は病理学的に行われる．アルツハイマー病は大脳半球の後方領域に変性が強く現れる．これとは対照的に前頭-側頭葉の変性が主体である痴呆性疾患を一括して，最近では前頭側頭型痴呆（fronto-temporal dementia, FTD）と呼んでいる．FTDには，病理学的にみて複数の疾患が含まれており，その代表がピック病である．皮質下性痴呆は，進行性核上性麻痺，多発性皮質下梗塞のほか，パーキンソン病の一部の症例にみられる．

a．アルツハイマー病

初発症状は，特殊な場合を除いて，記憶障害すなわち健忘症であり，最初，「物忘れ」を主訴に来院することが多い．これに続いて，抽象的・論理的思考の障害と全般的注意障害が現れ，さらに，言語性，視空間性能力の障害へと進行して行く．

b．前頭側頭型痴呆

重要な点は，人格・行動変化で発症し，記憶障害が先行せず比較的軽いという点と，空間的能力が比較的遅くまで保たれて，あまり道に迷わないという点である．また，WAIS-RのIQなどでみた知能低下と比較して，前頭葉機能検査での障害が目立つことが多い．

c．皮質下性痴呆

皮質性痴呆との対比を表2に示す．一般的に皮質下性痴呆では，いわゆる失語，失行，失認は生じにくいとされ，記憶障害もそれほど前景に立たない．一方，前頭葉機能低下と認知処理速度の低下は早い段階から目立つとされている．

D．記憶障害

（1）記憶の種類

　臨床的記憶障害で問題にする記憶とは，宣言的記憶すなわち意識的想起と内容の陳述が可能な記憶である。宣言的記憶は，日付や場所のあるエピソードや事象に関する「エピソード記憶」と事実や知識に相当する「意味記憶」に分けられる。また，記憶は把持時間の長さによって，臨床的には3つに分けられる。即時記憶は，刺激の呈示直後の再生能力を指し，聴覚言語性には数唱が代表的である。近時記憶は，刺激呈示の後，会話などの何らかの干渉を入れて，数分から数時間後に再生する能力を言う。遠隔記憶は，しっかりと学習されてしまって必要に応じて再生可能な遠い記憶である。また，記憶材料によって言語性記憶と視覚性記憶に分けられ，左半球が言語性記憶，右半球が視覚性記憶に関わる比重が高い。

（2）前向性健忘と逆向性健忘

　前向性健忘とは，出来事に関する情報の獲得，新しい事実の学習の障害をさす。一方，逆向性健忘とは，健忘症発症の時点より前の記憶の障害である。両者は，様々な割合で合併して生じることが多く，逆向性健忘が独立して生じることはまれである。一般的に，逆向性健忘では古い記憶の方が残りやすい傾向がある。前向性健忘では近時記憶の検査に障害がみられ，逆向性健忘では遠隔記憶の検査に障害がみられる。また，純粋な健忘症では，即時記憶は保たれていて数唱が正常であることも少なくない。時と場所に関する見当識は健忘症で障害されるが，全般的注意障害でも障害されるので鑑別が必要である。

（3）作話

　作話は，意識清明な状態における記憶の変造であり，健忘症と関連して起こる。ただし，作話は，慢性期になると記憶障害が明らかに残っていても，消失することが多く，記憶障害と平行するものではない。瞬間的作話（当惑性作話）は，主に質問によって誘発され，記憶障害の穴埋め的な反応，実際の記憶項目の時間的誤りが現れる。空想的作話は，壮大な空想的主題を展開し自発的に産出されるが，まれにしかみられない。

（4）記憶検査

　標準化されたものとしてウエクスラー記憶検査法（WMS-R）がある。言語性記憶，視覚性記憶の総合的な検査が可能であり，WAIS-RにおけるIQとの対比もできる。また，リバーミード行動記憶検査も出版された。

　言語性検査としては，三宅式記銘力検査が広く用いられている。これは，「煙草―マッチ」というような単語対を記憶する対連合学習という代表的な記憶検査法に基づいている。関連のある単語対を記憶する有関係対語試験と関連性の低い単語対を記憶する無関係対語試験からなり，健常人であれば有関係対語試験は3回目には10組すべて記憶可能と考えて良い。この検査は，記憶障害の検出に鋭敏な反面，その程度の評価には向かないところがある。その点，15個の単語リストを覚える聴覚言語性学習検査（Auditory Verbal Learning Test, AVLT）は，5回の繰り返しにおける学習のパターンを含めて重症度の評価に有用である。

　視覚性検査としては，模写と遅延再生を行うRey複雑図形検査が良く用いられる。Benton視覚記銘検査も有名であるが遅延再生までの時間が最大でも15秒と短い点が問題である。

（5）記憶障害の病巣

　側頭葉内側部では海馬とその周辺領域が重要であり，ヘルペス脳炎によって高頻度に損傷されるほか，難治性てんかんに対する側頭葉切除術や脳梗塞によって損傷される場合がある。また，アルツハイマー病でもおかされやすい部位である。

　間脳では視床前内側部，乳頭体視床路，乳頭体などが重要であり，脳梗塞で視床前内側部，乳

```
急性期                              慢性期
┌──────────────┐  両側性損傷・全般   ┌──────────────┐
│ 半側空間無視 │  的脳機能低下なし  │ 半側空間無視 │
│ 病態失認     │───────────────→│ と二次的障害 │
│ 半側身体失認 │                    └──────────────┘
│ 着衣失行     │  両側性損傷・全般   ┌──────────────┐
│ 構成障害(失行)│  的脳機能低下あり  │ 半側空間無視 │
└──────────────┘───────────────→│ 病態失認     │
                                     │ 半側身体失認 │
                                     │ 着衣失行     │
                                     │ 構成障害(失行)│
                                     └──────────────┘
```

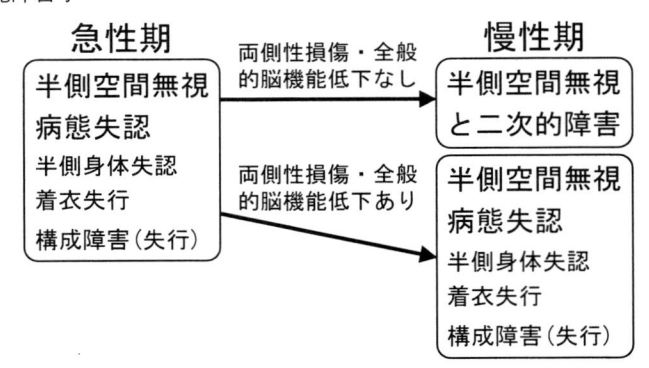

図2　右半球損傷に多くみられる高次機能障害

頭体視床路が損傷されことがある。アルコール・コルサコフ症候群では，前頭葉障害も伴うが視床前核と乳頭体の病巣が重要視される。

　前頭葉（前脳）基底部の損傷は，前交通動脈の動脈瘤破裂によるくも膜下出血で高頻度に生じる。

　脳梁膨大後域の損傷でも記憶障害が起こることが知られているが，この部位に限局した病巣はそれほど多くない。

　後大脳動脈領域の脳梗塞でも，側頭葉内側部が含まれると記憶障害を生じるが，一側性の場合には，それほど重くないことが多く，日常生活ではあまり問題とならない。

　この他，頭部外傷でも高頻度に健忘を生じる。

　いずれの病巣においても，両側性病変の場合に記憶障害が重度となる。

E．右半球損傷に多くみられる高次脳機能障害（図2）

　急性期には，半側空間無視，片麻痺に対する病態失認，半側身体失認，着衣失行，構成障害（失行）がみられる。両側性損傷や全般的脳機能低下がない状態で慢性期まで残りやすいものは，半側空間無視である。また，半側空間無視の二次的障害として構成障害，道順障害，着衣障害が起こる。

（1）半側空間無視
a．定義と頻度
　半側空間無視とは，大脳半球病巣の対側の刺激に反応せず，またそちらを向こうとしない症状と定義される。急性期における頻度は，右半球損傷では3～4割であり，慢性期の入院患者でも同程度に高頻度にみられる。一方，左半球損傷ではまれで，短期間に改善することが多い。したがって，右半球損傷後にみられる「左」半側空間無視が大半であり，以下，左半側空間無視について述べる。

b．半側空間無視と同名半盲
　半側空間無視と同名半盲は，異なる条件で診断される独立した症状である。すなわち，半側空間無視は，視線の動きを許した状態で定義のような症状が生じるものをいう。半盲ないしは視野障害を伴っていることが少なくないが，視野障害のない症例も存在する。ただし，視野が保たれていても視覚消去現象がみられることが多い。一方，同名半盲は1点を固視した状態で行う視野検査における一側視野の障害である。後頭葉内側面損傷による同名半盲では，半側空間無視はほとんどみられない。

c．検査と症状（図3）
　1）抹消試験：様々な向きに印刷された多数の線分に印を付ける線分抹消試験（Albert法），または，複数の刺激の中から標的のみを抹消する選択的抹消試験がある。いずれも主に左側に見落としが見られる。

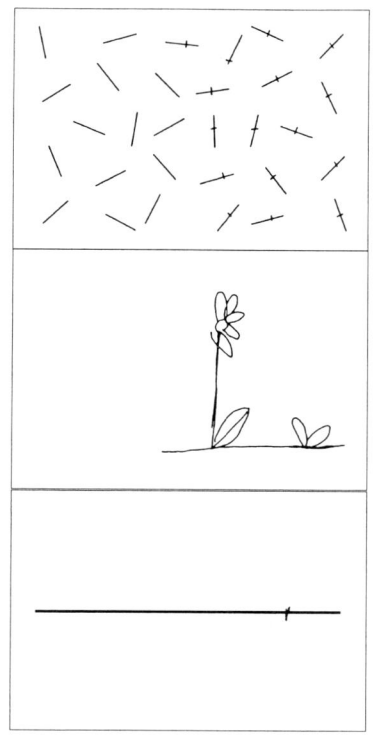

図 3 半側空間無視の代表的検査法
上から，線分抹消試験，模写試験（花の絵），線分二等分試験

表 3 半側空間無視のリハビリテーション

1. 見落しのフィードバック→病識の獲得
2. 左方探索の促進方法
    右側刺激の除去・段階的追加
    注意すべき部分に目印を付ける
    言語性知識・指示の利用
    発動性の向上
3. 幅広い条件を想定した訓練
    課題の種類：探索課題，読み，描写・描画，道順など
    感覚モダリティー：視覚，触覚，聴覚
    患者の生活空間への適応
4. 幅広い評価方法
    スクリーニング検査（BIT 通常検査など）
    日常生活場面を想定した検査（BIT 行動検査など）
    日常生活動作・移動場面での評価
5. 訓練期間
    中～重度例では必要に応じて 3 ヵ月以上を考慮

　2）模写試験：花や家の絵を示して模写させると，左半分を描かないか左側の一部が脱落する。手本を示さない自発描画を実施することもある。
　3）線分二等分試験：20 cm 前後の水平な線分を呈示して，まん中に印を付けるように指示すると二等分点が右方へ偏位する。
　4）BIT 行動性無視検査（Behavioural inattention test）：上記のような古典的検査による通常検査と日常場面を想定した行動検査からなり，半側空間無視についての包括的検査が可能である。

5）日常生活，訓練場面：食事で左側の食べ物や皿の左半分に手をつけず，移動時は左側のものにぶつかるなど，日常生活，リハビリテーションの上でも大きな障害がみられる。とくに，片麻痺がある場合，起立，歩行の自立の大きな阻害因子となる。

　d．病巣

多数例の病巣を重ね合わせて検討した場合には右下頭頂小葉の病巣が最も多い。しかし，右下頭頂小葉に限局している場合には比較的回復が良い。右中大脳動脈領域全域の脳梗塞では，半側空間無視は重度で持続性のことが多い。さらに，半側空間無視は前頭葉病巣でも起こるが比較的軽症である。

　e．リハビリテーション

半側空間無視のリハビリテーションとしては，視覚的探索を組織化，強化する視覚走査訓練も試みられるが，汎化は難しく，幅広い状況を想定した訓練（**表3**）が重要である。

（2）片麻痺に対する病態失認

片麻痺の存在を無視，または否認する症状であるが，自発的な訴えとしてではなく，検者の質問によって明らかとなる。すなわち，「手足の具合はいかがですか」と聞いても麻痺に言及せず，「手足は良く動きますか」と聞いても「動く」と言う。極端な場合，片麻痺があるにもかかわらず，ベッドから起き上がってトイレに行こうとして転倒したりする。急性期の広範な右半球損傷例によくにみられ，代表的病巣は，右中大脳動脈領域の大梗塞である。慢性期にはまれな症状である。

― メモ ―

病態失認が持続性となる要因：症状としては，深部感覚障害が強いことと半側空間無視があげられ，また全般的注意障害や知能低下などを伴っているときである。病巣としては，多発性脳梗塞に加えて脳萎縮がある場合のほか，広範な血流低下を伴っているときに病態失認が持続性となる。また，高年齢も要因の一つである。

― メモ ―

病態無関心：典型的な病態失認とは異なり，麻痺の存在を認めはするが，その重大さに無関心な状態を言う。

（3）半側身体失認

一側身体が存在しないかのように振舞う症状であり，一側上肢がベッドから垂れていたり，裸のままでも気にしなかったりする。また，上肢を自分のものと認めない言語性表現を伴うこともある。健側の手で，患側の身体部位を触ることも障害される。右半球損傷後の主に急性期に身体左側に対して起こるが，頻度は低い。

（4）自己身体に対する無視

自己身体に対する無視は，指示に応じて患側の身体部位を指し示すことができない症状である。片麻痺に対する病態失認と合併してみられることが少なくない。なお，半側空間無視患者であっても，自己身体に対する無視を示すことはまれである。右半球損傷後の主に急性期に身体左側に対して起こるが，頻度は低い。

（5）着衣失行

着衣失行は，衣服を着られない症状で，運動・感覚障害では説明できないものを言う。失行という名称がついているが，本来の失行のように日常生活で目立たないと言うことはなく，むしろその障害となる。衣服をきちんとたたんだ状態よりも，乱雑に丸めた状態，片袖を裏返しにした状態の方が着衣の障害が明らかとなる。なんとか着られた場合でも，前後，表裏などが誤っていることが多く，それに気づかず平気でいることが多い。ただし，着衣失行は，独立性に問題があ

り，半側空間無視の影響を否定できない場合がしばしばある。病巣は，右頭頂葉を含む場合が多い。

（6）構成障害

構成失行とも言うが，視力や視野の障害や，運動障害自体に起因せず構成的課題に現れる障害の総称であり，失行の本来の概念とは異なる。平面的な絵よりも，立方体の図などの模写が困難である。全体的に立体的構成ができないものも，半側空間無視の表現そのものと考えられるものも構成障害に含まれる。左右いずれの大脳半球損傷でも約3割にみられるが，後方病変に多い。

F．視空間性障害

視空間性障害としては，半側空間無視，構成障害，Bálint症候群，同時失認などが含まれる。半側空間無視と構成障害についてはすでに述べた。

（1）Bálint症候群

視覚性注意障害，精神性注視麻痺，視覚失調の3徴候からなる。視覚性注意障害は，主に視野中心付近のごく限られた一部しかはっきりと見えない症状で，同時に見える対象は大きさによらず，ほぼ1つに限られている。Luriaなどは，この症状を同時失認と呼んでいる。視覚性注意障害がある場合に正確な視野測定を行うことは困難である。精神性注視麻痺は，視線を別の対象に向けて適切に移動できず，正確に固視できない症状をいう。視覚失調（optische Ataxie）と呼ばれる症状は，視覚対象を注視した状態でも，それをつかめない現象をさす。周辺視野に呈示された対象を固視せずにつかむことが障害されるフランス語のataxie optiqueも，日本語では視覚失調となるが，区別すべき症状である。Bálint症候群は，頭頂-後頭領域の両側性病巣で起こる。

（2）同時失認（Wolpert型）

状況画などの細部の認知は，一応良好でありながら全体の意味を把握できない症状を言う。ただし，最近，同時失認と呼ばれている症状は，複数の対象があることは分っていても，2つ以上の簡単な形態ないしは文字の認知段階にすでに障害があることが示されており，Wolpertの概念とは若干異なっている。病巣が明らかにされているのは，この様な最近のタイプで，左後頭葉前部から側頭葉にあることが多いという。

G．失認

失認とは，感覚を通して呈示された物品の認知障害であり，感覚障害，他の高次脳機能障害，未知性などに帰することができないものを言う。失認は，感覚モダリティーによって，視覚失認，聴覚失認，触覚失認などが生じるほか，相貌失認のようにカテゴリー特異的なものもある。また，地誌的失見当あるいは地誌的見当識障害と呼ばれる症状の中にも，場所や風景に対する失認の要素が含まれる。失認患者は，1つの感覚モダリティーを通しての失認であれば他の感覚モダリティーを通しての対象認知が可能である。視覚モダリティーにおける失認および視空間性障害を包括した検査法としては，標準高次視知覚検査がある。

（1）視覚失認（視覚性失認，視覚性物体失認）

a．統覚型視覚失認

統覚すなわち形の知覚段階の障害と考えられる視覚失認である。視力と視野が正常ないしは十分に保たれているにもかかわらず，単純な視覚刺激の形の識別ができない。対象が何であるかを認知できないばかりでなく，同じ図形を選ぶマッチング，二つの図形の異同弁別，絵の模写も障害されている。例えば，○と×などの区別もできない。図4はBensonとGreenbergの症例の

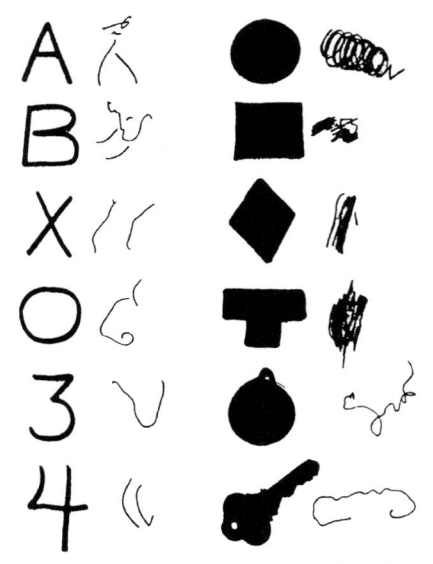

図4 統覚型視覚失認患者の文字の書き写しと図形の模写
(Benson と Greenberg (1969) の症例)

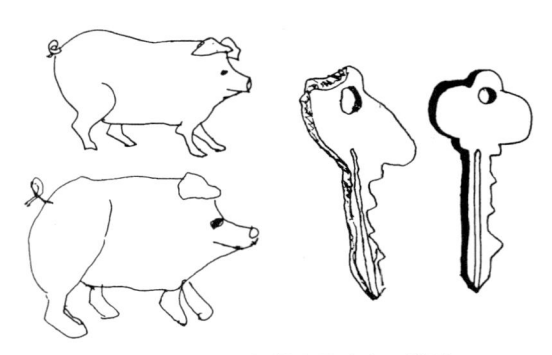

図5 連合型視覚失認患者の模写
豚に対して犬か猫かその類のもの，鍵に対してバイオリンと言ったが，模写は可能であった（Rubens と Benson (1971) の症例）

文字の書き写しと図形の模写であるが，いずれも重度に障害されている。原因としては一酸化炭素中毒によるものが多く，両側後頭葉のびまん性損傷がみられる。

　b．連合型視覚失認

　知覚された形と意味との連合障害と考えられるタイプの視覚失認である。物品の形態に関する視知覚が十分に保たれているにもかかわらず，それが何であるかを認知できない状態である。物品の呼称ができず，使用法を動作によって説明することも不可能である。また，複数の物品を意味的属性によって分類するカテゴリー化もできない。しかし，対象の異同弁別やマッチングは可能であり，絵の模写もできる。ただし，模写やマッチングの速度は低下している。図5に代表的なRubensとBensonの症例の模写を示した。なお，合併する高次脳機能障害としては純粋失読と相貌失認の頻度が高く，少なくとも一方は伴っているという研究者もいる。病巣は両側側頭－後頭葉の内側下面による例が最も多く報告されているが，左一側病変で起る場合も知られている。

　c．相貌失認

　熟知相貌の認知障害を中核とする症状である。発症前に良く知っていた顔を見て，誰だか分からず，知っている相手かどうかの判断も基本的にできなくなる。家族の顔も分らず，鏡に映った自分の顔が分らないことすらある。しかし，声を聴けば誰かわかる。未知相貌についても，顔の異同弁別やマッチングが障害されていることが多く，若いか年寄りか，男か女か，どんな表情をしているかの識別能力も低下していることが少なくない。病巣としては右後頭－側頭葉接合部の下面が重視されているが，両側病変例が大半である。

　d．地誌的見当識障害（地誌的失見当，地誌的失認）

　街や家の中を移動する際，どちらへ行けばよいか分らず，道に迷う症状である。痴呆や全般的注意障害に伴う場合は除く。地誌的失見当には，大きく分けて2つの要素がある。すなわち，場所や建物の風景に対する一種の失認である「環境失認」または「街並失認」と，道順を思い出せない，あるいは覚えられない症状である「地誌的記憶障害」の2つである。なお，視覚性記憶障害でも新しい道順を覚えられなくなるが，熟知した場所では，多くの場合道に迷わない。環境または街並失認と地誌的記憶障害は，たいていの場合，様々な比率で混在している。地誌的見当識障害は，多くの場合，右側頭－後頭葉下面の病巣で起こるが，純粋な道順障害が右脳梁膨大後域から頭頂葉内側部の病巣で起るという報告もある。

> ─メモ─
> 用語について：「地誌的失認」は地誌的見当識障害と同義で用いられることが多く，失認的要素を取り出して言う場合に「環境失認」や「街並失認」が用いられる。また，「地誌的記憶障害」と称した報告例であっても，失認的要素を伴っているものが少なくない。その点では，道順を思い出せない，あるいは覚えられない症状は，「道順障害」と呼ぶ方が明確かもしれない。

e．大脳性色覚障害

大脳損傷によって，見た対象，風景の色がわからない，あるいは色が不明瞭になる症状であり，患者は「全ての物が灰色に見える」などと訴える。これは，本来の失認にはあたらず，高次脳機能障害に含めるべきか疑問がある。ただし，責任病巣は両側の紡錘状回と舌状回の一部，すなわち側頭－後頭葉下面にあり，連合型視覚失認や相貌失認と合併して生じることが少なくない。大脳性色覚障害は，純粋失読に合併しやすい色名呼称障害とは異なる。

（2）聴覚失認

a．環境音失認（狭義の聴覚失認）

環境音（動物の鳴き声，電話が鳴る音，救急車のサイレンなど）の認知が障害されているが，言語音認知は良好で聴覚的理解や復唱が保たれている状態をいう。環境音認知検査は，さまざまな環境音を聞かせて，口頭または絵の選択によって答えさせる。なお，多くの場合，音楽的認知も障害されている（感覚性失音楽）。環境音失認は頻度が低く，責任病巣はまだあまりよく分っていない。右側頭－頭頂葉病巣例の報告がある一方，より大きな右半球病巣でも環境音失認を呈さないことが多い。両側聴放線を含む病巣例の報告もあるが，言語音認知が保存されるメカニズムなど推論の域を出ていない。

b．広義の聴覚失認

環境音と言語音の両方の認知障害があるが，純音聴力や文字言語理解が保たれた病態をいう。環境音失認と純粋語聾の混合型であり，一方が独立して起る場合よりも高頻度にみられる。音楽的認知の障害（感覚性失音楽）や音源定位検査で障害を示す聴空間認知障害も伴っていることが多い。病巣は，両側上側頭回を中心とし一部頭頂葉を含む場合が多い。

c．いわゆる皮質聾

両側大脳病巣によって，「聾」と呼ぶべき著明な聴力障害をきたした状態である。皮質聾の名にふさわしい，一次聴覚皮質がある横側頭回（Heschl 回，側頭葉上面の後方部にある）を含む両側側頭葉病変による症例が古くから報告されている。しかし，聾が持続するには，内側膝状体と聴放線を含む両側性皮質下病巣が必要であるとする意見が多い。そこで，「いわゆる皮質聾」という表現を用いた。

（3）身体失認

身体失認には，一側身体または身体部位に対する態度の異常や指しし，呼称などにおける障害が含まれる。対象が何であるかわからないという本来の意味の失認とは異なる概念である。ここでは，Gerstmann 症候群と身体部位失認について述べる（半側身体失認，自己身体に対する無視については，「D．右半球損傷に多くみられる高次脳機能障害」参照）。

a．Gerstmann 症候群

手指失認，左右障害，失書，失算の 4 徴候からなる。手指失認には，名称に対する指の選択障害と指の呼称障害が含まれ，患者自身および他人の手指について障害を示す。左右障害は，患者あるいは検者の身体の左右を問う検査で明らかとなる場合のほか，右手で左耳をさすというような方法で顕著となる。責任病巣は左角回上部から上頭頂小葉下部付近と推定される。なお，4 徴候がそろわず，独立したり部分的な組合せで生じる場合もまれではない。

b．身体部位失認

主に言語性指示に従って，患者自身の身体，検者の身体，または身体の絵の部位をさし示すことができないまれな症状である。身体部位の呼称，機能に関する説明が可能な純粋例もある。病

図6 観念運動失行と観念失行の分類
本文参照

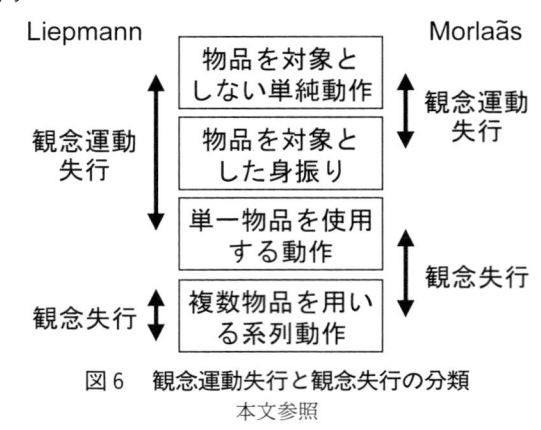

巣は，左頭頂葉を含む腫瘍例の報告が多く，アルツハイマー病の報告もある．しかし，限局性の病巣による純粋例はみあたらない．

H. 失　行

（1）定義
　失行とは，学習された動作（習熟動作）の遂行障害を言う．目的動作の障害とも言われるが，失行検査には意味のある動作だけが含まれているとは限らない．また，運動障害，感覚障害のような要素的障害，理解障害，視覚認知障害，視空間性障害，全般的注意障害，痴呆などの高次脳機能障害，あるいは意識障害が直接の原因と考えられる場合は除外する．

（2）観念運動失行に代表される本来の失行の一般的特徴
　①学習されたすべての動作が障害されるわけではない．
　②同じ動作でもできる時とできない時がある．
　③一般的に口答命令よりも模倣が容易．
　④物品を使う身振りよりも実際の使用の方が容易．
　⑤検査場面よりも日常生活場面の方が容易．

（3）観念運動失行と観念失行
　a．症状
　観念運動失行と観念失行の分類は，歴史的にも，研究者の考え方からみても，やや複雑であるため，失行検査との対応を含めて整理しておく（図6）．
　失行検査で調べる動作は，物品を対象としない単純動作，物品を対象とした身振り（この場合には実際には使用しない），単一物品を使用する動作，複数物品による系列動作に大別される．失行について最初に体系的記載を行ったのは，Liepmannで，1900年前後のことである．Liepmannによれば，物品を対象としない単純動作（例：「さようなら」と手を振る），物品を対象とした身振り（例：歯ブラシを持ったつもりで歯を磨くふりをする）を口頭命令または模倣でできない場合を観念運動失行とする．また，単一物品を使用した動作の障害も観念運動失行に含めている．複数物品を用いた系列動作（例：マッチ箱，ローソク，ローソク立てを用意して「ローソクに火をつけてください」と指示）の障害は観念失行とされる．一方，Morlaàsは1928年の論文で，物品を対象としない単純動作，物品を対象とした身振りを口頭命令でできない場合は，

メモ

　交感性ディスプラキシー：Liepmannは，麻痺がない場合の観念運動失行について右上肢の失行を重視した．左上肢の障害はより軽いと考え，これを交感性ディスプラキシーと呼んだ．今日では，左右差はほとんどないことが知られ，左側に現れた場合も一括して失行と呼んでいる．

図7　失行の病巣
＊は中心溝を示す．

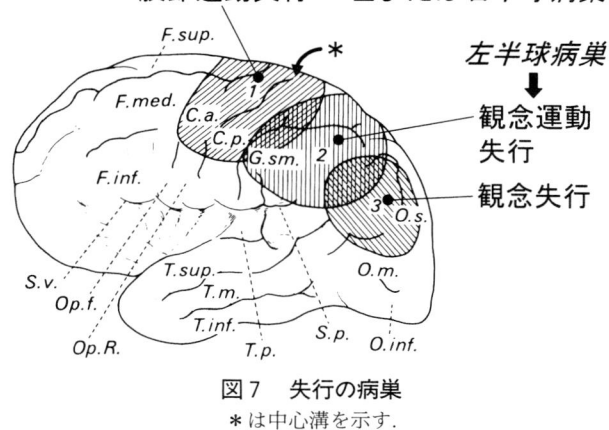

Liepmannと同様に観念運動失行としている．これらの動作の模倣について，Morlaàsは，遂行失行では障害が見られ，喚起失行では障害がないとしている．ただし，現在では，遂行失行，喚起失行という分類はほとんど行われていない．Morlaàsは，物品を用いた動作の障害は単一物品，系列動作ともに観念失行に分類している．今日でも，両方の分類が用いられており，どのタイプの動作が障害されているのかを明記しておく必要がある．

　b．病巣

観念運動失行と観念失行は左半球損傷で起こる．

　1）観念運動失行

Liepmannが推定した観念運動失行の病巣（図7）は，左頭頂葉の縁上回と上頭頂小葉下部であり，白質損傷を重視していた．しかし，左半球の脳血管障害例で，右片麻痺の有無によらず観念運動失行がみられる患者について調べた研究では，病巣分布は中大脳動脈領域を反映するものとなった．つまり，中大脳動脈領域の梗塞であればどこでも観念運動失行が起こりうることになる．一方，右片麻痺を伴わない例では，前頭葉運動野と錐体路が保存される必要があるため，当然のことながら後方病巣が多くなる．この場合，頭頂葉病変によることが少なくない点が重要と考えられる．

　2）観念失行

Liepmannは観念失行の病巣として，頭頂－後頭領域を重視した（図7）．複数物品の連続的操作にみられる観念失行は頻度が低く，多数例による検討は難しい．限局性の病巣例では，側頭－頭頂－後頭葉接合部付近の損傷で起こりやすいが，必発とは限らない．なお，単一物品使用の障害という意味での観念失行の病巣についても，左側頭－後頭葉接合部に多いという報告がある．

　c．失行の発現機序

Liepmannは，学習された動作の遂行に必要な記憶連合装置として，

　1）運動記憶：手を握るといったような，空間的，時間的位置づけを持たない単純な動作の記憶．
　2）運動公式：運動そのものではなく，主に視覚に依存する空間的，時間的な運動の計画．
　3）運動記憶と運動公式の連絡および，最新の視覚的，触覚的，聴覚的情報との適切な協調．

の3つを想定した．

運動記憶，運動公式，感覚情報の協調が障害されると，観念的計画にそった動作が適切に行われなくなる．つまり，観念運動失行が起こる．運動公式の障害が起こると，観念的計画が逆転したり，脱落したり，まったく出現しなくなったりし，観念失行が生じる．運動公式の局在は，はっきりしていないが，左半球の頭頂－後頭領域から側頭葉後部付近の可能性がある．運動記憶が障害されると，もっとも単純な習熟動作が巧緻性を失い不正確となる．これが，後述する「肢節運動失行」にあたる．運動記憶の局在は確定していないが，中心前回と中心後回および運動前野付近にあると推定される．運動記憶に関しては，左右両半球に存在するが左側優位の可能性が

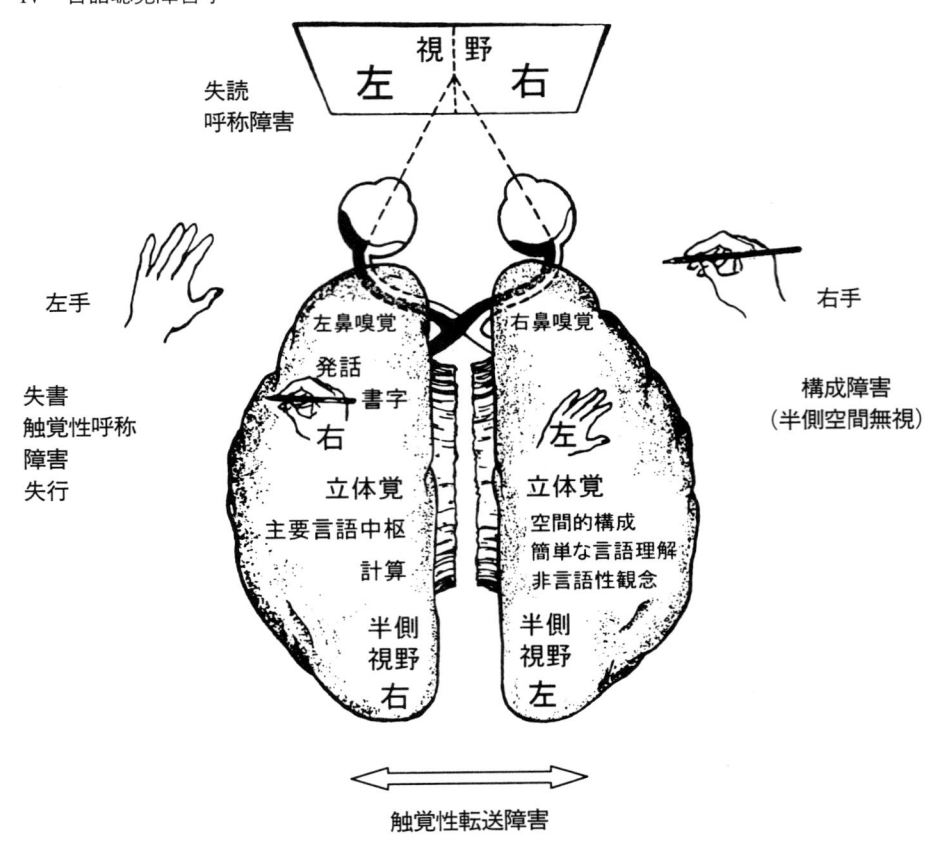

図8 脳梁離断症候群

ある。

（4）肢節運動失行

肢節運動失行は，麻痺や失調によらず，主に手のごく簡単な動作の遂行が，不完全，粗雑，途切れ途切れとなった（拙劣な）状態をいう．検査場面だけでなく，箸の使用，ボタンのかけはずしなど，日常生活でほぼ同様に障害がみられる点が観念運動失行や観念失行と異なる．肢節運動失行は，中心前回または中心後回の手の領域付近（図7）の小病巣または不完全な損傷によって起こることが知られ，症状は主に対側の上肢に出現する．左半球病巣でも右半球病巣でも生じるという点が重要である．

I. 脳梁離断症候群

脳梁とは，左右の大脳半球を結ぶ太い神経線維の束である．脳梁は，難治性てんかんの治療目的で外科的に切断される場合があり，この手術を脳梁離断術という．また，この手術を受けた患者が分離脳患者である．このほか，前大脳動脈領域の脳梗塞によって脳梁または脳梁線維が広範に損傷される場合がある．さらに，ワインなどの多量かつ長期にわたる飲酒によって，脳梁の嚢包性壊死と脱髄が生じる Marchiafava-Bignami 病でも脳梁線維が破壊される．

図8に大脳半球の側性化と脳梁離断症候群の関係を示した．

右手利き者の大半において左半球が言語性優位半球であり，言語性能力に乏しい右半球に入出力がある左視野と左手では言語が関与する課題ができなくなる．すなわち，左視野の失読と呼称障害，左手の失書と触覚性呼称障害が起こる．また，左手の失行が起こり脳梁失行と呼ばれる．この場合の失行症状は主に観念運動失行に相当するものである．

右半球は，視空間性能力に優れているとされているが，この能力に関する側性化は言語機能ほど明確ではなく，左半球にもある程度の視空間性能力がある。そのため，右上肢や右視野に現れる離断症状は少なく，右手の構成失行が，主に急性期に認められる程度である。また，右手で課題を実施する際の左半側空間無視は，外科的な脳梁離断では起こらない。しかし，大脳半球内側面損傷を伴う前大脳動脈領域の梗塞による脳梁損傷例では，右手による左半側空間無視が報告されている。

　一側の手に限られない症状としては，閉眼させて，検者が患者の片手の指のどれかに触った直後に，患者が反対側の手で，対応する指を親指で示すといった方法などで明らかとなる触覚性転送障害がある。この症状は，右手から左手，左手から右手のいずれの転送でも起こる。

　このほか，脳梁離断と関連する症状として，alien hand sign，拮抗失行，道具の強迫的使用などがある。Alien hand は，一側の手が，他人の手のように少なくとも言語性表現による意思に反して非協力的に振る舞う現象をいう。このうち，拮抗失行は，右手の随意的な動作と同時に，または交互に，左手が反対目的の動作や様々な無関係な動作を行う現象である。拮抗失行は，脳梁の全切断を受けた患者の手術後早期に認められる。道具の強迫的使用は，道具に触れるか，または見ることによって，それを強迫的に使用してしまう現象である。多くは左前大脳動脈領域の梗塞例で，左前頭葉内側面と脳梁前方の膝部に損傷があり，右手に症状が現れる。

文　献

1）BIT 日本版作製委員会代表　石合純夫：BIT 行動性無視検査日本版. 新興医学出版, 東京, 1999
2）DSM-IV 精神疾患の分類と診断の手引. 医学書院, 東京, 1995
3）ICD-10 精神および行動の障害－臨床記述と診断ガイドライン－. 医学書院, 東京, 1993
4）石合純夫：高次神経機能障害. 新興医学出版, 東京, 1997
5）山鳥　重：神経心理学入門. 医学書院, 東京, 1985

〔石合　純夫〕

3. 失語症

A. 失語症とは

　失語症とは，脳損傷によって後天性に起こる言語機能の喪失あるいは障害を言う．多くの場合，錯語，理解障害，呼称障害・喚語困難を伴うことが特徴である．なお，話すことができなくても筆談で正常なコミュニケーションが可能であるときは，「内言語」が保たれていると言い原則的には失語症に含めない．したがって，運動障害性構音障害や純粋語啞（後述）における発話の障害は失語症ではない（注：純粋語啞を「純粋運動失語」と呼ぶ場合がある）．また，話し言葉の聞き取りができないが，読みの理解が正常で内言語が保たれている場合も失語症とは言えない．痴呆の定義については高次脳機能障害の項で述べるが，軽い失語症でも言語性の検査全般に成績低下をきたしうるので解釈に注意が必要である．すなわち，多くの高次脳機能検査に障害がみられる場合でも，失語症ですべてが説明可能であれば痴呆とはいえない．一方，痴呆の部分症状として失語症が含まれることは少なくない．

B. 主要言語領域と失語症の原因疾患

　大半の右手利き者において言語性優位半球は左半球である．右手利き失語症患者の約99%は左半球に損傷があり，左手利き患者の約60%は左半球に損傷がある．右手利きで右半球損傷後に失語症を生じる「交叉性失語」の頻度は1〜2%と稀である．
　言語にかかわる主要な脳領域は左半球のシルビウス溝周辺に局在している（図1）．この領域は主に中大脳動脈によって灌流されている．したがって，中大脳動脈領域の脳梗塞で失語症が起こることが多いが，前大脳動脈領域や後大脳動脈領域の脳梗塞で失語症が起こることもある．また，脳出血でも被殻出血をはじめとして主要言語領域への伸展または圧排により失語症が起こる．失語症の原因疾患としては脳血管障害が最も多いが，脳腫瘍，頭部外傷，脳炎，変性疾患などで言語領域を障害するものはいずれも原因となりうる．

C. 失語症患者の診察

　自発話，聴覚的理解，復唱，呼称の各側面の評価が欠かせない．読みと書字は，コミュニケーションの手がかりとなる可能性や，内言語が保たれた発話や聴覚的理解の障害の鑑別という意味

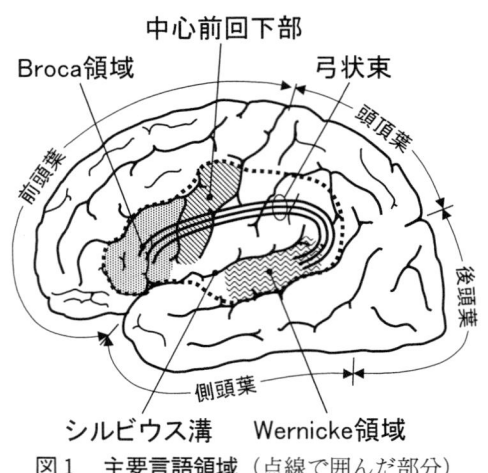

図1　主要言語領域（点線で囲んだ部分）
同様の図はすべて外側から見た左半球を示す．

で重要である。他の高次脳機能障害と同様に，失語症においても保続が高頻度に認められ，診察の際には保続の影響にも留意する必要がある。保続のタイプとしては，前に生じた反応が後の刺激に対しても再現する再帰性保続が多い（例：時計を正しく呼称した後に，鉛筆に対しても「時計」と言ってしまう）。

（1）自発話

失語症患者はしばしばあまり喋らないので，氏名，住所，職業など患者自身に関する質問などで始めて，できるだけ発話を促して評価する。自発話は，発話なし，限られた構音による発声のみ，単語，文など様々なレベルがある。発話が著しく減少した場合でも，ごく限られた語のみを発する常同言語が残ることがある。また，情動的発話が突然みられたり，「1，2，3…」と数えるような自動的発話が可能な症例もある。一方，長さと複雑さが保たれた文を話す失語症患者もいるが，発話が完全に正常ということはない。系統的に自発話を評価する場合には，流暢性，構音，文法構造，錯語，内容の側面について主に検討する。呼称や復唱における表出面の特徴との対比も重要である。

---メモ---
再帰性発話：常同言語が不随意的に繰り返し発せられる言語症状を再帰性発話という。Brocaの症例における「tan, tan」が有名である。常同言語が内容のある語からなるものを実在語再帰性発話といい，語として認知不可能な語音または語音の組み合わせであるものを無意味再帰性発話という。再帰性発話は主にブローカ失語にみられるが，全失語の場合もある。

a．流暢性

流暢性とは簡単に言えば発話の滑らかさを指し，主に言語表出の速さ，量，質によって測定される。失語症の分類では流暢性を重視する場合が多いことから，ボストン失語症検査のように，構音能力，句の長さ（1/10位の頻度で発せられる最も長い発話），メロディ（抑揚），語の速い繰返しの4つのテスト成績で評価する場合や，WAB失語症検査のように，失語型をある程度念頭において10段階評価する尺度などがある。

発話の量は流暢性を左右する要因の1つであるが，発話の自発性が際立って低下する場合がある。たとえば，左前頭葉内側面の損傷（左前大脳動脈領域梗塞など）では，発話の自発性低下が目立つ（超皮質性運動失語の項参照）。あらゆる面で発話の発動性が失われている場合には無言症という。

b．構音

失語症で問題にする構音の障害は，発語（発話）失行と呼ばれるもので，正常に配列された語音が，その産出時のプログラミング，遂行過程の障害によって変化したものをさす。運動障害性構音障害と異なり，構音にかかわる筋群の麻痺，協調運動障害，トーヌスの障害はないか，あってもそれによって構音の異常を説明できない程度である。発語失行では，努力性，試行錯誤を示す構音運動の探索，プロソディの障害，発話の開始困難がみられることが多く，同じ発話を繰り返した時，構音が一定しないことが特徴である。これに対して，構音器官の麻痺や失調に起因する構音障害では，障害は恒常的である。発語失行は，発話が非流暢となる主要な要因である。

---メモ---
プロソディ：発話のメロディーであり，発話の言語的内容を強調したり変化させる側面がある。プロソディは主に強勢，高低，速度からなるが，リズムや間の取り方なども含まれる。プロソディは，右半球損傷でも障害されるが，発語失行を伴う失語症ではしばしば異常を認める。

c．文法構造

名詞，動詞が保たれているが他の文法語を欠いた発話を電文体発話と言う。欧米では，これを失文法として重要視しているが，日本語では典型的な電文体は少ない。むしろ文法構造の単純化

が目立つ。発話の流暢性において句の長さを重視した場合，文法能力の低下に伴い短い発話が多くなり，非流暢性の原因となりうる。

　d．錯語

　錯語とは，語の誤りである「語性錯語」と音韻の誤りである「音韻性錯語」（例：「消しゴム」を「ケシガエ」と言う。この場合は新造語ともとれる。）に分けられる。錯語は，語性か音韻性かの分類を行い，またその頻度に注目する。錯語は，発語失行で生じる構音の障害よりも高次の言語性障害と考えられる。

　e．発話内容

　発話の内容は，文法能力が保たれていなければ完全とはなりえないが，単語レベルやごく簡単な文のレベルでも，ある程度適切な応答が可能である。また，多量の不適切な発話の場合もあり，流暢性や文法能力とは必ずしも平行しない。言いたい語を言えない「喚語困難」が主体の健忘失語では，迂遠な表現（迂言）がみられる。また，意味を理解できない発話を「ジャルゴン（jargon）」と言う。この場合，構音の異常のために聞き取れないものは含めない。ジャルゴンは，未分化ジャルゴン，無意味ジャルゴン，錯語性ジャルゴンの三つに大別される。未分化ジャルゴンは常同的ではなく多様で変化に富む音の連続をさす。無意味ジャルゴンは新造語（実在しない無意味な語）で構成され，新造語性ジャルゴンとも呼ばれる。錯語性ジャルゴンは語性錯語が絶え間なく出現し了解不能な発話であり，意味性ジャルゴンとも呼ばれる。

（2）聴覚的理解

　たいていの失語症には聴覚的理解障害がみられる。理解障害がないかあってもごく軽度であるのは健忘失語と伝導失語である。理解ができているかの判断は，求める反応の出力面に障害がないかを考慮して行う必要がある。

　動作命令では，「目を閉じてください」という命令は，かなり重度の理解障害がある患者でも正しく反応できることが多い。反対に，この指示を理解できないときには聴覚的理解が廃絶している可能性が高い。上肢の動作では，失行による障害の可能性を考慮する必要がある。「口を開ける」，「舌を出す」のような口・顔面の動作は，失語症に合併しやすい口・顔面失行によってしばしば障害されるので注意を要する。

　物品の指示において，1つ1つの物品を指し示すことができない場合は重度の理解障害があると考えられる。一方，失語症患者は一段階の命令が可能であっても，「天井を指してから，窓を指してください」のような二段階命令ができないことはまれではない。

　文法的理解では，「鉛筆で鍵にさわる」というような助詞の理解を含む文法的理解を問う課題は比較的難しい課題といえる。

　はい／いいえで答える問題は，患者の氏名，住所あるいは簡単な常識について短い文で問うものであるが，文法的理解の課題よりもやさしい。

　このほか，理解障害が語音認知レベルにある可能性がある場合には，仮名1文字の書取りや語音の異同弁別検査を実施する。また，語の意味（語義）の理解障害と文法的理解障害の鑑別が重要な場合もある。

（3）復唱

　単語，複合語，いろいろな長さの文を用いて検査する。復唱可能かどうかのほかに，錯語の有無と種類，また自己修正の有無と可否を記載しておく。一方，聞いた言葉を理解せずほとんどそのまま復唱してしまう現象を反響言語という。これは，検者の質問や指示をオウム返しにする形でみられる。

（4）呼称

　時計，鍵などの物品を一つずつ示して，「これは何ですか」のように質問する。反応が得られないときには，時計ならば「と」のような語頭音ヒントの有効性も調べる。

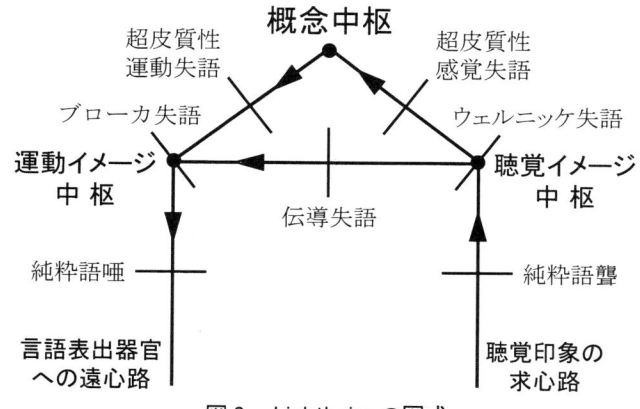

```
                    概念中枢
       超皮質性              超皮質性
       運動失語              感覚失語
    ブローカ失語              ウェルニッケ失語
  運動イメージ ←――――――― 聴覚イメージ
     中枢         伝導失語      中枢
       │                       ↑
    純粋語唖 ―                 ― 純粋語聾
       │                       │
  言語表出器官                聴覚印象の
   への遠心路                   求心路
```

図2　Lichtheim の図式
図中に本邦で一般的に用いられている失語症の古典分類を書き入れた．

(5) 読みと書字

単語について仮名と漢字で，さらに文章について調べる．失語症では，読みと書字も障害されているが，聴覚的理解，発話における障害の程度との間に何らかの差がみられることもある．また，失語型によっては，読みと書字に特徴がみられるものがある．失語の程度とは不釣り合いに，読みや書字が強く障害されている場合には，失読や失書の合併が考えられる．

D. 失語型の分類

図2にLichtheim の図式を示した．今日，本邦ならびに欧米における失語型分類は，ボストン学派に準じた古典分類が主流である．まず，発話の重要な特徴である流暢性の側面から，流暢―非流暢という分け方を重視する．これに，理解障害の程度と復唱の程度・特徴を加えて失語型を分類する．運動―感覚，表出―受容という対比からのアプローチとはやや異なるが，行きつく分類はLichtheim の図式に対応している．なお，呼称障害は失語型の分類においてはあまり重要視されない．

失語症状は，症例ごとに障害の程度と質が異なっている．そこで，かなりの幅を持って失語型の分類を行うことになる．臨床的にみて重要なことは，失語型を述べることによって，症例(群)に対するある程度共通のイメージを持つことができることである．失語型から病巣部位を推定することは，一部のタイプを除いて難しい．たとえば，全失語であっても，前述の主要言語領域の全体を損傷していないことが少なくない．

失語症の分類は，診察，検査を行った時点の症状に対して行われるものであり，患者を分類すべきものではない．発症から数ヶ月以内は，症状が経過とともに大きく変化しうる．例えば，全失語からブローカ失語に移行することはよくみられる．

(1) 主要な失語型の分類

ブローカ失語，ウェルニッケ失語，全失語，健忘失語の4つが，発現頻度の高い主要な失語型である．図3に主要な失語型の分類の流れを示した．発話が非流暢と判断され，重度の理解障害がある場合には全失語，軽度から中等度の場合にはブローカ失語の可能性を考える．発話については，全失語では，意味不明の発声や常同言語程度のことが多い．ブローカ失語では，これと同程度の重度の発話障害から非流暢ながら簡単な文レベルの発話まで様々である．発話が流暢と判断され，理解障害が中等度以上ならばウェルニッケ失語を，理解障害が軽度か認められない場合には健忘失語の可能性を考える．健忘失語以外は復唱も障害されている．もしも，復唱能力が発話や理解の能力と著しい解離を示す場合には次の段階に進む．

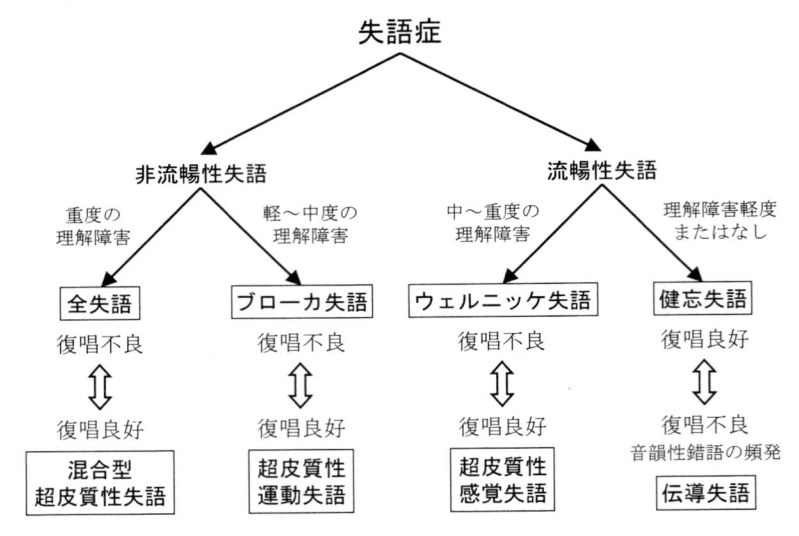

図3 失語型の分類の流れ

```
                            失語症
                    ┌─────────┴─────────┐
                非流暢性失語            流暢性失語
            ┌───────┴───────┐      ┌───────┴───────┐
         重度の        軽〜中度の    中〜重度の    理解障害軽度
        理解障害        理解障害     理解障害      またはなし
          ↓             ↓            ↓             ↓
        [全失語]    [ブローカ失語]  [ウェルニッケ失語] [健忘失語]
         復唱不良      復唱不良       復唱不良       復唱良好
          ⇅            ⇅            ⇅            ⇅
         復唱良好      復唱良好       復唱良好       復唱不良
                                              音韻性錯語の頻発
        [混合型     [超皮質性      [超皮質性      [伝導失語]
       超皮質性失語]  運動失語]     感覚失語]
```

（2）比較的まれな失語型の分類

　超皮質性失語群と伝導失語の分類を行う。発話と理解の障害が全失語に相当するにもかかわらず復唱が比較的良好な場合は，混合型超皮質性失語と診断する。発話と理解の障害がブローカ失語に相当するが復唱が良好な場合，超皮質性運動失語と診断する。発話が流暢であり理解障害が明らかである点はウェルニッケ失語と共通点があるが，復唱が良好なものは超皮質性感覚失語である。

　伝導失語は，復唱障害を特徴とし理解がほぼ保たれている。ただし，発話は流暢と言っても音韻性錯語と言い直しが目立ち，他の流暢性失語とは性状を異にしている。

E．失語症候群－症状と病巣－

　失語型と病巣の対応は，すでに述べたように一対一ではなく，むしろバラエティーに富んでいる。

（1）ブローカ失語
　a．症状
　非流暢な発話を特徴とし，聴覚的理解が発話に比べて保たれた失語症である。
　発話の量は減少し，努力性に1語ないしは数語の短い文を話す程度であり，文法構造が単純化する失文法がみられる。さらに，常同言語しか発することができない例も少なくない。再帰性発話がみられることもある。発語失行を伴うことが多いが，ブローカ失語に必須とは必ずしも言えない。錯語は，音韻の脱落や置換をはじめとする音韻性錯語主体のことが多いが，語性錯語もみられる。
　話し言葉の理解は，検者が言った単一の物品を指示することは大体可能である。しかし，二つ以上の物品を順番に指し示す二段階命令のレベルですでに障害を明らかにできることも多い。また，文法的理解はしばしば不良である。
　復唱は自発話よりもよい場合が多いが，多かれ少なかれ前述のような発話障害の特徴を示す。
　呼称障害は，語頭音ヒントがかなり有効である点が特徴である。
　書字による表出も話し言葉と同程度に障害されていることが多いが，仮名の誤りが目立つこともある。
　観念運動失行および口・顔面失行を伴うことが比較的多く，動作命令では理解障害との鑑別が必要である。

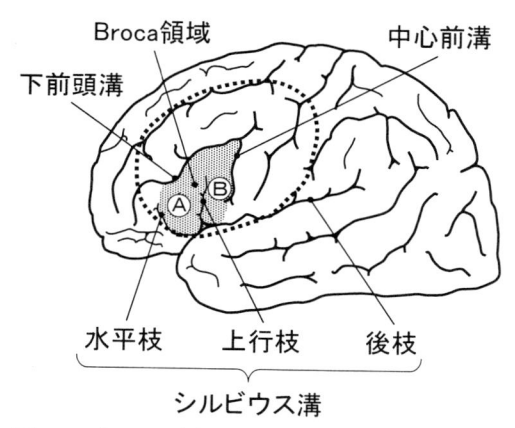

図4 ブローカ失語の病巣（点線で囲んだ部分）とBroca領域（Ⓐ三角部，Ⓑ弁蓋部）

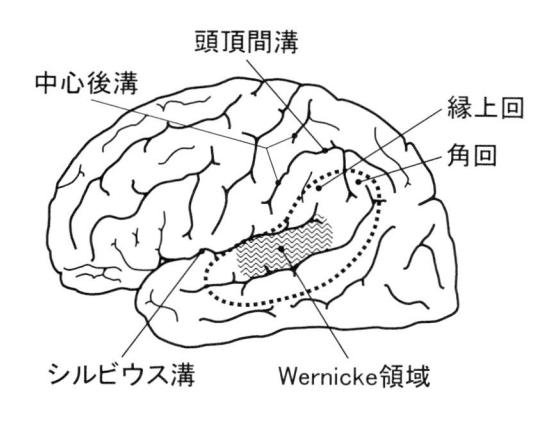

図5 Wernicke領域
典型的なウェルニッケ失語は，もう少し広く，点線で囲んだ部分のような病巣で起こることが多い．

b．病巣（図4）

典型的ブローカ失語は，少なくともBroca領域（下前頭回の弁蓋部と三角部）と中心前回下部を含む比較的大きな病巣によって起こる．このような病巣は，左中大脳動脈の上半領域の脳梗塞でしばしば生じる．広範囲の病巣例は，発症当初は全失語の病像を呈し，その後回復して持続性のブローカ失語に移行することが多い．左中心前回下部は構音と関連した領域であり，この部位が含まれていると多くの場合発語失行を伴う．被殻出血では，血腫が前方に伸展して前頭葉白質を広範に損傷する場合にブローカ失語が起こる．

―メモ―
Broca領域に限局した損傷による失語症：ブローカ失語とはならないことに注意が必要である．失語症状は，軽症で構音や復唱が障害されない点を除いて，一定していない．

（2）ウェルニッケ失語

a．症状

流暢で錯語が目立つ豊富な発話と聴覚的理解障害，復唱障害を特徴とする失語である．視野障害（右上四分盲など）以外の神経症状は伴わず，失語症が表に立つ例が多い．

発話は，構音とプロソディーに問題はなく，話す文章の長さも保たれているが，内容は質問や状況に合わないことが多い．また，意味が伝わらない空疎な発話（empty speech）であることもある．しばしば多弁であり，検者がさえぎらない限りしゃべり続ける語漏を呈することがある．発話は文法的には許容できる構造を持っていることが多いが，錯語のために正常な文法構造にはみえないことがある．語性錯語がしばしばみられるが，発症初期には音韻性錯語や新造語がみられることもあり，錯語の頻発のため意味を汲み取ることができないジャルゴン失語を呈することがある．

聴覚的理解障害はウェルニッケ失語の中核症状であり，単語レベルで理解障害が明らかなことが多い．また，語音認知もしばしば障害されている．

復唱は基本的に重度に障害されており，理解障害とほぼ平行している．

呼称も障害され語頭音ヒントは有効でなく，錯語もしばしば出現する．

読みは聴覚的理解と平行して障害されていることが多い．しかし，読みの理解が比較的良好な症例もある．書字は右手で可能なことが多く，個々の文字は形態的に保たれているが，一部を除き，単語あるいは文として理解不能である．新造語を含む文字または語の無意味な羅列（ジャルゴン失書）となることもある．

b．病巣（図5）

　Wernicke 領域はその損傷により言語理解障害が起こる領域である。上側頭回後半部をさすことが多いが解剖学的範囲に関する見解は一定しない。典型的なウェルニッケ失語は，左側頭葉後上部を中心とし，頭頂葉にも伸展する病巣で起こる。後方の範囲が広く角回損傷が強い場合には，読みと書字の障害が強く現れる。

（3）全失語

a．症状

　言語の表出，理解および復唱がいずれも重度に障害された状態である。
　発話はまったくみられず無言の状態であるか，強く働きかけたときにみられる意味不明の発話（発声）であることが多い。常同言語がみられる場合や無意味再帰性発話を示す例もある。
　理解障害は重度である。しかし，急性期の全失語から理解障害が改善してブローカ失語に移行することはしばしばある。症例および診察時期によっては，両者をどちらとすべきか迷うことが少なくないが，単語レベルで明らかな理解障害がある時，全失語とするのが適当と考えられる。
　復唱も重度に障害されている。
　全失語は一般的には理解障害が改善しやすく，ブローカ失語に移行することが多いと考えられているが，ウェルニッケ失語に移行する場合もある。

b．病巣

　全失語は古典的には，ブローカ失語の病巣と Wernicke 領域が広く損傷されて起こると考えられた。大きな病巣による全失語例が多いことは確かであるが，必ずしも両者を含むとは限らない。大半の全失語例は右片麻痺を伴うが，前方病変と後方病変の組合せや多発病巣などで麻痺を伴わない全失語が出現しうる。

（4）健忘失語（失名詞失語，失名辞失語）

a．症状

　喚語困難，呼称障害があり迂遠な言い回し（迂言）を呈するが，流暢かつ構音の保たれた発話および良好な理解と復唱を特徴とする失語である。
　喚語困難とは言いたい語が言えない症状であり，ブローカ失語，ウェルニッケ失語，全失語では名詞の他，動詞，形容詞なども障害されるが，健忘失語では主に名詞である。自発話は適切な名詞が出てこないため指示代名詞が多くなり，名称の変わりに用途などを述べる迂遠な言い回しが多くなる。錯語は少ないが，時に語性錯語が見られる。呼称障害がみられ，やはり迂言が出現する。軽症例では，語想起課題で障害が明らかとなる。理解障害はほとんどない。

b．病巣

　健忘失語の病巣は様々であり，極論を言えば，左半球損傷であればどこでも喚語困難がおこっても不思議ではない。したがって，慢性期に健忘失語に移行した例の病巣は，症状と同様に初期の病巣を反映している。比較的純粋に健忘失語の病像を呈する症例の病巣は，前頭葉，側頭・頭頂・後頭領域に大別される。前者では，中心前回よりも前方の前頭葉小病巣があげられ，Broca 領域の損傷で健忘失語となることもある。後者では，角回または側頭—頭頂領域，ウェルニッケ失語例より小さい側頭葉病巣，側頭葉後下部（Brodmann の 37 野）または側頭—後頭領域，など様々な部位が指摘されている。また，深部病巣でも健忘失語が生じうる。

（5）伝導失語

a．症状

　基本的に流暢であるが音韻性錯語の目立つ発話と顕著な復唱障害を示す一方，理解がほぼ正常に保たれた失語である。
　自発話は，十分な長さと文法的複雑さを持つ文章を，時々，労せず発する点から流暢と判断される。音韻性錯語がしばしば頻発するが，患者はこれに気付いている。錯語に対する言い直しと喚語困難による休止が入るため，発話は途切れ途切れで非流暢な印象を与えることもある。ま

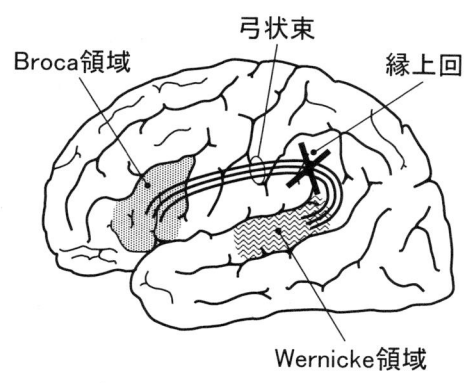

図6 伝導失語を生じる病巣
弓状束が縁上回深部で損傷された場合（×印）が多い．

た，しばしば迂遠な表現が出現する．語性錯語は少ない．

復唱障害は特徴的であり，自発話同様に音韻性錯語が頻発し自己修正が繰り返され，しばしば目標に近づく．重症の場合，1音節の復唱でも誤るが，単語や文章で明らかとなることが多い．

呼称障害も明らかであり，語性錯語もみられるが，やはり音韻性錯語が頻発する．

一方，話し言葉の理解障害はほとんどなく，日常会話では問題ない．

音読が障害されている反面，読解は良好である．日本語の音読においては，仮名の字性錯読と一字に含まれる音節数の多い漢字で頻度が増す音韻性錯語がみられる．

書字は自発書字，書き取りにおいて錯書を中心とした障害がみられ，日本語では一般的に仮名に障害が強い．

観念運動失行と口・顔面失行を合併することが比較的多い．

　b．病巣（図6）

Wernicke領域とBroca領域の間を結ぶ弓状束を含む病巣で伝導失語が起こることが知られているが，その損傷部位としては縁上回を中心とする下部頭頂葉病巣が多い．側頭葉病変でも弓状束の起始部を損傷する小病巣によって伝導失語が起こることがある．

(6) 超皮質性失語群

自発話と理解の一方または両方が障害されているが，復唱が比較的良好に保たれた失語群である．

　a．超皮質性運動失語
　1）症状

自発性が著しく低下した非流暢な発話，対照的に良好な復唱能力，比較的良好な理解能力を特徴とする失語症である．

自発話はきわめて少なく，話しかけられるなどの外的刺激がないかぎりほとんど話さない．検者の質問に対して答えようとする場合でも，発話の開始に時間がかかり，ごく簡単な短い文しか喋れず，また中断してしまうことがしばしばある．構音は基本的に保たれているが，初期には小声であることが多い．

復唱は非常に良く，かなり複雑な文法構造を持つ文章でも可能である．反響言語がみられることもある．

聴覚的理解は発話と比較して良好であるが，二段階以上の命令や，文法的理解で障害が現れ，ブローカ失語と同程度である．

呼称は，自発話よりも良い場合と悪い場合がある．一方，たくさんの動物名を述べさせるような語想起課題は常に著しく障害されている．

音読は自発話よりは良いことが多く，読みの理解は話し言葉の理解と同様に複雑な内容では障害されている．

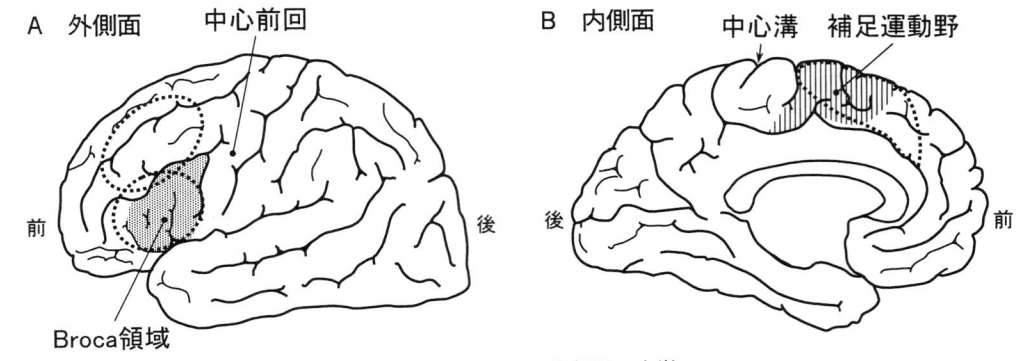

図7 超皮質性運動失語の病巣
（点線で囲んだ部分，本文参照）

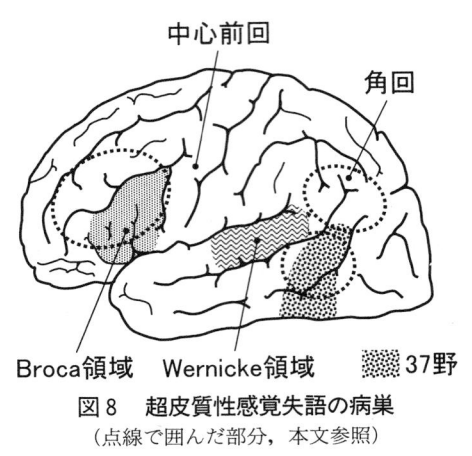

図8 超皮質性感覚失語の病巣
（点線で囲んだ部分，本文参照）

書字は発話同様に障害されている。

2）病巣

①前頭葉背外側面病巣（図7 A）：古典的には，超皮質性運動失語はBroca領域の前方または上方の前頭葉損傷で生じると考えられてきた。しかし，ブローカ失語からの回復過程で超皮質性失語を呈する場合が古くから指摘されているほか，Broca領域とその周辺を含む病巣によって比較的早期から超皮質性運動失語を呈する例も報告されている。

②前頭葉内側面損傷（図7 B）：補足運動野を含む病巣であり，左前大脳動脈領域の脳梗塞として起こることが多い。発症初期の無言症に続いて小声の発話がみられるようになり，超皮質性運動失語に移行する。

③白質病巣：左側脳室前角の周辺など前頭葉白質の病巣で超皮質性運動失語が起こることもある。

b．超皮質性感覚失語

1）症状

流暢な発話，理解障害，良好な復唱に特徴づけられる失語症である。

自発話は流暢であるが，喚語困難のために中断することがあるほか，迂遠な言い回しもみられる。錯語は，一般的に語性錯語が主体といわれているが，音韻性錯語が多くみられる例もある。内容は空疎であったり，状況にそぐわない場合が多い。

話し言葉の理解障害は基本的には重度であり，単語レベルでも障害があるとする考え方がある一方，ウェルニッケ失語よりは軽くてもよいとする立場もある。

復唱は良好ないしは完璧であり，無意味音節や外国語，あるいは意味の通らない文章でも復唱することが多く，反響言語もよくみられる。

呼称は，特殊な例を除いて重度に障害されている。

読みは，音読は可能であるが，読んだ単語や文章の理解は話し言葉の理解と同程度に重く障害

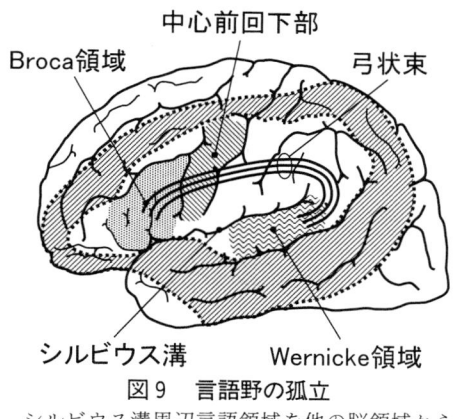

図9　言語野の孤立
シルビウス溝周辺言語領域を他の脳領域から孤立させる病巣（斜線）．

されている．

書字は，ウェルニッケ失語患者と同様に，個々の文字は書けても意味のある単語や文章を書けないことが多い．

2）病巣（図8）

古典的には，側頭－後頭移行部，側頭葉，頭頂葉などの部位が指摘されているが，近年，前頭葉病巣例が注目されるにいたって，多彩をきわめている．

①側頭・頭頂・後頭葉接合部

角回下部付近とBrodmannの37野が古くから超皮質性感覚失語の病巣と考えられてきた．

②前頭葉病巣

近年，本邦で前頭葉損傷による超皮質性感覚失語が注目されており，欧米の報告例もある．病巣は中・下前頭回後半部の皮質・皮質下にあるものが多く，Broca領域を一部または全部含むが，中心前回は基本的に保存されている．前頭葉白質を中心とする病変例もある．ここで注目したいのは，これらの病巣はいずれも，超皮質性運動失語を生じる部位とオーバーラップしていることである．すなわち，このような前頭葉病巣では，超皮質性感覚失語と超皮質性運動失語のいずれもが起こりうる．

c．混合型超皮質性失語（言語野孤立症候群）

1）症状

復唱以外のすべての言語機能が重度に障害された失語症である．

復唱は他の側面と比較して明らかに良好であるが正常ではないことも多い．その基準は曖昧であるが，数語ないしは短文の復唱ができるものを混合型超皮質性失語とするべきであろう．反響言語もみられる．他の言語側面は全失語と同様の障害があると考えてよい．自発話はほとんど無いか，わずかな常同言語に限られ，話し言葉の理解は単語レベルでも明らかな障害がある．呼称は，通常不可能である．書字も重度に障害されている．

2）病巣

古典的には混合型超皮質性失語は，Broca領域とWernicke領域および両者を結ぶ弓状束を含むシルビウス溝周囲の主要言語領域が概念中枢から孤立して生じると考えられた（図9）．近年の言語野孤立とされる例は，器質的に主要言語領域が全周性に孤立しているわけではなく，超皮質性運動失語（図7）と超皮質性感覚失語（図8）の病巣が同時に生じたものが多い．内頸動脈閉塞症により言語領域の前方と後方の梗塞が生じた場合，急性期に混合型超皮質性失語を呈することがある．また，内頸動脈閉塞や狭窄による血流障害により分水界領域が広く脳梗塞を起こして混合型超皮質性失語を起こす場合もある．

言語野孤立の考え方とは対照的に，左半球の言語野のほぼ全域が損傷されたにもかかわらず反響言語や復唱のみが残った症例が古くから報告されている．このような例では，残存した復唱に右半球が関与していると考えられる．

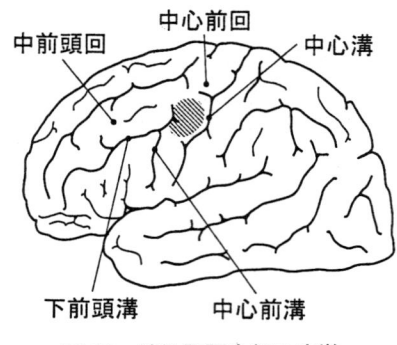

図10 純粋発語失行の病巣

F．内言語の障害がないか軽微な純粋型

（1）純粋語啞（純粋発語（話）失行，純粋運動失語，Aphemia, pure anarthria, 音声学的解体症候群）

a．症状
一貫性のない構音の誤りを示すが，書字障害はないか軽微であり，しかも聴覚的理解，読解が正常に保たれた病態をさす。

発話は，発症当初は無言であるか，わずかの音に限られているが，次第に発音できる音が増え発語失行の特徴（241頁参照）が明らかとなる。発語失行は，自発話，呼称，復唱などすべての表出面でみられる。自動的発話（たとえば，1, 2, 3と数える）や反応性発話（「はい」，「わかりません」など）が，他の発話場面よりも明瞭な構音で行われる場合もある。口・顔面失行とは基本的には独立した症状である。顔面の下部を含む軽い右不全片麻痺を伴うことがあるが，一過性である場合が少なくない。

b．病巣（図10）
左中心前回下部の皮質および皮質下と考えられる。

（2）純粋語聾

a．症状
言語の聴覚的理解障害が選択的に起こり，自発話，自発書字，文字言語の音読と理解が保たれた病態である。

聴覚的理解は，語音認知あるいはそれよりも前の段階に障害があると考えられるが，純音聴力低下はあっても軽度である。復唱と書き取りも障害される。単語，文のいずれの理解も悪いが，後者で障害が明かとなる場合もある。ただし，読唇を行ったり，表情や身振りあるいは文脈を手掛かりとして理解が改善する場合がある。また，ゆっくりと話すことによって理解が改善することが多いが，改善しない例もある。患者は，自覚的には，人の話し声が雑音や外国語のように聞こえると訴えることが多い。

「純粋」語聾という場合は，言語音以外の認知が障害されていないことが原則である。しかし，非言語音に関する詳しい検討を行えば，環境音や音楽の認知に何らかの障害がみられることも少なくない。

b．病巣
純粋語聾は，聴覚情報がWernicke領域に到達しないために起こるというのが古典的な考え方である。このためには，左内側膝状体－（聴放線）－左聴覚皮質（Heschl回）－Wernicke領域と右内側膝状体－（聴放線）－右聴覚皮質－（脳梁線維）－Wernicke領域の両方の経路を離断することが必要である。したがって，両側の側頭葉を中心とする病巣と，左側頭葉内で左側の経路と右側からの脳梁線維の両者を損傷する病巣が想定される。実際の症例でも，左側頭葉病巣と両側側頭葉病巣の場合がある。

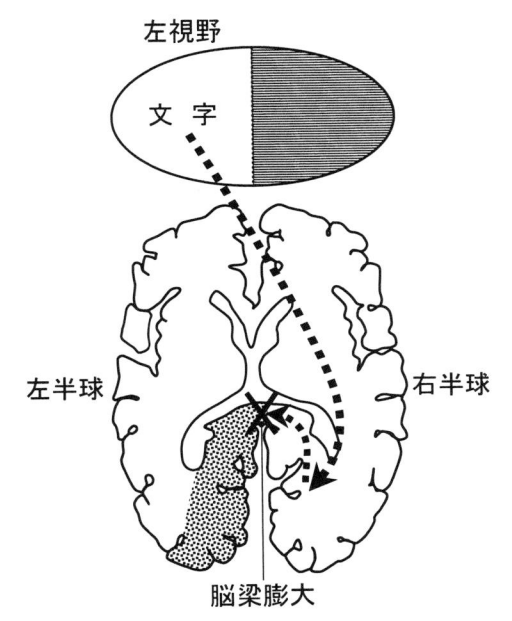

図11 純粋失読の古典的病巣(点々で示した範囲)と機序

G. 失読と失書

　読みと書字の能力が,脳損傷によって後天性に障害された状態の総称をそれぞれ失読と失書という。要素的な運動,感覚障害によるものは含めない。失読と失書は,失語症や痴呆,あるいは失行,失認,半側空間無視などの高次脳機能障害の二次的障害として起こることも多い。ここでは,他の高次脳機能障害がないか,あるいはそれによって説明できない失読と失書について述べる。

(1) 失読と失書の評価に必要な検査
a. 基礎的検査
　失語症に伴うものであるかを知るために,失語症検査を実施する必要がある。また,知能低下の影響を除外する目的でWAIS-Rなどの知能検査も行う。そのほか,構成障害,上肢の失行,視力・視野,色名呼称についても調べておく。
b. 漢字と仮名に関する検査
　漢字と仮名について,個々の文字,単語,文章について読みと書字を調べる。漢字については,小学校の学年別の学習漢字に従って検査することが多い。

(2) 純粋失読
a. 主症状
　重度の読み(音読と理解の両方)の障害を示すが,対照的に書字能力は良好に保たれている。
　日本語では,個々の文字の読みに障害がみられ,単語や文章でより障害が目立つ。読めない文字でも,字画をなぞることによって読めることが多く,「なぞり読み」ないしはschreibendes Lesenと呼ばれる。純粋失読は視覚入力における読みの障害であり,この様な運動覚性促通が可能である。
　書字は良好であり,書取りや自発書字が可能であるが,いったん書き終えると自分の字であっても読めない。日本語では,仮名書字は保たれているが,漢字の書字は必ずしも良好とはいえず,難しい漢字の想起困難を示す場合がある。写字は,一画ずつ図形を書き写すように書き,自

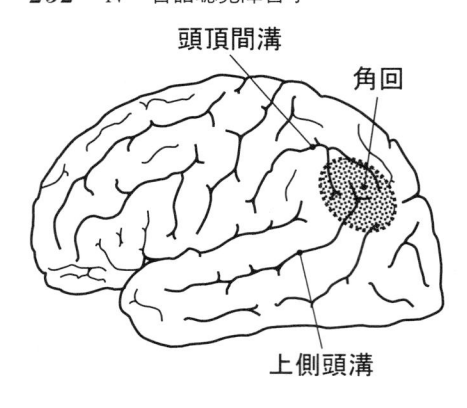

図 12　失読失書の病巣
角回は，頭頂間溝よりも下方，上側頭溝後端を取り囲む位置にある．

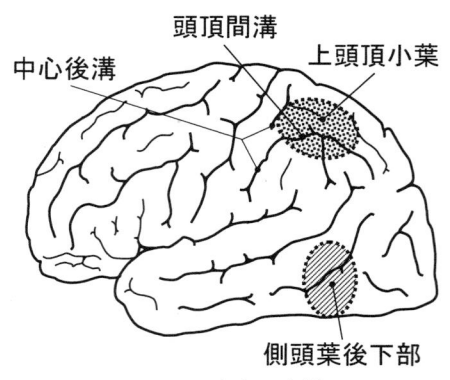

図 13　失書の病巣
純粋失書の病巣を点々で示した．斜線で示した側頭葉後下部病巣では，漢字の失書が起こる（メモ参照）．

発書字や書取りよりも難しいことが多い．

　b．随伴症状

　右同名半盲を伴うことが多い．色名呼称障害（色を見て色名を言えないだけでなく，色名を与えられて色を選べない両方向性の障害）を合併することも比較的多い．

　c．病巣と機序

　純粋失読の古典的病巣は，一次視覚野を含む左後頭葉内側面と脳梁膨大の損傷の組合せであり，後大脳動脈領域の脳梗塞として起こることが多い（図 11）．右同名半盲のため，文字言語の視覚情報は左視野から右後頭葉のみに達する．しかし，脳梁膨大損傷のため，この情報が左半球に達しない結果，失読が起こると考えられる．これに対して，右同名半盲を伴わないか，視野障害が部分的な例も多数報告されている．この場合，左後頭葉からの視覚情報と右後頭葉から脳梁膨大を経て左半球に達した視覚情報の両者が離断され，角回付近と推定される文字言語の領域に達しないことが必要である．このような離断を生じる部位としては，左後頭葉の脳室周囲白質や角回深部付近の白質が知られている．

（3）失読失書

　a．症状

　失読と失書が 1 つの病巣（主に左角回病巣）によって同時に生じたものを言う．

　読みは，音読と読解の両方が障害される．日本語では，仮名，漢字ともに読みが障害されるが，両者の間に差があることもある．なぞり読みの効果はない．書字障害と失読については障害や回復の程度が異なる場合がある．失書は，左右の手に現れる．字形態の崩れは少ない．写字能力は保存されており，文字を一瞥して自分の字体による書き下しが可能である．

　失読失書は，多少なりとも呼称障害あるいは喚語困難を伴う．

　b．病巣

　左半球の角回付近の損傷で起こる（図 12）．

（4）純粋失書

　a．症状

　失書のみが独立して起こるか，他の高次脳機能障害を伴っていても，それによって書字障害を説明できないものを言う．通常，両手に現れる失書をさし，脳梁離断による左手の失書とは区別して扱う．

　失書は自発書字，書取りのいずれにも現れる．本邦では，文字が書けないことが主体となるが，わずかの字しか書けず字形態も拙劣な例から，教育歴，病前の書字習慣から考えて当然書けると予想される字の一部が書けない程度の例まで含まれる．基本的には，仮名と漢字ともに障害

が認められる。両者の障害程度を直接比較することは困難であるが，仮名書字が改善しやすい傾向がある。写字は，一般的に自発書字や書取りよりも良好である。

読みは良好であり，発症初期からほぼ完全である。失語症がないことが原則であるが，軽度の喚語困難を伴うことが少なくない。

b．病巣（図13）
左上頭頂小葉から頭頂間溝付近の病巣で起こるこが多い。

― メモ ―
側頭葉後下部損傷による漢字の失書
　本邦では，側頭葉後下部の損傷によって，中核症状として漢字の失書が起こることが知られている。これに仮名の失書や漢字，仮名の失読が様々程度で組み合わさることがある。

文　献

1) Benson DF, Ardila A：Aphasia：a clinical perspective, Oxford University Press, New York, 1996
2) 石合純夫：高次神経機能障害. 新興医学出版, 東京, 1997
3) Mohr JP：言語 speech と language の障害（石合純夫訳）. ハリソン内科書, 第12版, pp 365-376, 廣川書店, 東京, 1994
4) 山鳥　重：神経心理学入門. 医学書院, 東京, 1985
5) WAB 失語症検査（日本語版）作製委員会代表　杉下守弘：WAB 失語症検査日本語版, 医学書院, 東京, 1986

（石合　純夫）

4. 失語症の検査とリハビリテーション

A. 失語症の評価・訓練の流れ

　これまでコミュニケーションに問題がなかった人が脳血管障害や交通外傷などの後に言葉の理解や表出に困難を示す場合，失語症が疑われる。その際には失語症検査を実施するが，どのような検査を選択するかは時期や目的に応じて異なる。発症後1ヵ月ほどの急性期には積極的言語治療を行わなくても症状が改善することが多く，いわゆる自然回復が顕著な時期である。言語聴覚士は患者の状態の変化を観察し，必要があれば患者や家族に対してコミュニケーション促進のための援助や心理的支持をする。一般に発症後6ヵ月程度までは自然回復が続き，言語訓練との相乗効果による症状改善が最も期待される時期（言語訓練期）である。慢性期に入り発症後1年前後になると症状改善はゆるやかになり，いわゆるプラトーといわれる状態になるが，改善がまったく見込めないというわけではない。言語聴覚士はこの時期においても効果的な言語訓練を工夫することが重要であるが，同時に今後の人生をより良く生きるための様々な援助が必要となる。この時期は外来での言語治療に通ったり，自治体や医療機関でのデイケア活動や失語症友の会などの地域活動に参加したりして言語機能の改善をはかることが多い。発症時からこの時点まで一人の言語聴覚士が継続して言語訓練をすることはそう多くはない。転院などに伴って言語の担当者が変わる場合には，報告書を作成して必要な情報を引き継ぐことが重要である。言語聴覚士は障害された言語側面への言語訓練という言語機能に対する直接的な働きかけを行うと同時に，失語症や関連障害から派生する様々な問題に対し支援するという役割を担う。図1は失語症の評価と訓練の流れを図示したものである。以下にその概要を述べる。

（1）急性期

　急性期には正確な評価が困難なことが多いため，訓練を念頭においた系統的検査は発症後一定時間経過して全身状態が安定し，ある程度座位が保持できるようになってから行うのが一般的である。急性期に検査する必要がある場合には，ベッドサイドで短時間に言語障害の状態がつかめるような簡単なスクリーニング検査を行う。表1にスクリーニング検査の例を示した。

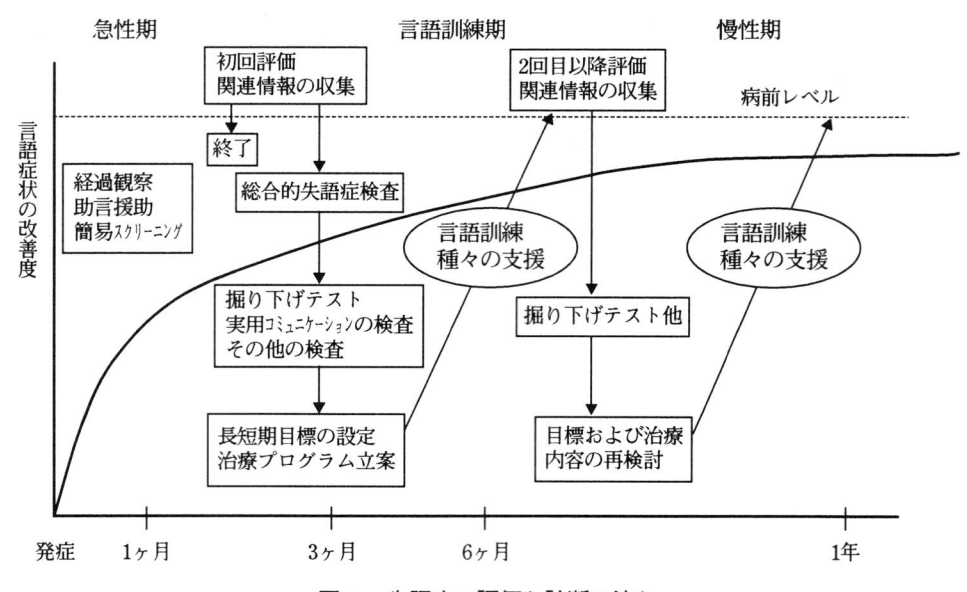

図1　失語症の評価と診断の流れ

表1　ベッドサイドでの失語症スクリーニング検査の例

Ⅰ．発語

1. 問いかけに対して【多弁（迂言，錯語，その他），ジャルゴン，寡黙】
   ≪自発話サンプル≫
   身体の具合はどうですか？　どういう仕事をしておられますか？
2. あなたの名前は？（答えられる，答えられない）
3. 物品の呼称【例：たばこ，とけい】
   第1音による促通効果（あり，なし）
4. 単語の復唱（可，不可）【例：めがね，くつした，かたつむり】
5. 短文の復唱（可，不可）【例：空が青い】
6. 発話のなかに（努力性発話，錯語）あり
7. 構音障害（あり，なし）【麻痺性，失調性】

Ⅱ．言語理解

1. pointing span　1　2　3　4　5【記載例：1個可，2個不安定→①△】
2. 物品の操作【例：手帳の上に鉛筆を置いてください】
3. 身体命令【例：立ってください】
4. 状況判断【例：「終りましたよ」に対する反応の適切さは？　良，否】

Ⅲ．書字・読字・その他

1. 自分の名前
2. 書き取り（ame ga furu【仮名のみ，漢字を混ぜて】）
3. 読解・音読

文献3）より引用

（2）初回面接

　急性期を脱してなお失語症状が持続する患者に対して改めて検査を行う。これ以降の検査と訓練は周囲に気兼ねせず自由な訓練ができる，静かな部屋で行うことが望ましい。第一回目の評価はインテーク面接ともいわれ，**表1**のようなスクリーニング検査などにより失語の有無や言語障害の状態の概略をつかみ，同時に患者の情報を得ることを目的とする。スクリーニング検査として患者自身の情報（年齢，住所，職業，教育，利き手，家族構成，趣味，病前の言語習慣など）について質問するのもよいが，正確な情報は家族などから確認しておく必要がある。また，この時期に医学的情報（原因疾患診断名，現病歴や既往歴，画像所見，神経学的所見など）や理学療法，作業療法，看護や心理など他部門からも関連情報を収集しておくことも重要である。また，意識や注意のレベルを把握することも大切である。初回評価で失語症がない場合はここで検査を終了し，失語症があっても集中力の低下や体調不良などにより訓練が困難と考えられる場合は，経過を観察しながら条件が整うまで訓練を延期する。

（3）精密検査

　初回評価で失語症状ありと判断された場合には，精査のために以下のような精密検査を行う。精密検査の結果と関連情報によってその時点における患者の状態の総合的把握が可能となる。こうして決定した訓練目標や方法にしたがってリハビリテーションを進めるが，定期的に検査を繰り返して症状の経時的変化を追うとともに，訓練目標や治療仮説，訓練内容を再検討し，必要があれば修正を加えていくことが重要である。

a．総合的失語症検査

　総合的失語症検査は（1）失語症の有無の鑑別とタイプおよび重症度の診断，（2）病巣部位と言語の関係を明らかにする，（3）患者の言語機能を評価し，訓練の手がかりを得るなどの目的で行われるもので，訓練開始前に必ず行う。この検査は「話す」，「聞く」，「読む」，「書く」という言語のすべての側面を検査対象にした標準検査であり，現在わが国では後述する3種類の標準化された失語症検査が使われている。

> **メモ**
> 標準検査とは以下の条件を満たした検査である。
>   1) 検査実施の条件や方法が規定されている。
>   2) 検査の対象となる被検者の母集団を代表する適切な標本が選ばれており，実際に検査を施行している。
>   3) 検査の採点法が定められている。
>   4) 信頼性や妥当性が高い。
> 総合的検査として紹介する3つの検査はいずれもこれらの条件を満たしている。検査実施の際にはそれぞれの施行方法や採点方法を熟知し正しく行う必要がある。

b．掘り下げテスト（ディープテスト）

総合的失語症検査は言語機能全般にわたる検査であるため，障害の有無を知ることはできても，詳細な症状把握までは時間的制約のために困難である。そこで問題点を明確にし的確な治療方針をたてるために，特定の言語側面に限定した掘り下げテストを行う場合がある。掘り下げテストの多くは必要に応じて個人や施設などで個別に作製されたものであるため，標準化されていない。

c．実用コミュニケーション能力の検査

実際のコミュニケーションにおいては総合的失語症検査で対象としたような言語機能だけではなく，ジェスチャー，描画，文脈などの非言語的，パラ言語的能力を利用して意思伝達が達成される場合も多い。そこで，総合的失語症検査では見落とされる危険性がある，このような実用的なコミュニケーション能力に焦点をあてた検査の必要性が近年強調されている。

d．その他の検査

失語症患者は運動障害性構音障害や発語失行などの発話に関連する障害や，失行，失認，記憶障害，知的機能低下など様々な神経心理学的症状を呈することがあり，それらは言語症状に少なからず影響する。その場合には適切な検査を選択して実施し，患者の状態を全体的に把握する必要がある。

> **メモ**
> 例えば絵カードのポインティング不良が右半側空間無視のために右方に位置する選択肢に気づかないことから生じる可能性がある。

B．失語症検査

以上のように失語症検査には様々なものがあるが，そのうちよく知られているものをいくつか紹介したい。

(1) 総合的失語症検査

a．標準失語症検査（SLTA）

患者の症状を詳細に把握しリハビリテーション計画立案の指針を得る目的で長谷川ら（1975）によって作製されたわが国初の総合的失語症検査である。検査は「聴く」，「話す」，「読む」，「書く」，「計算」の5側面，計26の下位検査から構成されている。大部分の項目は反応時間やヒント後の反応などにより6段階で評価され，患者の反応の質的評価が試みられている。各課題の達成レベルは z 得点によって評価される。タイプ分類が困難なこと，検査結果のプロフィールから症状を読み取るには熟練を要することなどが問題であるが，比較的短時間で施行でき，現在最も広く使われている検査であるために国内で共通の理解が得られやすい。

b．失語症鑑別診断検査

Schuell のミネソタ失語症鑑別診断検査（MTDDA）をもとに笹沼ら（1978）がさらに改定を加えて作製した。検査はインタビューに始まり，「話す」，「聞く」，「読む」，「書く」，「計算」の5側面，34項目の下位検査から構成されている。反応は正誤で評価され，検査結果は z 得点プロフィールおよび話し言葉の特徴に関する評定尺度プロフィールに整理され，さらに鑑別診断スケールを用いてタイプ分類できるように工夫されている。検査所要時間が長いこと，タイプ分類や重症度の判定に熟練を要することが問題であるが，症状に関する詳細な情報を得ることができる。

c．WAB 失語症検査日本語版

Kertesz の The Western Aphasia Battery（WAB）の日本語版で，杉下ら（1986）によって作製された。検査は「自発話」，「話し言葉の理解」「復唱」，「呼称」，「読み」，「書字」，「行為」，「構成」の 8 側面，計 38 項目の下位検査から構成され，失語症状の数量化による客観的評価が試みられている。すなわち，自発話を含むすべての側面における反応は 10 点を満点とした得点で表示され，失語の重症度を示す失語指数（AQ）や患者の全般的認知機能の状態を示す大脳皮質指数（CQ）が算出できる。得られた下位検査の得点を分類基準と照合することによって主要な失語タイプに分類できる。また，各国語に翻訳されているため，国際的共通理解が可能であること，失語症状以外の失行，半側空間無視，非言語性知能なども包括的に知ることができる総合的検査であること，下位検査得点を z 得点に変換することなく個人間，個人内の得点の比較ができること，約 90％の精度で原版の WAB と同様のタイプ分類が可能な短縮版 WAB が作製されていることなどの特徴がある。しかし，検査所要時間が長いことが問題である。

（2）掘り下げテスト

a．トークンテスト（Token Test）

De Renzi and Vignolo（1962）によって軽微な理解障害を検出するために開発された検査で，その後各国語に翻訳されいくつかの短縮版や増補版が出版されている。基本的には大きさ，形，色が異なる札（トークン）を操作する課題で，冗長性が極めて低いために質問内容が正確に理解されない限り正しく遂行できない。はじめは「丸にさわる」などのように 1 種類の属性（形あるいは色）が理解できれば遂行できるが，次第に 2 種類あるいは 3 種類の属性を正確に聞きとる必要がある課題（「大きい白い四角と小さい緑の丸にさわる」，「赤い丸を黄色い四角と緑の四角の間に置く」など）へと難易度が増す。

b．失語症構文検査

失語症患者の構文の理解あるいは産生には階層性がみられるという知見をもとに藤田らが開発した検査で，現在試案 IIA（1984）が標準化されて使われている。「意味ストラテジー」（文中の内容語の意味で処理可能な非可逆文），「語順ストラテジー」（通常の語順で処理可能な可逆文），「助詞ストラテジー」（助詞の理解が必要な可逆文）の 3 段階の構文処理を理解と産生の両面から評価している。

c．重度失語症検査

総合的失語症検査では難易度が高すぎるため，ほとんどの下位検査で失点するような重度の失語患者の残存能力の評価と言語治療の手がかりを得る目的で，竹内ら（1997）によって開発された。「導入部」での簡単なやりとりを除いた「非言語基礎課題」，「非言語記号課題」，「言語課題」の 3 パート，46 の下位項目はそれぞれ独立した検査として標準化されている。多くの項目はやりとりや指さし，ジェスチャーや描画などの，非言語的ではあるがコミュニケーションにとって重要な能力を評価している。

d．その他の掘り下げテスト

語音認知能力に関しては語音の異同弁別検査，構音能力に関しては構音検査，呼称能力に関しては呼称検査，語彙能力に関しては語彙検査，読みや書字能力に関しては読み書きテストなど言語の様々な観点に関する多くの掘り下げテストが用いられている。

(3) 実用コミュニケーション能力検査（CADL 検査）

失語症患者は話す能力は制限されているのに，必要な情報を伝達できることが多いという観察をもとに，非言語的コミュニケーション手段も含めた実用的なコミュニケーション能力の検査が綿森ら (1990) によって開発され標準化された。検査は「あいさつ」や「電話番号を調べる」，「出前の注文」などの日常生活に即した項目から構成されている。このような行動が言語的になされた場合は正答とされるが，それ以外でも情報伝達の実用性という観点から，多少の誤りがあった場合やジェスチャー・表情などの非言語的反応をした場合も部分点が与えられる。この方法で各項目につき評価して得た総得点から5段階の実用的コミュニケーションレベルが評価される。

(4) その他の検査

知的機能に関しては日本版 WAIS-R 検査を行う。失語症がある場合には言語性検査は施行できないことが多く，その場合は動作性検査だけを行う。非言語性の知能検査としてレーブン色彩マトリックス検査（WAB 失語症検査に含まれている）やコース立方体組み合わせテストなどが有効である。非言語性記銘力検査として Rey 複雑図形の模写と再生，Benton 視覚記銘検査，WMS-R の中の視覚性課題などがある。失行，失認，半側空間無視については WAB 中の検査項目や，必要に応じて標準高次動作性検査，標準高次視知覚検査，BIT 行動性無視検査日本版を行う。さらに，注意の障害が推測される場合に Trail Making Test や各種 cancellation test などを行う。

―メモ―

WAIS (Wechsler Adult Intelligence Scale) と WMS (Wechsler Memory Scale) は 1997 年に第 3 版が出版されているが，わが国ではともに第 2 版まで (WAIS-R および WMS-R) が標準化されている。

C．診断手続き

(1) 鑑別診断

失語症との鑑別診断を要する症状として以下のものがあげられる。臨床的には失語症だけでなく他の症状も合併している場合が少なくないが，ひとつのめやすとして述べたい。

a．聴力障害

重度の失語症と聴力障害はともに聴覚的理解が不良である。しかし，聴力障害における理解不良は音声言語に限定されており，文字で呈示されれば理解障害はないが，失語症では文字言語の読解も音声言語とほぼ平行している。

b．痴呆

失語症は急激に発症することが多く，痴呆は緩徐に発症することが多い。また失語症では非言語性知能検査や日常生活における行動観察から知的低下が少ないことを確認できる。痴呆症では非流暢な発話はほとんどみられないが，失語症ではタイプによって非流暢な発話が目立つことがある。さらに，痴呆では語の意味，統語，音韻の順に障害されることが多いが，失語症ではどのレベルでも障害が見られる。

c．視覚失認

失語症でも視覚失認でも視覚的に呈示された物品の呼称障害がある。しかし，失語症では一般的には呼称できなくてもその物の使用法を身振りで示すことができ，それと関係がある物を示すことができるが，視覚失認ではできない。逆に視覚失認では触覚など別の感覚を介すればその物を認知できるが，失語症では多くの場合触っても呼称できない。

d．観念運動失行

失語症と観念運動失行ではどちらも「兵隊さんの敬礼」や「さよならと手を振る」などの動作

を求めると困難を示す場合がある。失語症の理解障害によるものであれば，はい/いいえを求める質問や復唱でも誤ることがあるが，観念運動失行では動作を介さずに反応する課題であれば障害がない。

　e．精神分裂病

　精神分裂病では思考の流れがとぎれて不適切な発話や作話などがみられるものの，聴覚的理解や読解，書字などが障害されることは少ないが，失語症では多かれ少なかれ言語の全側面が障害される。また精神分裂病では症状の増悪と寛解を繰り返すが，失語症ではそのような変動は少ない。

　f．構音障害

　構音障害は発話に際する音の産生の障害であるので，内言語障害はない。したがって聴覚的理解，読みおよび書字に関する障害は認められない。

> **メモ**
> この他，純粋発語失行や純粋語聾，純粋失読，純粋失書などいわゆる純粋型といわれる症状は，言語のある側面だけに限定した障害であり内言語障害を伴わないか，ごく軽微であるので，障害された側面以外を検査すれば失語症がないことが確認できる。

（2）予後

　表2は失語症の回復に関する因子をまとめたものである。ここにみるように予後に関しては様々な要因が影響している。失語タイプと年齢が決定的に関与しているという報告もあるが，該当しない例もある。どのような患者にも改善の可能性があると考えて訓練に臨むべきであるが，予後に関する一般的傾向としては以下のようにまとめられる。(1)若年者は高齢者に比して少なくとも発症後3ヵ月までの改善度が高い。(2)非右利き例や右利き交叉性失語例など大脳における言語機能の側性化が曖昧な場合はそうでない場合より良好な回復がみられる。(3)頭部外傷の方が脳血管障害より，また脳出血の方が脳梗塞より回復しやすく，また合併症がない場合はある場合より予後は良好である。(4)発症時の重症度が軽いほど回復が早く，タイプとしては健忘失語の回復が最もよく全失語の回復が最も悪い。(5)病巣が小さいほど，また言語野の中心にかかっていないほど改善しやすい。(6)言語訓練をした方がしない場合より回復することが多い。(7)訓練効果は自然回復と分離しにくいものの，発症後早期に訓練を開始した場合の3ヵ月後の改善は訓練しない場合より顕著で，訓練関連要因(技法，頻度，形態，言語聴覚士

表2　失語症の回復に関する因子

I．疾病前要因
1．年齢
2．大脳半球側性化の問題（利き手，左右半球機能のバリエーション）
II．疾病要因
1．原因疾患，合併症の有無と種類
2．失語症の重症度とタイプ
3．脳損傷の部位と大きさ
III．言語訓練，背景因子など
1．言語訓練の有無
2．言語訓練の開始時期・訓練内容
3．心理・社会的諸因子
①障害に対する本人の洞察
②回復や訓練への意欲
③病前の知能・教育レベル，性格など
④周囲の人々の理解と協力

文献3)を一部改変

の資質）も改善度に影響する。（8）患者をとりまく心理・社会的要因も失語症状の改善に影響する。

（3）訓練方針の設定

　言語訓練は誰がどのように行っても効果があるというわけではない。また，患者が必要性を感じない訓練（発症前から読み書きの習慣がなかった人に対する文字言語の訓練など）はほとんど意味がない。効果的な訓練を行うためには，種々の検査結果と患者側の状況を総合して患者にとって必要かつ実現可能な長期的な目標を設定し，それを達成するために必要な短期的な目標をたてることが重要である。訓練内容は症状や状況に応じ個別的に立案するが，どうしてこのような症状が出ているのか，どうしたら改善できるのかを常に考える必要がある。

メモ

たとえばSeki et al.（1995）は純粋失読においてなぞり読みが一時的に読み能力を促通する現象に着目し，脳梁膨大部の損傷のために左半球に到達しない文字の視覚情報を，なぞるという文字の運動覚情報に変換する訓練によって読み能力自体の改善が期待できるという治療仮説をたてて，実際に訓練を行い効果を確認した。

D．言語訓練の原則

　現在様々な言語訓練法が導入されている。そのうち，言語機能自体の回復を目的とする訓練の基礎となっている考え方をまず紹介したい。

（1）刺激－促通法

　Wepman（1951）が提唱し，Schuell et al.（1964）が豊富な臨床経験を通して発展させた考え方で，個々の患者の言語症状に応じて適切に統制した言語刺激を系統的に与えることによって，障害された言語機能の再統合をはかることを目的としている。Schuellのあげた治療原則（**表3**）は多くの治療技法に取り入れられており，今なお臨床上有益と思われる。Weigl（1981）の遮断除去（デブロッキング）法もこの考え方と共通の基盤に立つと思われる。これは良好な言語側面を前刺激として用いることによって障害された側面での反応が一時的に促通されることを利用した治療法である。

表3　Schuellによる失語症治療の6原則

① **適切な言語刺激を与える**　失語症のタイプと重症度に合ったものであると同時に，患者にとって関心のある言葉，これまで高頻度に使い慣れ親しんできた言葉を用いる

② **強力な言語刺激を与える**　複数の入力回路，例えば聴覚刺激と同時に視覚，触覚，嗅覚などを組み合わせたもの（例えば実物）を用いると，単一回路の刺激（例えば絵カードのみ）を用いる場合に比べて正しい反応の可能性が増す

③ **刺激を反復して与える**　1回の刺激では正しい反応が得られない場合も，数回の反復刺激を与えると反応が得られる可能性が増す

④ **刺激に対するなんらかの反応を患者から引き出す**　与えた刺激に対して，例えば指さし，復唱，音読，発話，書字反応などを患者にさせることによって，刺激→反応→刺激のフィードバック回路全体を活動させることができ，つぎの反応を促進する

⑤ **得られた反応を選択的に強化する**　Schuellはとくにpositive reinforcement, すなわち正しい反応に対してほめたり励ましたりすることの効果を強調している

⑥ **矯正よりも刺激**　正しい反応が得られないのは，刺激の与え方が不適切であったり，不十分であることの反映である。矯正することによって，かえって患者のフラストレーションを増すような結果を招く可能性が多いことに留意する

文献2）より引用

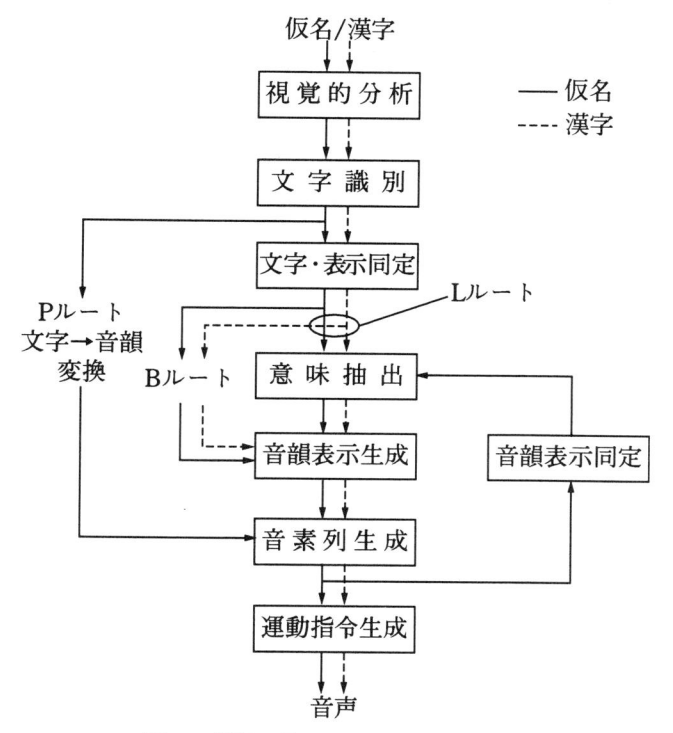

図2 単語の読みに関する認知モデル

笹沼澄子：脳損傷に起因する読みの障害（御領謙：読むということ，（認知科学選書5巻），東京大学出版会，1987）より引用

（2）プログラム学習法

オペラント条件づけのモデルにもとづいた学習理論で，行動変容法とも呼ばれる．本アプローチを通して病前の言語行動を再確立させる，いわば再教育の過程ともいえよう．その手順としては，（1）症状の正確な評価にもとづく目標行動の設定，（2）目標行動に近づくために小ステップに分けた訓練，（3）各ステップにおける望ましい行動の強化，という shaping のテクニックが用いられる．プログラム学習法は失語症以外の言語の臨床でも幅広く用いられている．

> ─ メモ ─
> この反対に fading という方法もある．これは目標行動の設定をした後，刺激条件を手がかりの多いものから少ないものへと次第に変化させ，最終的には手がかりなしに目標行動を行えるようにするもので，各段階で望ましい反応にだけ選択的に強化を与える点は shaping と同様である．

（3）認知神経心理学的アプローチ

言語機能モデルにもとづいて失読，喚語困難，聴覚的理解障害など様々な失語症状の分析を試みるものである．たとえば図2は単語の読みに関する認知モデルであるが，実際に観察した失読症状がこのモデル上のどの機能単位あるいは経路の障害によって生じているかを分析し，回復メカニズムに関する一定の仮説をたてて訓練を行い，効果を確認するとともにモデルによる回復メカニズムを検証することができる．

（4）機能再編成法

一般に大脳皮質はひとたび破壊されると再生しないと言われている．そうであるなら障害された機能の回復は望めないが，言語訓練によって失語症状は改善する．その機序を Luria（1970）らは障害されていた機能の再編成と考え，障害された言語機能を直接訓練するのではなく，病前はそれとは全く関係がなかった新しい過程を用いて機能系の再組織化をはかる訓練プログラムを

提唱した。たとえば仮名文字の読み書き訓練におけるキーワード法やメロディックイントネーションセラピー（MIT）などは，キーワードや歌うような話し方という迂回経路を作ることによって障害された機能を再編成する訓練法と考えられ，機能再編成法の例といえよう。

---メモ---
メロディックイントネーションセラピー（MIT）は目標の文や句を歌うように話す段階から次第に自然なイントネーションでの発話に導く方法で，関ら（1983）は日本語の特質に合わせた日本語版を作製し，効果を確認している。

E. 言語機能障害の訓練法

次に具体的な訓練方法について簡単にふれる。この他にも数多くの訓練法があるが，それらについては成書を参照されたい。

（1）言語モダリティ別訓練法
a．話す側面
喚語困難は失語症では必発であり，喚語能力の改善はコミュニケーションを円滑にするうえで重要である。語頭音ヒントは有効ではあるが，このような強力な外的ヒントを与えるのでは実用的訓練となりにくい。そこで，患者が自力で何らかの手がかりを見つけて（self-generated-cue）喚語できるように，段階的にヒントの与え方を操作する。

重度の発語失行の訓練は，まず構音器官の構えを模倣し音を発する段階から次第に音節，単語，文へと積み上げていく方法や，逆にイントネーションのような超分節的要素に主眼をおくことによって構音能力を高める方法がある。

b．聞く側面
聴覚的理解力の改善は患者の生活に大きく寄与する。障害が語音の認知のレベルにある場合に

表4　単語の聴覚的理解の障害と訓練課題

障害モジュール		聴覚分析システム	聴覚入力辞書	聴覚入力辞書→意味システム	意味システム	
機能		語音の同定	既知語の同定		語の意味の活性化	
障害タイプ		word-sound deafness	word-form deafness	word-meaning deafness	意味障害（全般的）	意味障害（特異的）
症状	聴覚的語音異同弁別	×	○	○	○	○
	聴覚的語彙判断	×	×	○	○	○
	聴覚的類義語判断	×	×	×	×	× 品詞・カテゴリー等で差
	視覚的類義語判断			○	×	×
訓練課題の例		単音節のミニマルペアや1音素の異なる単語の弁別 口形の利用 文字系の利用	実在語と非実在語の弁別 絵と音形とのマッチング 文脈の利用	文字系（読解）を利用する迂回経路の利用	語の意味的cueの利用 語や絵のカテゴリー分類	特異品詞・カテゴリーの理解 類義語の同定

（○は成績良好，×は不良）　　　　　　　　　　　　　　　　　　　　　　　文献5）より引用

は，語音の異同弁別訓練から始め，音節数や難易度を操作しながら復唱を中心に，書き取りなどの訓練を症状に合わせて行う．

単語の理解障害がある場合には聴覚的呈示された単語の絵カード選択を選択肢の枚数や難易度を操作しながら行うことが一般的である．表4は奥平（1999）がEllis et al.（1994）の単語の聴覚的理解過程のモデルを参考にまとめたものである．障害がどの段階で起こっているかによって症状も訓練法も異なることが示されている．

（2）仮名文字の訓練

日本語の文字には漢字と仮名があり，両者が平行して障害されることもあるが，いずれか一方の障害が大きい場合もある．漢字の場合は，音読できなくても，書いたり意味を理解したりすることが可能である．一方，仮名文字は音と一対一の対応関係にあることが特徴的である．仮名文字の読み書き，特に書字においては，仮名文字と音韻の対応の他に，単語が何音節で構成されているか（モーラ分解），各モーラがどんな音で構成されているか（音韻抽出）が理解されなければならない．そこで仮名文字訓練ではモーラ分解抽出訓練，音韻合成訓練など，この点を意識した訓練法が提唱されている．また前述のキーワード法や五十音図法もよく用いられる訓練法である．

F．実用的コミュニケーションの訓練

（1）PACE（Promoting Aphasics' Communicative Effectiveness）

Davis and Wilcox（1981）によって開発されたもので，実際のコミュニケーション場面を想定して自然な会話のなかで効率的な伝達手段を身につけることを目的としている．従来の訓練では言語聴覚士が患者に絵カードを呈示して呼称を求めるという形式で進められる．一方，PACEでは裏返した絵カードの山から一枚選んだ絵カードの内容を話し手から聞き手へと伝達し，絵カードについて何も知らない聞き手は話し手に質問していくことで情報を得るという，日常会話に近い双方向のやりとりが行われる．表5にPACEの治療原則を示した．

（2）AAC（Augmentative and Alternative Communication）

AACとはコミュニケーション障害を持つ人々—集中治療室の患者，閉じ込め症候群，外傷性脳損傷，重度失語症を呈する患者など—に対する言語的/非言語的コミュニケーション方法であり，拡大・代替コミュニケーションと訳されている．人間のコミュニケーションは単なる情報伝

表5　PACEの治療原則

新しい情報の交換	話し手は聞き手が知らない情報を送る．従来の治療手続きのように，STだけがすでに知っている単語や文をさらに患者に求めるような一方向的手段はとらない．
コミュニケーション手段の自由な選択	表出する手段は口頭に限らず文字，ジェスチャー，描画，指さしなどあらゆる残存能力，代償手段を利用する．またSTは患者が情報の送り手になる場合のモデルを提供するかたちで患者の能力に合わせた表出手段をとる．
会話における対等な役割分担	コミュニケーションは話し手と受け手が対等に参加し，その役割を交替しながら成立するものであり，この方法ではSTと患者が対等の立場で参加する．
情報伝達の成功度にもとづいたフィードバック	患者が話し手の場合，STは受け手として患者の表出がどの程度理解できたかを適切にフィードバックし，表出方法の修正・発展を促す．

竹内愛子：言語障害に対するアプローチ—失語症のリハビリテーション技法（総合リハ20：983〜988，1992）より引用

達だけではなく，他の人と社会的に接近するという目的でもなされている。AACではこのようなコミュニケーションの社会的，相互交渉的な側面を重視している。そこで患者の残存能力（役割交代，描画や記号，ジェスチャーや表情，コミュニケーションや生活をする上での基本的ルールに対する知識など）を生かした代償的コミュニケーション方略を訓練する。コミュニケーションをする人としての患者の技能を訓練するだけでなく，コミュニケーションの相手となる人の技能や適応状況を評価し，両者に対して均等に目を向けることによって円滑なコミュニケーションを実現する工夫がなされる。

G. 心理・社会的問題

　失語症は多くの場合突然生じて，これまでの生活を一変させる。患者本人も障害受容に至るまでに様々な心理的葛藤を経験するが，家族も患者とのコミュニケーションの問題以外にも様々な悩みを抱える。このため，言語聴覚士は患者の失語および合併症状に対する直接的介入だけでなく，社会復帰までの様々な過程で患者と家族を理解し，適切な援助を与えるという重要な役割を担っている。このように，言語症状にのみ目を向けるのではなく，患者と患者を取り巻く状況を正確に把握することが非常に重要である。

文　献

1) 伊藤元信監訳, 富永優子訳：拡大・代替コミュニケーション入門, 協同医書出版, 東京, 1996
2) 笹沼澄子, 伊藤元信, 綿森淑子他：失語症の言語治療, 医学書院, 東京, 1978
3) 本村　暁：臨床失語症学ハンドブック, 医学書院, 東京, 1994
4) 伊藤元信訳：言語治療の理論と実際, 協同医書出版, 東京, 1984
5) 浜中淑彦監訳, 波多野和夫, 藤田郁代編：失語症臨床ハンドブック, 金剛出版, 東京, 1999

〔関　啓子〕

5. 言語発達障害

はじめに

　健常児が言葉を獲得する過程は迅速で淀みがないため，言語を獲得するということは単純なことであるという印象を与えるかも知れない。しかし，健常児の言語発達過程を詳細に観察してゆくと，言葉を駆使するに至るには実に複雑な過程を経ていることが明らかになる。言語に遅れをもつ子どもの評価および指導を行うにあたっては，言語発達の道筋やそれに必要な諸条件を正しく理解しておくことが必須である。本項では，評価や指導の基礎となる言語発達過程を概観する。

A．言語の諸側面

　言語は，**形式，内容，使用**の 3 側面から成り立っていると考えることができる（Bloom & Lahey, 1978）（図 1）。この考え方に立つと，いずれの側面が欠けていても十分な言語行為にはならない。例えば，発音や文法面に関わる「形式」は正しくても実質的な「内容」が伴わない発話として，自閉症児の**エコラリア（反響言語）**があろう。文脈に不適切にコマーシャルの一部を口にしたり（**遅延性エコラリア**），相手の問いかけをそのまま模倣するケースも見られる（「何食べるの？」に対し「何食べるの」と模倣）（**即時性エコラリア**）[注1]。逆に，「形式」が欠けていると，伝えたい内容はあるのだが，正しい音形や文法構造を持たない発声・発話ということになる。また，形式と内容が対応していても，相手からの話しかけや文脈から逸脱した発話であれば「使用」に問題があると言える。したがって，これら 3 領域が交わった部分が習得の目指される言語である。言語はこれ以外にも，統語論，音韻論，意味論，語用論などの側面から捉えることもできるが，いずれの場合も子どもの言葉をさまざまな側面から分析的に把握することによって，言語面の長所や改善点が浮かび上がってくる。

（1）言語とコミュニケーション

　言語発達に遅れをもつ子どもの指導において，言語発達の基本的な過程に照らしてどの段階にその子どもがあるのかを評価する必要がある。それに沿ってより高次の言語能力の獲得を目指すことになる。また，言語獲得に至っていない子ども，あるいは知的発達の遅れなどから言語獲得が困難と思われる子どもであっても，「コミュニケーション能力」という視点から，言語以外の手段を用いて意志疎通を行えるよう配慮しなければならない。子どもの意思伝達を的確に把握

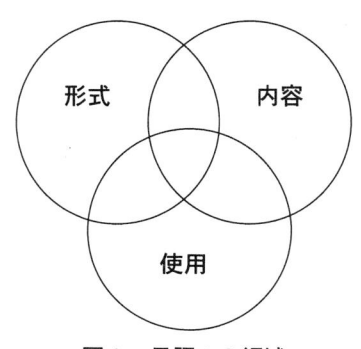

図 1　言語の 3 領域
(Lahey, 1988)

[注1] エコラリアは文としての「意味」には欠けるが，相手の発話が理解できないなりにも言語的応答を返し，やりとり（ターンテイキング）をつなげるなどの「機能」を有しているという考え方もある。

し，指導目標を設定するためにも，まずいくつかの基本的な概念を提示しておきたい．

a．言語

言語および**コミュニケーション**はどちらも日常的に使われる語彙であるが，言語臨床においてはこれらを区別して理解しておかねばならない．健常児では，主に1歳の誕生日前後から1歳代前半にかけて有意味語が獲得され，**言語期段階**に入ったとされる．言語とは「概念」とそれを表すために社会的に生み出された単語など「シンボル」からなる記号体系である．さらに，単語が結びついて文へと発展していくが，言語を習得するということは，日本語，英語などそれぞれの言語に特有の記号（語彙）や結びつきのルール（文法）を学習するということである．言語獲得は「生得的」なメカニズムに「経験」が加わって達成されると考えられる．また，言語に固有の能力の他に，世の中の事物を概念化し，それを記号で置き換えて操作する（**象徴化**と言う）等の認知能力が必要である．

b．コミュニケーション

言語指導の目標は，子どもの言語知識を高めることだけではない．私たちの言語使用には，聞き手に自分の要求を伝える，情報提供するなどの意図がある．自分の意思を相手に伝える手段は必ずしも言語だけではないため，**コミュニケーション**という概念が有用となる．広義のコミュニケーションは，「個人の情緒的・生理的状態や，望み，意見，知覚したことなどについての情報を他者に伝える，意図的または非意図的行為」（Prizant & Bailey, 1992）であるが，より一般的意味におけるコミュニケーションでは，1）身体を介した表現や，発声，発語で行う，2）他者に向けられている，3）要求，拒否，叙述等の機能を果たす，といった条件が満たされている．ここで注意すべき点は，媒体は音声である必要はなく，身ぶりや顔の表情，視線さえも十分意思伝達機能を果たすということである．さらに，「身体を介した表現」の意味は広く，脳性マヒなど身体運動に障害がある場合には，コミュニケーションボードやコンピュータなど**補助・代替コミュニケーション**（AAC：Augumentative & Alternative Communication）も含まれる．有意味語を持たない子どもの場合であっても，ジェスチャーや発声などの手段を用いて効果的にコミュニケーションを達成するよう促すことが指導目標の重要な一側面である．

（2）発声・発語過程（speech）と言語（language）

音声言語については言語行為をもう1つ別の観点，**発声・発語過程**（speech）と**言語**（language）からみることができる．音声言語表出というプロセスにおいて，発声や構音，発話の流暢性など音声表出的特徴は「発声・発語過程」の側面であると言える．一方，「言語」は先に述べたように単語やその意味，音形知識（音形表象），統語（文法）能力を総称している．この図式で言えば，発声障害や構音障害，吃音は言語知識や統語能力には問題がなく，表出過程の問題であるため speech の障害であると言える．語彙の乏しさや文法の未熟さを含むいわゆる言葉の遅れや，語彙や文法に関わる失語症は language の問題である．発達段階にある子どもに限らず，音声言語能力については speech と language の2側面から問題の所在を明らかにすることが求められる．言語発達障害においては，両側面の障害が混在している場合も多いので，適切な評価による見極めが指導方針を決定する上で大切である．

B．健常児の言語・コミュニケーション発達過程

本節では，健常児が音声言語を獲得するに至る過程を概観する．多くの健常児では1歳代の前半に意味のある言葉を獲得するが，基本的にはその時期を境にしてそれ以前を前言語期，それ以降を言語期と呼ぶ．（ただし，厳密には，初語の出現以降もしばらくの間有意味語と喃語様発声が共存する時期が継続する．）言語発達においては主に言語期が関心の対象となるが，前言語期の発達を抜きにして言葉の習得過程を論じることはできない．前言語期の認知的，情緒的，社会的発達がコミュニケーションの基礎となっているからである．ここでは，健常児の言語・コミュニケーション発達過程をたどるとともに，必要に応じて障害児臨床への示唆を併記しておく．

(1) 前言語期のコミュニケーションの様相

a. 対人的コミュニケーション行動の発達

前言語期においては，相手と意思伝達を行うというコミュニケーションの基礎が築かれている。音声的には未熟であるが，新生児期からの母子関係を中心として大人とのやりとりがなされている。新生児は，養育者の援助なしに生存することはできない。泣き声を含めた発声，養育者への視線，動的な働きかけなどのすべてが乳児の生理的・情緒的状態を相手に知らせる手段となる。このように，乳児期において使われているコミュニケーション手段には発声，視線，動作などがある。

乳児による生存のための親への働きかけは，要求を意図的に伝達しているように解釈されるかも知れない。しかし，乳児期初期においては乳児の音声・表情・動作等による表出は，特定の意図を伝達するためのものではない。0歳代後半（8ヵ月前後）まで続くこの時期は**聞き手効果段階**と呼ばれ，乳児の快や不快の状態に伴う行動を，親の方が積極的に自分なりの解釈で応じることによって伝達が成立する（Bates, Camaioni, Volterra, 1975）。しかし，8～10ヵ月頃にかけて**意図的伝達段階**に入り，乳児は次第に慣用的な動作や発声で自分の意図を表現できるようになってくる。すなわち，伝達意図が分化・明確化すると同時にジェスチャーや発声など伝達の手段も確立してくるのである。物を見せたり，手渡したり，指さして示すなど慣用的な行為のレパートリーが増加する。12ヵ月あたりから1歳代前半にかけて有意味語を獲得し，最終段階である**命題伝達段階**（言語期）に入ってゆく。

b. 対人的相互関係

対人的発達に照らして考えると，この時期に発達するもうひとつの側面は**ターンテイキング**（相互的やり取り）である。音声コミュニケーションは，相手から信号が示されているときには受け手となり，それが終了したら相手へ信号を送る役割交代を重ねることによりやり取りが進展していく。言語を使ったターンテイキングは幼児期以降に達成されるが，その萌芽は出生直後から存在している。例えば，授乳時には，母親は乳児の吸啜－休止のリズムに合わせて，休止時にはほ乳びんを揺らしたり，声をかけたり，頬をつつくなどの働きかけをする一方で，吸啜時には静かにしており，これは「会話パターンの原型」とも称される。音声に限った相互交渉でも，生後3-4ヵ月の乳児は自分の発声に対して母親からの応答を期待しているらしいことが母子間の発声パターンの分析から明らかになっている（Masataka, 1993）。

c. 発声行動の発達

発声行動の変化の1つとして，発声・喃語音形の発達がある。**音声知覚**研究からは，出生後4週程度の乳児でも [i]，[u]，[a] の違いや，子音の有声・無声（[b]，[p]），調音点の違い（[d]，[g]）を聴覚的に弁別できることが分かっている。一方，産出については，徐々にではあるが巧緻性を高めていく。乳児期の発声・喃語の発達は，Oller (1980) などにより詳述されている。乳児期初期では，声道の構造が未発達のために，母音は十分な共鳴を伴わず鼻音化した発声となる。また，口腔運動機能が未発達のために成熟した調音点，調音様式の特徴を備えた子音は産出されない。しかし，個人差はあるが，4-5ヵ月前後から子音と母音を結合させたり，音節を連続させる**喃語**が出現する。母音の質も非鼻音化した口腔での共鳴を備え，**完全共鳴音**（Fully Resonant Nuclei）と呼ばれる。子音もレパートリーが増大し，口腔の閉鎖・開放のタイミングもより成熟化してくる。子音，母音や音節の産出という**分節的特徴**だけでなく，ピッチの高低，声の大小という**超分節的特徴**においても並行してコントロールの幅が増してくる。6-7ヵ月前後になると，子音と母音の長い連鎖（例：[mamamama]）である**反復喃語**（Reduplicated babbling）を産出し始める。さらに月齢が進むと，**多様的喃語**（Variegated babbling）となり，これまでの同一音節の連鎖から脱し，異なった音節を一息に連続して発することが可能になる。このように，徐々に成人音形の特徴を備えた音節連鎖が構音可能となってゆく。

喃語は必ずしもコミュニケーション意図を伴わないし，親から離れて取り残された時や，身体運動を伴って発せられることも多い。自分の声が聴覚的にフィードバックされない重度の聴覚障害を持つ乳児でも喃語が出現することが報告されている。ただし，このような児では，子音のレパートリーは少ない傾向があり，また，健聴児では喃語の頻度は1歳ごろまで徐々に増えていく

のに対し，重度聴覚障害児では喃語は月齢とともに減少していく（Stoel-Gammon & Otomo, 1986）。発声行動の発達には聴覚的フィードバックが重要であることを示唆している。

d．共同注意の成立

ターンテイキングに見るように，乳児期初期から「子ども」と「大人」との関係が成立している。この一方で，「子ども」と「物」との関係も育ちつつある。例えば，手に持ったガラガラを口に入れて感触を確かめたり，それを振って音色を楽しむなどする。ただし，乳児期初期は自分から積極的に物品を探索するというよりは，大人が子どもの関心を引くように振ったり音を立てるなどの操作を加える場合が多い。しかし，生後6ヵ月に近づくと，認知能力の発達に伴い物に対する関心がますます高まるとともに，物に接近し，手を伸ばす，つかむ，操作するといったことが容易になってくる。当初は「子ども(A)－親(B)」，「子ども(A)－物(C)」という2つの別々の関係であったのが，0歳代半ばには親の視線をたどり，その先にある物を自分も共に見ることができるようになってゆく。

0歳代の後半，特に8-9ヵ月以降になると，意図的コミュニケーションが活発化し，大人が同一の対象物を共に見ていることを意識しながらその物に手を伸ばすという行為が可能になってくる。子どもは興味を持った物を見つめるだけでなく，親を振り返り，親もそれを見ていることを確認した上で再度その物に視線を戻す。この，同一物を介した関係を**共同注意**（joint attention），**対象の共有**（joint reference），あるいは（子-親-物の）**3項関係の成立**と言う。この後（生後9-10ヵ月前後），親との物の受け渡しという形のやり取り遊びが出現してくる。

この発達的特徴は，後の言語発達に向けての大きな鍵となる。すなわち，初期の言語コミュニケーションでは，親子の目の前にある事物について注意を喚起しながら叙述することが多い（例：親「ほらこれ見て。○○ね」；子（窓の外の車を指さし）「ア，ブーブ」）。事物を共有するトピックとして扱えることが言語行為の1つの基盤となる。一方，自閉症児は他者の視線の方向をたどることや視線の意味の理解など，共同注意が関与する行為に多大な困難がある。自閉症児のもつコミュニケーション障害は，他者と対象物を共有することの困難に起因する部分が大きい。

（2）言語期への移行

a．原言語（protowords）

有意味語が出現する前後に，慣用的な単語とは認められないもの，子どもにとって「言葉」として使われているらしい一貫した音形パターンが現れる場合がある。例えば，積み木で遊ぶ場面に限って［ga:gi］という発声が見られるなどである。このような成人言語には存在しないが子どもにとって何らかの意味を持った語彙は**原言語**（protoword）と呼ばれている。このような発話は，特定の音形が一定の状況や場面のみに繰り返し子どもによって発せられることで明らかになる。

原言語には成人語のモデルがない。すなわち，子どもは特定の意味概念を独自に創造した音形で表現しようとしているのであり，このことから単に「模倣」で言語習得をしているのではないことが示される。言語発達に障害を持つ子どもにも，特定の事象，要求などを独自の音形で表現する児がいる。この場合，この特定の意味を定形の音声という形で表現する能力を獲得していると評価できる。それが慣用的な「ことば」でないからといって受け入れないのではなく，伝えようとしている事柄を肯定的に受け止めてあげることが重要である。このようにその子どもなりのコミュニケーションを確保したうえで，必要に応じて，他の人にも通じる表現方法に徐々に近づけてゆくステップが求められる。

b．擬声語・擬態語（オノマトペ）

言語は原則的には意味と音との対応は「恣意的」である。すなわち，ある種の4つ足の動物を［inɯ］と呼ぶか［dɔg］と呼ぶかは，それぞれの言語の歴史の中で慣用として確立したことであり，意味と音との間には必然性はない。しかし，例外的に，対象とそれを表す音形に明らかな関係が存在する場合があり，それらは**擬声語，擬態語（オノマトペ）**などと呼ばれる。

幼児語の中には「ワンワン」「ブーブ」など擬音語を基にしたものが多いが，これには2つの

理由があると考えられる。ひとつは音声の単純さ，**構音のしやすさ**である。擬音語は概して音節の繰り返しが多く，「イヌ」「クルマ」のように，多様な子音と母音の連鎖よりも構音運動は容易である。先に述べた，ひとつの音節の繰り返しが喃語期に頻繁に見られる（reduplicated babbling）ということを思い起こしてもらいたい。

もうひとつの理由は，**意味の自明性**である。犬という概念と明確な関連のない「イヌ」という音形を記憶するよりも，鳴き声から連想される「ワンワン」の方が覚えやすい。このことは言語習得に困難を示す障害児への指導にも適用可能であろう。すなわち，有意味語を持たない子どもに対し，構音的に負荷が少ないだけでなく，意味が自明である擬音語を習得させるべきターゲット語として選択するのは1つの方法である。

意味の自明性という点からすると，身ぶりを伴う擬音語もコミュニケーションを円滑にするひとつの方策である。例えば「みず」の代わりに蛇口をひねる時の動作を加えた「ジャー」や投げる動作を伴う「ポーン」はそれぞれ対応する成人語を習得するよりも容易であろう。ここで注意を要するのは，擬音語を使うのはあくまでも1つの選択であり，習得しやすいからといってすべての子どもに対して擬音語から入るのは適切ではないということである。3歳の子どもが幼児語を使うのは自然であるが，発達段階から求められる発達年齢がたとえ低くても，実際の生活年齢が高くなればなるほど社会的使用上不自然さが増す。例えば，表出言語のほとんどない中学生の知的障害児に対しては，擬音語を教えるか成人語を教えるかは，生活環境やニーズに照らして判断されなければならない。また，多くの言葉は擬音語に置き換えられないので，成人音形から入らざるを得ないとう限界もある。

(3) 言語発達初期

a. 語彙の発達

有意味語が初めて出現するのは一般的に12ヵ月前後といわれる。しかし，個人差が大きく，実際には1歳代半ばに初語が出現することも多いことを認識しておくべきである。12ヵ月ごろに言葉が出ると書かれた育児書通りに有意味語が育たないわが子に悩む親も多いのである。また，1歳6ヵ月健診時に言葉はなくフォローされる児でも2歳時までに言葉を獲得するケースが多い。

1）意味的特徴

子どもは初語獲得以降，日ごとに語彙を増やし，1歳代後半に入って**語彙習得の加速化**（vocabulary spurt）が起こる。言語期初期に獲得される語には事物や人の名称が比較的多い傾向があるが，対人関係で使用される語など（例：「バイバイ」「イヤ」）が含まれることもある。なお，言語期初期における単語の意味は成人言語のそれとは必ずしも一致しない。例えば，「パパ」が，父親という特定の人物を指すのではなく，男性一般を意味していたり，「ワンワン」が犬一般を指すのではなく，自分の家で飼っている特定の犬を表す場合などがある。図2にあるように，単語本来の意味よりも概念範疇が広くなっているケースを意味の**過大拡張**あるいは**過大範囲**（overextension）と言い，反対により狭い意味で獲得されている場合を意味の**広がり不足**または**過小範囲**（underextension）と呼ばれており，どちらも初期言語獲得期には一般的な現象である。子どもがどのような過程で語の意味を修正しながら新たな語彙を習得していくかを図3に例示する。

2）語彙獲得の順序性

初語の獲得後さまざまな種類の言葉を急速に身につけて行く。事物の名称を表す名詞であっても，発達上，比較的初期に覚える言葉とより遅い時期に学ぶ言葉があり，意味概念の分かりやすさや，親密さ，環境での出現頻度などが規定していると思われる。一般的に，**上位概念**にあたる言葉の獲得が比較的遅い。例えば，具体的な動物の名前では「いぬ」「ねこ」よりも，包括的な上位概念である「どうぶつ」という言葉の方がより抽象度が高く習得が遅れる。代名詞，疑問詞，形容詞など他の品種の中でも，大まかな習得順序性が見られることがある。例えば，疑問詞では，「なに」→「どこ」→「いつ・どうして」の順番に獲得されることが多い。また，形容詞でもある程度一般化できる順序性があり，性状を表す系の中では「大きい・小さい」→「多い・少ない」

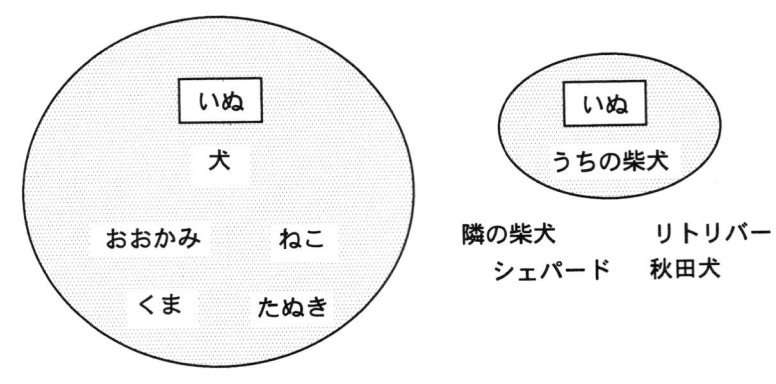

図2　意味の過大拡張（左）と広がり不足（右）

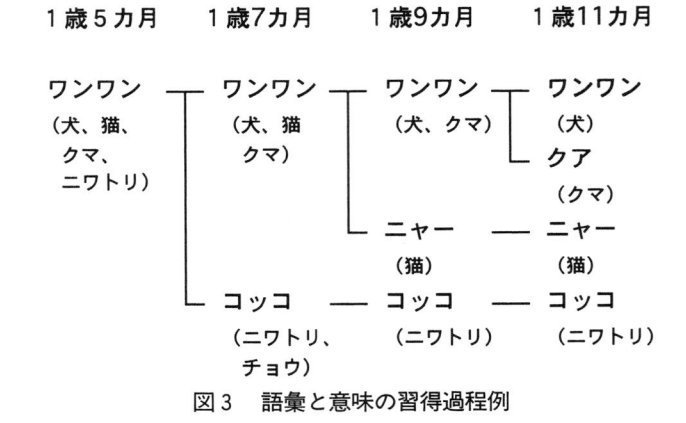

図3　語彙と意味の習得過程例

→「長い・短い」という順序で習得が困難になってゆくことが国立国語研究所の調査（1980）で明らかになっている。また，1つの系の中でも「長い」が「短い」に先行する。このような順序性から，語彙の習得には意味概念の獲得を支える認知的発達と深い関わりがあることが伺える。このような語彙の発達は，後節に見る語連鎖，文法の発達と同時並行して進んで行く。

　b．構文の発達

　子どもは1歳代後半に入って語彙習得の加速化を示す。そして2歳前後には2つの単語をつなげる**語連鎖**が出現する。これ以前を**一語文期**，これ以降を**二語文期**，**三語文期**などと呼ぶが，ひとたび語連鎖形成ができるようになると，2語連鎖のみにとどまっている時期は比較的短い。

　1）語連鎖形成と文法の萌芽

　言語発達初期に見られる語連鎖の形態は，多様性に富むものの，文法の萌芽が認められる。語連鎖における規則性の古典的な捉え方の1つに**軸文法**（Braine，1963）がある。例えば二語文期の文構造では，「これブーブ」「これ行った」「これあっち」の「これ」ように，常に軸として機能する単語（**軸語**と呼ばれる）と，軸語に自由に結びつく**開放語**（この場合の「ブーブ」「行った」「あっち」）が見られることが英語，日本語ともに指摘されている。ただし，このような分析ですべての語連鎖を説明することはできない。別な見方としては，二語文段階では2つの単語の間に比較的限られた意味的関係が存在すると言われ，「行為主＋行為」（「ワンワンねんね」）や「対象物＋場所」（「ボールあっち」）といった**意味関係**のレパートリーを増やして行くという考え方もある（Bloom，1970）。しかし，言語獲得初期段階での構文能力は，既知の単語を組み合わせて2語文を自在に作れるというようなものでは必ずしもない。

　2）助詞の出現

　語彙の増加や語連鎖形成の習得とともに，日本語文法の特徴の一つである**助詞**が出現する。名詞や動詞などの自立語がそれ自体で一語文として成立するのに対し，助詞は自立語に伴って句の一部を構成する。**終助詞**は一語文段階でも生起するが（例：「ブーブね」），自立語同士の関係を

表1 「育児語」の特徴

統語的側面
・短い発話
・単純な構文
・繰り返しや言い直しが多い

意味的側面
・トピックは「今」「ここ」

音声的側面
・高いピッチ
・強調した抑揚
・ゆっくりした速度

その他
・空間的・時間的に強調した表情やジェスチャー

規定する**格助詞**（例：「が」「を」）は統語的により高度な段階を示す。ただし，助詞がなくても「車（が）あった」「これ（を）たべる」のように文として十分成立し，意図伝達ができるというのも日本語の特徴である。指導においては，助詞の使用を強調するあまり，コミュニケーション意欲をそがないよう留意すべきである。

c．言語発達の個人差

かつては言語習得は一様に「ワンワン」「ブーブ」など名詞中心の一語文から開始し，あたかも積み木が連なって長くなるように2語文，3語文へとつながってゆくと考えられていた。しかし，現在では，健常児の言語発達においても個人差があり，言語習得の道のりは一様でないことが明らかになっている。このことは，言語発達遅滞臨床において留意しておかねばならない。言語習得初期の研究から，子どもの言語発達過程には，大きく2つのタイプがあることが指摘されている（Nelson, 1973）。1つは**命名型**（Referential Type）と呼ばれ，これらの児では獲得語彙に物の名称が多い。もう一方は**表出型**（Expressive Type）と呼ばれ，事物の名称よりも対人的場面で使われる社会的な語彙（「バイバイ」など）の習得が比較的早いとされる。このような獲得語彙の意味的な違いだけでなく，これらのタイプは統語的，音韻的発達にも差異があるとされている。命名型の子どもでは，意味的に関連のある2つの語が，しばしば語間にポーズを伴って連続し，流暢性を増すにしたがって1発話の2語文として確立してゆくと言われる。一方表出型の子どもでは，比較的早期から語連鎖や複雑な句が出現するものの，丸覚えの定型化した語連鎖が多いと言われる（例：「おっこっちゃった」「これあった」）。また，後者の子どもは抑揚に富むものの不明瞭発話が多いとされる。これまで典型的と考えられてきた言語発達像は命名型の子どもであろうが，実際には表出型の発達をたどる児も多い。特に，言葉が比較的遅く，発音がはっきりしないものの対人関係は良好であるタイプの子どもは表出型の発達過程を示している可能性も念頭に置くべきであろう。また，あくまでもこれら2タイプは両極端を示したものであり，多くの場合これら両極の連続性のどこかに位置するのである。

d．言葉かけのスタイル

言語発達にかかわる諸要因を検討するにあたり，子どもの置かれた言語環境を分析することも重要である。大人は，大人同士の会話時と，子どもを相手に話す時では異なったスタイルで語る傾向がある。このような言語スタイルは，**育児語，マザリーズ**（母親語），**CDS**（Child Directed Speech）などと呼ばれており，養育者（主に母親）の子どもに対する語りかけには，**表1**のような特徴があるとされる。このような特徴はすべて言語の単純化の側面を持っており，研究者によっては子どもの言語獲得を促進する機能を有するのではないかと推測している。

健常児では上記のような言葉かけを受ける機会が多いが，一方，**生活年齢**（CA；Chronological Age）よりも知的発達段階を示す**精神年齢**（MA；Mental Age）や発達段階を表す**発達年齢**（DA；Developmental Age）が低い発達障害児に対しては，その子どもの言語・知的発達レベルよりも複雑な言語形態や内容を持つ言葉で語りかけてしまう場合もあると思われる。また，大人は「～しなさい」といった，より指示的な言葉をかけをすることが多いことも報告されている。

このような場合，子どもにとって必ずしも言語習得がしやすい言語環境にあるとはいえない。健常児への育児者の働きかけを参考にして，指導者は言語発達障害児に対する言語的関与の仕方について育児語を参考にして工夫していく必要があろう。

（4）言語の複雑化
a．構文の発達と平均発話長
統語（文法）発達の1つの指標として，英語ではMLU（Mean Length of Utterance；**平均発話長**）が一般的に用いられる。これはBrown（1973）が提唱したものであり，意味の最小単位である形態素（名詞，動詞等や，複数形，進行形，過去形を表す'-s', '-ing', '-ed'など）を単位とし，一発話は平均いくつの形態素からなっているかを子どもの自発話50〜100を分析し求めるものである。言語能力が高まるほど構文が複雑化し，"Doggie run (2)", "Doggie running (3)", "Doggie is running (4)"など発話を構成する語数が増加する。英語では3歳程度までこの数値の年齢ごとの標準化がされており，臨床場面でも言語の遅れを判断する指標となっている。一方日本語では，文をどのように最小単位に区切るかについて日本語特有の分析方法が必要であり，現在検討が進められている。例えば，日本語では「落ちる」が言えるようになる前に「落ちた」や「落ちちゃった」などと言う場合もあり，言語に固有の分析方法が求められる。このような検討課題はあるものの，日本語でも一語文，二語文以上，さらには格助詞を含んだ文へと進展していく点では統合的発達を押さえる指標として有用であろう。

b．より複雑な表現の習得
基本的な文構造を習得するにつれ，節を1つの発話単位の中で連続させることができるようになる。英語であれば"and"による等位接続であるが，日本語では**接続助詞**「て」を用いた文である（例：「お家帰って，食べて，寝た」）。その後より高度な複語文として，**理由**を表す「から」（例：「おなかすいたから食べて寝た」）や**順序性**を表す文のつながり（例：「お家帰った後で，食べて寝た」）など，節同士の関係性が単純な順列ではなく複雑化してゆく。さらに，言語表現の巧緻化は構文だけにとどまらず，一連の文をある筋書きや出来事の時系列に沿って話す**語り**や，表面上の意味以外のことを表す**隠喩**の理解なども主に就学後に発達し，言語表現が一層豊かなものになってゆく。

C．言語発達障害

この節以降は，言語発達障害に焦点を当て，その諸相について概観する。

（1）言語発達障害像の多様性
「言語発達遅滞」というと，記号形式やコミュニケーションの発達に遅れを有する障害全般を指すが，A．知能・認知能力，B．情緒・社会性，C．構音の各領域における障害を合併するかどうかで状態像が異なる。また，小児失語症・脳性麻痺など特有の臨床像を示すものもある。

a．知的発達と言語発達遅滞
1）関連領域の評価
言葉の遅れが知的発達障害に起因すると考えられる児は多い。したがって，評価においては言語検査に加えて心理検査を合わせて行うとよりはっきりした状態像が把握できることが多い。知的障害を伴う場合，指導では言語のみならずそれ以外の全般的な発達を視野におきながら指導目標決定する必要がある。言語以外の発達的側面には，**認知，運動，社会性，生活習慣**などがある。例えば，認知的側面は言語発達と密接な関わりがあるのは言うまでもないが，認知的スキルである事物の分類やマッチングを，絵カードの分類やマッチングという形で言語指導においても取り入れられる場合があるなど，関わりが大きい。社会性や生活習慣もコミュニケーション発達と関連づけて押さえておくことができる。

2）特異的言語発達遅滞

一方,知的障害を伴わない言語発達障害は**特異的言語発達遅滞**（SLI；Specific Language Impairment）と呼ばれている。Wechsler系の知能検査（WISC-III, WPPSI）では,言葉の定義を求めるなどの言語的課題で能力を測る**言語性知能**（Verbal Intelligence）と,絵図版刺激等で視覚的認知を測る**動作性知能**（Performance Intelligence）とに分けている。欧米では,言語発達遅滞児の中でも,聴覚障害や構音運動障害,神経学的疾患がなく,非言語性知能のみが比較的良好（例えば85以上）に保たれている児はSLIとされており,言語と認知のかかわりを解明する手がかりとしても関心を集めている。

3）学習障害

知的発達に総体的には遅れはないが,認知能力にアンバランスがあり,学習において困難を呈する子どもを「学習障害児」と呼んでいる。**学習障害**（LD；Learning Disabilities）は教育場面において,例えば読み・書き・計算など特定スキルの遂行の障害といった形で表面化する。先の特異的言語発達遅滞の臨床像を呈する児の一部は,知能検査で言語性知能が低下するため教育現場では**言語性学習障害**として扱われることが多いようである。

b．情緒・社会性の発達と言語発達遅滞

言葉の遅れに,対人関係の問題が伴う場合が多い。前に述べたように,言語のコミュニケーション場面における適切な使用,すなわち語用論的側面が,言語能力の重要な一領域である。アメリカ精神医学会の「診断と統計マニュアル第4版」（DSM-IV）による**広汎性発達障害**は,社会性の発達の遅れをその主徴の1つとする障害であり,**自閉症**はこの中に含まれている。また,近年注目を集めている**注意欠陥多動障害**（ADHD）も適切な言語使用に問題を示す。このような児に対しては,理解・表出語彙を豊かにしたり,より高度な統合構造の理解・表出を目指すというだけでなく,文脈や対人場面に沿って言葉を適切に使用すること（語用能力）を促すことがひとつの目標となろう。文脈に沿ったやりとりが困難である障害には,これらの他に,**アスペルガー症候群**もある。アスペルガー症候群は自閉症に近いが,言語発達の遅れは少なく,知的に高い者が多い。数字や文字,電車の種類など特定の対象に興味を示したり,年齢に不釣り合いな難しい語彙を用いたりする反面,冗談や比喩の理解が難しい。文脈の理解や他者の感情を推し測ることができないため,会話や集団行動が苦手で,学校ではいじめを受けやすい。このような児では,コミュニケーションルールの学習が対人場面への適応につながる場合がある。また,最近ではコミュニケーションは話し手と聞き手の双方によって成立するものであるから,このような児の言語使用を健常児の規範に合わせるのではなく,むしろ私たち聞き手の方がこれらの児の能力を十分理解し,センシティヴィティーを高め,会話を合わせていくことが重要であるという指摘もある。

c．構音・表出音形と言語発達遅滞

機能性構音障害や器質的構音障害は言語発達遅滞と合併することはあっても障害過程は別々である。一方,マヒはなく単音節は産出できるが音節（特に異なる音節）の連続に困難を示す児の場合,構音の運動企画に問題があることが疑われる。このような子どもでは,語連鎖形成など表出言語面でも何らかの遅れを呈する場合がある。言語理解の方が比較的良好な発達を遂げていることが多く,その場合には,**表出性言語発達遅滞**と呼ばれる。

言語発達遅滞児の中には,ターゲットとなるべき音韻表象自体が誤っていたり未熟さを疑わせる子どももいる。例えば,「じどうしゃ」を［igoːa］という音形で記憶している場合,当然誤構音として現出する。このように構音運動や運動企画に問題がなくても,表出音形が誤る場合があることに留意しなければならない。

d．小児失語症・脳性麻痺

小児の場合には,言語を含め発達の遅れの原因が特定されない場合が多い。しかし,**小児失語症**は,大脳の器質的病変によって言葉の遅れを生じていると診断されるケースである。言語発達の過程で脳損傷を受け,獲得の途中にある能力が失われるか障害され,健常な言語発達過程をその後たどることが困難となる。

また,**脳性麻痺**の場合にも言語の遅れを合併する割合が高い。脳性麻痺は脳障害に起因し,主

に運動障害の状態像を中心に分類されるが，言語や知能，感覚・知覚にも障害を伴うことが多い。冒頭に述べたspeechとlanguageの分類で考えると，発声発語機能のspeech障害と，語彙や構文などlanguageの遅れを合併しやすい。さらに，運動障害のために外界に働きかける機会に乏しく，コミュニケーション意欲が低下しがちであることにも留意すべきであろう。指導にあたっては言語的スキルの改善だけでなく，**補助・代替コミュニケーション（AAC）**手段に工夫を凝らし，伝達意欲を高めることも重要である。

（2）評価

　言語発達に遅れが疑われる子どもの多くは，日常の子どもの言語行動から遅れの可能性に気づかれ，相談・評価・指導に連れて来られる。言語の専門家としては，生育歴などの基礎的情報を収集するとともに，1）本当に遅れがあるのかどうか，あるとすればどの程度の遅れか，2）言語・コミュニケーション領域の中でも構音，語彙，統語，語用等のどの側面に問題があるのか，3）聴力や認知，社会性，運動など関連領域の発達状態はどうであるか，等を関連職種と連携を取りながら明らかにし，指導の指針を得なければならない。特に，**遅れが顕著な面（weakness）**だけでなく**長所（strength）**を明らかにすることは，指導方略や対象児への関わり方への有用な示唆となる。例えば，音声言語の聴覚的処理に比べて，非言語的な視覚情報の処理に優れている場合，指導場面や家庭・学校場面で絵や写真などの視覚的手がかりをヒントとして聴覚的理解を助けることができよう。

a．生育歴

　評価にあたっては，まず，親からの聴取を中心に**生育歴**に関する情報を収集する。言語面だけでなく認知や運動を含めたさまざまな側面に遅れを呈している場合が多いので，発達を多角的に把握する。具体的には以下の点を聞き取る。1）**現病歴**：相談・臨床機関を訪れるきっかけとなった言葉の問題についていつ頃気づき，どう変化したかや相談歴，2）**言語発達歴**：喃語の有無，始語や二語文の時期と具体例，要求の際などのコミュニケーション手段などについて，3）**発達歴**：運動発達（粗大・微細），遊び方を含めた認知発達，他者・他児との関わり方（社会性），生活習慣等について，4）**既往歴**：相談時までに経験した病気等，5）**教育歴**：これまでの指導の経緯，6）**家族歴**：家族構成の推移や兄弟の有無，親子・兄弟関係など。

b．質問紙法・検査・観察法

　言語・コミュニケーション評価には，1）質問紙，2）検査，3）コミュニケーション場面の観察，が相補的に用いられる。以下に，各々の代表的方法について説明する。

1）質問紙

　質問紙の利点は，日常の子どもの様子を最も良く把握している養育者が答えるという点である。ただし，親によって厳密であったり，甘い傾向があるなど判断にバイアスがかかりやすいことや，判断が一貫しないことがあるなどの難しさもある。

　質問紙法には**乳幼児精神発達質問紙**（通称「津守式」）がある。運動，探索，社会，生活習慣，言語の5領域について発達順に質問項目があり，特定の行為ができるかどうかを答えるものである（例「名前を呼ばれると返事をする」）。

2）検査

　検査法の長所は，施行方法が一貫している，それぞれの項目について通過・不通過の基準が明確である，多くの場合**標準化**（多数の被検児に基づく平均・標準偏差のデータ化）がされているため遅れの程度の判定に有用である，等である。ただし，検査に応じることが困難であったり課題場面に慣れない子どもの場合，持っている能力を発揮できず，本来の能力よりも低い判定が出やすいことが短所である。

　　a）言語検査

　　①**絵画語い発達検査**（PVT；Picture Vocabulary Test）

　言語関連能力の中でも，単語の理解力を評価する。4枚の絵を提示し，検者が言った言葉に対応する絵を選択させる。粗点と誤答数から修正得点を出し，語彙発達の目安となる**語彙年齢（VA）**を算出する。

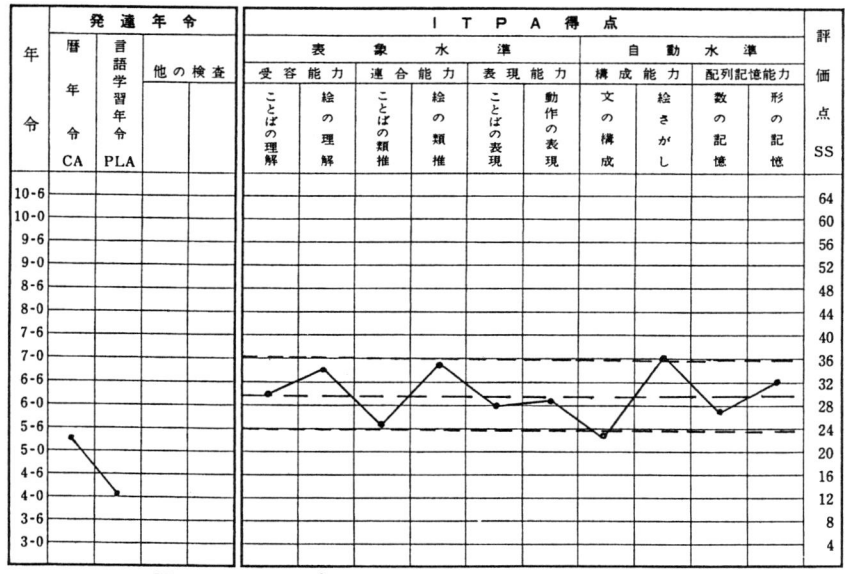

図4　ITPA のプロフィール（日本文化科学社，1993）

②ITPA 言語学習能力診断検査

本検査の特徴は，次の10の下位検査から構成され，個人の中で各々の領域の到達度を比較することができるという点である：ことばの理解，絵の理解，ことばの類推，絵の類推，ことばの表現，動作の表現，文の構成，絵さがし，数の記憶，形の記憶。音声言語の理解・表出に関わる能力（聴覚-音声回路と呼ばれる）と視覚的な情報の処理に関わる能力（視覚-運動回路と呼ばれる）を比較するなど，下位検査の構成には独自の理論的背景がある。全体的な成績である**言語学習年齢（PLA）**が算出されるが，単に発達の程度を示すだけでなく，個人内で weakness と strength が示唆される点で有用である。3歳〜9歳11ヵ月までが対象（図4）。

③国リハ式＜S-S 法＞言語発達遅滞検査

機能による事物の分類や選択といった単語学習の前段階とされる能力を評価するとともに，単語や語連鎖の理解・表出を含む，「記号形式-指示内容関係」の発達段階を評価する。0歳〜6歳および発達段階がこの範囲にあたる子どもが対象。

b）発達検査

①新版 K 式発達検査

発達を「姿勢・運動」「認知・適応」「言語・社会」の3領域に分け，各領域ごとおよび全領域を合わせた**発達年齢**と**発達指数**を求めることができる。3-4歳程度までの検査項目は積み木の構成や図形模写など非言語的な課題が多く，言語発達に遅れの大きい子どもの非言語的な認知能力を評価するのに適している。0歳〜14歳が対象。

②遠城寺式乳幼児分析的発達検査法

遠城寺式では，「運動」「社会性」「言語」の3領域にわたり，移動運動・手の運動・基本的習慣・対人関係・発語・言語理解の6項目について測定する。0歳〜4歳8ヵ月までの発達段階に対応。

c）知能検査

知能検査には，**WPPSI 知能診断検査，WISC-III 知能検査，田研・田中ビネー知能検査，K-ABC 心理・教育アセスメントバッテリー**などがあるが，知能検査については「心理学」の章を参考にされたい。

3）観察法

子どもの自然な遊び場面や対人場面を観察することにより，子どもの持っているコミュニケーション能力を評価することが可能となる。1）人への働きかけの頻度，2）働きかけの手段，3）伝達機能，4）自発話の頻度や語彙・構文の特徴，5）子どもの働きかけに対する親の反応，

表2 初期コミュニケーションにおける伝達手段と伝達機能

伝達手段	伝達機能
視線	物の要求
表情	行為の要求
指さし	拒否
うなづき・首振り	注意喚起
見せびらかし（showing）	あいさつ
手渡し（giving）	叙述
ジェスチャー	その他
身体接触	
接近	
自傷行為	
発声	
エコラリア	
一語文	
二語文	
その他	

等を観察・記録する。働きかけの手段・機能について，チェック対象となる視点の例を**表2**に掲げる。

観察場面では，子どもの遊具を用いた遊び方によってもある程度の認知発達を評価することができる。例えば，音の鳴る物を振り続けたり口に入れて探索する感覚的な段階，積み木を車のつもりで操作する見立て遊びの段階，ままごとで役割を演じることのできる段階，などである。したがって，いくつかの異なった種類の遊具を備えておくことが望ましい。

(3) 指導

言語臨床では，指導の具体的ステップは既成のプログラムに従えばよいというものではない。子ども一人一人の個性，動機づけの強さ，対人的関わりの得手・不得手などによって手続きを修正していかなくてはならない。また，臨床像自体にも大きな個人差があるので，創意工夫が求められる。同時に，言語発達の基礎的知識に基づいて妥当性の高い指導方針・指導内容を立てることが重要である。情報収集や評価の結果を受けて，指導方針を立てることになるが，いくつかの具体的ステップと，留意すべき点について述べる。

a．指導領域の決定

情報収集・評価段階で明らかになった子どもや家族のニーズ，諸評価の結果などを受けて，指導領域を決定する。例えば，前言語段階の子どもに対しては，コミュニケーション手段の確立もしくは語彙習得が指導領域となるかも知れない。（その他，子どものニーズ，状態像により，語連鎖形成，聴覚的理解力，文字の習得，等々。）

b．長期目標と短期目標の設定

指導は，対象となる子どもがどう変わってもらいたいかという認識があること（**指導目標**）が前提となる。言語検査の成績はあくまでも1つの指標であり，通常検査スコアーの上昇は指導目標とはなり得ない。指導領域決定後は，より具体的に何がどこまで伸びることが期待されるのかを決定する。

比較的長期のスパン（例えば1年間）で立てる目標を**長期目標**と言う。しかし，長期目標は通常現状との格差が大きく，さらにその間にいくつかの段階を設けることがより効率的である。例として，稀に一語文発話のみられる3歳児に「自然なコミュニケーション場面において二語文で要求表現をする」という言語レベルは長期目標としては妥当であっても，春から夏休み前の3ヵ月の間で達成を試みるのは非現実的である。そこで，3ヵ月間で達成可能と思われる**短期目標**を設けておく。短いスパンでの短期目標を積み重ねてゆくことによって長期目標に到達するという

構想で指導計画を立てる。上の場合，語彙を増やすことや一語文発話を定着させることが当初の目標となろう。

　短期目標を設定するもう1つの理由は，小児の場合，指導以外の発達的要因で子どもの状態像が予想を超えた大きさで，あるいは予想と異なった方向性で変化する可能性があることへの配慮である。その際に，指導目標を変更する柔軟性が求められ，短期目標はその意味で「小回りの利く」当面のゴールとなる。

c．指導にあたっての留意点
1）スモールステップ

　短期目標であっても一息に達成されるわけではない。達成可能なさらに細かいステップ（**スモールステップ**）に分けて無理なく目標に近づくように指導計画を立てる。例えば，「ちょうだい」のサインの獲得の場合，1）指導者（ST）が子ども（C）の手を取る身体的援助でのサイン，2）サインのモデルを視覚的に提示し，声かけにより模倣を促す（援助なし），3）STの声かけによる促しでのサイン（モデルなし），4）自発サイン，のように進展することが想定される。音声言語や文字言語の習得についても，同様に，最低限の援助で実行可能な目標を見定めて取り組む。このことによって，子ども自身も達成感を得ることになり，課題への意欲が増すという効果もある。

2）視覚的援助の活用

　言語発達障害児の多くは，抽象的な言葉の理解や，構文で表される事象の相互関係，話し手の意図の理解に困難を示す。このような児にとっては，理解の援助となる視覚的情報の価値は大きい。「絵」や「事物」「シンボル」「サイン」「文字」などの視覚情報を活用して理解を促し，コミュニケーションを円滑にする工夫が必要である。また，視覚的援助は言語的情報の処理よりも視覚処理過程が優位である学習障害児や，課題活動や1日の生活の流れの見通しが立ちにくい自閉症児にも有用である。後者の場合，例えば指導場面で，1つの課題の次に行われる課題への移行でパニックを起こしてしまう子どもについては，予め活動の流れを絵で提示して理解しておいてもらうと抵抗が少ない。

　視覚的援助は理解面だけでなく，表出面の指導にも有効である。例えば，二語文，三語文など文構造の産出を目指す指導では，表現すべき事象を絵図版で明確にしておくだけでなく，語連鎖を形成する各語要素（主語名詞「～が」，動詞「～した」など）を絵に表しておくと分かりやすい。あるいは，「～した後で～」「～だから～」など文のつながりを論理的に表現するにも，連続絵を使ってまず複数の事象の関連性を整理・把握し，その後で言語表現に置き換える。このような絵を用いた手順を通して表出すべき情報が視覚的に構造化されてゆくと考えられる。

d．指導方法のバリエーション
1）課題優先型

　指導の形態は大きく2つに分けることができる。ひとつは**課題優先型**であり，ここでは指導目標が達成されるよう，一連の課題を設定しておく。一般的に，STが指示を出し，Cはそれに従うことによってプログラムが進行してゆく。個別指導を具体的に想定すると，例えばSTとCが机をはさんで座り，STの教示に従ってCが構文を産出し，STがそれにフィードバックを与えるというものである。この形態の長所としては，STが主導しているためにプログラムの流れから外れることがなく，形の上では目標行動に向かって効率的に進行するという点である。しかし，課題が予め設定されているために，自然なコミュニケーションが生起しにくいという弱点がある。認知的課題を中核とする指導内容においてこのスタイルが取られることが多い。

2）交渉優先型

　指導者主導の一方向的な指導では，訓練室では目標に達成するが日常生活にはその効果が般化しないといった問題点が指摘されてきた。また，コミュニケーション意欲や，意思伝達の効率性，語用的適切さを改善するための指導も子どもによっては必要である。そこで，「自発的なコミュニケーション」が重視され，言語の形態だけでなく「機能性」にも目が向けられ指導も近年では関心が持たれている。このような考えを反映している**交渉優先型**指導では，Cが主導権を持ちSTがこれに従う，STはCのコミュニケーション行動に敏感に応答し，Cに学習の機会を自

然なやり取り場面で提供するという形態をとる。

このようなスタイルは，言語機能に重点をおいたという点で，**語用論的アプローチ**とも呼ばれる。発話が生起する自然な文脈が重視され，子どもの自発性が尊重されるとともに，指導者の応答性を高めることにより，子どもはやり取りの中からコミュニケーションに必要な技能を習得してゆく。ただし，単にCのリードに従って遊んでいれば指導が成立するというのではない。そこには，a．明確な目標設定（「Cにどう変化してもらいたいか」），b．環境調整（「目標となるコミュニケーション行動が生起するために環境をどうアレンジすれば良いか」），c．目標行動を引き出す方略（「目標達成のためにどのように関わるのが効果的か」），を綿密に計画しておく必要がある。

語用論的アプローチには，STとCの言語交渉が生起する「文脈」はSTで設定せず，子どものリードに従って，大人は**モデル提示（モデリング），拡充模倣（エキスパンション）**[註2]など語りかけを調整する方略（**インリアル；INREAL**）がある。一方，特定のターゲットを習得させるために要求行動が生起しやすい場面を用意するなど，文脈・場面を設定しておく方略もあり，一口に語用論的アプローチと言ってもバリエーションがある。

場面設定タイプの指導例を下に掲げる。

　　a．目標設定：要求場面で「ちょうだい」のサイン（または言葉）を自発する。
　　b．環境調整：Cが好むおもちゃを手の届かない所に置いておく。
　　c．方略：子どもの要求にサイン（または言葉）が伴わない場合，STがモデル（サインまたは発語）提示をする。模倣した場合に要求通りに子どもの希望を汲んで，おもちゃを与える。

実際の指導場面では，課題優先型と交渉優先型の折衷形式となるであろう。すなわち，STは課題遂行のリードを取りながら，課題に自由度を与え，一方で子どもの興味・関心を敏感に察知していく。それに対して適切に応対しながらターゲット行動の般化を促していくのである。

　e．学齢児への対応

学齢期にはいると，学校という学習・集団場面が子どもの生活の中心となる。新たに書字・読字，文の読み書き，計算など，学習に関わるスキルが求められてくるが，言語発達遅滞を呈する幼児の中で後にこれらに問題をもつ児は少なくない。ここでのつまづきは学習遅進という形で表面化するため，対応が必要なケースが多い。また，言語理解力は教室における教師の指示理解の程度を直接左右する。もう1つ考慮すべき点は，学級という集団場面への適応であり，指導者は単に言語や学習面だけでなく，対象児が学級適応できているかについても注意すべきである。そのためにも，親や教師と連携を取り，子どもの特徴を伝えるとともに配慮の方法について助言することが望ましい。

D．臨床家としての要件

最後に，言語発達に関する専門家には以下のような要件が求められることを指摘しておく。
① 子どもから最も望ましい反応を引き出すことができる接し方を身につけていること。
　　成人の場合と異なり，小児の場合には指導場面における動機づけが必ずしも高くはない。その中で，子どもに無理強いすることなく自発的に反応を出させるには，子どもの興味を敏感に察知し，子どもをひきつけるような関わり方を身につけておかねばならない。
② 標準的な言語発達の道筋を十分理解していること。
　　対象児の言語発達の程度は健常な言語発達ではどこに位置するのかを把握しておかねばならない。さらに，言語発達の順序性を知った上で指導目標を設定する必要がある。
③ 指導において働きかけの方略を持っていること。

註2）Cの発話を意味的，構文的に発展させながら模倣する（例：C「ブーブあった」，ST「赤いブーブあっちにあったね」）。

指導目標を設定した後で，目標を達成するためにどのような働きかけをすべきかの方略を知っていることが求められる。机上課題に応じるか，多動傾向があるかなど子どものタイプによりこちらの関わり方を柔軟に変えてゆかねばならない。

④ 親とのコミュニケーションがとれること。

子どもの養育者との連携は重要である。信頼関係を築くことが求められる。言葉遣いにも細心の注意を払う。親や子どもから協力が期待通りに得られないからといって，不用意に相手を責める言動は相手を傷つけ，相互の信頼関係を損なうのみであることは言うまでもない。

文　献

1) Bates E, Camaioni L, & Volterra V：The acquisition of performatives prior to speech. Merrill-Palmer Quarterly, 21：205-216, 1975
2) Bloom L：Language development：Form and function of emerging grammars. MIT Press, Cambridge, 1970
3) Braine M：The ontogeny of English phrase structure：The first phrase. Language, 39：1-13, 1963
4) Brown R：A first language. Harvard University Press, Cambridge, Mass, 1973
5) 国立国語研究所：幼児の語彙能力．東京書籍，東京，1980
6) Lahey M：Language disorders and language development. Macmillan, New York, 1988
7) Masataka N：Effects of contingent and noncontingent maternal stimulation on the vocal behaviour of three- to four-month-old Japanese infants. Journal of Child Language, 20：303-312, 1993
8) Nelson KE：Structure and strategy in learning to talk. Monographs of the Society for Research in Child Development, Serial No.143, Vol 38, 1973
9) Oller DK：The emergence of sounds of speech in infancy. In：Child Phonology, 1：Production (eds Yeni-Komshian G, Kavanagh J, Ferguson C). Academic Press, New York, 1980
10) Prizant B, Bailey D：Facilitating the acquisition and use of communication skills. In Teaching Infants and Preschoolers with Disabilities (eds Bailey DB, Wolery M). Merrill, Englewood Cliffs, New Jersey, 1992
11) Stoel-Gammon C, Otomo K：Babbling development of hearing-impaired and normally hearing subjects. Journal of Speech and Hearing Disorders, 51：33-41, 1986

〈大伴　潔〉

6. 音声障害

A. 声の特性と機能および調節

(1) 声の特性

a.「音声」という用語について

人間の話しことばの構成要素の中で音に関するものを「音声」と呼ぶことがあり、その中には声、構音、プロソディの3種類の要素が含まれると考えられる。一方で、この3要素の中の声の要素だけを「音声」と呼ぶ場合もある。「音声障害」という場合の音声は、後者に該当するので、以下、音声とは声のみを指すことになる。

b. 声の機能

声の機能は主に以下の3種類に分類できよう。その第1は情報伝達の機能であり、声の特徴や変化から、言語学的、心理的情報をはじめ、時には話し手の身体的あるいは個人的情報も伝達されうる。第2に、声は感情表出の機能を有することは十分に知られている。第3の機能として、やや特殊ではあるが、歌唱が挙げられる。人間の社会・文化的活動の中で歌唱が担ってきた機能は重要であった。

c. 声の多様性

人間の声の特徴としてその多様性がある。個人差の存在のみならず、個人内でも多様な声が生成される。個人差を生ずる基本的な要素として、年齢、性別、文化社会的背景などが関与する。音声障害の評価、診断、治療にあたっては、このような声の多様性についての理解が不可欠である。

(2) 音声生成の生理的メカニズム

a. 基本的な知識

音声障害の臨床にあたっては、音声生成に関する生理学的知識が必要である。その詳細な記述については他の章に譲るが、基本的な知識としては、神経系の制御、呼気調節、喉頭調節、付属管腔の調節などである。さらに、正常発声のための必要条件として、1) 適切な声門下圧、2) 適切な声門閉鎖、3) 両側声帯の対称性、4) 声帯の均質性、5) 声帯の層構造、6) 声帯の硬さ stiffness、7) 声帯の質量 mass、が揃っていること(「声の検査法:臨床編」1992年、p5-7、参照)が挙げられる。その他、声帯振動を規定する要因(声の高さ、強さ、音質に関する調節)や、呼気のエネルギーが音のエネルギーに変換される程度を示す「発声の効率」(発声効率 $E=Wa/Wg$ {Wa:口からの音響パワー、Wg:声門下の呼気パワー}) も生成された音声の特質を把握する上で重要な知識である。

b. 声の可変要素とその調節

人間の声は5種類の基本的要素を持つが、それらは生理的な調節によって変化可能なため、声の可変要素とも呼ばれる。臨床家は、これらの要素の生理学的、音響学的、聴覚心理的特徴を理解する必要がある。

第1の要素は声の強さ (dB、フォン) で、これは声門閉鎖力 (声門抵抗) と呼気努力 (声門下圧) によって調節される。第2に声の高さ (Hz、ピッチ) だが、主に声帯の伸張 (前後方向への緊張) や呼気の強さの変化に伴って声帯の振動数が変化し、高さの調節が行われる。声の高さは「話声位」(話し声の高さ) と「声域」(個人が出しうる最低と最高の声の高さの幅) の2側面で捉えることがある。第3の要素として声の質 (声質、声の音色) がある。これは、声帯とその振動の特徴と声門上腔の形状変化により調節される。第4は声の持続で、呼吸器官 (肺活量、呼気筋の働きなど) と適切な声帯振動による調節が行われる。第5に声の柔軟性の要素がある。これは、必要性に応じて上記の4要素を使い分ける能力で、4要素のそれぞれの調節を協調的に行うことで、この調節が可能になる。

B. 音声障害の定義と種類

（1）音声障害とは
a．音声障害の現状
　既に述べたように，声そのものに障害がある場合を音声障害という．日本では，医学的な診断や治療が進んでいる一方で，声の障害への認識や共感が不十分なためか，そのリハビリテーションが満足には実施されていない．厚生省の調査（STの資格化に関する懇談会報告，1997年）では，音声障害の患者は全国で17万人以上いて，そのうちの約8万人がST（言語聴覚士）による訓練を必要としている．今後のこの分野の発展は急務である．

b．定義
　一般的には，「声の強さや高さや音質の異常や，他の声の基本的特質が常時コミュニケーションの妨げとなる場合，あるいは，声の特徴が話し手や聞き手に悪い影響を与えてしまう場合，さらに，個人の年齢，性別，話し手が所属する文化や社会の基準を考慮した上で声が不適切な場合，また時としては，喉頭の構造や機能が，発声者個人の発声の必要条件を満たさない場合」に音声障害があると考えられる．障害が起こるのは，既に述べた正常発声のための喉頭の条件，呼吸器系の適切な機能，心理的な状況に何らかの異常を来たした場合とも考えられる．

（2）音声障害の種類
　音声障害の原因疾患は多様で，視点の相違によっていくつかの分類法が可能だが，一般的には「器質性音声障害」と「喉頭麻痺」そして「声帯に著変を認めない音声障害」の3種類に大別される（表1）．

a．器質性音声障害
　疾患や外傷（喉頭や咽頭の組織の浮腫や炎症，瘢痕，喉頭の腫瘤や腫瘍等）などが原因で喉頭の形状に異常が生じた結果の音声障害である．代表的なものとして，奇形，声帯ポリープ，声帯結節，ポリープ様声帯，声帯溝症などがある．声の強さ，高さ，声質，持続の障害が起こり得る．

b．喉頭麻痺
　声帯に運動障害を起こす神経原性の疾患全てを含む．甲状腺や頸部，胸部の手術後，挿管による場合，あるいは頸部や胸部の疾患等によって生じることがある．その他，原因が特定できない特発性の喉頭麻痺も少なくない．音声障害の症例として比較的多いのは一側性反回神経麻痺で麻痺声帯が副正中位に固定した場合である．声の強さ，高さ，声質，持続の障害を伴うことが多い．また，症例としてはあまり多くはないが，上喉頭神経麻痺でも声の高さや声質の障害が生じ得る．

表1　音声障害の種類（廣瀬，1998）

声帯の器質的疾患
　　声帯ポリープ，声帯結節，ポリープ様声帯，
　　声帯溝症，喉頭炎，喉頭癌，喉頭外傷など
喉頭麻痺
　　反回神経麻痺，上喉頭神経麻痺
声帯に著変を認めない音声障害
　　変声障害
　　ホルモン音声障害
　　老人の音声障害
　　中枢神経障害に伴う音声障害
　　機能性音声障害
　　痙攣性発声障害

表2 音声症状

強さの障害
高さの障害
声質の障害
嗄声の特徴（GRBAS）
震え声　響きが悪い声
二重声　硬起声など
発声の特徴の障害
声の柔軟性の障害
咽頭摘出後の音声

c．声帯に著変を認めない音声障害

　声帯の器質的障害や運動障害が認められない音声障害である。変声障害（声変わり障害），ホルモン音声障害，中枢神経障害に伴う音声障害，機能性音声障害（発声の方法や習慣の問題に起因する音声障害），心因性音声障害（機能性音声障害に含めることもある），痙攣性発声障害等が含まれる。ここで，臨床上留意すべき点について記す。それは，器質性音声障害と機能性音声障害が相互的な関係を持ち得る点である。例えば，誤った発声の習慣という機能的な問題によって声帯組織の器質的変化が起こる場合がある一方で，一側性反回神経麻痺という器質的問題に基づく発声の困難があるために，その代償的な行動として誤った発声が習慣化する場合もある。適切な治療のためにはこの相互的な関係についての認識が必要とされる。

（3）音声症状

　声自体の病的な状態，すなわち音声障害の症状は障害の種類や個人差によって多様な特徴を示すが，基本的には前に述べた5つの声の基本要素に基づいて5種類に分類できる（表2）。これらの症状は，単独で出現する場合もあるが，数種類の症状が混在する場合が多い。

a．声の強さの障害

　声が弱すぎる（小さすぎる）ことが問題になる場合がほとんどである。極端な気息声（息漏れの多い声）しか出ない場合や，「失声」の状態など弱さの程度には幅がある。呼吸器系や声帯の疾患，心因性の音声障害（いわゆる「音声衰弱症」など）等にこの症状が認められることが多い。声の強さが不適切に変動する症状は，錐体外路系の疾患と高度の難聴者に認められることがある。

b．声の高さの障害

　これには，2種類のパターンがある。第1は話声位の異常で，第2は声域が狭いという症状である。声の高さの障害は，性的アイデンティティや表現能力の障害などの高さそのものの問題に付随して，話し手が希望する高さの声を出そうとして過度な発声努力を行った結果，発声時の疲労感や声帯への損傷という二次的な問題を伴うことが少なくない。高さの異常がもたらす疾患は多様で，変声障害，心因性の音声障害，ホルモンの異常，声帯の器質的障害，喉頭麻痺などがある。

c．声質の障害

　声の音色の異常を指す。病的な声質の異常として「嗄声（hoarse voice）」があるが，その聴覚印象上の特徴は，GRBAS評価（日本音声言語医学会・音声検査法検討委員会）を用いて記述するのが一般的である。GRBAS評価では，「全体的な嗄声度（G）」を，「粗糙性（R）」，「気息性（B）」，「無力性（A）」，「努力性（S）」の4要素に細分して記述するが，これらの素性が混在する例が多い。また，これ以外の特徴として「震え声」，「響きが悪い声」，「二重声」，「硬起声（喉頭の過緊張のために起声時に声帯を強く衝突させるように発声する）」，「声の翻転」，「裏声発声」なども各種の音声障害に認められる特徴である。多くの種類の音声障害において声質の障害が起こる。特異的な声質を示すものとしては痙攣性発声障害がある。

表3 音声の評価

聴覚印象による評価
嗄声の評価（GRBAS評価）
その他の声の特徴（硬起声，震え声，二重声など）
発声の能力に関する検査
発声持続時間，話声位，声域，声の強さなど
声道の形状と声帯振動の観察
（間接喉頭鏡，内視鏡検査，ストロボスコピーなど）
空気力学的検査
呼気流率，声門下圧など
音響分析
その他の特殊な検査
筋電図など

d．持続の障害

発声の持続が困難な場合には，話し声の不自然な途切れ，頻繁な息継ぎ，発話中の苦しさや疲労等の問題が生じる。原因疾患は声門閉鎖や声帯振動の異常等による発声の効率が低い場合，呼吸器系の異常，心因性の問題など多様である。

e．声の柔軟性の障害

この障害がある場合には，各種の声の要素の適切な調節が不可能なため，単調で，活力や表現力に乏しい印象を与える。声を専門的に使用する職業（歌手や俳優など）では深刻な問題となる。

f．喉頭摘出術後の音声障害

喉頭癌や下咽頭癌，あるいは甲状腺腫瘍などのために喉頭摘出手術を受けた場合は，発声器官である声帯が使用できない状態（無喉頭の状態）になり，喉頭に代わる特殊な発声手段（「無喉頭音声」）によって音声を生成しなければならない。

C．音声の検査と評価

（1）検査・評価の種類

音声障害の評価のための検査法は多数あるが（表3），臨床上不可欠な基本的検査と，特定の目的の下に実施され特殊な技術や検査装置を必要とする検査がある。一部の検査は医師のみが行うが，STが実施できる検査も多い。以下，臨床的価値が高く比較的簡単に実施できる検査を中心に述べる。

（2）生理的検査（喉頭の視覚的観察）

喉頭の構造や運動機能（声帯振動など）の異常を確認するために耳鼻咽喉科の医師が行う。間接喉頭鏡，喉頭側視鏡，ファイバースコープ，ストロボスコピーが一般的な手法だが，超高速度撮影（高速度ディジタル撮影など）などを用いる場合もある。

（3）聴覚印象に基づく検査

患者の声（母音の持続発声や会話時の声）を聞いて，その聴覚的印象を評価する検査である。評価する声の要素は，声質，強さ，高さ，その他の病的な声の特徴があるが，ここでは声質の特徴について述べる。

声質の評価の1つとしては，既に述べたGRBAS評価（嗄声すなわち「声のかすれ」の特徴と程度）が便利である。全体的な「嗄声の程度」をG（Grade），「粗糙性」をR（Rough，ガラガラした雑音成分の多い声），「気息性」をB（Breathy，息漏れのある掠れ声），「無力性」をA（Asthenic，か細くて弱々しい声），「努力性」をS（Strained，喉を詰めて搾り出すような声）として，それぞれを4段階（0：異常なし，1：軽度の異常あり，2：中度の異常あり，3：重

度の異常あり）に評価する。さらに，前述したその他の病的な声質の特徴（硬起声，喉詰め発声，震え，二重声，裏声，翻転等）なども評価する。

（4）発声の能力と機能の検査
a．発声持続時間（MPT：Maximum Phonation Time）
　母音をできるだけ長く持続して発声する課題で，「普通の大きさと高さで」と指示する。通常は3－5回実施し，目的によって平均値か最長時間を記録する。日本人成人男性の平均は29.7秒（棄却限界13.9秒）で，成人女性は平均20.3秒（棄却限界9.0秒）と報告されている。大まかには，10秒以下の場合に異常と見做すことが多い。母音の持続時間と無声子音/s/の持続時間を比較する場合もある。
b．声の高さ（Hz，ピッチ）
　話声位（speaking fundamental frequency）を検出する。患者の会話音声を聞いてキーボードの音階（例えば「C4」）とピッチマッチングするのが簡単だが，Visipitchなどの簡便な音響分析装置を用いることもある。また，生理的な声域（range of voice，生成可能な最も低い声から最も高い声の範囲）も同様に検査する。正常値には性差，年齢，個人差があることに注意する必要がある（図1）。
c．声の強さ
　声の強さに関しては，信頼できる検査法が確立していないために，会話音声のだいたいの強さの主観的な記述，音響分析装置での測定，あるいは騒音計での測定などが用いられるが，信頼性に問題がある。
d．発声の効率
　これについては既に述べた。
e．空気力学的検査
　呼気流に関しては体積速度（volume velocity）や呼気流率（airflow rate），その他，声門下圧（subglottal air pressure），声門上圧（supraglottal air pressure），肺活量の検査などが含まれるが，発声機能検査として通常の検査装置で実施され，臨床上有意義なのは呼気流率検査である。これは，装置の特性上の理由から持続発声時の測定が多い。発声時の条件によって値が異なるが，成人男性の平均は101 ml/sec，成人女性では平均92 ml/secである。発声時に声門での呼気の漏出が多い時にこの値が増加し，反対に過度の声門閉鎖がある場合（喉詰め発声等）に低い値が得られる。

（5）音響分析
　客観的に音声の特徴を抽出するための実用的な手段だが，聴覚印象評価と比較して時間と手間が多少必要である。音響的特徴を表すパラメータには，音声の基本周波数（F0, fundamental frequency），振幅あるいはintensity，F0と振幅の揺らぎ，雑音成分，周波数スペクトルなどがある。

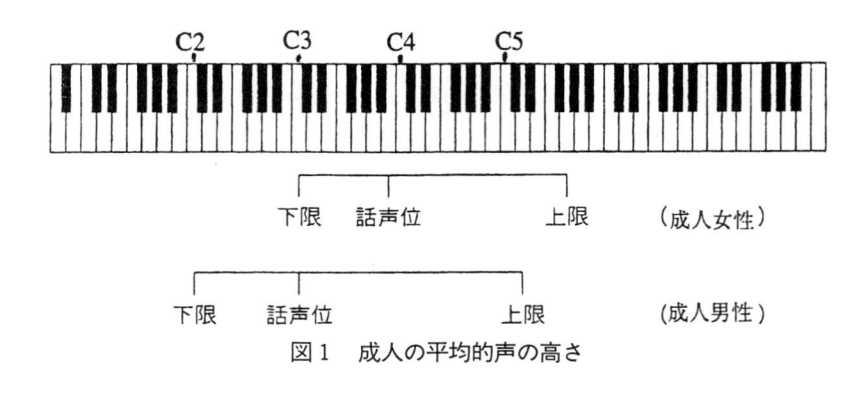

図1　成人の平均的声の高さ

(6) 特殊な検査

神経生理学的検査としての喉頭筋電図検査や，喉頭の画像診断，心理検査などが必要に応じて実施されることがある。

D．音声障害の治療

(1) 治療法の種類

治療法は外科的治療と非外科的治療に大別できる。それぞれを単独で実施する場合と両方を併用する場合とがある。外科的治療は，手術によるもので，喉頭の腫瘍の除去，声帯の形状や位置の修正，形成が行われる。「音声外科」という表現も使われる。一方で非外科的治療（保存的治療）には，薬物による治療（消炎剤や抗生物質の使用，あるいは痙攣性発声障害に対するボツリヌストキシンの使用等），音声の指導・訓練があるが，心因性の障害では精神心理療法を行うこともある。

(2) 音声の指導

生活習慣や職業によって声の酷使あるいは乱用（vocal abuse）が認められる場合に「声の衛生の指導」を行う。声の多用（使い過ぎ）や誤用（誤った発声）を修正して声の正常化と保存を目指す。具体的な指導内容は表4に示すが，禁止・制限する事項とその代用となる行動の2種類について指導する必要がある。実施対象は，基本的には音声障害患者全員だが，特に音声外科手術後の患者と，誤った発声のために声帯に腫瘤性疾患（声帯結節やポリープ）を生じた患者には不可欠である。声の衛生指導の中では「声の安静 voice rest」と称する音声使用を極端に制限する期間（1～数週間）を課することも多い。

(3) 音声訓練

a．訓練の目的

音声訓練の目的は，発声上の問題点を除去し効率の良い音声を習得することである。訓練は，以下の条件に該当する場合に適用の根拠がある。第1に音声訓練が最も適切な治療法である場合（機能的音声障害や軽度の声帯結節等），第2に外科的治療の補助的効果がある場合，第3に外科的治療に困難や限界がある場合，第4に喉頭摘出術を受けた患者全員である。

b．音声訓練の手法

障害の原因となった疾患，音声症状，患者個人の条件などによって異なる手法が適用されるが，6種類に大別できる（表5）。訓練は個別の形態が基本で，週1回の頻度で行うことが多い。音声訓練はSTが担当する。

表4　声の衛生の指導

	避けるべき行動	代用の行動
発声行動	長時間話す	発生時間の制限，聞き手になる
	過緊張発声 大声を出す 咳払い	笑いを含む柔らかい発声 相手に近づいて話す 優しい調子の話し方をする 水や唾液を飲み込む
発声環境	騒音の中での発声 煙や塵埃等で空気が 　　汚染された所での発声	話さない努力，マイクの使用 環境の整備，話さない マスクの使用
その他	喫煙 喉の乾燥 風邪や疲労	制限，禁煙 水分の摂取，加湿器の使用 予防

表5 音声訓練の種類

喉頭の過緊張を軽減させる訓練
声門閉鎖の促進訓練（声の強さの訓練）
声の高さの調節
呼吸の調節
無喉頭音声の訓練
その他

1）喉頭の過緊張を軽減

過度の声帯の内転を減少させるために，喉頭筋のリラクセイションを促す訓練である。対象は，硬起声が認められる声帯結節や喉詰め発声を示す機能性音声障害，痙攣性発声障害などで，「あくび・ため息法」，「軟起声発声（起声時に声帯を緩やかに閉鎖する）」，「ハミング」，「喉頭の位置を下げた発声」，「笑いを含んだ発声」など数種類の方法から最も効果的なものを選択して実施する。

2）声門閉鎖の促進訓練

主に「息こらえ」時の強い声門閉鎖の現象を利用した訓練（「Pushing法」や「硬起声発声」）が行われる。対象は一側性反回神経麻痺や声帯溝症，音声衰弱症などの声門閉鎖不全の患者である。

3）声の高さの調節

変声障害や機能性音声障害が対象である。喉頭の位置を手指で押し下げて発声させてピッチの低下を図る方法（Kayser-Gutzmannの方法）などが用いられる。反対にピッチを上げるためには，嚥下動作の一部を利用して喉頭の位置を挙上させる手法がある。

4）呼吸の調節

これは，主に呼気の使用が不適切な場合や呼吸パターンに異常が認められる場合に行うが，その他，発声の効率を高めるために実施することもある。主な訓練手法は，腹部の意識的な動きを伴う発声（いわゆる「腹式呼吸」による発声）である。

5）無喉頭音声の訓練

喉頭摘出患者に対する無喉頭音声の訓練である。詳細については以下に述べる。

6）その他の訓練法

発声意欲の増加や障害の受容などの心理面への働きかけを行って音声訓練の効果を増加することが必要である。

E. 喉頭摘出後の音声

喉頭摘出術後の患者の音声コミュニケーションを「無喉頭音声（alaryngeal speech）」と呼ぶ。発声器官としての喉頭がないために，何らかの方法で代用の音源を確保しなければならない。

（1）無喉頭音声の種類と特徴

代用となる音源の違いによって，人工喉頭（笛式人工喉頭，電気式人工喉頭），食道音声，外科的手法を用いる気管食道瘻音声の3種類に分類できる。それぞれの特徴を表6に示す。個々の患者に最適な無喉頭音声を選択することが音声リハビリテーションの成否を左右すると言われている。

（2）人工喉頭

器具による機械的な振動によって音源を作る方法で，「笛式人口喉頭（音源の駆動手段が気管孔からの呼気）」と「電気喉頭，あるいは電気式人工喉頭（電気的に音源を駆動）」がある。前者は現在あまり使用されない。電気喉頭の訓練では，器具そのものの操作の方法，呼吸のコント

表6 声の衛生の指導

	笛式人工喉頭	電気喉頭	食道音声
音質：	ほぼ自然	機械的	多様
音量：	適切	適切	小さい
抑揚：	自然	平板	限度あり
明瞭度：	高い	個人差あり	個人差あり
訓練の容易さ	容易	容易	個人差あり
訓練期間：	数回	数回	数ヵ月（個人差あり）
視覚的違和感：	ある	ある	ほとんどない
その他：	両手を使用	片手を使用	習得困難の場合あり
	気管孔の状態によって使用不可	充電が必要	

ロール（努力性呼吸の抑制），構音訓練（特に子音の明瞭度増加）などが行われる。

（3）食道音声

鼻孔や口腔から食道に空気を摂取した後にそれを逆流させ，いわゆる P-E (pharyngo-esophageal) segment あるいは新声門と呼ばれる部分を振動させて音声を生成する。訓練には3つの段階が存在するが，第1段階の食道（食道を摘出した場合は形成食道や胃管）への空気摂取が極めて重要である。摂取法には注入法，吸引法，子音注入法などがある。次に発声訓練の段階を経た後，必要に応じて構音訓練を行う。

（4）気管食道瘻音声

喉頭全摘出術時や術後に，残存する気管後壁粘膜を用いて頸部食道との間に瘻孔形成術を実施すると，気管孔を指や弁で塞ぐことによって呼気が瘻孔を経て咽頭・食道へ流入し，新声門の振動が起こって音声が生成できるる。「シャント法」とも呼ばれる。誤嚥の可能性やシャントの狭窄や閉鎖・離開の可能性などが問題点として挙げられる。訓練は呼気や発声の調節で，短期間で終了する。

F. 音声障害におけるチームアプローチ

音声障害は検査・評価，診断，治療において多面的なアプローチを行う上，社会復帰を目指した援助も不可欠なため，多種の専門家の関与が必要である。医師（特に耳鼻咽喉科，頭頸部外科）ST，看護婦，理学療法士，臨床心理士，カウンセラー，ソーシャルワーカー，オージオロジスト，栄養士などでリハビリテーションチームを構成することが理想的であろう。

文 献

1) 日本音声言語医学会編：「声の検査法：基礎編，臨床編」（第2版），医歯薬出版，東京，1994，1995年．
2) 広瀬 肇：音声障害の臨床，インテルナ出版，東京，1998年．
3) 小林範子：音声障害」，笹沼澄子（監修）「成人のコミュニケーション障害」），大修館書店，東京，1998年．
4) 小林範子：喉頭摘出後の音声訓練，聴覚言語障害，第17巻第2号，p.67-77，1988年．

（小林 範子）

7. 構音障害

A. 構音障害の概念と分類

　構音とは，声道を変化させて音声波に語音としての特性を与えることであり，構音障害とは，語音がある程度固定化して誤っている状態をいう。

　構音障害は，大きく構音器官の形態あるいは機能の異常により生じる器質性構音障害（口蓋裂，舌切除等）と，器質的な要因が認められず，原因が明らかでない機能性構音障害に分類される。発声発語に関する神経筋の疾患によって引き起こされる発話の障害はdysarthriaと呼ばれている。

　また，言語の習得途上で生じた構音障害は発達性構音障害（機能性構音障害，口蓋裂等），言語獲得後に生じた構音障害は後天性構音障害（dysarthria，舌切除等）と呼ばれ，評価および治療の視点が異なるため，両者を区別して考える。

メモ

　dysarthriaは，これまで運動障害性構音障害，運動性構音障害と訳されることが多かったが，本来の定義から症状は構音障害に限定されるものではないので，今回は構音障害という訳語を用いず原語をそのまま使用した。

B. 機能性構音障害

（1）機能性構音障害とは

　機能性構音障害は，ほとんどが発達性の構音障害である。

　原因が明らかでない構音障害であるが，実際に機能性構音障害と診断される症例にはさまざまな要因を持つ症例が含まれる。具体的には高音急墜型の聴力障害をもつ症例，言語発達遅滞の既往を持つ症例，構音器官の巧緻性の悪い症例などがいる。

　構音器官の巧緻性の悪い症例の中には，成人の発語失行症にみられる症状を示す一群が存在し，発達性発語失行と呼ばれている（船山ら，2001）。

　また，近年，機能性構音障害が音韻レベルの問題として考えられることも多く，構音障害に対して音韻障害という用語が用いられることもある（船山ら，2001）。

表1　構音の発達

年齢：月	髙木ら	野田ら	中西ら
3：0－3：5	w,j,m,p,t,d,g,tʃ,dʒ	j,b,m,t,tʃ	
3：6－3：11	Φ,n	p,k,g,ʒ,Φ	
4：0－4：5	ç,h,k	h,ç,n,r,ʃ	w,j,h,ç,p,b,m,t,d,n, k,g,tʃ,dʒ
4：6－4：11		w,d	
5：0－5：5		s	ʃ
5：6－5：11	b	ts,z	s,ts
6：0－6：5	dz		dz, r
	s, ts, rは6歳半までに90%以上にならない	ʒとdʒ，zとdzは区別してない	

90%以上正しく構音された時期をあらわす　　　　　　　　　　　　（中西ら，1972）（文献1より改変）

表2　異常構音の種類

種類	定義および特徴
1．声門破裂音	声門を閉鎖し，それを急激に開放することによりつくられる破裂音 破裂音，破擦音，摩擦音にみられる 鼻咽腔閉鎖不全に伴う代償構音だが，機能性構音障害にもみられる
2．咽頭摩擦音	舌根ならびに仮声帯と咽頭後壁との狭めによってつくられる摩擦音 鼻咽腔閉鎖不全に伴う代償構音 [s, ʃ]がなりやすい
3．咽頭破裂音	舌根と咽頭側壁でつくられる破裂音 鼻咽腔閉鎖不全に伴う代償構音 [k, g]に出現する
4．口蓋化構音	歯音歯茎音の構音点が舌背と硬口蓋に移動してつくられる歪み音 鼻咽腔閉鎖不全のない口蓋裂に多い
5．側音化構音	舌が口蓋に広く接触し，舌側縁と臼歯で音がつくられ，呼気が口腔の側方から流出する歪み音 い列音，拗音に多い 機能性構音障害，口蓋裂の両方にみられ，治りにくい異常構音
6．鼻咽腔構音	舌が硬口蓋に接触した状態で軟口蓋と咽頭後壁で音がつくられ，呼気は鼻腔から流出する歪み音 い列音，う列音に多い 自然治癒も多い

（2）音韻および構音の発達

子どもが音を習得していく過程については，以下の点が明らかにされている。

1）音の獲得には一定の順序性があり，完成の早い音と遅い音がある。完成の早い音は母音，/p, b, m, t, d, k, g/で，完成の遅い音は/s, ts, dz, r/で，4歳以降に完成する（表1）。

2）音の習得には個人差が大きい。

3）音の初発から完成までには一定の期間が必要で，徐々に正しい音の使用の頻度が増えて完成に至る。

（3）機能性構音障害にみられる音の誤り

音の誤りは，聴覚的印象から省略，置換，歪みに分類される。

省略は子音と母音からなる音節の子音の部分が脱落し，母音のみが聴取されるものをいう。最も未熟な段階の誤りである（例：[gohan]→[goan]）。

置換は子音と母音からなる音節の子音の部分が他の子音に聴取されるものをいう（例：[sakana]→[takana]）。

歪みはその音と聴き取れるがわずかに歪んでいる程度から，判別不可能なものまでさまざまである（例：sɯika] sがʃに近い歪み）。

機能性構音障害にみられる誤りは，発達途上の誤り（いわゆる幼児音），異常構音，その他の誤りに分けられる。発達途上の誤りは，正常の構音発達過程にみられる音の誤りで，省略，置換が主体である。それに対して，異常構音とは，正常とは異なる構音操作により産生される音で，歪み音として聴取されるものである。その他の誤りには，発達途上の誤り以外の置換（/t, s/などの/k/への置換など），母音の誤り（/a/の中性母音化）などがある。

表2の異常構音のうち，機能性構音障害にみられるのは，側音化構音，口蓋化構音，鼻咽腔構音，声門破裂音である。

メモ
被刺激性：誤り音に対して正しい聴覚刺激を与えて模倣させた時誤り音が修正されるかどうかをみる。誤り音が正しく産生されれば「被刺激性有」となる。

(4) 構音の評価

a．構音検査

単語（自発），音節（復唱），文，会話，構音類似運動について行う。実施方法については，日本音声言語医学会および日本聴能言語士協会編の「構音検査法（改訂版）」を参照する。

誤りが認められた場合には，一貫性および被刺激性の有無を検査する。

構音の評価は，主として聴覚判定により行うが，同時に構音操作を視覚的に確認することが重要である。音の表記は音声記号（IPA）を用いて行い，歪み音では聴覚印象をできるだけ忠実に詳細に記述するよう努める。

構音検査の結果から，誤りのパタンを明らかにする。誤りのパタンを分析する方法には，構音位置，構音方法，音韻プロセス，弁別素性によるものがある。

機器による構音動態の観察方法には，エレクトロパラトグラフィ，超音波診断法などがある。

b．語音弁別検査

語音弁別検査は，誤り音と正しい音（目標音）が聴き分けられるかを検査する。一般的に，構音障害児では誤り音に関する語音弁別能力が非構音障害児に比べて劣るとされている。音節単位での対比較，語の正誤判定などにより評価する。誤り音が歪み音の場合は，言語聴覚士が歪み音を忠実に再現して行う。

c．その他の検査

前述したように，機能性構音障害の中には様々な背景因子をもつ症例が含まれていると考えられる。

以下の項目を症例に応じて検査し，鑑別診断および治療方針の決定を行う。

① 発声発語器官の形態と機能
　鼻咽腔閉鎖機能検査と随意運動検査を含む。
② 聴力
③ 精神発達・言語発達
④ 音節分解・抽出能力

(5) 構音訓練

a．訓練の適応

訓練の適応を判断する基準には，年齢，誤り音の種類，発音から派生した二次的な問題などがある。

年齢に関しては，構音発達および音節分解・抽出能力の観点から4歳半すぎが適当である。その年齢に達していない子どもには定期的な経過観察と親に対する助言指導を行う。言語発達が遅れている場合には，言語発達が4歳半になるまで経過観察を行う。

誤り音の種類では，発達途上の誤りは構音発達に伴い，小学校低学年までに自然治癒することが多い。被刺激性や浮動性が認められる時には，自然治癒が見込まれる可能性が高い。

一方，異常構音や発達途上の誤りとは異なる誤りは自然治癒の可能性が低く，訓練が必要である。側音化構音は機能性構音障害に最も多く認められる異常構音であるが，自然治癒の割合は低く，訓練開始時期が遅れるほど会話レベルでの改善が難しくなる。

また，発達途上の誤りのみを示す場合であっても発音の問題により，コミュニケーション障害が生じたり，集団生活で不適応行動をおこしている時には，訓練開始を早めることもある。

構音訓練にあたって，耳鼻科的疾患など訓練に影響を及ぼす要因が認められる場合には，まずそれらの改善を図る。

b．訓練の目的・目標

構音訓練の目的は，正しい構音を習得させことばの明瞭度を改善することで，最終目標は獲得した音が日常会話で無意識に使用されることである。構音の学習は学習を通して達成され，訓練は学習の基本原則に基づいて行われる。

c．訓練の形態

訓練の頻度は原則として，週1回，1回の訓練時間は30分から1時間であり，個人訓練で母親同席が望ましい。学習効果を高めるために，家庭学習が必須である。訓練プログラムは，構音検査の結果に基づき，誤り音の種類や数，子どもの学習能力を考慮しながら般化を想定した効率の良いプログラムを立案する。

訓練音の選択は，誤り音の種類，構音習得の順序性，構音操作の難易度，明瞭度との関連，被刺激性や浮動性の有無を考えて，症例ごとに決定する。訓練対象音が複数ある場合，誤り音を音群に分け各音群の訓練目標を明確にし，音群内で般化を図る。

d．訓練の方法

構音訓練は語音を弁別的に聞き取る訓練（弁別訓練）と音の産生訓練に分けられる。弁別訓練は自己の誤り音を聴覚に弁別できない症例に対して行う。構音障害児では，訓練者など他者が産生した音の弁別は可能であるが，自己の誤り音の弁別が難しい場合が多いので，産生訓練と平行して行う。

音の産生訓練には，以下の方法がある。

① 聴覚刺激法（auditory stimulation）

正しい音を聞かせて，目標音を導く方法。この方法だけで目標音を産生させることは難しく，他の方法に併用して用いることが多い。

② 他の音を代える方法（modification of other sounds）

構音可能な他の音から目的音を導く方法である（例：[ke]＋[i]→[ki]）。

③ 漸次接近法（progressive approximation）

誤り音から聴覚刺激を少しずつ変化させることによって正しい音を導く方法である。誤り音から目標音まで連続的に音が変えられることが条件である（例：sが∫に置き換わっている場合）。

④ 構音位置づけ法（phonetic placement）

正しい構音操作を教えることによって音を導く方法である。構音位置の教示の方法には，構音器官の図示，言語聴覚士が構音動作を実際に示すなどの方法がある。エレクトロパラトグラフィによる訓練はこの方法のひとつである。

この方法はどの誤りのタイプでも使えるが，特に異常構音ではこの方法が有効である。

⑤ 鍵となる語を利用する方法（using key words）

誤り音でも特定の語で正しい音が産生される場合がある。この語をkey wordsとして音を導く方法である。

このように，音を導く方法にはいくつかの方法があり，症例に応じた最も有効な方法を選択し，複数の方法を適宜組み合わせて行う。

他の音を代える方法や漸次接近法は置換の誤りの場合，有効なことが多い。

e．訓練の進め方

上記の方法で獲得した音を，音節，無意味音節で随意的かつ安定して産生できるようにし，さらに意味のあることば（単語，句，文）へ導入し，種々の条件（例：音素間/k/から/g/，復唱から自発，訓練室内から日常場面）で般化を図る。最終的には，日常会話への般化が達成されたら終了とするが，成人では日常会話への般化が困難な場合が多い。

C．器質性構音障害

構音障害を引き起こす形態異常の代表的なものは，口蓋裂と口腔癌による舌切除（以下舌切除）である。

(1) 口蓋裂

ここでは，口蓋裂類似疾患である粘膜下口蓋裂，先天性鼻咽腔閉鎖不全症を含めて述べる。

a．口蓋裂の言語障害

言語発達：口蓋裂児では，健常児と比べて初期の言語発達が遅れる傾向があるが，就学までに

は遅れを取り戻すと言われている。

声・共鳴の障害：声の異常としては嗄声，共鳴の異常としては開鼻声，閉鼻声がある。

構音障害：口蓋裂に伴う構音障害には，鼻咽腔閉鎖不全に関連するものと，関連が少ないものがある。前者には，呼気鼻漏出による子音の歪み，声門破裂音，咽頭摩擦音，咽頭破裂音があり，後者には口蓋化構音，側音化構音，鼻咽腔構音がある（表2）。

近年は術後に良好な鼻咽腔閉鎖を獲得する症例が増えており，声門破裂音などの鼻咽腔閉鎖不全の代償構音の出現頻度は著しく減少し，口蓋の形態や瘻孔，歯列の異常と関連があると言われている口蓋化構音や側音化構音の頻度が高くなっている。異常構音の頻度は早期手術例で40-50％といわれている（岡崎ら，1997）。

b．検査および評価

1）口腔・顔面の形態と機能の評価

明らかな裂が認められないのに，開鼻声が存在する場合は，粘膜下口蓋裂や先天性鼻咽腔閉鎖不全症が疑われる。粘膜下口蓋裂の診断基準であるCalnanの3徴候（口蓋垂裂，軟口蓋正中部の透過性，硬口蓋後縁の骨欠損）の有無を観察する。

口蓋裂の術後では，硬口蓋の形態，瘻孔の有無，歯列，咬合を観察する。

2）鼻咽腔閉鎖機能の評価

複数の検査の結果から総合的に判定する。

① 口腔内視診

安静時の軟口蓋の長さ，母音/a/発声時の軟口蓋の動き，口蓋咽頭間距離，咽頭側壁の動きを観察する。

② ブローイング検査

ブローイング検査には，巻笛，ラッパなどを用いるハードブローイング検査と，ストロー吹きによるソフトブローイング検査がある。ストロー吹きは低年齢児には難しい場合があり，その時にはハードブローイングを用いる。

ソフトブローイング検査では持続時間の測定（鼻孔開放時と閉鎖時），ステンレス板による呼気鼻漏出の有無とその程度，nasal grimace（鼻渋面）の有無を観察する。日本音声言語医学会口蓋裂言語小委員会による鼻咽腔閉鎖機能検査法が参考になる。

③ 音声言語による評価

開鼻声や呼気鼻漏出による子音の歪みの有無およびその程度を聴覚的に判定する方法で，なし，あり，重度にありの3段階で評価する。母音，子音（/p,t,k,s/）および会話レベルで行う。

④ 内視鏡検査

鼻咽腔ファイバースコープを用いて，鼻咽腔の閉鎖状態，軟口蓋，咽頭側壁および後壁の運動を観察する。閉鎖の程度は，完全閉鎖，ほぼ閉鎖，閉鎖不全の3段階で評価する。検査はブローイング，母音，子音（破裂音，摩擦音），文で行う。

⑤ X線検査

側方頭部X線規格写真により，安静時の軟口蓋の長さ，厚さおよび発音時（/a,i,s/など）の口蓋咽頭間距離，挙上域を測定する。軟口蓋に造影剤を塗布して撮影すると観察しやすい。

3）言語の評価

① 言語管理

口蓋裂における言語管理は重要であり，哺乳指導から言語聴覚士はかかわり，出生直後は両親に対する心理的な援助も必要である。

その後，3-6ヵ月に一度の頻度で定期観察を行い，言語発達，構音の発達および鼻咽腔閉鎖機能について評価を行う。口蓋形成術術後には，吹く動作や口腔に呼気をためる動作を指導し，早期に鼻咽腔閉鎖機能が獲得されるように指導する。

言語管理は，一般的には術前から正常構音を習得するまでと言われているが，成長に伴いあるいは矯正や補綴治療により口腔内の条件が変化するので，成人に至るまでのフォローが望ましい。

② 構音の評価

構音検査は機能性構音障害の検査に準ずる。低年齢で絵カードによる検査に応じない子どもに対しては，絵本，実物などを用いて自発話を引き出す。口蓋形成術術後の評価では，鼻咽腔閉鎖機能の評価と併せて口唇破裂音/p，b/が含まれる語彙を選択し，それらの音が正しく産生されているかを評価する。

4）治療

① 鼻咽腔閉鎖不全に対する治療

一次手術で十分な鼻咽腔閉鎖機能が得られなかった症例，および粘膜下口蓋裂や先天性鼻咽腔閉鎖不全症の症例に対する治療法には以下の方法がある。

機能訓練：ブローイング指導や口腔内圧を高める訓練を積極的に行うことにより，鼻咽腔閉鎖不全が改善することができる。この方法は鼻咽腔閉鎖が未学習の場合あるいは軽度不全の症例に有効であるが，ある一定期間（3-6ヵ月）訓練を行っても改善がみられない時は他の治療法に切り替える。

補綴的治療：スピーチエイドや軟口蓋挙上装置などの発音補助装置を使用して鼻咽腔閉鎖不全を改善する方法である（道，2000）。これらの装置を一定期間継続使用することにより，鼻咽腔閉鎖機能が賦活化され，補綴物を撤去できる場合がある。最終的には，咽頭弁移植術などを行い，補綴物を撤去する。

外科的治療：鼻咽腔閉鎖不全に対する外科的治療としては，咽頭弁移植術，再口蓋後方移動術などがあるが，手術の決定には鼻咽腔閉鎖機能の十分な精査が必要である。

② 構音訓練

口蓋裂の訓練を行う時に，最も重要なことは鼻咽腔閉鎖機能の評価である。鼻咽腔閉鎖不全が認められる場合には，まず鼻咽腔閉鎖不全に対する処置を行い，鼻咽腔閉鎖機能が良好となってから訓練を開始する。鼻咽腔閉鎖軽度不全の場合は，訓練と平行して鼻咽腔閉鎖機能の観察を行う。

訓練方法は原則として，機能性構音障害に準ずる。異常構音の訓練では構音位置づけ法が特に有効であるが，口蓋形態等が正常から逸脱している場合があるので注意が必要である。

エレクトロパラトグラフィは，異常な構音操作を視覚的にフィードバックできるので口蓋化構音，側音化構音の訓練に有効である。

③ チームアプローチ

口蓋裂に伴う障害は多岐にわたり，多くの専門家がチームを構成して治療にあたる。チームには，外科医，小児科医，耳鼻科医，歯科医，言語聴覚士，ケースワーカーなどが含まれ，この中で言語聴覚士はそれぞれのメンバーと患者の橋渡しをする重要な役割を担う。

（2）舌切除

1）癌に関する基礎知識

口腔癌の中で最も頻度が高いのは舌癌で，ついで歯肉癌，口底癌の順である。舌癌の好発部位は舌側縁から舌下面に集中しており，舌背や舌尖はまれである。

口腔癌の分類には，一般的に国際対癌連合（UICC）の国際分類法であるTNM分類とstage分類が用いられる。Tは腫瘍の大きさ，Nは所属頸部リンパ節転移，Mは遠隔転移の有無を表し，これらの分類を用いて腫瘍のstagingが決定される。詳細は成書を参照されたい。

口腔癌の治療法には，放射線治療，化学療法，外科治療がある。外科治療には，腫瘍の切除のみを行う場合と，術後の口腔機能の回復を図るため，近年再建手術を行う場合がある。再建外科の進歩により遊離組織移植が多用されるようになり，舌の再建には前腕皮弁，腹直筋皮弁が用いられている。前腕皮弁は薄くしなやかで可動性があり，残存舌の動きを妨げないため，軟組織の再建に有用であると言われている。腹直筋皮弁はボリュームがあり，広範囲切除例の再建に適している。

2）発語器官の形態と機能の検査

切除範囲の確認は発語器官の検査に重要であり，舌，下顎の切除範囲は日本頭頸部腫瘍学会の

表3 発語器官の形態と機能の評価（舌切除例）

発語器官	検査項目
口唇	安静時：形態，閉鎖の状態，偏位 運動時：突出，丸め，引き
舌	安静時：残存舌（再建舌）の形態 　　　　ボリューム，偏位 運動時＊：挺出，舌尖挙上 　　　　　左右口角接触 　　　　　残存舌と再建舌の協調性
下顎	安静時：形態，偏位 運動時：開閉運動時の偏位 　　　　上下顎間の開口域の測定
軟口蓋	安静時：形態，偏位 運動時：/a/発声時の挙上
その他	歯牙の状態，義歯装着の有無

＊ 舌運動を観察する時は，下顎での代償に注意が必要である。

頭頸部癌取り扱い規約に準ずる。

各々の発語器官について安静時の形態および運動時の機能を評価する（**表3**）。

3）構音の評価

構音の評価は構音検査（単語，音節，文，会話），発語明瞭度検査，構音動態の観察により行う。

構音検査は，単語検査は音読，音節検査は復唱で行い，同時に舌（残存舌および再建舌）の構音操作を詳細に観察する。

発語明瞭度検査は，音節（100音節語明度，降矢），単語，文章，会話（5段階評価，田口）の各レベルで行う。会話明瞭度検査の結果から，その患者の日常のコミュニケーション能力をある程度推察することが可能である。

機器による舌運動の観察法には，エレクトロパラトグラフィ，超音波診断法，舌造影X線規格写真法，MRIなどがあり，それぞれ舌と口蓋の接触様式，舌背中央部から舌後方部の運動性および左右の対称性，舌と口蓋との距離，声道の形状を観察することができる。

舌切除例のスピーチは歪み音が主体なので，サウンドスペクトログラフィによる音響分析も有効である。

4）構音障害の特徴

① 切除範囲・切除部位との関連

一般的に，舌の切除範囲が大きくなるほど構音障害は重度になり，発語明瞭度は低下する。切除範囲別では，舌可動部半側切除までは構音障害は軽度で，日常会話には特に支障のない場合が多いが，自覚的言語障害を訴える症例も存在する。舌亜全摘以上の広範囲切除では，再建を行っても明瞭度は著しく低下し，日常のコミュニケーションが制限される。

側方型切除例に比べて，前方型切除例では残存舌による可動性が期待できないため明瞭度の低下が大きい。

切除部位別では，舌尖を切除すると歯音歯茎音の明瞭度が低下し，舌根部を切除すると軟口蓋音の明瞭度が低下する。

② 舌接触部位別明瞭度

舌音（舌と口蓋の接触により産生される音）のなかでは，舌後方音の明瞭度が低下し，口唇音や声門音に異聴される傾向を示す。

③ 構音様式別明瞭度

摩擦音の明瞭度は比較的保たれるが，破裂音，破擦音が摩擦音に異聴される傾向を示す。破裂音は声道の十分な閉鎖と同時に素早い呼気の開放が必要な音で，舌切除患者では障害されること

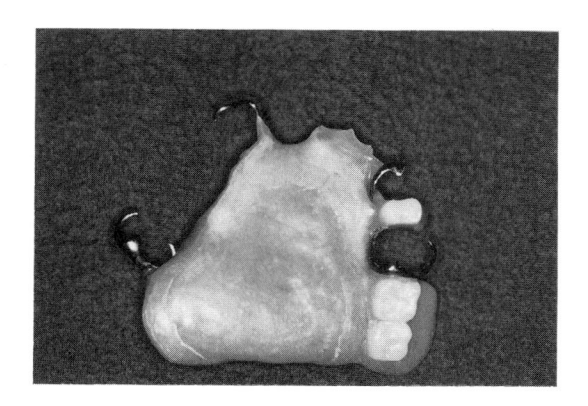

図1　舌接触補助床
(palatal augmentation prosthesis, PAP)

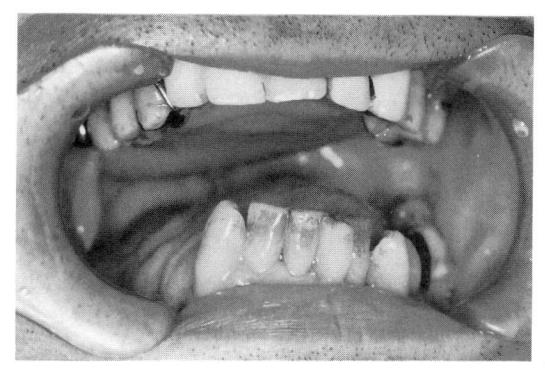

図2　舌接触補助床装着時の口腔内所見
切除側（右側）の後方にいくに従い，口蓋床が厚くなっている。

が多い。
　④　発語明瞭度の経時的変化
　術直後は明瞭度が低下するが，その後徐々に改善し，術後6ヵ月から1年で安定しプラトーに達する。術後1年以上は明瞭度の値には大きな変化はないが，自覚的言語障害が減少する場合もある。
　⑤　再建材料による構音機能の相違
　再建材料が皮弁か筋皮弁かによって，術後の構音機能が異なる。広範囲切除例では皮弁より筋皮弁の方が良好な結果が得られる。
　⑥　構音に影響を与える要因
　歯牙あるいは下顎の欠損，義歯装着の有無，義歯の安定性，流涎の有無も構音機能に影響を与える。
　5）構音障害の治療
　広範囲切除例および舌の可動性，ボリュームが十分でない症例では，構音障害が残存する場合があり，治療が必要となる。
　①　外科的治療
　二次再建手術，舌可動術など手術によって構音機能の改善を図る方法である。
　②　補綴的治療
　舌接触補助床（palatal augmentation prosthesis, PAP）（図1，2）などの発音補助装置の装着によって構音機能の改善を図る方法である。
　PAPは可動性やボリュームの低下した舌が，硬口蓋に容易に接触できるように厚く盛り上げ

表4　Dysarthria の分類

タイプ	障害部位
1．弛緩性 dysarthria：球麻痺	下位運動ニューロン
2．痙性 dysarthria：仮性球麻痺	上位運動ニューロン（両側性）
3．失調性 dysarthria：小脳疾患	小脳あるいは小脳路
4．運動低下性 dysarthria：パーキンソン病	錐体外路
5．運動過多性 dysarthria 　　速い運動過多：舞踏病 　　遅い運動過多：ジストニー	錐体外路
6．混合性 dysarthria 　　筋萎縮性側索硬化症（ALS） 　　多発性硬化症 　　ウィルソン病	多系統
7．一側性上位運動ニューロン dysarthria	上位運動ニューロン（一側性）

(Duffy, 1995)

た義歯である。構音点が口蓋床上にある音を改善させるのに，また唾液の嚥下にも有効である。

さらに PAP を装着した状態で構音訓練を行うとより効果的である（道，2000）。

③　言語治療

ⅰ）術前評価

可能であれば，構音検査，発語明瞭度などの資料を採取し，術後の構音障害の有無やその程度，予後の見通しについても簡単に説明をしておく。これは単なる術前評価にとどまらず，患者との信頼関係を築く上でも非常に重要である。

ⅱ）術後

評価時期：術直後は患者がことばや摂食に強い不安を抱いており，担当医から許可が出たらなるべく早期に患者と接する機会をもつ。

その後は術後1ヵ月，3ヵ月，6ヵ月，1年と間隔をあけて評価する。術後6ヵ月位までは自然改善が見込まれる。

構音訓練：

〈訓練の目標〉正常に近く聴取される音が産生できること，あるいは口頭による実用的なコミュニケーションを確立することである。ゴールは構音障害の程度や患者自身のニーズなどにより異なる。

〈訓練開始時期〉術直後は構音器官の基礎運動訓練を行い，その後患者の構音障害の程度やニーズに合わせて構音訓練を開始する。

〈訓練期間〉構音障害の程度により異なるが，患者のニーズが社会復帰にある場合には短期間にゴール達成を図る。

〈訓練の方法〉残存舌（再建舌）の運動能力により訓練の方法を決定する。残存舌の能力が期待できる場合には残存舌と口蓋とで正常に近い音が産生できる代償運動を指導する。残存舌のボリュームおよび運動性が低下し，残存舌で音を産生するのが困難な場合には，舌以外の構音器官，口唇，上顎前歯などを用いた，いわゆる代償構音の指導を行うか，早期に PAP の適応を検討する。

訓練音の選択は，明瞭度との関連，患者自身が言いにくい音などを考慮して行う。

訓練は音，音節，単語，文，会話の順で系統的に行う。重要なのは，正常に近く聴取された音を言語聴覚士が的確に強化し，新しい構音操作の方法を学習させていくことである。

〈明瞭度に影響する要因のコントロール〉発話速度，声の大きさ，流涎，発話意欲などを改善することによっても明瞭度が向上する。

D. Dysarthria

（1）定義および分類

Dysarthriaとは，発声発語器官の筋制御不全を原因として発話の実行に関与する基本的運動過程のいずれかの過程が障害された一連の発話障害を総称したものである。

表4はdysarthriaの分類と障害部位で，障害部位によってdysarthriaの特徴が異なる。一側性上位運動ニューロン性dysarthriaは最近分類に追加された（Duffy，1995）。

（2）発話メカニズムの評価

a．発声発語器官の検査

顔貌，口唇，舌，下顎，軟口蓋について安静時の形態および機能を検査する。機能時では運動の力，範囲，速度，筋緊張，正確さ，安定性を単独および反復課題で評価する。

反射や発声機能，呼吸機能の評価も必要である。

b．話しことばの評価

1）聴覚印象評価

発話の症状を声質，発話速度，共鳴・構音など25項目について聴覚印象に基づいて評価する方法である。この評価法で各タイプの構音障害の特徴をある程度明らかにすることができる。

2）声・構音・プロソディの評価

声の評価は嗄声の有無とその程度，声の大きさ，高さおよび母音/a/の発声持続時間の測定を行う。共鳴は，開鼻声と閉鼻声について評価する。

構音は音節，文，会話について構音検査を行い，誤りの状態を聴覚的に評価する。

文章音読により発話速度，プロソディ（アクセント，イントネーション，リズム）の評価を行う。

また，オーラルディアドコキネシス検査（pa，ta，ka，pataka）を行い，1秒間当たりの回数，リズムの規則性，構音の正確性を評価する。

3）明瞭度検査

音節，単語，文，会話の各レベルについて行う。

4）機器を用いた評価

X線，超音波，ファイバースコープ，筋電図などを用いて，鼻咽腔閉鎖，構音時の舌運動，喉頭調節の状態を評価する。

音響分析はdysarthriaの音声を定量化することができ，聴覚印象の結果を裏付ける手段として有効である。

（3）治療

a．治療の原則

Dysarthriaの治療では，話しことばを含めたコミュニケーション能力全体を治療対象として，それらの改善を図ることが重要である。

治療は呼吸，発声，共鳴，構音，発話速度，プロソディの各側面について行われる。

b．治療アプローチ

1）医学的アプローチ Medical approach

医学的アプローチには外科的治療と薬物療法がある。外科的治療には鼻咽腔閉鎖不全に対する咽頭弁移植術や声帯麻痺に対する手術などが，薬物療法にはパーキンソン患者に対するドーパミ

表5　Dysarthriaのタイプ別の特徴

タイプ	発話器官の特徴	発話の特徴
弛緩性 dysarthria	筋力と筋緊張の低下	子音の歪み，省略 開鼻声，気息声，努力声
痙性 dysarthria	筋緊張の亢進 異常運動パタン	子音の歪み，省略 開鼻声，気息声，努力声
失調性 dysarthria	運動の不正確さ 運動速度の低下 協調運動障害	不規則な音の誤り 声の高さ・大きさが変動 断綴性発話，爆発性発語 プロソディの異常
運動低下性 dysarthria	運動の減少 運動範囲の制限 運動速度の低下	不正確な構音 気息声，粗糙性 単調なプロソディ 声の大きさ・高さが単調 音・音節の繰り返し
運動過多性 dysarthria	不随意運動	子音の歪み， 努力声，粗糙声， 声の大きさの過度の変動
混合性 dysarthria	障害部位による	各症状が混在
一側性上位運動ニューロン性 dysarthria	軽度の痙性麻痺と筋力低下	仮性球麻痺に類似 軽度の障害が多い

ンの投与などがある．

2）補装的アプローチ Prosthetic approach

鼻咽腔閉鎖不全に対する軟口蓋挙上装置（PLP：Palatal Lift Prosthesis），下顎の下制位の異常に対するチンキャップの装用，呼吸障害に対する呼吸パドル，音声拡大装置などがある．

3）機器的アプローチ Instrumental approach

発話速度の制御に用いるペーシングボード，メトロノーム，Delayed Auditory Feedback (DAF)，Visi-Pitch などの音声機能検査装置（声の大きさや高さ，発声持続のコントロール訓練）などが用いられる．

4）行動的アプローチ Behavioral approach

発声発語器官の運動訓練と構音訓練の両者を含む．

呼吸障害に対する姿勢や体位の矯正，発声障害に対する発声訓練（プッシング法，あくび・ため息法），鼻咽腔閉鎖不全に対する寒冷刺激法，プッシング法，ブローイング法，構音器官の運動範囲の拡大訓練，筋力増強訓練，筋緊張の改善訓練などがある．

また，構音訓練の方法には最小対法，構音点法，発話速度のコントロールにはタッピング法，モーラ指折り法，プロソディの訓練としてリズム訓練などがある．

5）AAC（拡大・代替コミュニケーション）によるアプローチ

口頭コミュニケーションが困難な患者のコミュニケーションを援助，促進，代替する方法である．トーキングエイドなどの携帯型音声出力装置（Voice Output Communication Aids：VOCA）やパソコンを使った意思伝達装置があり，患者の残存能力に応じて機器を選択する．

(4) タイプ別の症状と治療アプローチ

タイプ別の発話特徴は**表5**に示す．

a．弛緩性 dysarthria

発語器官の筋力低下が原因であるので，プッシング法，プリング法などの筋力増強訓練が有効である．鼻咽腔閉鎖不全に対してはPLPが適応となる．アイシングなどの感覚刺激法も有効とされている．

b．痙性 dysarthria

　筋緊張の亢進が原因であるので，リラクゼーションやバイオフィードバック法による筋緊張の亢進を抑制する訓練が中心となる．弛緩性 dysarthria に有効な筋力増強訓練は，異常運動も強化することになるので禁忌である．

　c．運動低下性 dysarthria

　上記の2つのタイプと異なり，発話器官の運動の減少が原因である．発話速度の調節機能の改善によって明瞭度の上昇を図る．具体的にはペーシングボードや DAF などの利用がある．

　このタイプでは声の障害も特徴的であるが，声の大きさの低下や気息声に対しては音声治療が有効である．

　d．運動過多性 dysarthria

　不随意運動により，目的の運動が実行できないために生ずる発話障害である．不随意運動の抑制にはバイオフィードバック法が用いられるが，訓練での改善はかなり難しいとされている．

　e．失調性 dysarthria

　失調性 dysarthria は，運動の協調機能の障害が原因であり，個々の発話器官に対する行動的アプローチより発話速度やプロソディの調節訓練が発話明瞭度の改善には有効である．

　f．混合性 dysarthria

　ALS 患者では，疾患の進行に応じて痙性あるいは弛緩性 dysarthria が生じ，機能不全が中軽度の場合はそれぞれのタイプに有効な行動的アプローチが適応される．しかし機能不全が重度になると，行動的アプローチは有効ではなく，AAC アプローチの選択によりコミュニケーション手段を確立する必要がある．

　g．一側性上位運動ニューロン性 dysarthria

　Dysarthria が軽度の症例が多く，特に治療が必要でない場合が多い．

文　献

1) 笹沼澄子監修：子どものコミュニケーション障害．大修館書店, 1998.
2) 岡崎恵子, 相野田紀子, 加藤正子：口蓋裂の言語臨床．医学書院. 1997.
3) Duffy, JR.：Motor speech disorders, substrates, differential diagnosis, and management. Mosby, 1995.
4) 船山美奈子, 岡崎恵子監訳：構音と音韻の障害　音韻発達から評価・訓練まで．協同医書出版, 2001.
5) 道　健一編：言語聴覚士のための臨床歯科医学・口腔外科学．医歯薬出版, 2000.

　　　　　　　　　　　　　　　　　　　　　　　　　　　　　　　　　　（今井　智子）

8. 吃音

はじめに

　吃音の学習には，病因論，症候論，診断論，治療論，研究法を包含しなければならないが，紙巾の関係上基礎問題と診断・治療を中心に解説する．

A. 吃音に関する基礎的問題

（1）吃音の定義
　現在でも，世界に共通する吃音の定義はなく，ここでは米国で使用される定義を紹介するに止める．発語に当たり，初頭音または初頭音節を3回以上繰り返したり，つまったり，引き伸ばしたりして，流暢性に欠ける状態が持続すると，聴き手の注意がその非流暢性に集中して発語内容の理解が困難となり，コミュニケーション障害のため人間関係の不適応が生じるとき，この障害を「吃音」という．非流暢状態がたまたま生じたり，あまり持続しない場合には吃音とは呼ばれない．すなわち吃音の成立には，（1）発語の目立ちやすさの状態（Conspicuosness）：非流暢性の外に，（2）コミュニケーションの困難（Discommunication），（3）人間関係の不適応（Maladjustmennt）の3条件が必要である．

（2）障害の発生メカニズム
　吃音の発生，発吃のメカニズムは現在でも不明といわざるを得ない．発吃の病因（Etiology）には様々な立場がみられるのが実情であろう．現今見られる病因論をチャールス・ヴァン・ライパー（Charls Van Riper）の所説によって以下のように紹介しよう．
　a．素因論（Constitutional Theories）：吃音の原因を吃音者の側にあると見る立場はすべて含まれる．代表的な理論は次のようなものがある．
　　1）Orton-Travis Theory：オートンの提唱する「大脳半球優位支配説」を吃音に適用したトラヴィスの学説で，一般に"吃音の大脳半球優位支配説"と呼ばれる．左効きの矯正を禁じたこの学説は1930年代の米国を風靡したことがある．
　　2）Servo　Theory（耳聴理論またはフィードバック理論）：1950年，米国に於いて，リー（Lee, B.S.）とニーリー（Neelley, J.N.）とによって同じ頃，殆ど同時に発見された"Artificial Stuttering"（人工吃）の現象から，吃音の原因は聴覚的中枢のフィードバック回路の異常によって生じると考える学説である．
　b．環境論または学習論（Environmental Teories or Learning Theories）：吃音の原因を吃音者の外，即環境にあると見て，その原因を学習によって取り込むと考える立場の総称である．多くの理論の中で代表的学説1つを挙げる．
　　1）Diagnosogenic　Theory（診断起因説または診断原生説）：ウエンデル・ジョンソン（Wenndell Jhonson）の提唱した学説で，ジョンソンが吃音を一般意味論的見地から考察した結果，環境にある"吃音のように見える現象（Nomal Disfluencies）を環境（主として母親）が"吃音（Stuttering）"とレッテルをはる，つまり診断する（Diagnosis）ことから生じると考える学説である．"Diagnosogenic"というより"対人関係論"，むしろ"Interpersonal Theory"と呼んだ方が適切かもしれない．
　c．神経症論（Neurosis Theories）：この学説は前二者との折衷的立場にある．主として精神分析学や精神医学関係学者が支持する学説で，吃音を一種の"神経症"と見る立場である．
　これらのどの学説によっても全ての吃音を説明し得ない一方，臨床例の中には，それぞれの学説に該当すると見られる吃音も発見されて興味深い．

(3) 吃音症状 (Phenomenology of Stuttering)

吃音症状には，言語面，心理面，身体面の3種が見られ，吃音の進展につれて言語面より発吃し順次心理面へ，そして最後には身体面へと変化するのが普通である。しかし進展の様相には個人差が著しく個性的である。

a．吃音症状の一般的特徴：吃音に共通する現象は殆ど見られないが，以下のような若干の共通的特徴がある。

1) 発吃に明確な性差がある。文化差，民族差，地域差を問わず男児に圧倒的に多発する。男対女の比は10対1〜3対1と考えられる。
2) 吃音の出現率は文化・民族・地域の差を超えて人口の約1％前後である。
3) 発吃期は概ね幼年期（幼児期＋学童前期）に集中する。
4) 自然治癒（Natural Recovery）という現象が認められる。以前から自然治癒率は80％といわれてきたが，現在では約40〜45％と考えられる。治療・指導等特別な対策や配慮なくして自然に回復を見る現象である。

以上述べられた現象に関するメカニズムは現在それぞれ不明である。

b．言語症状：吃音の言語症状については，発吃時の言語症状，進展に伴う言語症状の変化，言語症状のパターンと母音の曖昧化について解説する。

1) 発吃時の言語症状は，初頭音または初頭音節の"繰り返し"（Repetition）から次第に始まり，3回以上におよぶ場合が一般であるが，"引き伸ばし"（Prolongation）や"つまり"（Blocking）から突然に発吃する場合もある。前者を「緩発型」，後者を「突発型」と呼ぶ。つまり，吃音には"発吃の型"がある。
2) 進展に伴う言語症状の変化には，1．発語パターンの変化，2．発語に伴う音声変化，3．母音の変化（曖昧化）：Schuwa があり，発語の"困難度"によって様々な様態を示す。最も困難度の大きい状態では，パターンは"Blocking"で，"つまる時間（Blocking Duration）"が長く，音声が重々しく，最後には発声困難となる。また，吃音の言語状況が逆に軽い場合には次のような特徴を示す。
   ・発語の大半が"繰り返し"のパターンを示す。
   ・発語が軽々として，音声に特別な変化を伴わない。
   ・吃音の頻度が減少する。
   ・パターンの相互間変動が著しい。"Repetition" ⇄ "Prolongation" ⇄ "Blocking"のようにしばしば変化する。即ちパターンの変動性に富む。
3) 言語症状のパターンとその変化は，発語の困難度の増加につれて"繰り返し"→"引き伸ばし"→"つまり"のように進展する。"つまり"（Blocking）の段階に達すると，言語面のみならず心理面や身体面へと複雑な諸問題が生じる。またこの段階が進むとパターンの変化がなくなり，特定の語音や人間関係状況に条件づけられた固定化が生じる。この吃音の言語を"吃語"と呼ぶ。重症化した成人の吃音には一般的である。"Blocking"の持続は改善の困難性を示す"指標"となる。

c．心理症状：発語の困難性が進むに従い心理面の変化が生じる現象を「内面化」（Interiorization）と呼ぶ。

内面化に伴う心理面の増悪化の状況をヴァン・ライパーの4段階説（4 Stage）を引用し説明する。

1) 無意識（Unawareness）の段階：発吃初期は幼児期なので，自己の発語に対しては殆ど意識化できないのが通例である。しかし明瞭な意識化の可能な幼児も存在するので留意すべきである。
2) やや意識（Surprising）の段階：発語の困難度がやや進み"引き伸ばし"の段階になると，漠然とながら意識化が生じる。一般的には幼児吃音に多々見られる。しかし吃音児の年齢，性格，吃音の型やタイプ等によって個人差が顕著である。
3) 不安（Anxiety）：困難度がさらに進み，"つまり"のパターンに及ぶと何となく不安が生まれるのが普通である。この現象は小学校5〜6年生から中学生の吃音では一般的で

ある。内面化は"自意識"の芽生えと関係するからに外ならない。
　　4）恐怖（Fear）：吃音歴が長期に及び，成人期に達して益々吃音の進展度が増強するに伴い，不安の対象が"吃音"に絞られるようになると，吃音に対する"恐怖"に変化する。成人期の吃音には普通である。これと共に"吃音"を避けるようになる。回避傾向，回避行動（Avoidance Reaction）である。これが現実場面から逃避して逆に内面化を深める結果を招く所謂「悪循環」が生じる。
　d．身体症状：一般的には，"Blocking"が生じる段階にまで進展すると，やがて身体的変化が次のように現われる。その時間的経過には個人差があって速いもの，遅いものまちまちであり，吃音の重症度とは無関係である。環境条件や性格条件など個人的要因に依存している。
　　1）身体全体が過緊張の状態に変化する。上半身に"力"が加わり，他方下半身の"力"が抜ける。具体的には顔面のこわばり・チックや各所での発汗などさまざまである。
　　2）全体から部分へ変化する（身体症状）。上半身の過緊張と呼吸・発声過程が連動して，呼吸が浅くなり，最終的には横隔膜の痙攣による呼吸停止や逆呼吸など異常症状が生じる。また，口唇・舌等の振戦・声帯の攣縮が生じて発語困難となる。身体症状が呼吸系に現われる場合，舌運動に現われる場合，これらに関連して顎や顔面に波及する場合など種々である。

B．吃音の診断

（1）吃音診断の特徴

　吃音には現在確定された診断のルティーンがない。その症状・進展の仕方も流動的且つ個性的で，その上客観的資料を得る方法に乏しい。例えば検査による資料は殆ど臨床上役に立たないのは，吃音が環境，発達，個性，対人関係，気候等種々の条件によって変動するからである。従って個々の症例によって最も適切な診断をつけるには，吃音を正確に深く理解する豊かな知識，個々の多数症例に通じる臨床経験の豊かさ，知識・経験を統合して症例に適する仮説の設定が必須である。
　吃音の診断に当たっては，発吃から吃音歴に伴って言語症状・心理症状・身体症状がどのように環境特に対人関係，個性（パーソナリデイ），発達面（言語，運動，知能，情緒，身体）と関連しつつ進展してきたか，その過程．特徴・程度を正確に評価できなばならない。個々の症例に適応する吃音診断には各種の方向からの総合性が重要である。

（2）吃音症状の診断

　a．言語症状の診断：前説で述べたように，発吃の型（緩発・突発），進展のスピードの型（漸進・急進），発語のパターン（繰りかえし・引き伸ばし・つまり），吃音の変動性の程度・特徴，発語の意識度等について，頻度，困難度とともに重症度評価と個性診断を実施する。
　b．心理症状の診断：情緒的発達状況，情緒障害の有無・状況，内面化の程度，発語意識の程度・特性，回避傾向の有無・程度・特性，発吃防止の工夫・特性，対人恐怖の有無・程度，"Blocking"との関連性について検討しなければならない。
　c．身体症状の診断：吃音の進展によって身体の変化が生じるのは，一般的に"Blocking"症状発生以降なので，重篤化の指標とされ易いが，必ずしもそうではない。吃音のタイプによっては割合早期に生じる場合がある。
　　1）過緊張：身体全体に緊張が高まる段階で，やがて随伴運動を生じる。本来吃音とは無縁な運動反応を契機にして発吃を防御したり，暗示によって一時的に流暢性を工夫したりする行動が生まれる。心理的特徴と結び付き易く心理－身体的関連と見られる。
　　2）身体症状：記述の通り，様々な程度と特徴を示す症状に舌の振戦，声帯の攣縮，呼吸切迫，逆呼吸，顎の振戦（Jerking），チック，冷汗などが生まれる。
　d．吃音の諸検査：吃音に関する検査の特徴は信頼性と妥当性に欠ける点にあるので，臨床上有効な結果を期待しにくい。但し客観的資料の確保として重要性があるので，研究上必須であ

る。音声検査，音読検査，重症度評定などに使用される。
　e．吃音の総合的診断と仮説の設定：総合的診断の必要性については既に述べたので，ここでは筆者の仮説（内須川式臨床診断仮説：U仮説）に基づく吃音児（幼児・学童）に対する類型化診断法を簡略に紹介しよう。

(3) U仮説による吃音児の総合的診断

　吃音の幼児・学童に関する診断については，U仮説の適用が可能と考え臨床的診断法として使用する。
　a．U仮説の基本的枠組み：吃音を経年的発達課題と受け止め，その進展（悪化）する条件と改善する条件と二面から診断する。前者を（＋），後者を（－）と略記し符号化する。更に進展・改善の2条件を積極的条件と消極的条件の2局面から診断する。臨床的内容から考察すると，前者（積極面）は外的条件であり，また後者（消極面）は内的条件となる。外的条件とは環境から吃音者に働きかける，例えば各種のプレッシャーなどで，一方，内的条件はその逆で吃音者が受け止める面，例えば環境に対する吃音者の性格・感受性などをさす。
　以上進展・改善・積極・消極の4条件を組み合わせると，次のように符号化できる。
　　1）積極的改善条件：（＋＋）または（ I ）；Improvement の略，2）積極的悪化条件：（－－）または（ R ）；Reinforcement の略，3）消極的改善条件：（＋－）または（ i ）；Improvement の略，4）消極的悪化条件：（－＋）または（ r ）；Reinforcement の略
　b．4種の基本的・臨床的条件：これらの諸条件は無数にあろうが，主要なものを示す。
　　1）積極的改善条件：臨床的に確認される条件は，発話の増量，発話意欲（おしゃべり），但し吃音が"つまり"の状態では逆に悪化する。
　　2）積極的悪化条件：各種のプレッシャー疾病など身体的P．（プレッシャー），体罰，心理的P．（プレッシャー），否定的情緒・感情（批判，中傷，皮肉，攻撃，非難，軽視，蔑視．揶揄など）また時には期待過剰，憐敏，盲愛，溺愛まど肯定的感情を伴う場合もある。言語的プレッシャー（吃音や話し方に対する注意・矯正・指導・要求など），無理解（過剰な要求・願望・感情・行動など）
　　3）消極的改善条件：この条件は，積極・消極的悪化条件に抗して吃音の悪化を杭止める諸条件で，例えば，言語面では積極的発話（多弁），発話意欲の増大，対人関係面ではタフネスの増大，自己主張力の増進，外向的・社交的性格，行動的積極性など。
　　4）消極的悪化条件：積極・消極的改善条件に抗して吃音の改善を阻む条件で，非表現性（無口・口重），自閉性，閑黙性，消極的性格，内向性・過敏性・逃避性性格傾向など。

　これら4種の条件を組み合わすと，図1のような16種の類型ができる。縦軸に外面的要因（積極性）：A，4段階：A－1，A－2，A－3，A－4（非常に多量，やや多量，やや少量，非常に少量），また横軸には内面的要因（消極性）：U，4段階：U－1，U－2，U－3，U－4（非常に多量，やや多量，やや少量，非常に少量），従って最も重度の吃音の類型は，U－4；A－4となり，逆に最も軽度の類型はU－1；A－1となる。その中間段階にU・A－2～3が位置づけられる。この図中 r：消極的悪化条件，R：積極的悪化条件，i：消極的改善条件，I：積極的改善条件を示す。また，＋＋：増大，＋：やや増大，－－：減少大，－：やや減少を指す。
　例えば，U－4；A－1類型では，r（＋＋），i（－－），R（－－），I（＋＋）と記号化されるから，消極的悪化条件が多い内向的で消極性の強い吃音児だが，発語量多く多弁なタイプで，言語環境条件が悪い。

C．吃音の治療・指導

　紙巾の関係上，吃音の治療・指導問題の中で主として幼児・学童について述べる。吃音の治療

に当たって考慮すべき点には，一応幼児吃音（幼児の吃音の意味ではなく幼児性の吃音），学童吃音，成人吃音に区分した後，個々の症例ごとに診断・治療を実施するのが望ましい。

(1) 望ましい治療条件
　a．できるだけ早期，つまり幼児期かつ吃音歴の短いうちに実施するのが良い。
　b．環境条件が比較的類似している場合には，言語症状の進展が速いが，心理的進展の遅いタイプ（外向吃）の方が改善が容易，逆に心理的進展が速く，言語的進展の遅い（内向吃）タイプは慢性化しやすい。
　c．U仮説による消極的条件の改善は，長期に渡るが積極的条件の場合には比較的に短期。

(2) 幼児吃音の治療法の特徴
　一般的に幼児吃音は改善し易いと言われるが，吃音では一過的に症状改善が出来ても持続性がなく再発しやすい特徴があり完治しにくい。従って幼児といえども長期に及ぶと考えるべきである。短期的に改善をはかると失敗しやすい。
　a．幼児吃音の治療法の特徴：言語症状そのものを除去するよりも，環境面の改善による間接的波及効果が重要で，環境調整法が治療の中心となる。必要な技法や指導法に，遊戯療法，カウンセリング，ガイダンスがある。言語に留意する場合は，長期に"Blocking"が持続して改善困難な症例，例えば，吃音以外に身体的・情緒的問題を内臓する複雑症例や特殊なタイプ（成人吃様）等である。
　b．幼児吃音の言語療法の特徴：発語の構音や流暢性の改善に中心を置くのではなく，「コミュニケーション言語」より「表現言語」を焦点に感情を"言語的"に表出できるよう指導する。その前提には幼児の感情表出，つまり運動面・身体面・対人関係面・行動面そして言語面と発達的段階に関する知識と教養・技術が必要である。

(3) 学童吃音の治療・指導法の特徴
　学童吃音は幼児吃音と対比して吃音歴が長く吃音の進展が進んでいるので，内面化や身体的症状の諸問題が派生し，より進展し，環境条件が家庭の他学校等に拡張し複雑化するので治療条件は悪化する。他面パーソナリティがより発達するので，消極的改善条件にとって良条件となる。

	Type	U−1	U−2	U−3	U−4	条件
	内面的要因（消極的）	r（−−）	r（−）	r（＋）	r（＋＋）	悪化条件
	外面的要因（積極的）	i（＋＋）	i（＋）	i（−）	i（−−）	改善条件
改善↑	A−1	R（−−）	R（−−）	R（−−）	R（−−）	悪化条件
		I（＋＋）	I（＋）	I（−）	I（−−）	改善条件
	A−2	R（−）	R（−）	R（−）	R（−）	悪化条件
		I（＋＋）	I（＋）	I（−）	I（−−）	改善条件
	A−3	R（±）	R（±）	R（＋）	R（＋）	悪化条件
		I（＋＋）	I（＋）	I（−）	I（−−）	改善条件
↓悪化	A−4	R（＋＋）	R（＋＋）	R（＋＋）	R（＋＋）	悪化条件
		I（＋＋）	I（＋）	I（−）	I（−−）	改善条件

　r：消極的悪化条件　R：積極的悪化条件　i：消極的改善条件　I：積極的改善条件
　＋＋：増大　＋：やや増大　−−：減少大　−：やや減少

表1　4種の基本的臨床条件による吃音の類型化診断図

a．学童吃音の第1の問題点は，環境の複雑化に伴い言語症状が進展し"blocking"が漸次固定化すのでこれを如何に改善するかにある。"Blocking"に対する言語指導法の目的は一度に正常化を図るのではなく，より流暢な吃音（引き伸ばす，繰り返す：Fluently Stutter）へと一旦変化させ，徐々に正常化を図ることにある。その為には様々な指導技法（Negative Practice：逆療法，Voluntary Stuttering：随意吃療法など）に通じねばならない。

　b．第2の課題は，言語面のみならず内面的条件すなわち消極的改善法の強化にある。主として対人関係の面でタフネスの増強は，改善された吃音症状の維持条件として吃音の再発防止に欠かせない。

　c．吃音の治療・指導の順序は，身体症状を伴う場合にはこれの解消から始めて，次に心理的症状，最後に言語症状に及ぶ。心理症状のように内面的状況改善には最も長期間を必要とするから，最終段階の言語症状の改善にも，当然の事ながら長時間をかけねばならない。即ち吃音の改善は長時間を要する。

　d．学童吃音の改善には，家族（両親・兄弟姉妹等家族員），友人，学級担任教師，通級指導教師，専門家の協力が必要である。

（4）成人吃音の治療・指導法の特徴

　中学生・高校生など成人吃音の初期的段階では，症例に応じて"行動療法"，"自立訓練法"，"DAF"（Delayed Auditory Feedback）など様々な治療法を適用できるが，症状の寛快は見ても完治は期待できないのが一般であろう。吃音歴が数十年に及ぶ成人吃音では，言語症状の解消は非常に困難となり，心理面，内面性の改善（デモステネスコンプレクス（Demosthenes Complex）の改善）に焦点が置かれる。

　a．成人吃音の第1課題は，"吃音"を回避せず，直面（Confrontation）すること，そして受容することにある。現今，吃音のSelf Help Group（全国言友会連絡協議会等）では「吃音者宣言」の主旨に立って，吃音症状を持ったまま，自己実現を図る「生き方」を主張している。この点，極めて妥当である。

　b．成人吃音の場合でも，U仮説のいう「消極的改善法」の主旨により，現状以上に言語症状を悪化させずに内面的強化を図ること。危険な言語症状である"Blocking"を解消するのでは無く，"Fluently Stutter"への変換をはかりつつ，十分な時間をかけて自己成長に中心を置き，決して言語改善に置かないことである。

　c．"吃音"を「ハンディキャップ」と看るのではなく，"吃音"に対する"価値観"を自己にとってマイナスからプラスに改変することである。

文　献

1) Johnson, W., et (1967), Speech Handicapped School Children, 3 rd ed, New York：Harper & Row
2) 内須川　洸, (1986), 吃音診断学序説, 風間書房
3) 内須川　洸・早坂菊子, (1989), 吃音児に関する診断・治療法研究, 風間書房
4) Van Riper. C., (1971), The Nature of Stuttering, Englewood Cliffs N.J.：Prentice-Hall
5) Van Riper. C., (1973), The Treatment of Stuttering, Englewood Cliffs, N.J.：Prentice-Hall
6) 内須川　洸, (2000), 言語臨床入門, 風間書房

（内須川　洸）

9. 嚥下障害

A. 正常嚥下の生理とメカニズム

(1) 摂食・嚥下の5期

　嚥下とは，狭義には，口に入ったものが胃に到達するまでの経過を指す。しかし，実際には，ものが口に入る前から，われわれにとっての「嚥下」は始まっている。ここでは，嚥下を，もっとも広義に捉えて，「先行期」「準備期」「口腔期」「咽頭期」「食道期」に分け，そのメカニズムを概説する。

a．先行期（認知期）
　人体はものが口に入ってから反応しているのではなく，目で見て，口に運ぶといったさまざまのことから準備をして，口に入ったものが最適な運ばれ方をするように態勢を整えている。この口に食べ物が入るまでの時期を「先行期」という。「先行期」には見ること，判断すること，口に運ぶ動作，など身体のさまざまな部分の協調が働いている。

b．準備期
　口に入ったものは歯や舌で捉えられ，咀嚼される。咀嚼とは，狭義には，食物を臼歯ですりつぶしながら唾液と混ぜ合わせる機能を指す。しかし実際には，舌で行っている押しつぶしや前歯での咬断も含めたことを指して（準備期とほぼ同義として）用いられることもある。

　咀嚼においては，歯の機械的役割が重視されがちだが，口の中の食物の性状を関知する感覚，臼歯の上に適切に物を載せたりどけたりするための頬部や舌の運動，の両者がともに働いている。

　咀嚼された食物は，「食塊」としてまとめられる。液体の場合もいったん舌の中央部をへこませた部分にまとめられ，咽頭の方に流れ込まないように奥舌が盛り上がる。口腔へのとりこみから食塊の形成までを準備期という。

　その間，基本的には鼻で呼吸をしている。準備期においては，咀嚼機能ばかりでなく，咀嚼中，食物が口唇からこぼれないこと，および，食物が不用意に咽頭に流入しないこと，の2つの保持の働きも重要である。（健常者でも会話中にはしばしばこの機構が破綻する）

c．口腔期
　食塊を喉に送り込む時期である。唇は閉じ，呼吸も止めて，舌は前方の部分から順次口蓋に押しつけられて食塊を後方に押し出す（**図1参照**）。この最後では軟口蓋は後上方に動いて上咽頭を遮断し，鼻腔に食物がはいらないように働く。

d．咽頭期
「ごっくん」と飲み込む瞬間である。
　中咽頭に送り込まれた食塊に対し，反射的に次のような動きが生じている（**図1参照**）。
・上咽頭の遮断（上述）と口腔の遮断（舌背は軟口蓋に密着）
・上記および咽頭の収縮による食塊の送り込み
・喉頭挙上と喉頭腔閉鎖：喉頭と舌骨が前上方に挙上し（外表からのどぼとけの動きとして見え

― メモ ―

健常者の固形物の嚥下
　図1及び本文では，食塊を口腔内の舌上で形成してから嚥下するように示してあるが，これは，液体嚥下と，検査などでの一口量一回嚥下の場合である。健常者が固形物を連続的に摂取するときには，一部を咀嚼しつつすでに咀嚼した部分を上咽頭に輸送し，喉頭蓋の上までを用いて食塊形成を行い，嚥下している。すなわち，本文の「準備期」と「口腔期」は重なり合っている。空間としては「咽頭」だが，実際には喉頭蓋まで「舌」は続いている。

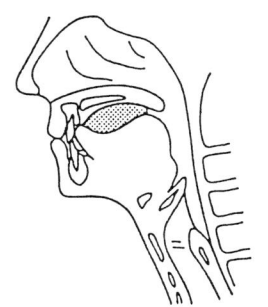

食物はかみ砕かれてすりつぶされ，唾液と混ぜ合わされて適切な固さの塊となり，舌の中央にまとめられる。大臼歯が合わせられ下顎が固定し，舌の前方はそりあがって軟口蓋に接する。	咽頭に達した食塊からの刺激により，嚥下反射が開始する。舌骨・咽頭が前上方に引き上げられ始める。咽頭は収縮して食塊を下方に送る。	さらに咽頭が挙上し，喉頭蓋が翻転して喉頭腔を咽頭から隔絶する。同時に食道入口部が開き，食塊は食道に入る。	舌が軟口蓋と順次接してゆき食塊を後方に押し込む。軟口蓋は挙上し後鼻腔を閉鎖する。呼吸は停止する。

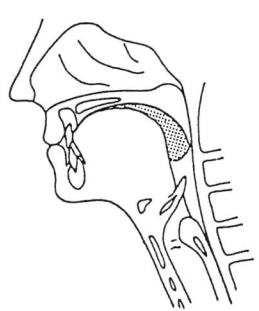

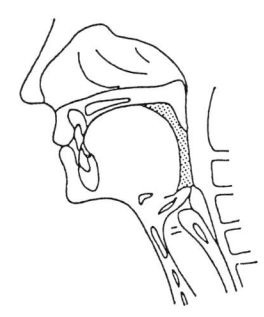

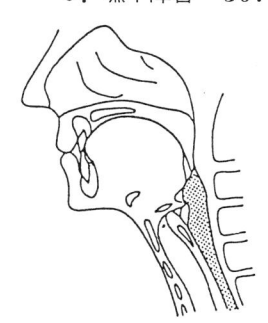

←――――この「ごっくん」という「嚥下反射」は正常では約1秒間――――→

図1　嚥下のメカニズム

る），喉頭蓋がおおいかぶさって喉頭腔に食塊が入らないようにする。
・食道入口部開大：輪状咽頭筋の弛緩がこのときだけ生じて食道入口部が開大し，食塊は食道へとはいってゆく。

　正常の場合，安静時（呼吸）・発声時には気道を空気が通過し，食道は閉鎖している。食物通過の時のみ，気道が一過性に閉鎖し，食物は気道には入らず，食道の方にはいってゆく。直後には再び呼吸をしている。この微妙な協調動作がうまくゆかないと，食べ物が気道に入ってしまう。これを誤嚥 aspiration といい，たいていの場合は，気道が食物に反応してむせが生じるが，気道が鈍感なときは誤嚥してもむせが生じないこともある（不顕性誤嚥 silent aspiration）。

　咽頭期は反射運動であるが，単純な反射だけではなく，その前に随意的な舌の押し込む動きをしているかどうかも関与するとされている。反射の閾値には意識レベルなども関与している。

　　e．食道期

　食道に入った食物は，食道の蠕動運動と重力の作用で胃へと送り込まれてゆく。正常では胃に入った食物は食道に戻ることはないが，胃食道逆流があると，胃酸の作用により，食道炎を起こすことが多い。

（2）嚥下をつかさどるメカニズム

　先行期のさまざまな側面，すなわち意欲，見ること，理解すること，手を上手に使うこと，などは脳のはたらきである。

　口腔・咽頭・喉頭の感覚と運動をつかさどっているのは脳幹に発する脳神経である。嚥下に際しての口腔・咽頭・喉頭の動きは絶妙に協調のとれた高度にパターン化した動きであり，その嚥下パターン形成器（狭義の嚥下中枢）も脳幹（延髄網様体外側部）に存在する。呼吸中枢も脳幹にあり，嚥下の際に呼吸を止めるなどの協調をおこなっている（**図2参照**）。

　いっぽう，脳幹における嚥下中枢をさらにコントロールしているのは大脳である。大脳が活性

メモ
「期」と「相」
　本文では，「口腔期」「咽頭期」の語を用いたが，「口腔相」「咽頭相」の語もある。「相」は食物のある位置を指し，「期」は嚥下運動を指す。したがって，正常ではほとんど同時に変化するが，障害のある場合には，「咽頭相にはいっても咽頭期が起きない」のような位相差が生じてくる。

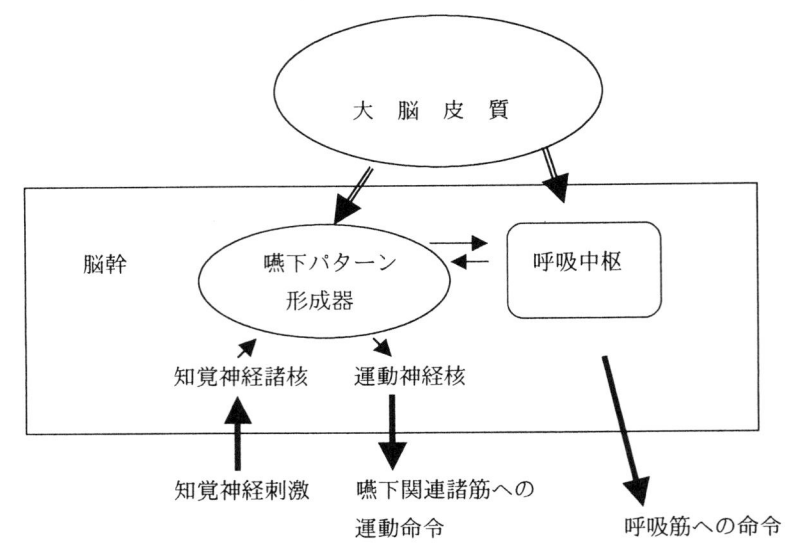

図2　嚥下反射の神経メカニズム

　高度にパターン化した嚥下反射は，基本的には口腔・咽頭の感覚刺激に引き起こされる反射的な動きである。これをつかさどっているのは延髄の嚥下パターン形成器である。しかし，大脳皮質からの制御もまた，嚥下反射の閾値や随意的な嚥下に働いている。食物が咽頭を通過している際には呼吸は止まり，嚥下直後には多くの場合呼気から再開する。このような，誤嚥を防ぐための嚥下と呼吸の精密な連関は，脳幹にある呼吸中枢との密接な関係によって制御されている。

化されていないときは嚥下反射も起こりにくい。

B．成人の嚥下障害の要因

(1) 構造的嚥下障害と機能的嚥下障害

　a．嚥下障害は大きく構造的嚥下障害と機能的嚥下障害に分けられる。構造的嚥下障害は器質的嚥下障害，静的嚥下障害ともいう。口腔や咽頭などの解剖学的構造に異常があることによる嚥下障害である。いっぽう，機能的嚥下障害は，動的嚥下障害ともいう。解剖学的構造に問題はないが，感覚や動きに異常があることによる嚥下障害である。

　しかしこれは個人にとっては混在しうるものである。複合した要因を一つひとつ分析していくことが治療につながる。

　b．構造的嚥下障害の原因（**表1参照**）

　主に口腔咽頭の悪性腫瘍術後の嚥下障害が問題になる。術後の嚥下障害は，病巣の大きさより，摘出範囲（どの器官を含んだか）が重要となる。例を挙げれば，舌のみの切除であれば食物の送り込みの障害は出現するが，たとえ全切除でも多くは経口摂取可能となる。しかし小さくても喉頭閉鎖機能に関与する構造物を切除した場合は誤嚥の危険が生じるため経口摂取は制限を受ける。皮弁等によって形態を補塡した場合も，運動神経や感覚神経が従前と異なることで嚥下には影響を与える。また，悪性腫瘍の場合は，**表2**に示すような修飾要因が嚥下障害を悪化させる。言い換えると，**表2**に示すような問題を的確に早期発見・解決すれば，嚥下障害を軽減することができる可能性がある。

　c．機能的嚥下障害の原因（**表3参照**）

　1）中枢神経系の障害

　口腔咽頭の感覚・運動をつかさどるのは脳幹から発する下部脳神経である。咽頭に食物が入ったという感覚がインプットされるとすばやく嚥下反射がおきる。この中枢は延髄にあり（延髄網様体にある嚥下パターン形成器），また，呼吸とのタイミングの調整なども延髄で行われている。

表 1　構造的嚥下障害の原因（成人）

口腔・咽頭に原因がある場合
  ・腫瘍
  ・腫瘍術後
  ・炎症性疾患（一過性が多い）
    ：急性扁桃炎・扁桃周囲膿瘍・急性喉頭蓋炎
    　咽後膿瘍・咽喉頭結核
  ・Plummer-Vinson 症候群
口腔・咽頭の外的圧迫
  ・頸椎骨棘による後方からの圧迫
  ・腫大甲状腺による圧迫
食道に原因がある場合
  ・粘膜輪（ring・web）による狭窄
  ・線維性の狭窄（逆流性食道炎のあとに多い）
  ・悪性腫瘍による狭窄
  ・食道炎・潰瘍
  ・食道裂孔ヘルニア
食道への外的圧迫
  ・縦隔内構造物（大動脈瘤，腫大リンパ節）による圧迫

表 2　悪性腫瘍の摘出術後の嚥下障害を修飾する因子

放射線照射によるもの
  ・口内乾燥（唾液の減少）にともなう嚥下困難
  ・口内乾燥に伴う常在菌の増加による誤嚥時の危険
  ・口内乾燥に伴う齲歯の増加による咀嚼力の低下
  ・粘膜の炎症性変化
  ・壊死性潰瘍形成→放射線骨壊死
  ・味覚障害
  ・食欲低下
抗癌剤によるもの
  ・口内乾燥→上記参照
  ・味覚障害
  ・食欲低下，嘔気・嘔吐

これらは解剖学的に接近しているため，脳幹に病変が生じた場合－脳幹梗塞・脳幹出血・脳幹腫瘍など－重篤な嚥下障害が生じる。

脳幹の機能をさらに上位から支配・調整している大脳皮質及び皮質延髄路に病変が生じたときも嚥下障害は出現する。脳卒中の急性期では 50－70％に嚥下障害が出現するが，多くの片麻痺の場合は改善し，両側性障害の場合に嚥下障害が遷延することが多い。すなわち，脳血管障害の場合は，**表 4** のようないくつかのパターンの嚥下障害となる。

パーキンソン病のように運動のコントロール機能に障害のある疾患でも嚥下障害は出現する。パーキンソン病ではさらに自律神経障害も併存することが特徴である。

筋萎縮性側索硬化症（ALS）では皮質延髄路の障害による仮性球麻痺タイプの嚥下障害と，脳幹運動神経核の障害による球麻痺タイプの嚥下障害が症例によって混在する。

2）末梢神経系（脳神経障害による）の障害

脳幹の神経核から発する脳神経そのものに障害が生じるような疾患の場合，嚥下障害が生じる。動的障害というと運動神経に目が向きがちだが，咽頭期の嚥下は反射であり，知覚入力が障害されたときの影響は大きい。

また，胸部外科手術等の侵襲による反回神経麻痺によっても嚥下障害をきたすことがある。反回神経麻痺単独では重度の嚥下障害となりにくいが，術後すぐ，体力の低いときに，嚥下障害を予測せずに不用意に経口摂取して肺炎にいたることがある。

表3　口腔・咽頭の機能的嚥下障害の原因（成人）

- **中枢神経の障害**
    - 脳血管障害
    - 変性疾患
        - 筋萎縮性側索硬化症
        - パーキンソン病　等
    - 炎症
        - 多発性硬化症，脳炎，脳幹脳，急性灰白髄炎　等
    - 腫瘍
    - 外傷（頭部外傷・脳挫傷）
    - 中毒
    - 延髄空洞症
- **末梢神経の障害**
    - 多発性脳神経炎，ジフテリア
    - 腫瘍
    - 外傷（手術を含む）
- **神経・筋接合部疾患～筋疾患**
    - 重症筋無力症
    - 筋ジストロフィー症
    - 膠原病；多発性筋炎　等
    - 代謝性筋疾患；甲状腺ミオパチー，糖尿病性ミオパチー
        - アルコールミオパチー
    - アミロイドーシス
- **心因性・ヒステリー**

表4　脳血管障害の嚥下障害

- 初発片麻痺における一過性の嚥下障害
    - 急性期に肺炎を起こさないように留意
    - 段階的摂食訓練で多くの場合対処可能
- 脳幹障害による遷延する嚥下障害
    - 限局した病変では球麻痺症状（咽頭期中心）を呈する
        - 四肢の症状は軽いことが多い
        - 典型例はWallenberg症候群（延髄外側梗塞）
    - 広範囲・両側性の障害では，準備期・口腔期も障害される
        - 急性期は呼吸障害もあり，また四肢の麻痺や失調も強い
- 両側性の大脳病変による仮性球麻痺
    - 明らかな2回目の発作だけではなく，前回が無症候性の場合もある。
    - 極端な例では，嚥下障害が初発症状で，検査して初めて多発病変が明らかとなる場合もある。
- 片側大脳病変による遷延性嚥下障害
    - 多くは一過性であるが遷延する場合もある
- 他疾患による嚥下障害顕在化の基底に脳血管障害の既往のある場合
    - それまでは無意識に代償していた嚥下障害が他の病因が加わって顕在化する
    - 単一疾患による場合に比べて予後が不良となる

3）筋疾患

　筋疾患でも嚥下障害は生じる。当初は嚥下疲労のかたちで症状が現れることが多く，飲み込みにくさや時間がかかる，という症状が主となる。気道保護のための一連の動きのタイミングが崩れる神経疾患に比べると誤嚥は少ない。また，炎症性筋疾患の急性期や進行性筋疾患では，訓練することが過用による障害をもたらす可能性もあり，注意が必要である。

4）食道の動きの障害

　主に消化器内科の守備範囲となるが，心身症などで飲み込みにくさを訴える場合もあり，鑑別が必要となる。また，胃食道逆流は，誤嚥性肺炎の原因ともなり，嚥下障害者の経過中注意が必

表5 嚥下障害を修飾する要因

- 知能・意欲・高次脳機能障害
  - 意欲の低下，詰め込み，注意事項が守れないなど
  - 本人の訓練より介助者指導のほうが有用なことが多い
- 体力・持久力
- 栄養障害・脱水
- 体幹・頸部の姿勢保持と上肢機能
- 呼吸機能
- 加齢（表6参照）
- 薬剤副作用による意識レベルの低下，口腔内乾燥，不随意運動
- 環境要因：主に介助者の介助の仕方

表6 高齢者の特色

- 高齢者に多い嚥下の問題点
  - 歯牙欠損による食物粉砕の障害
  - 口腔での食塊保持能力の低下
  - 咽頭期開始の遅れ（嚥下反射の遅延）
  - 食道入口部開大時間の短縮
  - 咽頭分割嚥下
  - 安静時の喉頭の低位
  - 唾液分泌低下
  - 咳反射の低下
- 高齢者での特色
  - 予備力の低下
    - すでに無意識に代償しているので少しの障害で症状が出やすい
    - 繰り返し負荷，量的負荷，呼吸との連関などの障害があり得る
  - 個人差の増大
  - 疾患による修飾
  - 脱水・肺炎などの症状が非定型的

要である。

（2）摂食・嚥下障害を修飾する要因

ここまで主に口腔〜咽頭〜食道の障害（狭義の嚥下障害）の病因をあげてきたが，実際の摂食・嚥下障害が生じている機序はそれだけではない。

表5に示す修飾要因が複雑に関与して，摂食・嚥下障害を形作っている。そのため治療アプローチの可能性も，関与する職種も多岐にわたる。

特に，口に運ぶ段階を人手に頼る場合，介助のしかたもきわめて重要である。我々は口にはいる前に食物を認知して固さや量を予測し，口腔・咽頭の構えをつくっている（大脳の働き→皮質延髄路経由→延髄の嚥下中枢）。呼吸を止める絶妙のタイミングもはかっている。他人の介助による場合は，これらの情報が得られにくい。

（3）加齢による変化

加齢による変化については，表6にまとめた。予備力の低下や体力の低下から，1回の診察・検査ですべて判断せず，慎重に対応して行くことがのぞましい。反面，痴呆の影響のある場合には，診察での所見は不良でも，食事場面では能力を発揮する場合があるので，柔軟な対応を要する。

（4）誤嚥について

誤嚥は咽頭期だけの問題ではない。先行期，準備期，口腔期の問題が誤嚥を助長してる可能性

表7　誤嚥の分類

前咽頭期型	食物の口腔内保持の不良のため，喉頭挙上が始まる前に食物が流入し，気道に入る
喉頭挙上期型	咽頭期初期に，喉頭挙上が不完全か，声門閉鎖が不充分なため，喉頭閉鎖が行われず，誤嚥する
喉頭下降期型	挙上していた喉頭が下降し，声門が開く時期に，咽頭内に残留していた食物が気道に入る
嚥下運動不全型	重度の障害により食道の開大が生じず，咽頭に入った食物が気道に入る。嚥下反射が生じていない場合は，「誤嚥」ではなく「気道流入」とよぶべきという意見もある
<参考>声帯上腔侵入	喉頭前庭にまで食物が侵入するが，声門下には入らない状況をいう。侵入した食物は，喉頭挙上に伴い食道入口部の方に押し出されて嚥下される場合と，呼気や咳によって吹き上げられて嚥下される場合がある。声門下にはいれば「誤嚥」である。

表8　聴取すべき嚥下障害関連症状

現在の食事の内容・量
摂食に要する時間
食べにくさ（どんなものが食べにくいか）
むせ，咳き込み
1日の咳・痰
湿性嗄声
肺炎の既往，熱発の既往
流涎の有無
体重の変動

があり，どのようなメカニズムで誤嚥がおきるのかを評価して対策を立てる必要がある（表7）。肺炎への危惧から誤嚥は恐れられているが，誤嚥があっても量が少なく，体力があれば肺炎を発症しない場合もあり，また，経口禁にして経管栄養をしていても，夜間，臥床時に胃内容の逆流による誤嚥（化学的誤嚥）をすることが肺炎の原因になることもあるので注意を要する。

C．摂食・嚥下障害の評価と検査

（1）治療のための評価

限られた時間の中で，常に治療を考えて評価を行い，再評価しつつ治療をすすめてゆく。評価の視点としては，a．どの期のどの程度の障害なのか，という視点と，b．個々の障害の治療の見通し（良くなるか，良くすることができるか，代償を考えるか），c．リスク（誤嚥・栄養障害）と安全性，の複数の視点で評価して行く。

評価にあたっては，嚥下障害関連情報（表8），口腔咽頭の診察（表9）のみならず，全身状態についての情報収集（表10）を行うことがとくにリスクの理解と治療方針を立てる上で有用である。口腔衛生状態も重要であり，口腔衛生の不良は誤嚥時の危険の増加ともなる。また，現在行っている口腔ケアの内容を確認することで，動作能力の確認，あるいは介護力の確認にもなる。ベッドサイドの検査については表11にまとめた。

食事をしている症例であれば，食事場面の観察（表12）が，先行期障害の評価には特に有用となる。食事中のむせなどは本人家族が自覚していないこともある。評価に際しては，必ず，「どうすればよいか」を考えながらのぞむ（表12-10）。

（2）治療のための検査

体表面からの観察ではわからない嚥下障害の動態を明らかにするのは，嚥下造影（ビデオフルオログラフィー）とファイバースコープである。嚥下は一瞬のことなので，いずれもビデオで記録して後で繰り返し見て評価することが重要であり，また画像は患者指導にも有用である。いず

表9 口腔咽頭の診察項目

1．発声・呼吸	最長発声持続時間
	母音発声時の鼻漏出
	深呼吸の可否
	強い咳払い
	ささやき声の可否
	喉頭コントロールの可否
2．口唇	安静時の非対称
	閉鎖
	横引き
	突出
	突出－横引きの交互動作
3．顎・頬など	上顎の挙上－下制の反復
	頬を膨らませる
	頬をすぼめる
	咬筋の収縮の触知
4．舌	萎縮（右・左）・不随意運動
	突出
	突出－後退の交互動作
	右移動
	左移動
	左右交互運動
	上唇をなめる
	下唇をなめる
	舌打ち
5．Oral diadochokinesia	両唇音「ぱ」，舌先音「た」，奥舌音「か」，「ぱたか」
6．口蓋反射	
7．軟口蓋	静止時の対称性
	発声時の挙上

表10 嚥下障害治療にあたって必要な全身状態の情報

疾患名とその重症度
合併症
病勢と予後
低栄養の程度
脱水の有無
最近の肺炎や発熱の有無・頻度
体力（座位耐久性，日常生活の活動性や易疲労性）
咳嗽能力（随意的な咳の可否，強さ）
知的レベル，痴呆の程度，自発性
頸部体幹の筋力・随意性
歯牙の状態
口腔衛生状態，ケアの内容，うがいの可否

れも医師により行われるが，検査前の情報提供，検査の立会い，後刻ビデオを見ての評価と方針の話し合いなど，積極的に参画することが望ましい。

　検査の目的は，障害の程度を明らかにすることだけではなく，対応方法（**表13**）を検討するためにあるので，検査にあたっては事前の評価により障害を予測しておくことが有用である。

表11　ベッドサイドの検査

（1）空嚥下の評価

　　　空嚥下は特に痴呆者には難しい課題であり，できなくても食物の嚥下ができることもある。しかし，誤嚥の危険がないためまず試みてみる。喉頭の挙上が視覚的に捉えられない場合には軽く触診するか頸部を聴診する。

　　　RSST（repepetive saliva swallowing test）：30秒間に最大努力で可能な嚥下回数をみるテスト

　　　3回以上が正常範囲。口腔内は湿潤させて施行。

（2）水の嚥下の評価：thin liquid は誤嚥の危険もあるので少量から評価する。頸部聴診を併用して誤嚥や声帯上腔流入の検出をはかる。

　　　水のみテスト（窪田の原法）：ティースプーン1杯の嚥下の可能な症例に施行

　　　水30 ml を薬杯で渡して飲んでもらい，飲み終わるまでの時間を測定し，プロフィール，エピソードを観察する（下記文献）

　　　改定水のみテスト（modified water swallowing test, MWST）

　　　　冷水3 cc を嚥下させる。
　　　　　1）嚥下なし　　　　2）嚥下あり，むせないが呼吸変化あり
　　　　　3）嚥下あり，むせるか or 湿性嗄声
　　　　　4）嚥下あり，上記症状なし，追加嚥下2回不能
　　　　　5）嚥下あり，追加嚥下2回が30秒以内に可能
　　　　1回目の評価が4）以上なら合計3回評価し，最も悪い嚥下を評価する。

（3）テストフード（ゼリーなど）の嚥下の評価

　　　Thin liquid の方が誤嚥が多いと予想される機能的嚥下障害では，やわらかいゼリーなどをスプーンで食べてみることを観察する。
　　　ティースプーン1杯（4 g 程度）の嚥下のあと開口観察し，下記の判定基準を用いる
　　　判定不能：口から出す，指示に従えない，など
　　　　1）嚥下なし　　　　　　　　　2）嚥下あり，むせのない誤嚥の疑い
　　　　3）嚥下あり，むせありまたは残留　4）嚥下あり，残留は追加嚥下でクリア可能
　　　　5）嚥下あり，残留もなし
　　　誤嚥のリスクの少ない症例では直接的訓練に直結する有用な方法。
　　　喉頭の動きの視診・触診，頸部聴診を併用する。
　　　外表的評価では不顕性誤嚥，食道入口部の開大不全，咽頭残留の評価が困難。

窪田俊夫・他：脳血管障害における麻痺性嚥下障害―スクリーニングテストとその臨床応用について。総合リハ，10(2)：271-276，1982。

D．治療手法

（1）間接的訓練

　a．間接的訓練の適応

　食物を用いない訓練を間接的訓練という。食物を用いることが危険な場合，また，要素的な訓練を行いたい時に選択される。安全である反面，要素的である欠点があり，痴呆の場合などには協力がえられにくい。

　主な障害と選択される間接的訓練を**表14**に挙げた。

　b．Thermal stimulation（thermal application）

　低下または消失した嚥下反射を即通することを目的として口腔の後部から咽頭（**図3参照**）に刺激を与えるものである。圧迫（接触）刺激でもある。冷却刺激のほうが臨床に用いやすいので寒冷刺激と呼ばれることが多い。刺激子としては，冷水につけた（凍らせた）綿棒，冷水につけた間接喉頭鏡，金属舌圧子，マドラー，スプーンなどが用いられる。直接訓練の直前に行うことも有用である。

　c．Mendelsohen 手技

　喉頭挙上の強化を促す手技である。嚥下に際し喉頭が最大に前上方に挙上した位置で，随意的

表12 摂食観察のポイント（食事・テストフード）

1. 内容（食物形態）
2. 座位姿勢（椅子・車椅子・ベッド上ギャッジ・その他）
3. 体幹角度と頸部の角度
4. 姿勢は適当か？（適切・判断保留・不適切）
5. 食具（スプーン・フォーク・特殊皿・滑り止めマット・ストロー・カップ・その他）
6. 食具は適当か？（適切・判断保留・不適切）
7. 先行期の評価
   意欲の低下：なし・時々声かけ要す・常に喚起要す・要介助
   一口量の不適切：なし・指導で修正可・声かけ必要・要介助
   ペーシングの障害：なし・早すぎ・遅すぎ：指導で修正可・声かけ必要・要介助
   口に運ぶまでの協調動作障害：なし・軽度・中等度・要介助
   声かけ：不要・適切・不足・不適切
   口に運ぶまでの介助：不要・適切・不適切
8. 準備期・口腔期・咽頭期の評価
   口唇の閉鎖（咀嚼中にこぼれるか）：なし・軽度・重度
   口腔内輸送のおくれ（なかなか飲み込まない）：なし・軽度・重度
   咀嚼の障害：なし・軽度・重度・判断不能
   嚥下時のむせ：なし・ときにあり・多い
        むせたときに十分間隔を置いているか？：いる・いない
   食事中・後の咳：なし・わずか・多い
   代償手段について
        顎を上げて送り込む：不要・している・したほうがよい・判断保留
        二度のみこみ：不要・している・したほうがよい・判断保留
        嚥下後の咳払い：不要・している・したほうがよい・判断保留
        首の向き・傾きなど：不要・している・したほうがよい・判断保留
9. 食物形態は適切か？：適切・判断保留・不適切：
10. 今後のアプローチはどうするか？
    ①
    ②
    ③

に停止するよう指示する（「ごっくんではなく，ごっっっくん」と指示する）。自分の手指，あるいは術者の手指により介助することもある。しかし，介助する場合は，喉頭の挙上が「前上方」であることを肝に銘じ，後方に押し込まないように留意する。

　d．間欠的バルン拡張法
　食道入口部の開大不全が主である嚥下障害に対し適応がある。バルンカテーテルを飲み込んで，狭窄部以下でバルンを膨らまし，引き抜く方法と，狭窄部でバルンを拡張させる方法がある。病院に普及している（尿路用の）バルンカテーテルはバルンが球状であるため，後者の方法は難しいことがある。狭窄部での拡張を確実にしたい場合は筒状のバルンカテーテルを用いる。チューブのみ訓練としての意義もある。

　e．嚥下パターン訓練
　「息を軽く吸って止める－飲み込む－すぐ咳をする」パターンを練習する。飲み込んでから咳までの間に呼気をはさまないことがポイントである。嚥下の意識化，咀嚼・嚥下中の不用意な吸い込みの防止，軽度の誤嚥または流入物の喀出に有用である。

　f．筋電図バイオフィードバック
　顎下に表面筋電図の電極を貼付して咽頭期の訓練に利用することが可能だが，まだ国内では普及していない。

表 13 一般的に効果の期待できる代償的テクニック

嚥下の障害	代償的手段・体位	考え方
準備期障害による食塊形成不良	刻みからゼリーへの変更	咽頭でばらけて誤嚥するのを防ぐ
舌機能障害による送り込み遅延	あごをあげる or リクライニング 流動物に変更	重力を利用して送り込む。誤嚥の少ない症例に限る 重力の影響を受けやすくする
咽頭期嚥下の遅延	あごを引く とろみをつける・ゼリーにする	咽頭の動きを容易にする 早期流れ込みによる誤嚥の防止
舌基部の後方への動きの障害	あごを引く	咽頭の動きを容易にする
片側性咽頭麻痺	患側に頸部を回旋する	健側を通りやすくする
舌と咽頭の片側性筋力低下	健側に傾ける	健側を通りやすくする
両側性咽頭筋力低下	身体の傾斜または後傾	側壁または後壁を伝わらせ、気道へ入るのを防ぐ
咽頭閉鎖障害	あごを引いて患側に頸部を回旋	健側を通りやすくする、誤嚥の防止
咽頭挙上の障害	あごを引く、身体の側傾または後傾	咽頭挙上の介助、誤嚥の防止
食道の構造的狭窄	液体に変更	狭窄部をとおりやすい
咽頭への残留	二度飲み込み	繰り返すことで咽頭をクリアにする
	交互嚥下	空嚥下は困難なことが多いのでゼリーやとろみ液などを追加
不顕性誤嚥	嚥下パターン指導（直後の咳）	「すぐに喀出」を習慣化する

（2）直接的訓練

a．直接的訓練の重要性

　直接的訓練とは，食物を用いた訓練のことを指す。水や訓練用の食物を用いる訓練から，摂食時を利用した訓練までその幅は広い。ここでは主に摂食時の訓練について解説する。多くの軽症者は，病棟での摂食時の適切な指導で十分改善する。もちろんそれ以外でも，1日3回の貴重な訓練機会を最大限に生かすことが望ましい。STの場合は，本人・家族・看護職・介護職と協力してどの程度直接的訓練を上手に進めることができるか，コミュニケーション能力も必要とされる。

b．直接的訓練の適応

　脳卒中片麻痺などの通常の症例では，表15に示す条件が整っていれば経口摂取を開始するのが一般的である。

　脳幹障害，また仮性球麻痺など遷延する嚥下障害が疑われる場合，また誤嚥性肺炎の既往のある症例では，**VFなどで，そのやり方の経口食物摂取が危険でないことが確認**できていることが条件である（評価の項参照）。

　直接的訓練は「食物を用いる」ため，誤嚥性肺炎の予防が重要である。また，安全を考慮して訓練での摂取量は無理をせず，別に栄養補給法（後述）を考慮しておく。

c．摂食訓練・初期計画の立て方

　食物の形態と量・内容，摂食方法，摂食時間帯を決める。

　1）食物の形態；一般的に，機能的嚥下障害の場合は，ゼリー状のものまたは thick liquid（とろみ付液体）が嚥下障害食として適している症例が多い。しかし，器質的嚥下障害の場合，また食道の障害の場合は流動食・液体の方が嚥下が容易である。VFを施行できる場合は食形態についても適性を確認する（評価の項参照）。市販の増粘剤を用いて液体にとろみをつける場合には，濃すぎてべたつかないように留意する。

　2）食物の味；はっきりとした感覚入力を与え，反射を高める，という点では**冷たいものが望**

表14　間接的訓練の手法

障害	訓練
口唇の閉鎖障害	口唇・頰・顎の運動訓練
	マッサージ
	ブラッシング
	口唇音の訓練
頰の緊張低下	頰部・顎のモビリゼーション
	口すぼめ呼吸
	ストロー訓練
口腔運動障害	舌・口腔周囲筋の可動域・筋力増強
	筋再教育
	構音訓練
	エコーバイオフィードバック
嚥下反射惹起の低下	thermal stimulation
	チューブのみ訓練
鼻咽腔閉鎖障害	pushing exercise
	発声訓練
喉頭閉鎖の低下	声帯の内転運動
	咳嗽訓練
	呼吸・発声訓練
	嚥下パターン訓練
輪状咽頭筋弛緩障害	Mendelsohn maneuver
	間欠的バルン拡張法
	おくび訓練
喉頭挙上障害	Mendelsohn maneuver
口腔期・咽頭期の協調	嚥下パターン訓練
	筋電図バイオフィードバック
誤嚥防止・誤嚥物喀出	呼吸・排痰訓練
すべての症例に	頸部のリラクセーション
	呼吸・発声訓練

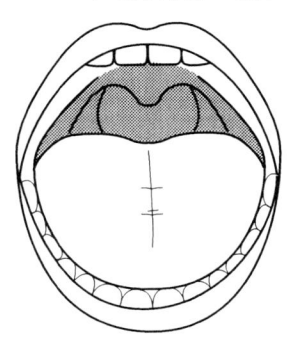

図3　嚥下反射誘発のための刺激部位

表15　脳卒中急性期の経口摂取開始基準

- 脳血管病変の進行がない。
- 重篤な心肺合併症や消化器合併症がなく，全身状態が安定。
- 熱発していない。
- 意識清明またはJCS 1桁（刺激しないでも覚醒）
- 口腔ケアが行われ，口腔内がきれいで湿潤している。
- じゅうぶんな咳が出来る。
- 口を閉じることができ，著しい舌運動の低下がない。
- 少量の水（ゼリー）に対して嚥下反射を認め，喉頭がしっかり動く。

ましい．意欲を高め，随意運動を引き出す，という点では**おいしいもの，好みのもの**であることが必要である．液体にとろみをつけるために市販の増粘剤を利用する場合には，必ず飲んでみて味を確認する（悪化する場合が少なくない）．

　3）食物の量；一度に口に運ぶ量は少量が安全だが，3 cc程度はないと嚥下しにくい．できれば自分で摂取したほうが良いが，介助の場合には，口唇での捕食を促すようにする．

　4）摂食姿勢；頸部は軽度前屈が基本だが，上体については座位での摂食が良い場合と，30度仰臥位からの開始が推奨される場合がある（**表16参照**）．

　5）嚥下の代償的手法；症例に応じて横向き嚥下，二度飲み込みなどの手法（評価の項参照）を1回の飲み込み毎に行って嚥下の効率を高め，誤嚥を減らす．症例によって，障害から推定される代償的手法が効果のない場合もあり，また，頸部の緊張が高まってかえって不利の場合もあ

表16 摂食と坐位姿勢

30度仰臥位のメリット
　　食塊を送り込みやすい，口唇からこぼれにくい
　　気道より食道に食塊が入りやすい＝誤嚥の防止
　　残留物の気道落下が防げる
直立座位のメリット
　　準備期に時間がかかる場合，食物が咽頭に落ちにくい
　　視野が広くなり，意欲が出る
　　上肢を動かしやすい
　　逆流の危険がすくない
　　　ベッド上座位よりも，適切な車椅子，
　　　または足底接地した端座位の方が上体は安定する．
　　　頸・胸椎後弯が強い場合にはセミリクライニングで適切に補正

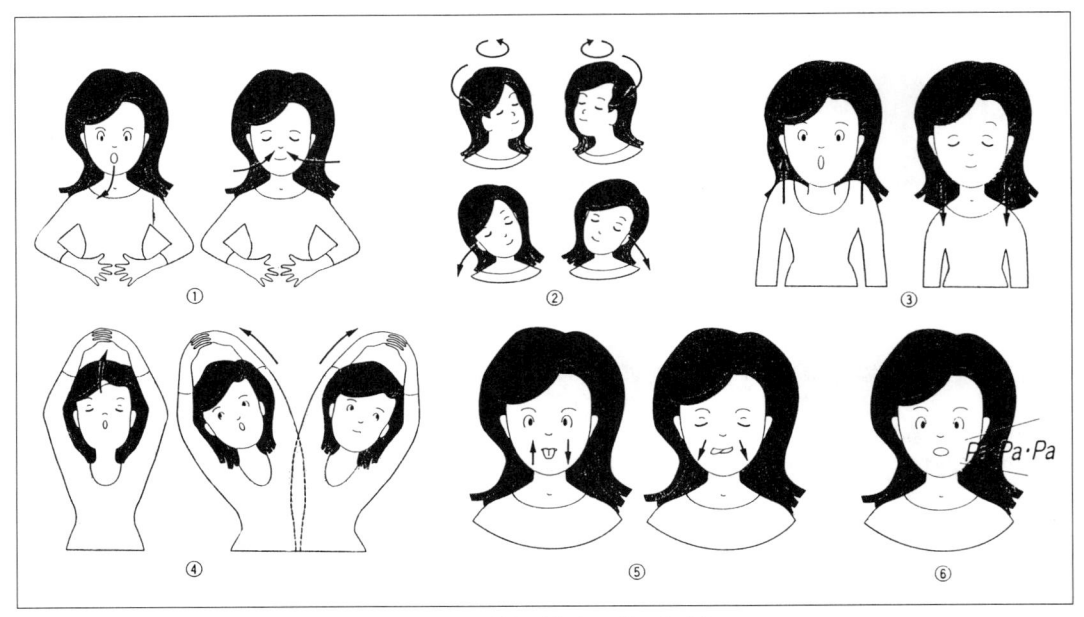

図4　嚥下体操（食事の前に行う）

（以下の運動を5，6回ずつ繰り返す）
①ゆったりと腰かけて深呼吸をする．腹部に手を当てておく．まず，口から息を吐く．できるだけ全部の息を出してしまう．このとき腹部がへこむようにする．全部出してしまったら，口を閉じ，ゆっくり鼻から息を吸い込む．このとき腹部がふくらむようにする．
②首の運動．左右に回して後ろを見る．正面を向き左右に首を曲げる．ぐるっと首を左と右に回す．
③肩の運動．両肩をすぼめるようにしてあげ，すっと力を抜く，肩を中心に前後にゆっくり回す．
④両手をあげて背筋を伸ばす．手をあげたまま軽く前後左右に身体を傾ける．
⑤舌の突出後退と，舌で左右の口角をなめることを繰り返す．
⑥"パパパパ" "タタタタ" "カカカカ"を繰り返す．
⑦最後に深呼吸をもう一度行う．
（金子芳洋・千野直一監修：摂食・嚥下リハビリテーション，医歯薬出版，1998より引用）

るので，意図した効果が得られているか，確認しつつ行う．

　d．直接的訓練と組み合わせた口腔ケア・間接訓練
　直接的訓練の施行に先だって口腔ケアは不可欠である．口腔内細菌の繁殖を押さえ，誤嚥時の肺炎のリスクを軽減する目的で，禁食の期間中も口腔ケアはおこなっておく．
　直接的訓練各回直前の口腔ケアは，口腔内の粘膜を湿らせ，唾液の分泌を促進させ，食物が口腔内に付着して窒息することを予防する．
　直接的訓練の前には，リラクセーション及び頸部の可動域訓練・発声訓練（図4）を行う．筋

緊張の亢進が重症の場合にはにバイブレーションやゆっくりとした伸展を含めた的確な抑制・促通テクニックを用いて異常反射を抑える必要があり，PT や OT と相談する。

そして，嚥下のリハーサルとしても，また，すでに声帯上腔にたれ込んでいる唾液の除去のためにも，咳払い・嚥下パターン訓練を行う。

必要な症例には，直接的訓練の直前に寒冷刺激を行っておく。

e．栄養補給方法

摂食不可の状態から，摂食訓練をはじめても，すぐに全量摂食可能になるわけではない。経過中，安全に，栄養と水分を確保する事が重要である。下記の方法がある。

経鼻経管栄養；嚥下への悪影響，不快感，不潔などから望ましくない。どうしても選択する場合には 8 F 程度の細いものを留置する。間欠的に利用することもできる。

間欠的チューブフィーディング；OE 法，口腔ネラトン法ともいう。注入中だけチューブを飲む方法で，将来的に全量摂取が可能な症例の併用栄養補給方法として優れている。

胃瘻；顔面不快感のなさ，嚥下への悪影響のないこと，管理の容易さから，長期的に経口摂取に障害のある場合には推奨される。

IVH；全身状態の重症だった時期に引き続いて，併用栄養補給方法として利用されることがある。

（3）ST に必要な呼吸訓練の知識

a．呼吸のコントロール訓練

誤嚥の可能性のあるすべての症例において，長い呼気（発声），随意的な呼吸停止，すばやい咳，腹式呼吸などの可否を確認し，練習する。腹式呼吸に関連して体幹筋力が重要であり，よりかかりなしの座位がとれるかどうか，等についてもチェックし，訓練してゆく。

b．排痰療法

痰を自力核出するための咳の訓練，ハフィング練習，体位ドレナージなどを指導する。痰の多い症例では，呼気にあわせて胸郭を訓練士が他動的に動かす（圧迫する）手法も排痰に有用である。

メモ

腹式呼吸

腹式呼吸はまず臥位で，できれば膝を立て，上腹部に訓練者の手を置いて，持ち上げるように息を吸い，おろすとともに吐いてもらう。吸気対呼気の時間比が 2 対 3 程度になるように，十分に吐くようにする。次には自分の手を乗せて練習，さらには座位でできるように練習する。座位で大きい呼吸を指示すると，頭を動かして息を吸う上部胸式呼吸になりやすいので注意する。

メモ

ハフィング

咳は腹筋力を要し，体力を消耗し，続けて行えない高齢者も多い。ハフィングは，「こほん」という咳なしに，「はー！！！」とできるだけ速く強い呼気を行う手法である。咳ほど疲れず行え，それに準ずる呼気流速が得られるため痰の移動には効果がある。ブリージングやハフィングで痰をできるだけ移動させておいてから，最後に咳をして喀出するとよい。

（4）嚥下障害に対する手術

耳鼻科医によりおこなわれる嚥下障害に対する手術には，機能的手術と，誤嚥防止を目的とした手術がある。

a．機能的手術

食道への流入抵抗を減少させる輪状咽頭筋切断術，及び喉頭挙上と食道開大の介助を目的とした数種の喉頭挙上術が主に行われている。先行期・準備期・口腔期の障害が少ない事，術後の訓練に協力できること，などが必要条件となる。

■：咽頭鼻部，■：咽頭口部，■：咽頭喉頭部

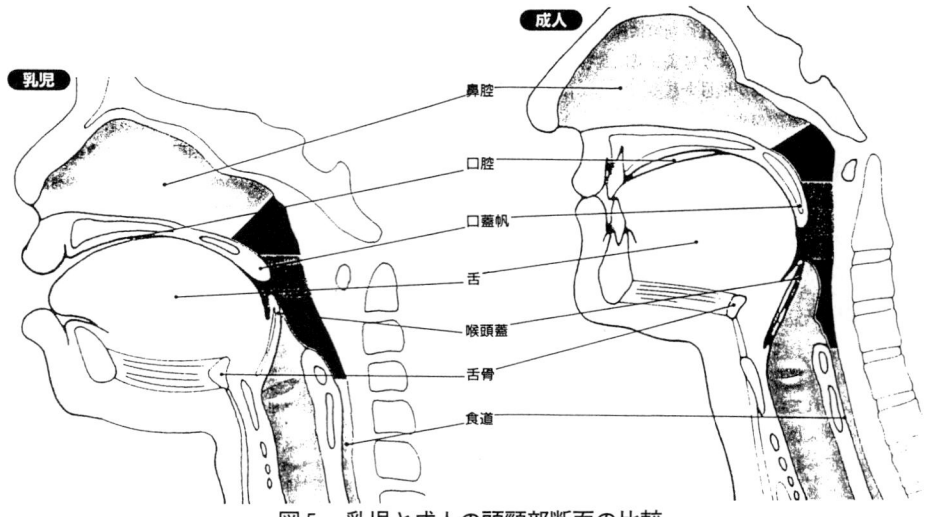

図5 乳児と成人の頭頸部断面の比較

（文献2）より 一部追加）

　小児では喉頭が高い位置に小さく存在し，軟口蓋から喉頭蓋までの距離が短い歯槽堤が低く，口の高さも少ない上顎中央部に，乳首をくわえたときにちょうどおさまるような吸啜窩がある。

b．誤嚥防止手術

　重度の誤嚥の症例に対して，気道と食道の分離をおこなうことで，食物の気道内流入を防ぐ。発声機能を失うので，1）高度の誤嚥による肺炎の既往もしくは可能性がある，2）症状は固定，または進行性である，3）発声機能の放棄に納得しており，経口摂取への意欲が高い，などの必要条件がある。

　術式としては，喉頭全摘術，喉頭閉鎖術などがある。

E．小児の嚥下障害の評価と対応

（1）小児の特徴

　小児の摂食・嚥下障害の特徴は，小児は常に形態的・機能的に発育途上にあるということである。したがって，正常の形態の変化と機能の発育を理解し，障害によってどのように逸脱しているのかを評価し，発育段階に応じたアプローチを行って発達を促すことが必要となる。

（2）正常小児の発達過程

a．小児の解剖学的特徴（図5参照）

　口腔・咽頭は新生児期から成人になる過程において，哺乳に適した構造から，咀嚼および構音に適した構造へと，大きく変化する。前額断では，乳児には頰部の内側に脂肪によるふくらみ（Bichat 脂肪床）があり，口内容量は小さく，哺乳に適している。

b．機能発達の過程（表17参照）

　健康な乳児では，感覚入力と運動発達の相互協調，そして適切な形態の発達が，摂食・嚥下能力を確立させる。表に示した8段階の発達過程を理解することは，障害を理解することにつながる。

（3）小児の摂食・嚥下障害の原因

a．出生時の未熟

　嚥下は胎生10-12週，吸啜は胎生22週から出現するが，リズミカルな吸啜となるのは28週以

表17 摂食・嚥下機能の発達過程

1) 経口摂食準備期
　　哺乳反射（吸啜反射，舌挺出反射，咬反射）
　　指しゃぶり，玩具なめ，舌突出など
2) 嚥下機能獲得期
　　下唇の内転，舌尖の固定，食塊移送，舌の蠕動様運動など
3) 補食機能獲得期（取り込んで能動的に感知し，その後の動きが出る）
　　頰・口唇の随意的閉鎖，上唇での取り込みなど
4) 押しつぶし機能獲得期（舌による押しつぶし）
　　口角の水平の動き（左右同時に収縮し，口唇が扁平にみえる），
　　舌の上下運動
5) すりつぶし機能獲得期（歯茎による咀嚼）
　　頰と口唇・舌の協調，口角の引き，顎の偏位，舌の左右運動
6) 自食準備期（手と協調して自分で食べる機能）
　　手づかみ遊び，歯固め遊びなど
7) 手づかみ食べ機能獲得期（手指機能の未熟を補う頸・口の動き→顔を
　動かさずに食物を口唇中央で補食するようになる。）
　　前歯咬断，手掌での押し込み，一口量の加減など
8) 食器（食具）食べ機能獲得期
　　頸部の回旋，食具の口角からの挿入とその消失など。

（才藤栄一，他：JJN スペシャル，摂食・嚥下リハビリテーションマニュアル，医学書院，1996 より一部改変）

降であり，嚥下を伴った哺乳運動が確立するのは34週以降である。

b．解剖学的な構造異常

先天的なもの（唇裂や口蓋裂，食道閉鎖，気管食道瘻など）と，後天的なもの（周囲組織からの圧迫，腫瘍，炎症）がある。未熟児では，保育過程において頭蓋の前後径が長く変形するため，上顎が高口蓋様に狭く高くなることがある。

c．中枢神経・末梢神経・筋の障害

成人同様，中枢神経から筋までのあらゆる疾患が摂食・嚥下障害を起こす可能性がある。
脳性麻痺児には高率に嚥下障害が存在し，重症児では誤嚥や喘鳴を伴い，呼吸障害を伴うこともある。痙性麻痺やアテトーゼ型では成長に伴い症状の変化（悪化）がみられることがある。

d．全身状態の悪化

全身状態の悪化は，それ自体で摂食・嚥下障害の原因となるばかりでなく，その治療の間，健常児でその時期得られるはずの口腔・咽頭への食物および食物以外の刺激が与えられないことによる発達の遅れの問題も生じる。

e．精神・行動的問題

好き嫌いから神経性食思不振症までさまざまな問題による拒食がある。
拒否に合併して，過敏（顔や口周囲に触られることを嫌がる・緊張が増強する）が存在することも少なくない。この場合は，むしろ感覚体験の不足等があるものと考え，後述する脱感作の手法を用いる。

（4）小児の摂食・嚥下障害の評価

a．病歴聴取のポイント

病歴聴取にあたっては，原疾患の病歴，摂食・嚥下機能の病歴，全身状態（とくに呼吸器合併症）の3点を押さえる。

b．診察・評価

全身状態（安定・不安定，呼吸器合併症），発達程度を評価してから，局所所見をとり，摂食時の所見をとる。発達過程のどこに位置するのか，どこが逸脱しているのかを判断する（**表18参**

表18 摂食・嚥下障害児の病歴聴取項目

1. 主訴とその経過
2. 病名とその治療経過
3. 家族歴，合併症（特に呼吸器，消化器，外科手術）歴
4. 今までの摂食機能発達
    哺乳経過
    離乳経過
    哺乳障害や摂食・嚥下障害の経過
5. 摂食状況
    食物形態，摂取量，所要時間，関連症状（むせ・咳き込み・嘔吐など）
    姿勢，用具，介助状況（方法・程度）
6. 従来の訓練の経過
7. 薬剤内服とアレルギー歴
    抗痙攣剤：意識レベル低下
    筋弛緩剤
    ジアゼパム系：唾液分泌増加
    抗コリン剤・抗ヒスタミン剤：唾液分泌低下

（金子芳洋，千野直一・監修：摂食・嚥下リハビリテーション，医歯薬出版，1998より一部改変）

照）。

　実際には口腔などの診察は緊張が悪化して全てはとれないことも多い。摂食状況についても，診察室ではふだんの状況の再現が困難であることが多く，自宅での食事風景をビデオで撮ってもらうなど工夫する。診察室の場合は，余裕を持って時間を取り，食物もできれば自宅のものを持参してもらい，空腹時に食べてもらうなどの配慮が必要である。

　c．検査

　成人と同様，嚥下造影の情報量が多い。母親に介助者として入室してもらうなど，環境設定に留意し，被曝時間を最小にするよう配慮する。

　重症の嚥下障害児では，呼吸障害も合併していることが多く，食事中の酸素飽和度のモニターも簡便で有用な検査である。

（5）小児の摂食・嚥下障害の治療

　a．治療方針

　治療の目的は，発達が遅滞したり停止しているためにまだ獲得されていない機能をできるだけ発達・獲得させることにある。児の現在の発達レベルからスタートして，次の段階への発達の阻害因子を少しずつ除去し，発達を促通させてゆく。各発達過程の障害と対策は表19に挙げた。

　b．主な治療テクニック（間接的訓練）

　1）脱感作（過敏の除去）

　過敏（hypersensitivity, touch defensiveness）は正中に強い。したがって，治療としては，正中から離れたところから，弱い刺激を，刺激部位を移動させずに一定時間与えつづけることで脱感作をはかる。治療者の手のひらや手指（口腔内の場合）を圧迫するようにぴったりあて，緊張が取れた時点でゆっくり離す，という手技を1日に複数回行う。

メモ

「嚥下障害小児の拒食」

　拒食は小児の各段階で起こりうる。摂食障害のある小児の場合には，特に精神的要素を考慮する必要がある。その要因として，1）何らかの摂食障害が存在して摂食が困難・苦痛・不快な場合に食事を無理強いして起こる拒食，2）経管栄養を長期的に続けることによる精神的な経管栄養依存，なども考えられる。

表19 摂食・嚥下機能の各発達過程における障害の特徴的症状とその対策

1) 経口摂食準備不全
   <症状>拒食メモ参照,過敏,摂食拒否,誤嚥,原始反射の残存など
   <対策>脱感作療法,呼吸訓練,姿勢訓練,嚥下促通訓練など
2) 嚥下機能不全
   <症状>むせ,乳児様嚥下,逆嚥下,流涎など
   <対策>嚥下促通訓練,摂食姿勢訓練,顎運動訓練など
3) 補食機能獲得不全
   <症状>こぼす,過開口,舌突出,スプーン咬みなど
   <対策>補食(あご・口唇)訓練,口唇(口輪筋)訓練など
4) 押しつぶし機能獲得不全
   <症状>丸飲み(軟性食品),舌突出,食塊形成不全など
   <対策>補食(あご・口唇)訓練,舌(舌筋)・頬(頬筋)訓練など
5) すりつぶし機能不全
   <症状>丸飲み(硬性食品)など
   <対策>咀嚼訓練,咬断訓練,舌(舌筋)側方運動訓練など
6) 自食準備不全
   <症状>犬食い,押し込み,流し込みなど
   <対策>摂食姿勢(自食)訓練,手と口の協調訓練など
7) 手づかみ食べ機能獲得不全
   <症状>手で押し込む,引きちぎる,こぼす,咀嚼不全など
   <対策>手指からの補食・咬断訓練,種々の作業療法など
8) 食器(具)食べ機能獲得不全
   <症状>食具で押し込む,流し込む,こぼす,咀嚼不全など
   <対策>食具からの補食訓練,種々の作業療法など

(才藤栄一,他:JJNスペシャル,摂食・嚥下リハビリテーションマニュアル,医学書院,1996より一部改変)

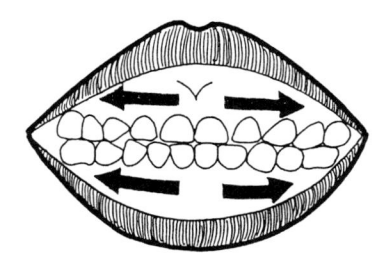

図6 歯肉マッサージ(ガムラビング)
歯肉と歯の境目に指をおき,正中から臼歯部に向けて(反対はこすらない)1秒に2回くらいすばやくリズミカルにこする。口唇と顎を介助して閉口状態で行う。

2) 嚥下促通法

歯肉マッサージ(gum rubbing)(図6)は①口腔内の感覚機能を高める,②唾液の分泌を促す,③嚥下運動の誘発,④咬反射の軽減,などの効果が期待できる。各食前に各方向10回くらいずつ行う。

筋刺激訓練法としてのバンゲード法(文献1)参照)は,口唇や頬に対する受動的訓練法(つまむ,指を入れて膨らます)などが多く用いられている。

3) 鼻呼吸訓練

嚥下障害が重篤な児では,呼吸機能も未熟で,口呼吸の場合があり,咀嚼中の鼻呼吸ができないことがある。間接的訓練として介助して口唇を閉じ,鼻呼吸時間を増加させてゆく。

c．直接的訓練

　小児の直接的訓練では，介助者指導が重要な要素をしめる。内容としては，食物の形態，姿勢，介助方法の3点を，発達過程と障害にあわせて指導する。姿勢は，リクライニングが誤嚥を減少させるが，頭部と体幹の角度（頸部の傾き）はやや前傾の方がよい。姿勢により緊張を高めてしまうこともあるので，姿勢保持（クッションや介助方法）に注意を払う。母親の協力を得るためには障害の内容，治療の目的などについてよく説明をすることが必要である。病歴の長い児では，代償方法を獲得している可能性があるので，従来の方法を変更する場合には慎重に行う。

文　献

1) 才藤栄一 他 JJN スペシャル 摂食・嚥下リハビリテーションマニュアル 医学書院 1996
2) 金子芳洋・千野直一監修 摂食・嚥下リハビリテーション 医歯薬出版 1998
3) M, E. Groher 著 藤島一郎監訳 嚥下障害 その病態とリハビリテーション 原著第3版 医歯薬出版 1998
4) 日本嚥下障害臨床研究会 嚥下障害の臨床 医歯薬出版 1998
5) 藤島一郎 著 脳卒中の摂食・嚥下障害 第2版 医歯薬出版 1998
6) 平成9年度 老人保健事業推進等補助金研究報告書「摂食・嚥下障害高齢者に対する栄養摂取のあり方に関する研究」報告書(委員長 才藤栄一)

　　　　　　　　　　　　　　　　　　　　　　　　　　　　　　（藤谷　順子）

IV 言語聴覚障害学

10. 聴覚障害学

　聴覚障害の問題は一見わかるようで，実にわかりにくい側面をもっている。それは，私たちが直接的に聴覚の障害の体験を持つことができないからである。また，補聴器をつけているとか相手の話しことばを耳にしない限り，外見からはその人が聴覚の障害かどうか判断がつかないことも，この障害をわかりにくくしている。聴覚の障害の大半は，私たちが音や音声によるコミュニケーションを基本にしているところから生ずる問題であるといえよう。しかし，彼らには，この音や音声が聞こえなかったり，きこえにくいのである。ここから，種々の問題が派生する。したがって，話しことばによるコミュニケーションを中心にした社会の中では，聴覚の障害をコミュニケーションの障害と見なすことができる。

　この聴覚の障害（hearing impairment）は，聴力の損失（hearing loss）と中枢性聴覚情報処理障害（central auditory processing disorder）とに分けられる。また，聴力の損失の程度と利用の状態によって，「ろう」とか「難聴」ということばが使われる。

A. 聴覚の障害がもたらす心理的・社会的問題

　聴覚の障害がどんな影響をもたらすかは，以下の3つの要因によるであろう。まず第一に，聴覚の障害がいつ生じたのかである。言語習得前か，習得中か，それとも習得後かによって様相は著しく異なる。2つ目には，障害の程度（重度さ）と性質である。障害が重度になればなるほど，大きな問題が生じることはよく知られている。また，障害の性質，内耳に音を伝える系（伝音系）の問題なのか，それとも内耳における電気信号への変換上の問題なのか（感音系），脳内での情報処理上の問題なのかによっても異なる。3つ目は，問題の持続と発見後の取り組みや教育である。これらの要因が複雑に絡み合って種々の問題を生じることになる。

（1）小児の場合

　難聴が発見されるまでは，親はよもやきこえに問題があるとは思っていない。聴覚の障害は，聴覚という感覚器官の問題から派生し，種々の二次的な問題を引き起こす。アンダーソンとマトキン（Anderson&Matkin）は，聴力レベルを指標とした聴力障害の影響を**表1**に示している。また，ブースロイド（Boothroyd）によれば，幼児期における先天性の重度の聴覚障害の影響は，以下のようである。

　a．知覚上の問題

　子供は音でもって物や事象を想定することができない。話しことばの情報の受容では，母音やリズムなどは，重度の聴覚障害でも残聴のある低周波数帯域では可能である。

　b．話しことばの問題

　発語器官の動きとその結果生じる音との関係をつかむことができない。したがって，話しことばの産出を聴覚的にコントロールすることができず，ピッチの高い，単調な声になったり，喉に力の入った声門破裂音になる場合がある。また，聴力の損失が重度になるほど，構音が不明瞭になり，高音域に音響的特徴を持った音は発音の指導を必要とすることが多くなる。

　c．コミュニケーションの問題

　聴者の母国語を十分に学ぶことができない場合，ジェスチャーや具体的な行動以外では，他の人に考えを表現することができないことがある。また，回りの人が言った話しことばを理解できないので，会話に加わることができないことが多い。しかし，これは，話しことばだけでコミュニケーションをとろうとする場合であって，最近では，両親ろうを含めて周囲の係わり手が手指を利用する場合には，コミュニケーション上の問題のない子ども達が多くなっている。

　d．認知上の問題

　言語を持っている子供は，他人の心や抽象的な考え方や離れた時間や場所の情報を通して相手

表1 子どもの難聴が長期的におよぼす心理/社会面への影響とそれに対する教育の必要性

難聴の程度 (500〜2000 Hz での平均聴力レベル)	ことばの理解と話し方への聴力障害の影響	聴覚障害の心理/社会的影響	教育の必要性とそのためのプログラム
正常聴力 −10〜+15 dB HL	大人の聴力の正常範囲が25 dBまでといわれるのに対して、子どもでは15 dBまでを正常という。この範囲の正常聴力を持つ子供であれば、小声の会話でも完全に聞こえる。しかし、聴力がよいからといって、騒音のあるところでも聞きことばの聞き分けがよいとは限らない。		
正常と難聴の境界 16〜25 dB HL	小声による会話や会話ところの会話を聞き取ることが困難となる。聴力が15 dBの場合、教室が1 m以上離れている場合や、特に話しことばによる指導が主体の小学校で、教室が騒がしい場合、会話の10%程度を聞き逃してしまうこともある。	会話の内容を理解するのに大切な手がかりとなる話しことばがはっきりヘーそだとそぐわれない事をしたりすることがある。友人たちのペースでの速いやりとりが理解できない場合もあるため、社会適応と自己理解に対する影響がある。また、幼稚な行動を示すことがある。聞き取る努力が必要なので、他の級友以上に疲れを感じることがある。	聴力型にもよるが、低利得あるいは低出力の補聴器か個人用FMシステムが便利な場合がある。教室が騒がしかった場合、拡声装置が有効な場合もある。座席の位置も適切にすべきである。再発性中耳炎の既往歴がある場合は、適切な医学的管理が必要である。伝音難聴には、語彙や発音に注意する必要がある。担任教師は言語の発達と学習におよぼす難聴の影響について研修を受ける必要がある。
軽度難聴 26〜40 dB HL	聴力が30 dBだと、25〜40%の会話を聞き逃すことがある。学校での聞き取りの困難度は、教室の騒音レベル、教師との距離、聴力型に左右される。35〜40 dBになると、学級討論での会話の少なくとも50%を聞き逃すことがある。特に、声が小さかったり、話し手が見えない場合に聞き取ることができない。また、高周波数の会話に聴力低下がある場合、子音を聞き逃してしまう。	子どもとしても、自尊心に対する否定的影響を形成し始めることがある。「自分ごとにやけん聞こえない」「ほんやりが散慢だ」「注意が散慢だ」などと考えられることがある。大事なことを聞き逃がされることが始まり、学習環境から選択的聴取能力が落ち始め、学習に影響されやすくなる。環境騒音の多い場合、他の級友以上に疲れを感じる。	教室では、補聴器と個人用FMまたは拡声用FMシステムの使用が有効である。適切な座席と教育的経過観察のために言語力の評価と教育的経過観察が必要である。聴能を高める必要がある。特殊教育機関へ紹介する。聴能と言語発達、発音、読話を培う必要がある。自尊心を培うのに援助が必要な場合もある。担任教師は研修について研修を要する。
中等度難聴 41〜55 dB HL	話し手が理解できる構文や語彙で会話であれば、1〜1.5 mの距離で対面して会話した場合が理解できる。しかし、補聴器をつけなければ40 dBの難聴で50〜70%、50 dBの難聴で80〜100%の場合会話を聞き逃す可能性がある。構文や語彙などの言語能力の遅れと発音の未熟さや音声質の異常などが起こりやすい。	しばしば、この程度の難聴であれば、正常な聴力のケースでいる仲間との交友関係が難しくなる。補聴器やFMシステムを常時使用されることとなって、能力の低い生徒と見なしてしまう影響が出てくる。そのため、自尊心に少しずつ影響が出てくる。	言語評価と教育的経過観察、特殊教育機関に紹介する。補聴(補聴器とFMシステム)が必要である。難聴学級などの教育が必要である。特に、小学校で言語力の発達に注意を要する。口話力、読解力、作文力が通常より必要となる。聴能訓練と発音指導と読話指導が必要である。担任教師は聴覚障害教育について研修を受ける必要がある。

10. 聴覚障害学

分類	聞こえと理解の特徴	社会的影響	必要な支援
準重度難聴 56〜70 dB HL	補聴器がないと、言葉を理解させるために非常に大声で会話をしなければならない。聴力が55 dBになると、話しことばの情報を100%聞き逃してしまう可能性がある。一対一やグループの会話において、音声による意志伝達に困難さは顕著になる。言語や構文の遅れ、調子の外れた声の出し方が認められる。	補聴器や教師に学習能力の低い生徒と見なされてしまうことがある。また、自己認識の甘さや社会性の未熟さが指摘されるようになり、周囲からの疎外感が生じる。これらの状況に対処するため、言語や特殊な教育指導の機会が用意されていることが望ましい。	常時補聴器をつけたり、専門の教師の指導を受けたりする必要がある。言語指導、言葉を中心にした教科指導、語彙、文法、語用法、読み書き指導に特別の援助が必要となる。子どもの経験に基づいた言語の基礎を広げるための援助が必要であろう。通常の学級で学ぶ場合には担任教師は研修を受ける必要がある。
重度難聴 71〜90 dB HL	補聴器がないと、耳から30 cmぐらいからの大声がやっと聞こえる。聴力が90 dBまでの補聴器が最適に調整されていれば、周囲の音のほとんどを聞き取ることができる。会話音を全て聞き取る場合、放っておくと非常に遅れ、発音も損なわれる。言語習得以前からある場合、言語としてことばは自然には発達せず、発音は損なわれる。最近難聴になった場合には、それは急速に退化する可能性がある。	友達や遊び仲間として難聴を持つ相手を選ぶことがある。健聴児との統合教育の機会を少なくしてしまうことになる。こうした仲間との交友関係が、自己認識や自己概念として健聴児の中間にいる者としてのアイデンティティーを培うことにもなる。	常時、聴覚言語能力、読話の発達と発音指導を必要とする。特に、聴覚口話プログラムに近づくにつれ、聴力が80〜90 dBに近くなる初期の年齢にはトータルコミュニケーション的アプローチが有効となる。補聴器とFMシステムの使用が必要である。コミュニケーション手段とFMシステムの方法が適切であるかをチェックすることが必要にとって有効である。通常学級での特続的評価に部分的に参加であれば、通常学級の聴覚障害児教育についての研修を担任教師は受ける必要がある。
最重度難聴 91 dB以上	音のパターンよりも振動の方がわかりやすい。子どもたちの多くは、コミュニケーションと学習の主要な手段として、聴覚より視覚に頼っている。会話の検知には、聴力型と補聴器の使用に左右される。話しことばには自然には発達しない。最近難聴になった場合には、それは急速に退化する。	聴覚/口話能力、仲間の手話使用、両親の態度に依り、次第にろう文化にろうとなったり、逆に嫌うようになったりすることがある。	言語能力と教科指導を中心としたろう教育のプログラムが必要となる。これは、専門家による指導と総合的な援助体制を必要とする。集中訓練プログラムの中心に位置づけた補聴器の早期使用が有効と考えられる。人工内耳や触振動覚補聴器の使用の可能性もある。コミュニケーション手段と学習方法の持続的評価に必要である。有効であれば、通常の授業に部分的に参加させる。
片側だけの難聴 片方の耳は正常であるが、他方の耳は軽度以上の難聴である場合。	小声や離れたところの会話を聞くことが難しい。通常音や声の方向を判断することが難しい。周囲の音がしかったり、反響したりすると、会話を理解することがよりいっそう困難となる。聴覚に障害のある耳側から、グループ討論や、小声の会話を聞き取り、理解することが困難がある。	子どもは、静かな場面と雑音のある場面では、話していることばを理解するため、聞きたいことだけを聞いているため、学習困難がある。聞き返す努力が必要となるため、授業以上に疲れを感じることがある。級友よりもいらいらしているように見られることもある。注意が散漫であったり、いらいらしたり、行動上の問題が表面化することがある。	教室では、個人用FMシステムや拡声用FMシステムが有効と考えられる。CROS補聴器は静かなところで有効である場合がある。適切な座席の位置と照明が必要である。学習困難に陥る危険性がある。援助を生じたら直ちに教育的配慮が欠かせない。担任教師の聴覚障害に関する研修が有効である。

注：難聴を持つ全ての子どもに対して、定期的な聴力検査、補聴器の状態の詳しいチェック、コミュニケーション能力の定期的評価をすることが必要である。難聴（特に伝音性の場合）を持つ全ての子どもは、教育計画を連携させた適切な医学的対応処置を必要とする。（大沼直紀訳を一部改変）

Karen L. Anderson と Noel D. Matkin (1991) 作成

と世界を共有できる。しかし，言語を持たない子供は，「今，ここ」のような具体的な場面でしか身の回りの世界について学ぶことができない。ファース（Furth）によれば，これらは経験の量と質に左右されるとしている。その結果，ピアジェタイプの保存課題のように抽象度の高い課題では，解決に困難さがともなっているが，加齢にともなって得点が高くなっていく。この具体的思考から操作的思考段階への転換の困難さが言語面や学力面に反映された場合，従来は「9歳レベルの壁（あるいは峠）」といわれてきたが，一般的経験や言語的経験を豊かにすることによって改善されることを示している。

　e．社会性の問題

聴覚障害児では他の人に対する適切な行動の発達が遅れる。情緒的な状態を示す声の変化，例えば親がいきりたっていることを表す声の変化を聞くことができない。年齢が大きくなっても，社会的な約束や慣習（常識）について説明されることが少ない場合，社会的な応答モデルに触れる機会が制限されるために，儀礼的な行動をとることが多い。

　f．情緒的な問題

話しことばを十分に発達させることができず，親や友達がするせっぱ詰まっているようなあるいは気まぐれに見える応答の意味が理解できず，他の人のいうことよりは感情にしたがうことが多くなる。聴覚障害児は混乱し，怒りっぽくなり，自己イメージを十分には発達させることができないことが多くなる。

　g．教育・学力の問題

言語をもたない子供達は教育からは最小限の効果しか得られないとされている。日本語の処理能力に困難さを示す場合，教科書の進度の遅れを生じることがある。

　h．知的な問題

動作性などの適切な検査をすれば知能は正常であるが，WISCでは絵画配列や符号問題で一時期に有意な差を生じることがある。一般知識や言語的類推などの言語性の項目では，本来の力が評価できないために，低い得点になってしまう。

　i．職業上の問題

口頭表現スキルや一般知識，教科の学習，社会的なスキルが十分でないため，聴覚障害児は仕事の上でかなりの制限を受けてしまう可能性がある。

こうした本人に係わる問題の外に，以下の点が聴覚の問題をより複雑にしているといえよう。

　j．両親の問題

赤ちゃんの言語が十分に発達しない時の両親の反応は，ことばがけが少なくなったり係わりが減ってしまうことがある。子どもとの係わりがいかに困難かがわかったとき，親は否定や困惑の状態に陥る。それが子どもの社会性や情緒の発達を阻害する。また，親がその子にだけ目を向けるために他の兄弟姉妹への対応が不十分になることがある。しかし，両親が適切に対応するならば，上述の問題は軽減される。

　k．地域社会の問題

両親による係わりの減少は，その大半が地域社会でも繰り返される。

しかし，これらの問題は，たとえ同じ聴力であっても，前述の要因によって全く違う様相を示すこともよく知られている。いずれにしても，話しことばだけで情報をやりとりする場合に聞こえにくさから生じる問題であるといえる。

（2）成人の場合

成人は，既に言語を習得しており，普通に話すことができる。しかしながら，きこえの損失が突然に，しかも重度の損失になると，今までのきこえの世界から一挙にきこえのない世界へ入ることになり，心理的適応が難しい場合が多々生じる。これらは，基本的には聴覚情報が制約されるところから生じるために，聴覚に係わる情報をいかに他の感覚を利用して補償していくかが問題となる。また，生来性のろうや難聴の人達への情報補償も問題となる。

聴知覚の主たる障害を軽減し，上述の2次的，3次的な障害の影響を少なくするためには，

薬，手術，補聴機器，リハビリテーションの4つの方向が考えられる。これらがそれぞれの人のニードに会った方向で検討されることが望ましい。そのための基本的情報の収集や医学と連携した対応が言語聴覚士には要求される。

B．聴覚の診断と評価

（1）きこえの診断と評価

　きこえは，私たちと外界を音という事象を介してつなぐ情報受容の一つの窓口である。このきこえの状態を知ることは，その後の情報補償（聴覚補償）を考える上で最も基本的なこととなる。その第一歩は，聴力の検査である。きこえには，「訊く，聴く（listening）」力を意味する場合と，「聞く（hearing）」力を意味する場合がある。この両者は，聞き手の注意や意志を含めるか否かにかかってくる。したがって，この両者の違いを十分に理解した上で聴力検査に望む必要があろう。

　聴力検査には，大きくわけて，自覚的聴力検査と他覚的聴力検査とがある。日常生活でのきこえに係わる力は，自覚的な検査で評価されることが一般的である。しかし，自分の意志が十分に表せない乳幼児や自己統制のできない子供達の場合には，他覚的な聴力検査により生理学的なレベルでの反応の感度を見極める場合がある。以下，自覚的な聴力検査を中心に述べる。自覚的な聴力検査は，心理検査や発達検査と同様に検査を受ける側の協力が必要となる。また，きこえたら何らかの応答するという条件付けが前提となる。その意味では相手との応答のキャッチボールをしながら検査を進めることが大切になってくる。検査者の心構えを，立木（1999）は，a）医の心　b）医療としての診断や治療に直結　c）検査をする人も受ける人も精神物理学的な課題を要求される　d）検査を受けている人の協力が必要　e）特別な配慮　f）耳の状態に注意　g）検査には危険が伴うことを熟知しておくこと　が大切であると述べている。

　こうした聴力検査の目的には，以下の4つがあげられる。

病変の存在部位の診断　⟷　聴力障害の程度と診断　⟷　聴覚の管理　⟷　聴覚補償の評価
　（難聴の種類）

より医学的　⟵──────────────────────────⟶　より聴能学的

　これらの検査に際しては，オージオメータ（JIS T-1201-1999）という，「被験者に，電気的に発生した信号あるいは基準化された方式での語音を増幅器・減衰器などを通して検査音として与え，被験者自身の認知，応答によって，聴覚機能を評価する装置」が用いられる。オージオメータは，①純音発生器および雑音発生器，②純音の周波数および雑音の種類を選択するための装置，③増幅器，④音の強さを変えるための減衰器，⑤断続器，⑥気導受話器および骨導受話器あるいはスピーカ，⑦被験者の応答表示器から構成される。

（2）純音聴力検査 （この項目は，日本聴覚医学会の聴覚検査法（1990）参照）

　基本的な純音聴力検査には，気導聴力検査と骨導聴力検査とがある。これらは，オージオメータでもって，最小可聴閾値を求めるものである。

・閾値：精神物理学的には50％の応答確率の生じるレベルで規定されるが，臨床的には刺激を3回提示した際に2回以上の応答のあるレベルをもって最小可聴閾値とする。なお，通常は，刺激の提示方法は，精神物理学的測定法の極限法上昇系列（臨床的には上昇法とよぶ）を用いる。
・最小可聴閾値に影響を及ぼす要因には，以下のものがある。
　　閾値決定法：精神物理的測定法には，極限法，恒常法，調整法がある
　　刺激音の長さ：通常は1〜2秒の提示
　　断続音と持続音：通常は断続音を用いる

被験者の慣れと疲労：適度な集中力
妨害雑音：検査室の雑音レベルは，閾値に影響しないレベルが要求される

　a．気導聴力検査（以下は，「聴力検査の実際」より引用）
　検査前に応答の仕方について説明し，受話器を装着し，練習をしてから検査に入る。
検査耳：検査は一側ごとに行う。両耳のきこえに差があるときは，良くきこえる耳から始める。
検査周波数：原則として1000 Hzから始め，2000 Hz，4000 Hz，8000 Hzと高い周波数へと進み，再度1000 Hzを測定した後500 Hz，250 Hz，125 Hzと順に低い周波数の検査に移る。ただし，1000 Hz以上の検査値が初回と2回目で10 dB以上異なるときは，初回の検査値との差が5 dB以下になるまで検査を繰り返す。2度検査した周波数については，より小さい方の値を聴力レベルとする。
聴力レベルの測定：本検査に入る前に，検査への慣れと正確な応答を確立するために，測定周波数で，はっきりきこえる程度の検査音を用いて応答方法などの説明を被験者が正しく理解しているか否かを確認する予備検査を行い，おおよその閾値の目安を立てる。本検査では，①この応答レベルよりの10～20 dB下げたレベルから5 dBずつ検査音のレベルを上げ，その都度応答を確認し，確実な応答が得られるレベルを求める。次に，こうして得られたレベルより5～10 dB上げて明確に検査音を再確認させてから，応答レベルを①で求めた応答レベルにして，①の操作を繰り返す。こうした試行（上昇法）を3回繰り返し，2回以上同一レベルで応答が得られた値を，その周波数の聴力レベルとする。3回とも異なった値が得られた時は，測定回数を増やして，過半数以上の一致するレベルを求め，その値を聴力レベルとする。こうして，各周波数に対する閾値を測定する。ただし，両耳間の聴力差が40 dB（両耳間移行減衰量）以上ある場合には，基本的に良耳をマスキングする必要がある。
結果の記入法：検査結果は，右耳の気導は閾値の値を○印で実線で，左耳の気導は×印で破線で結ぶ。骨導は右［，左］で表す。また，使用オージオメータの最大出力で検査音を聴取できないときは，最大出力のレベルの値にそれぞれの記号を記入し，斜め下方の矢印で示す。
　b．骨導聴力検査
　気骨導差（気導聴力レベルと骨導聴力レベルの差，air-bone gap）は，伝音性の障害の程度を示すことになる。伝音難聴と感音難聴の鑑別診断の際に必要な検査である。検査音は，気導受話器ではなく，骨導受話器から提示される。通常は，骨導受話器を検査する側の耳後部の乳突部に圧抵する。その際，毛髪等を挟まないように注意する必要がある。閾値の測定法は，気導聴力検査と同じである。ただし，測定周波数は，通常250 Hzから4000 Hzである。骨導の場合は，原則として反対側の耳をマスキングする必要がある。マスキングの際，検査側の外耳道をマスキング用の気導受話器などで閉鎖をしないように注意する必要がある。もし，閉鎖した場合には，外耳道閉鎖効果を考えなければならない。
　c．マスキング
　聴力検査の際，検査している耳ではなく，検査していない耳で検査音をきいて応答してしまうことがある。通常，気導音は，50～60 dB減衰して反対側の内耳（骨導）に伝わる（これを両耳間移行減数量とよぶ）。骨導音の場合は，0～10 dBである。そこで，左右の聴力に一定レベル以上の差がある時は，検査していない方の耳には検査音がきこえないように，ノイズ（雑音）をきかせる。これがマスキングである。個人差を考慮して，気導では両耳間に40 dB以上の差がある場合にマスキングをする必要がある。骨導では原則的にマスキングをする。マスキングの際に使うノイズには，ホワイトノイズ，バンドノイズ，ウェイトノイズなどがあるが，通常はバンドノイズを使う。マスキング法には，プラトー法やABC法，ノイズ検査音同時変化法などがある。プラトー法の場合，非検査耳に，実効レベル10 dBのノイズをきかせた時，検査耳のレベルが10 dB以上増加するようなら（図1のA部），さらにノイズを5～10 dBずつ増やして，測定値の変化しない値を求める（図1のB部）。マスキングをした場合，用いたノイズの種類とレベルを記載しておく。

図1　プラトー法の原理と実際

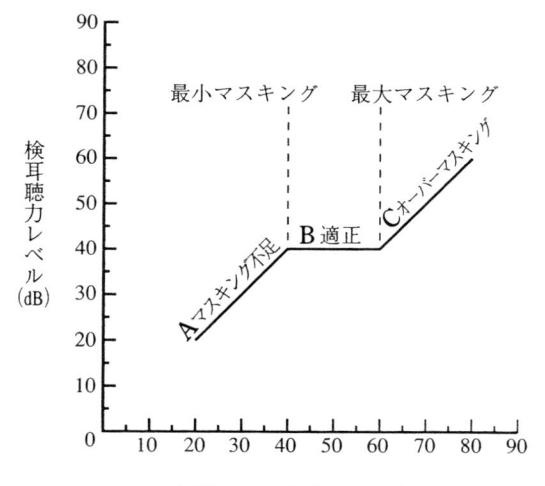

非検耳のノイズを次第に強くすると，検査音に対する聴力レベルが変わる様子を示す。

A：検査音が非検耳に交叉聴取して聞こえている。そのためノイズのレベルが増加するとその分だけ検査音も増加する。

B：増強されたノイズは非検耳に聞こえている検査音を完全にマスキングし，検耳の聴力レベルを得ることができる。適正なノイズレベル。

C：マスキング音は検耳に交叉聴取して，検耳の検査音をマスキングしている。

（3）語音聴力検査

　純音聴力検査で求めたものは，提示した周波数での音が聞こえるか否かのレベル（音の検出，感度）であって，それ以上の情報はもたらさない。話しことばの聞き取りとは直接は関連しない。そこで，話しことばを刺激音とした語音聴力検査が必要になる。この検査には，「閾値の検査」と「閾値上の検査」とがある。

　a．語音聴取閾値検査（Speech Reception Threshold, SRT と呼ぶ）

　特に聞き取りやすい語音を用いて，50％閾値を測定する。測定値は，通常は，ほぼ平均聴力レベルに近い値が得られる。そのため，心因性難聴や後迷路性難聴の鑑別診断に用いられる。検査用素材には，日本では数字の2から7まで使った「1桁数字リスト」（**表2** 参照）が用いられる。これらの数字は，各提示レベルで1回づつ提示されるように配置（ラテン方格の実験法）されて録音されている。検査はオージオメータにCDやテープの再生機を接続し，校正用純音でオージオメータのVUメータの0に調整する。刺激音毎に5ないし10 dBで提示レベルを下降法で減じていく。終了後スピーチオージオグラムに結果を記載して，50％の正答率に相当するレベルを求め，これを閾値とする。

　b．語音弁別検査（Speech Discrimination Test）

　語音を十分に理解できる閾値上のレベルできかせた場合，どれだけ正確に聞き分けられるかを検査する。語音の提示レベル毎に受聴明瞭度（正答率）で示される。検査用素材は，日本では「単音節リスト（無意味音節）」が用いられる。検査は，1リスト毎に提示レベルを変えて実施し，各提示レベルでの明瞭度を求める。これらの結果は，横軸は語音聴力レベル，縦軸は語音明瞭度で示されるスピーチオージオグラム（**図2**）に記載される。結果の記載は，純音の場合と同様に，右耳の結果は○印，左耳は×印で示される。語音聴取閾値検査は点線で，語音弁別検査結果は実線で結び語音弁別曲線を描く。その最高明瞭度を語音弁別能とする。また，語音弁別曲線から，伝音難聴，感音難聴およびリクルートメント現象の有無，後迷路性難聴を判断し，難聴の性質の鑑別診断に役立てる。なお，検査用語音は，会話率にしたっがて選択され，日本聴覚医

図2 スピーチオージオグラム

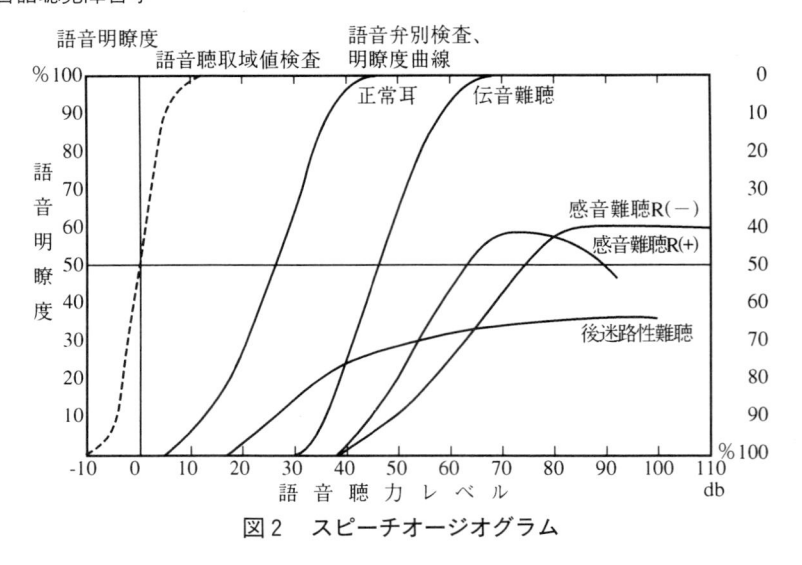

表2-a　57-S 語表

数字語音表〔語音聴取閾値測定用〕
5　2　4　3　7　6
7　4　6　5　2　3
2　7　3　6　5　4
3　5　2　4　6　7
6　3　7　2　4　5
4　6　5　7　3　2

ことばの語音表（語音弁別検査用）
1表　ジラホオワエアニトテ
　　　バリカコケルロツヒミ
　　　メドシネクイウスユレ
　　　ソキズセヨガムナタサ
　　　ゴノヤモダフハマデチ
　　　　　　　　　　　など

表2-b　67-S 語表

数字語音表〔語音聴取閾値測定用〕

57Sと同じ

ことばの語音表（語音弁別検査用）
1表　アキシタニヨジウクス
　　　ネハリバオテモワトガ
2表　キタヨウスハバテワガ
　　　アシニジクネリオモト
　　　　　　　　　　　など

学界で標準化され，テープやCDで提供されている．作られた年号から，57語表（数字，50単音節），67語表（数字，20単音節），57-S 語表（57語表の改訂版），67-S 語表（67語表の改訂版）などがある．この他，補聴器の適合を目的とした補聴器適合用評価リスト（TY-89）などもあるが，外国に比べると，単語や文での検査がほとんどない現状である．

（4）乳幼児の聴力検査

　乳幼児の場合，成人と違って，検査への意図的協力を期待できない．そこで，乳幼児の場合，音に対する反応行動の変化を観察することによって操作的に読みとり，判断することにより聴力閾値を推定することになる．これらの検査は，聴力が正常か否か，難聴があるとすればどの程度か，その後の措置などを目的としてなされるものである．乳幼児の検査の場合，その特質から，対象児の発達年齢や認知発達を考慮した刺激提示や応答方法をとることが望ましい．また，検査目的によっては，繰り返しの観察や検査が必要なことも多い．これらの検査は，適用年齢（発達年齢と考えると妥当）から以下の表のように分類される．検査上の配慮事項は，表の通りである．スピーカによった場合の表記は，裸耳△，補聴器等の装用閾値▲で示す．

表3 乳幼児の聴力検査とその適用年齢

検査名	英語名	適用年齢
聴性行動反応聴力検査	Behavioral Observation Audiometry	〜6ヵ月
視覚刺激強化聴力検査	Visual Reinforcement Audiometry	6ヵ月〜18ヵ月
条件詮索反応聴力検査	Conditioned Orientation Resopnse Audiomerty	1歳〜3歳
ピープショウテスト	Peep show test	3歳〜
遊戯聴力検査	Play Audiometry	3歳前後〜

検査時の配慮事項
　　検　査　室：広くて，室内が明るく子供向けの部屋
　　事　　前　に：幼児の機嫌の良いときに，十分なラポートをつけてから
　　検　査　時　間：短時間に
　　レシーバの装着：レシーバが装着できなければ，スピーカを用いた音場検査で
　　刺　　激　　音：震音，純音，雑音，楽器音，環境音，言語音（名前等）
　　閾　値　決　定　法：下降法も使う
　　応答とその強化：

a．聴性行動反応聴力検査（BOA）
　音や音声に対して，振り向く（定位反射），目を動かす，動きが止まる，音源を探す（詮索反応）や，笑う，泣く，声を出すなどの情緒的反応や，手足をびくっとさせる，目をつむるなどの驚愕反応などを観察することにより，閾値を推定する。刺激音は，周波数とレベルのわかっているものを使用する。乳幼児用の簡易オージオメータも有用である。生後の乳幼児から6ヶ月位まで利用可能である。新生児には，モロー反射，眼瞼反射，吸綴反射，呼吸反射などの生体の反射を利用した検査が行われる。中でも，入眠時開眼反応を用いた検査や，胎内音を用いた検査などがスクリーニングには有用である。

b．視覚刺激強化聴力検査（VRA）
　音に対する詮索反応ないしは定位反射を光り刺激で強化し，条件付けることによって行う検査である。音刺激－視覚的な強化（例えば，光る玩具）の連合を検査者がコントロールすることによって形成される条件付けられた振り向き応答を利用する。検査者が音を出す。子どもが音刺激に気づくと，音源の方を向く。向いたら，強化子（光る玩具等）を与える。こうすることにより，子どもは，音がしたときにすぐに強化子を探すことを覚える。ほぼ6ヵ月から18ヵ月まで適用できる。BOAよりも個人差が小さく，より本来の閾値に近い値が得られる。

c．条件詮索反応聴力検査（COR）
　VRAと手順的には共通するところが多い。VRAが光る玩具によって強化された条件付けられた一方向の振り向きを使っているのに対し，CORは左右どちらの方向から音が聞こえたのかを判断しなければならない。そして，子どもが正しい方向を向いたときだけ，強化がなされる。1歳〜3歳まで適用できる。

d．ピープショウテスト
　音が出ている時にスイッチを押すと，のぞき窓の中の興味あるものが見える（報酬）検査である。ほぼ3歳以上に適用できる。遊戯聴力検査の一つと考えてよい。

e．遊戯聴力検査（PA）
　純音聴力検査の応答に，幼児の喜びそうな遊びを取り入れたもので，音がきこえたら，ある応答することによって，遊びを楽しむことができる。幼児にとっての遊びが，検査者にとっては応答の見極めになっている。例えば，音がきこえたら，積み木を載せるとか，ボタンを押すと玩具が動いたり，絵が写ったりするなどである。いろいろな遊びを組み合わせて，幼児の注意を持続することができる。ほぼ，3歳前後の幼児から適用できる。

(5) 知的障害児・重複障害児の聴力検査

他の障害に聴覚障害をあわせもつ子どもは，ダウン症で30%，脳性麻痺児で8.3〜40%といわれている。また，滲出性中耳炎の場合も多い。これらの子ども達は，反応がはっきりしなかったり，条件付け学習ができなかったりなど，閾値の推定が困難な場合も多い。したがって，検査は，聴力損失の有無だけでなく，音刺激に対する反応を調べることにより，その子の特性をより詳しく把握し，教育プログラムに活かしていく資料を得ることを目的になされることもある。

(6) スクリーニング検査

新生児および乳幼児のスクリーニングは，聴覚障害の早期発見，早期療育・教育により聴覚補償と2次的な障害の軽減を目的としてなされるものである。小児科医との連携のもとに，これから大きく発展していく領域である。特に，新生児のスクリーニングは，AABR (Automatic Auditory Brainstem Response Audiometry) の導入に伴い，大きく変容すると思われる。しかし，診断時の両親のショックは非常に大きなものなので，両親援助プログラムや療育・教育システムなくしては進められるべきではない。乳幼児期のスクリーニングには，AABR，胎内音による検査，入眠時開眼反射による検査，聴性行動反応聴力検査などの他，聴覚発達リストや聴覚チェックリストなどのアンケートによるものなどがある。また，市町村が行う公的な3歳児の健康診査では，聴力のスクリーニング検査も実施が義務づけられている。この他，学童期の選別検査や，一般の人を対象とした定期健康診断などがある。

(7) その他のきこえに係わる検査

a．他覚的な検査

通常の自覚的な聴力検査は本人の意識的な協力が必要であるが，他覚的な検査は本人の意図的努力や応答を必要としない検査である。

a) インピーダンスオージオメトリ：中耳の音響インピーダンスを測定する検査であり，聴力そのものを測定する検査ではない。検査は，ティンパノメトリ (Tympanometry) と音響性耳小骨筋反射 (Acoustic reflex, Stapedius reflex) とに分けられる。検査は，滲出性中耳炎，耳硬化症，耳小骨連鎖離断などの伝音難聴のスクリーニングや鑑別診断，耳管機能検査などを目的としてなされる。特に，言語習得期にある小児の滲出性中耳炎や伝音障害の有無には有用である。検査は，外耳道を密閉して，特定の音を入れ，その音が鼓膜に反射して返ってきた音圧を測定する。ティンパノメトリでは，外耳道内の空気圧を変化させて中耳のコンプライアンス（等価空気容量）の変化を測定する。横軸に外耳道の空気圧，縦軸に中耳のコンプライアンスをとってティンパノグラムとして図示され，その結果は，図3のように分類される。

また，音響性耳小骨筋反射検査では，主としてアブミ骨筋反射を測定している。強めの音刺激を提示することによって生じる耳小骨筋の収縮をコンプライアンスの変化で表示する。周波数毎に測定できる。コンプライアンスの変化により判定できる。

b) 聴性誘発反応聴力検査：自覚的な聴力検査が難しい場合，被検査者の応答によらずに聴力の推定をするのが，他覚的聴力検査である。音刺激に対する内耳から聴覚中枢にいたるまでの電気生理学反応である誘発反応を加算する聴性誘発反応聴力検査と耳音響放射とが代表的なものである。聴性誘発反応聴力検査では，蝸電図，頭頂部反応としての聴性脳幹反応 (Auditory Brainstem Response)，聴性中間反応 (Middle Latency Response)，緩反応 (Slow Vertex Response) などが臨床的には用いられるが，最もよく利用されるのはABRである（図4）。これらの検査は，幼児の場合，他の動きや刺激からの誘発反応を避けるために，原則として睡眠下で検査される。

①聴性脳幹反応聴力検査 (ABR：Auditory Brainstem Response Audiometry)：音刺激を与えてから10 msec秒以内に生じる5〜7つの反応成分からなる。蝸牛神経と脳幹部聴覚路で生じるとされている。ヘッドホンからクリック音を一定の測定音圧で提示し，その誘発反応を500〜2000回加算して応答波形を得る。誘発反応は，測定耳の乳突部あるいは耳朶から導出する。アース電極は鼻根部とする。刺激音の提示音圧が弱くなるにつれ波形の振幅が小さくな

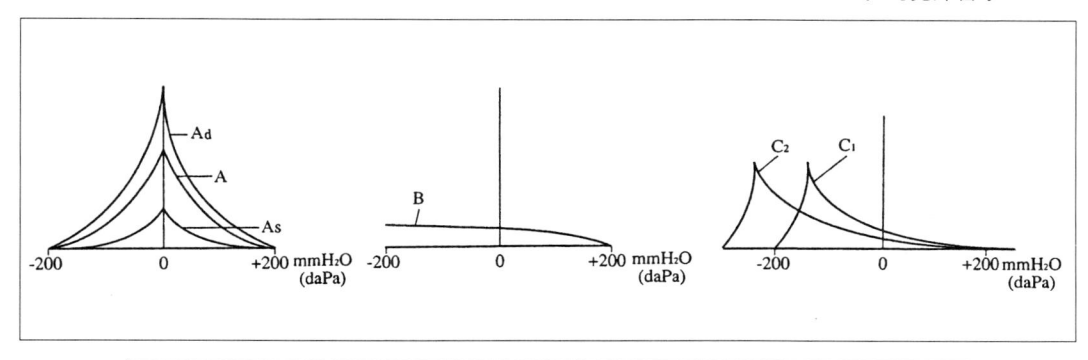

A 型	外耳道腔の圧が±100 daPa 以内で、コンプライアンスが最大となる。 聴力正常者、感音難聴者
Ad 型	A 型でピークの大きいもの。 耳小骨連鎖離断、鼓膜の萎縮
As 型	A 型でピークの小さいもの。 耳硬化症、アブミ骨固着
B 型	最大のコンプライアンスを示すピークが見られず平坦。 滲出性中耳炎、癒着性中耳炎
C 型	最大のコンプライアンスが－100 daPa 以下に見られる。 －100 daPa＞C_1＞－200 daPa＞C_2で便宜的に細分類される。 耳管狭窄症、滲出性中耳炎

図3　ティンパノグラムの分類

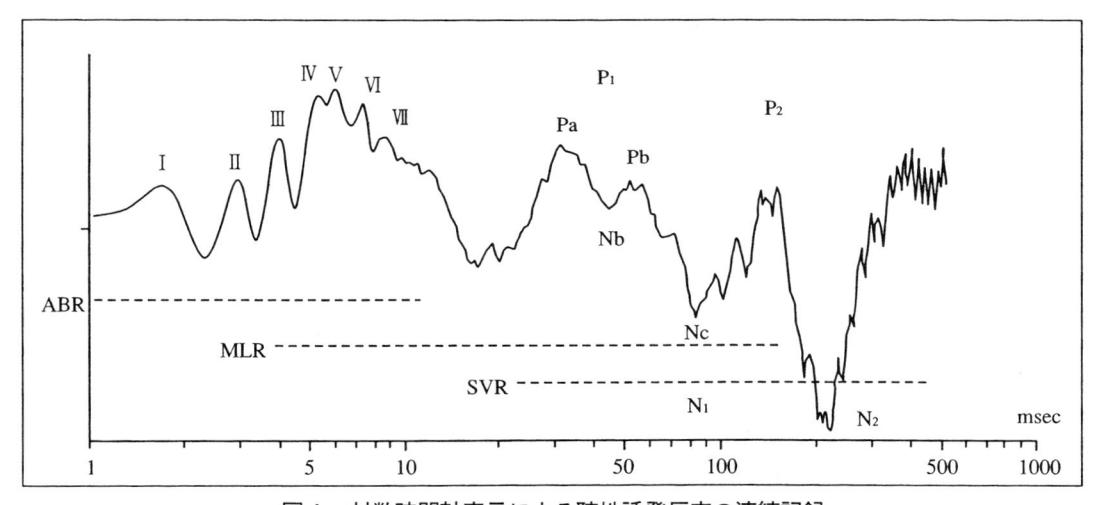

図4　対数時間軸表示による聴性誘発反応の連続記録

り、潜時も長くなる。また、乳幼児と高齢者では潜時が長くなる。第5波を観測対象とする。

②その他の誘発反応：中間反応（Middle Latency Respose）は、内側膝状体から側頭葉に由来する、音刺激から 50 msec 以内に生じる反応である。緩反応（Slow Vartex Response）は、皮質に由来する、音刺激から 500 msec 以内に生じる反応である。

c）耳音響放射（OAE：Otoacoustic Emission）による検査：

発生原理：耳音響放射とは、外有毛細胞の運動が基底板にフィードバックする結果、刺激音に対する感受性の増大と他の周波数の音に対する弁別能の向上により、増強された基底板運動に由来する振動が入力音と逆の経路を伝搬し、音として外耳道に放射されたものである。したがって、OAE が認められるということは、蝸牛が正常に機能している可能性を示していることになる。OAE の代表的な測定法を、以下に示す。

①誘発耳音響放射（EOAE：evoked OAE）聴力レベル 30 dB 以上では検出困難。1から2

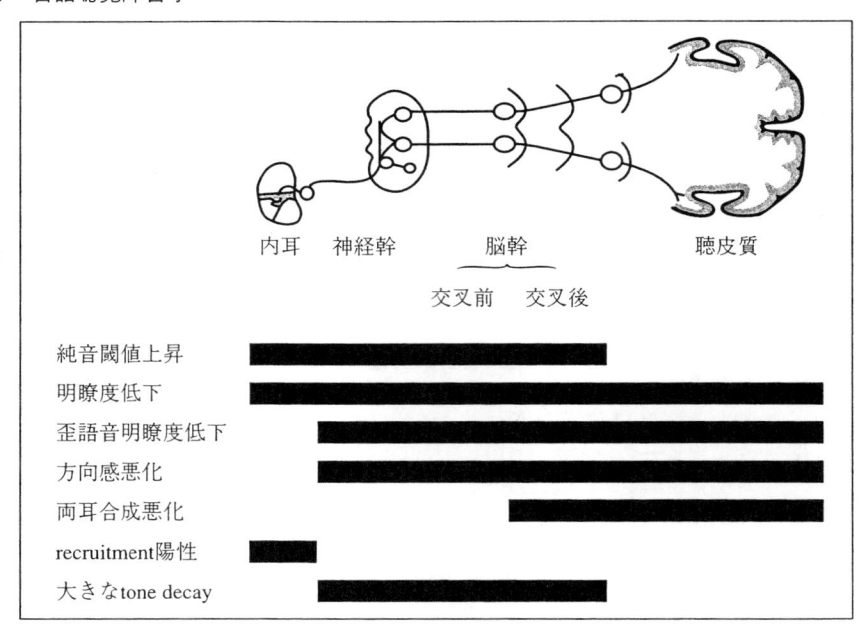

図5　各種の聴力検査結果と障害部位（黒線）

kHz の帯域での応答が最もよい。クリック音で刺激し，その応答を観察する。Transient evoked OAE（TEOAE）と記されることもある。

②歪成分耳音響放射（DPOAE：distortion product OAE）：臨床では，もっとも一般的に用いられる手法。中等度の以上の難聴（70 dB 位まで）では反応は消失する。基本音と1.2倍音の2音を同時に提示し，振幅成分の最も大きい（2f1−f2）の周波数の DPOAE を観察の対象とする。高音域まで測定可能で，周波数別の所見を得られる。

このほか，自発耳音響放射（SOAE：spontaneous OAE）が測定可能である。OAE は，短時間で測定でき，睡眠状態を要しないため，新生児や乳幼児の聴覚スクリーニングには，ABR と併用されることが多くなっている。

b．内耳機能（補充現象）に関連した検査

補充現象（recruitment phenomenon）は，音の強さ（物理量）の変化に伴う音の大きさ（感覚量）の変化が正常耳に比べて異常に大きい現象をいう。補充現象が陽性の場合，内耳障害があるとされており，有毛細胞に起因するとされている。伝音障害や後迷路障害では認められないので，感音難聴の障害部位等の鑑別診断に有用である。検査は，一側が正常耳に行うバランステスト，DL 検査（difference limen test），一側のみでも検査のできる SISI 検査（Short Increment Sensitivity Index test），MCL（Most Comfortable Loudness），UCL（Uncomfortable Loudness）検査，自記オージオメトリ（ベケシーオージオメトリ〔Békécy audiometry〕）検査などがある。

c．後迷路障害の検査

感音性難聴は，内耳性難聴と後迷路障害とに分けられる。佐藤によれば，「後迷路障害は，障害部位が内耳神経幹（内耳道内を走行する部分）から皮質聴覚野を含む区間の聴覚伝導路に限局していると考えられる場合の感音難聴」と定義されている。図5に示すように種々の検査を組み合わせて，障害部位の鑑別診断が可能である。

d．機能性難聴の検査

難聴の原因となる器質性病変がない場合，機能性難聴（functional hearing loss）あるいは，非器質性難聴（non-organic hearing loss）とよぶ。機能性難聴のうち，心理的原因によって生じる難聴を心因性難聴と呼び，最近では学童に多く認められる。家族の離婚，生活の場の急激な変化などが影響する場合もある。カウンセリングを並行することで回復できる。

C. 聴覚補償の手だて

（1）補聴器

補聴器は，難聴の耳にも音が届くように音を電気的に増幅し，音をより伝えやすくするための機械である。しかし，この補聴器は，単に音を受容できるレベルにまで増幅しているにすぎず，難聴耳の情報受容の入り口を健常者と同じにするものではない。補聴器には，用途や外形の違いによって，携帯用と据置用，個人用と集団用などいろいろに分けられるが，最も多く使われているのは個人用補聴器である。

補聴器は，音を強くする増幅器の一種である。基本的な構造は，音を電気信号に変換するマイクロホン，音を十分に強くする増幅器（アンプ），電気信号からも一度音の信号に変換するレシーバ，増幅器にエネルギーを供給する電池の4つの部分からなる。

（2）補聴器の適応と限界

補聴器は，基本的には，30 dB 以上の聴力の損失がある人で，補聴器使用のデメリットよりもメリットのほうが大きい時には，適応の可能性がある。いいかえれば，音の増幅によりききやすくなる人全てが適応と考えられる。聴力レベルに応じた補聴器の選択の目安を**表4**に示した。

しかし，全ての難聴耳に補聴器が適応できるかといえば，必ずしもそうではない。音が聞こえ始めるとすぐうるさく感じてしまう耳や補聴器からの情報が極端に限定されてしまっている場合には適応が難しい場合もある。また，補聴器は，ききたい音だけを選択的に増幅するのではなく，全ての音を増幅するので，雑音の多いところなどでは，大変うるさく感じることがある。そうした種々の音の中から選択的に自分に必要な音をきき出す力をつけていくことが，補聴器を上手に使っていくためには欠かせない。このことを側面的に援助するのが補聴カウンセリングである。

（3）補聴器のフィッティング（選択と調整）

a．補聴器のフィッティングの手順

補聴器適用は大人と幼児では異なるが，適用までの一般的手順（大沼 1997）を**図6**に示す。まずは，「規定選択法」により補聴器の電気音響的特性を規定し，その特性を実現できる補聴器で装用者のニードに応じた補聴器を選択したり調整することから始める。このときに，閾値などの聴能学的なデータが必要になる。「特性処方的手順」で特性を決定する際にフィッティング

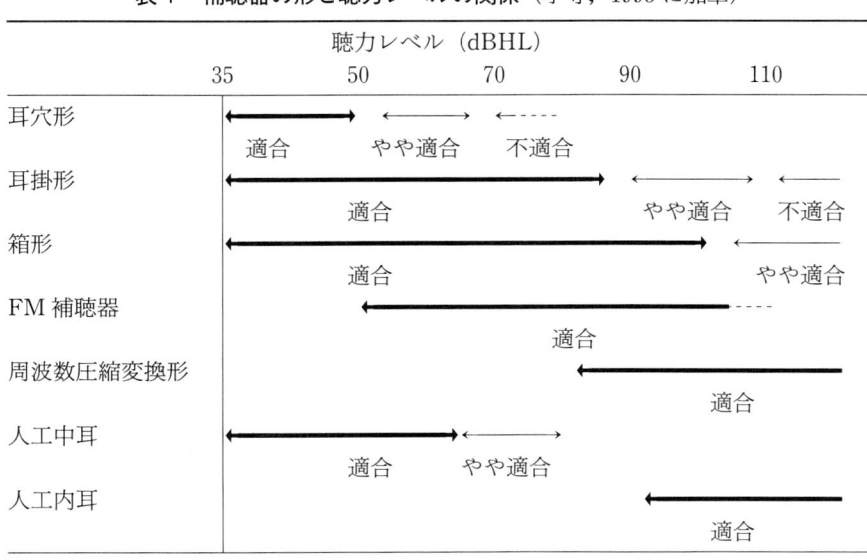

表4　補聴器の形と聴力レベルの関係（小寺，1995に加筆）

補聴器 \ 聴力レベル (dBHL)	35	50	70	90	110
耳穴形	適合	やや適合	不適合		
耳掛形		適合		やや適合	不適合
箱形		適合		やや適合	
FM補聴器			適合		
周波数圧縮変換形				適合	
人工中耳		適合	やや適合		
人工内耳				適合	

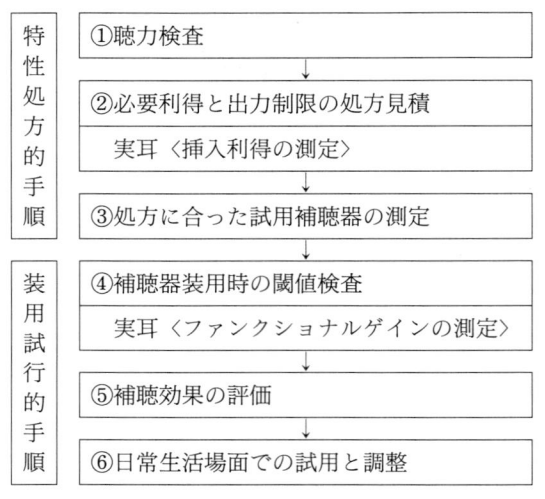

```
特性処方的手順
┌─ ①聴力検査
│      ↓
│  ②必要利得と出力制限の処方見積
│  実耳〈挿入利得の測定〉
│      ↓
└─ ③処方に合った試用補聴器の測定

装用試行的手順
┌─ ④補聴器装用時の閾値検査
│  実耳〈ファンクショナルゲインの測定〉
│      ↓
│  ⑤補聴効果の評価
│      ↓
└─ ⑥日常生活場面での試用と調整
```

図6　補聴器適用までの手順（大沼　1997）

ルールが適用される．その上で，装用者に適すると考えられる電気音響学的な特性を実現できる複数の補聴器を比較選択して，装用者の聴覚印象度のよい最適補聴器を選ぶ．そして，その最適補聴器について日常生活場面を含めたさらに細かい「装用試行的手順」によりきこえの状態を評価しながら調整していく．このように補聴器は，装用者が生活していく上で自己のニードを満足できるように何度も十分に時間をかけて適用されていくことが大切になる．それゆえ，補聴カウンセリングが平行してなされることが望ましい．また，装用者や評価者の満足が得られない時には，再度「特性処方的手順」に戻って補聴器そのものの選択からやり直すことも必要になる．

b．基本的な検査の手順

補聴器フィッティングのための基本的な検査としては，以下のことが必要になる．

- ティンパノメトリ（耳科学的所見）：必要なら治療を優先
- 聴力検査：最小可聴域値（裸耳）－補聴器の周波数特性，音量の推定
- 不快域値検査：不快域値－補聴器の最大出力音圧の推定
- 語音聴力検査（話しことばの受聴検査）：単音節，単語，文－聴取能力とその改善の推定
- 騒音下での話しことばの受聴検査：単音節，単語，文－聴取能力とその改善の推定

これらの聴能学的なデータを元に，装用耳，増幅の推定を行い，目標とする特性を設定する．そして，これらを満足できる補聴器を選定をしていく．

c．補聴器の特性の処方（必要利得と出力制限の処方見積）

基本的な聴能学データが得られ，装用耳も決まったら，次に補聴器の増幅の特性を設定する．これらは，最初は，いわゆる「フィッティングルール」に基づいて周波数毎に目標となる増幅レベルを推定することから始める．これらのフィッティングルールは，数多く提案されているが，代表的なものとして，ハーフゲイン法，ポゴ（ポゴⅡ：Prescription of Gain Output）法，NAL-NL1（National Acoustic Laboratory-Non-Linear）法，AI（Articulation Index）法などがあげられる．

ここで，フィッティングルールについて簡単に説明しておく．

ハーフゲイン：各周波数において聴力レベルの半分の値を挿入利得（補聴器装用時の増幅度）とする．

ポゴ（ポゴⅡ）：ハーフゲインが基本になるが，語音弁別への貢献度の少なさや高音域へのマスキング効果を生じる低域の利得を，250 Hz で－10 dB，500 Hz で－5 dB 小さく設定する．またポゴⅡでは，65 dB 以上の聴力レベルの人の場合には，ポゴでの値に（聴力レベル－65）/2 の値を加えた値を挿入利得とする．

AI（Aided Articulation Index；明瞭度指数）：補聴器装用時の明瞭度指数は，話しことばが増幅されて，どの程度ききわけられるようになるのかを定量化したものである．1 m

の位置で普通にしゃべった話しことばが全てききわけられる状態を1，全くわからない状態を0として，増幅された話しことばがどのくらいきこえるかを0〜1の数字で表す。各周波数毎の明瞭度への貢献度，および補聴器装用時の閾値と音声の平均レベルとの比較により得られる話しのことばのきこえる割合をもとに，定量化する。

しかし，これらはあくまでも推定値なので，そのままで補聴器の特性の調整は終わりというわけではない。補聴器装用時にこちらが目標として設定した音の増幅効果が得られているかどうかを実際に装用者の耳を介して繰り返し検査し，目標値にあった特性へと調整していく。こうして，必要な増幅を十分に満たせて，装用者のニードに応じられる補聴器の仮の選択・調整がなされることになる。その際には，先に述べたように，装用者にも音の好みやききやすさがあるので，違うメーカーの補聴器を何台か用意して比較聴取することも大切になる。

実際の処方的手順に基づく調整のしかたは，2通りに大別できる。一つは，実耳挿入利得（インサーションゲイン）を測る機器（実耳特性測定装置）で実際に装用者の耳に当の補聴器を装用して測定する客観的な方法である。もう一つは，2 cc カプラで得られた電気音響学的な測定値に補正値を加えることでインサーションゲインを推定しようとするものである。この場合は，平均的な値を使用するので個人差への考慮が少なくなる。こうして基本的な周波数特性などが設定される。現在では，各メーカーから，フィッティングソフトが出ている。また，DSL (Desired Sensation Level) などに代表されるようなフィッティングソフトもある。

メモ

カプラはレシーバからの音を測定器のマイクで測定する時に音響的に接続するために使用するもので，その内容積およびインピーダンス等により，2 cc カプラ，6 cc カプラ，擬似耳（simulated ear）あるいはツビスロッキーカプラ（Zカプラと呼ばれる）がある。

このうち補聴器の電気音響学的特性を測定するのには，2 cc カプラや擬似耳を用いる。

また，オージオメータのレシーバからの音圧を測定するのには，6 cc カプラが用いられる。

---

d．補聴器の装用試行的手順

ある程度補聴器が決まり，利得も理論的に求められたら，装用試行的手順へ入る。まずは，補聴器装用時の閾値を検査する。ここでは装用時の閾値と話しことばのレベルを比較することにより，さらに調整をし，話しことばが十分にきこえるようにする。あわせて，補聴器装用時の閾値と裸耳の閾値を比較することによって実際の補聴効果（ファンクショナルゲイン）を確かめる。この場合には，装用者の主観的判断を介していることと，刺激レベルが5 dB間隔なので誤差を念頭におく必要がある。

次いで，補聴効果を調べる。話しことばがどのくらいききわけられやすくなったかを，単音節や単語・文などを用いて評価する。必要ならば，騒音下でのききとりの能力も評価する。この他，うるささや補聴器装用時のラウドネスの評価などもあわせて行うこともある。その上で，補聴器を貸し出し，実際の日常生活場面で使用してもらい，その結果に基づいて繰り返し調整をしていく。その際，補聴器は聴覚活用レベルによっても調整が変わってくることが考えられるので，補聴器装用者が，今，何をどうききたいのかによって調整をする必要がある。こうして，補聴器装用者のニードを満たしつつ，補聴器の効果が十分に引き出せるように調整と補聴カウンセリングを繰り返し行い，よりベターな方向に持っていくことが大切になる。

こうした短期的な評価の後は，長期にわたって定期的にフォローするなかで，きこえや補聴器の管理をし，コミュニケーションやハンディキャップ度の改善などの生活の質（QOL）の向上をはかることが大切になってくる。

このようにして，補聴器は適合されていくが，これらの一連の過程の中で補聴器の日常的な保守・管理のしかたについて説明することも欠かせない。

(4) 新しい補聴器

　これからの新しい補聴器としては，デジタル補聴器，周波数圧縮変換型補聴器，人工内耳・人工中耳などがあげられる。また，これらの補聴器全体に共通的に係わるものとして補聴援助機器（FM補聴システムなど）があげられる。

a．デジタル補聴器

　デジタル補聴器には大きく分けて2種類ある。調整器の部分がデジタル化されたデジタル－アナログ式のもの（通常はプログラマブル補聴器という）と増幅部までデジタル化されたフルデジタル式のもの（これがデジタル補聴器といわれる）がある。デジタル補聴器のメリットは，複雑な信号処理が可能になることである。種々の信号処理により，感音性難聴者の持つリクルートメント現象や，時間分解能および周波数分解能の低下やS/N比（signal to noise ratio）などの問題を軽減できる可能性を有するものである。

　デジタル補聴器のメリットとしては，

（a）音声信号の加工と処理
- 雑音の抑制と除去
- 聞き取り能力の向上（周波数の圧縮変換，時間の伸長変換，ホルマントや子音部の強調，ラウドネスの補償，など）
- ハウリングの抑制
- 指向性の改善

（b）補聴器の特性を簡単にかつ任意に調整できる
- 周波数特性，音量，音質，出力制限
- 任意のフィッティングルールでの自由な設定

（c）調整条件の記憶
- 複数の特性設定が可能で，使用環境によって切り替えて使い分けられる

などがあげられる。

　一方，デメリットとしては，その補聴器を調整するための専用ソフトウェアとそれを動かすパソコンとインターフェイスあるいは専用の調整器が必要となる点があげられる。しかし，ハイプロ（Hi-Pro）やノア（Noah）などに代表されるように統一のコンピュータインターフェイスが作られているので次第に改善されていくと思われる。

　また，これらの補聴器は，小さい入力音を目一杯強く増幅し，大きな入力音はわずかな増幅に押さえてしまうようなラウドネス補償型のノンリニア増幅をすることができるので，現段階では音響情報を十分に活用できる聴力レベル80～90 dB程度の重度までの人たちが対象になっている。

b．FM補聴器などの無線式補聴器

　FM補聴器に代表される無線式補聴器もある。これらは，いずれも，残存聴力を十分に活用するためには，欠かせないものである。特に，集団の中や雑音下では補聴器の限界は著しく大きくなるので，無線式補聴器は，話し手の音源近くにマイクを持っていって必要な音を取り込むことにより，SN比を改善することができ，聴取条件の改善に有効である。現在では，FM送受信機が福祉法での交付該当品になったため耳かけ形をベースにした耳かけ形FM補聴器が学童などで幅広く利用されるようになってきた。FM補聴器を利用する際には，補聴器本体の内蔵マイクとFMマイクとのバランスを取ることが肝心である。FMのフィッティングについては，現在のところ，内蔵マイクの出力音圧とFMマイクからのそれを同じ出力にする考え方（イコールアウトプット）と，どちらも同じように利得を持たせる考え方（イコールゲイン）とがあるが，その人の使用状況に応じて調整することが望ましい。

　また，FMの使用効果は，これらの機器をどう使い込むかにかかっている。FM補聴器は，話し手にFMマイクを手渡す必要があるので，自分が難聴であることを言わなければならないため，聞き手の主体性がより重視されるシステムであるといえよう。それゆえ，使用者本人の自己認識をきちんと育てておくことが大切になる。

　この他，高い周波数成分の音が入って来たときだけ残聴のある領域に周波数を圧縮できる周波

数圧縮変換型補聴器などの特殊な補聴器もある。また，外耳道閉鎖で，骨導閾値が十分に残っている場合には骨導式の補聴器の利用が可能である。人工中耳との中間に位置する特殊な補聴器としては，骨導子の替わりにネジを頭蓋骨に固定し，そこに振動を与える Bone Anchored Hearing Aid（BAHA）などもある。

c．人工中耳（middle ear implant, implatable hearing aid）

人工中耳は，人工内耳と同様に外科的な手術を要する補聴機器である。人工中耳は，補聴器と同型の体外ユニットのマイクロホンで音を受け取って電気信号に変えた後，送信コイルを通して，側頭部皮下に埋め込まれた体内受信コイルへと電磁誘導によって信号が伝えられ，中耳の耳小骨に接着された振動子によって直接耳小骨を駆動する装置である。耳小骨のどの部位にどんな種類の振動子（圧電セラミック素子，電磁モータ方式）で振動を加えるかによって3種類に分類される。人工中耳は，通常，中耳の伝音系の障害を有する60 dB程度までの混合性難聴耳に適合できるが，感音性の難聴者に適用できる人工中耳も開発されている従来の補聴器に比べて音質が良いとこと，騒音下での聞き取りが良いこと，耳栓をしなくて良いことやハウリングがないことなどがメリットとしてあげられる。現段階では，日本で行われている人工中耳は，半埋め込み形のものに限定されているが，全埋め込み型の人工中耳も開発されている。

（5）人工内耳（Cochlear Implant）

人工内耳は，最重度およびろうへのもっとも効果的な医学的手法である。音の信号を内耳で変換することなく，聴神経を直接電気刺激することにより，音を取り戻す外科的手法である。人工内耳は，1980年代に人への適用が始まった新しい補聴機器である。現在，世界では，種々の人工内耳が使用されているが，基本的な動作原理は共通している。

a．人工内耳の構造と機能

人工内耳の構成を図7に示した。補聴器と同様に①マイクロホンで音を拾い，②プロセッサで音響分析をした上で信号をコード化をし，③送信コイルにRF波で送りこむ。このRF波を，頭皮下に埋め込んだ④受信アンテナで拾い，⑤インプラント部分で解号した上で⑥内耳に挿入した電極のそれぞれに信号を伝えていく。その際，各電極からの電気刺激のしかたに，それぞれの機

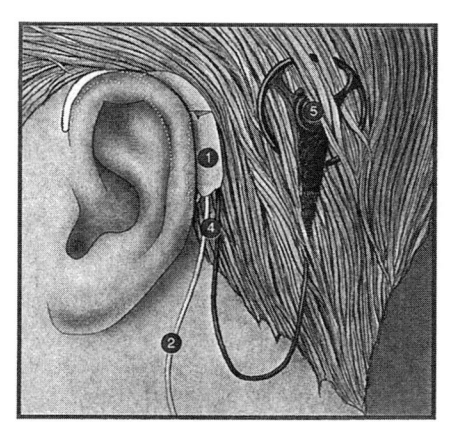

①マイクロフォン
②マイクケーブル
③プロセッサ
④送信ケーブル
⑤送信コイル
⑥インプラント
⑦電極
⑧聴神経

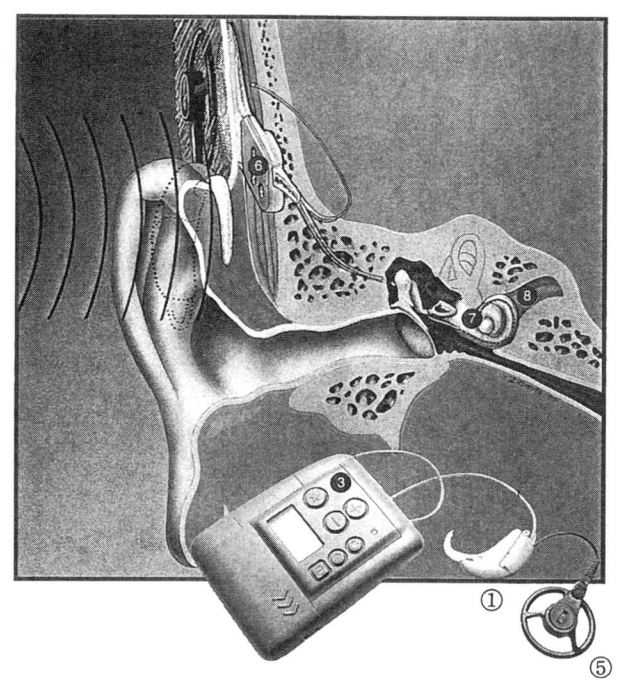

図7　人工内耳の基本構成

種の特徴がある（コーディングストラテジーとよぶ）。当初は埋め込まれた電極数が1つだけのシングルチャンネルと複数のマルチチャンネルとがあった。

　内耳では，低い音は先端部で，高い音は基底部というように刺激部位によって音の高さが異なるので，挿入した多電極を音の高さに応じて割り振って使うことになる。

　音声の周波数成分に対応した電気信号を各電極から流すことにより，その部分にある聴神経を刺激し，この電気刺激から大脳が音として解するものである。したがって，音のコードを確立している言語習得後の失聴の場合には，音の再コード化，再学習が必要になる。また，これから音のコードを確立していく言語習得前の子ども達の場合には，音の学習過程が大切になってくる。これらが，いわゆるリハビリテーションといわれるものである。

　最近では，マイク，プロセッサが一体化した耳掛型の人工内耳も出回り始めている。

　b．人工内耳の音声処理方式（コード化法：コーディングストラテジー）

　現在では，埋め込まれる電極が複数の電極をもっているので，電極の組み合わせ方により種々の電気刺激のしかたが可能である。コード化法は，周波数情報を強調した方式と時間情報を強調した方式とがある。どれが最適かは，個々人によって違うので結論しがたい。

　a）周波数情報を強調した方式（コクレア社，nucleus 24 など）

　周波数情報を伝えることを目的としたもので，多くの電極数を必要とする。現在では24電極のものが主流である。

- F0F1F2法：入力音声のホルマントを抽出し，それに対応した電極に電気刺激を発生させた過去の方法。基本周波数に対応する頻度で情報を各電極に送り込んだもの。
- MPEAK (Multi-Peak) 法：F0F1F2法に，高域の周波数情報を3つの電極のいずれかに重畳させたもの。
- SPEAK (Spectral-Peak) 法：現在の日本での主流の方式である。22本の刺激電極を持つ。音のもつ周波数成分に対応して当該電極を刺激する。エネルギー量の多い周波数フィルターバンクに対応した電極を6～10電極同時に刺激することができる。
- ACE (Advanced Combination Encorders) 法：外国での主流の方式である。SPEAK法の周波数情報とCIS法の時間情報の長所を組み合わせた方式で，最大22チャンネルまで使用可能。刺激頻度は250 Hz～1900 Hzまで可変である。

　b）時間情報を強調した方式（Clarion multifocus II, Medel Combi 40＋など）

　使用する電極数を限定し（通常の使用電極数は8程度である），入力信号にかかわりなく，電極が受け持つ周波数領域のエネルギー情報を非常に早い頻度で刺激することができる。

- CIS (Continuous Interleaved Sampling)：使用電極を順次刺激していく方式のため，刺激頻度がPPSやSASに比べて低い。
- PPS (Paired Pulsatile Sampler)：CIS方式を，同時に2つの電極を刺激するように変えたもので，非常に早い頻度で刺激をすることが可能である。
- SAS (Simultaneous Analogue Stimulation)：それぞれの周波数帯域に応じた音声出力をそのまま連続的に対応する電極に電気信号として常時送り出し，電気刺激をする方式

　c．人工内耳のマッピング

　人工内耳では，それぞれの電極にどのように電気を流すかが重要な問題となる。基本的な考え方はどの人工内耳でも共通している。刺激電極とアース電極の対でチャンネルが構成される。

　a）各電極への電流量の設定

　　Tレベル（Threshold level）：電気刺激を知覚でき始めるレベル。電気刺激閾値である。

　　Cレベル（Comfortable level）：最大快適域。うるさく感じる手前までの音として取り込める電気刺激の最大レベル。メーカーによって多少違いがある（Mレベルとよぶメーカーもある）。

表5　人工内耳適応基準

Ⅰ．小児例
1．年齢
　適応の年齢は2歳以上，18歳未満とする。ただし先天聾（言語習得期前失聴者）の小児の場合，就学期までの手術が望ましい。
2．聴力および補聴器の装用効果
　純音聴力は原則として両側とも100デシベル以上の高度難聴者で，かつ補聴器の装用効果の少ないもの。補聴器の装用効果の判定にあたっては十分な観察期間で，音声による言語聴取および言語表出の面でその効果が全く，あるいはほとんどみられない場合。
3．禁忌
　画像（CT・MRI）で蝸牛に人工内耳が挿入できるスペースが確認できない場合，ただし奇形や骨化は必ずしも禁忌とはならない。そのほか，活動性の中耳炎，重度の精神発達遅滞，聴覚中枢の障害など，その他重篤な合併など。
4．リハビリテーションおよび教育支援態勢
　両親，家族の理解と同意が必須である。また，リハビリテーション，教育のための専門の組織的スタッフ（言語聴覚士）と施設が必須。さらに通園施設，聴覚教育施設などの理解と協力が得られることが望ましい。

Ⅱ．成人例
1．年齢
　18歳以上とする。
2．聴力および補聴器の装用効果
　純音聴力は両側とも90デシベル以上の高度難聴者で，かつ補聴器の装用効果の少ないもの。補聴器の装用効果の判定にあたっては，通常の人工内耳装用者の語音弁別成績を参考にして慎重に判定することが望ましい（具体的には子音弁別テスト，57語表の単音節検査，67語表の単音節検査，単語や文章復唱テストなどの成績を参考にする）。
3．禁忌
　画像（CT・MRI）で蝸牛に人工内耳が挿入できるスペースが確認できない場合。ただし，蝸牛の奇形や骨化は必ずしも禁忌とはならない。そのほか，活動性の中耳炎，重度の精神障害，聴覚中枢の障害，その他重篤な合併など。
4．本人の意欲と周囲の支援態勢
　本人および家族の意欲と理解が必要。

付記
1．プロモントリー・テストの成績は参考資料にとどめる。
2．先天聾の成人例は，言語理解の面で効果が乏しく，非使用者となる可能性があることを十分理解させておく必要がある。また，本人の人工内耳装用に対する十分な意欲があることが必要。

　いずれにしても，電気刺激は，Cレベルまでの範囲内でしか流れない。これらを，各電極について測定し，プロセッサに設定する（プログラミング）。
b）電流の流し方（モード）
　CG（Common Ground）共通接地モード：一つの電極を活電極とし，他の全ての電極をアース（グラウンド）にするつなぎ方（電気の流し方）。
　バイポーラ（Bipolar）双極モード：ある一つの電極が，活電極になると同時に，他の電極のアースにもなるつなぎ方。どのようにつなぐかでBP+nという場合もある。
　モノポーラ（Monopolar）単極モード：アース電極が特定化され，そのアース電極と他の活電極とをつなぐしかた。
c）刺激頻度：刺激パルスの頻度を設定できるようになってきた。刺激頻度が高い方が時間情報をより送り込むことができる。
　この他，各チャンネルへの周波数の割り当てをすることができる。

d．人工内耳の対象者

現在日本耳鼻咽喉科学会が基準として提起しているガイドラインは，**表**5のようである。医学的側面だけでなく，術後のリハビリテーションや家族の協力などが大切になる。

e．人工内耳のリハビリテーション

基本的なプロセスは，補聴器の場合と同じであるが，全ての周波数の音が入る。

a）小児のプログラム

小児の人工内耳のリハビリテーションは，成人とは異なり，言語習得前の子どもの場合には，人工内耳からの刺激を聴能訓練によって，これから音声コードとして確立していき，言語習得を目指すことにある。人工内耳による音声知覚，発音へのフィードバック，言語発達への積極的な促進指導がなされている。また，両親を含めた周囲の係わり手への援助や指導にも重点がおかれている。

指導法は，聴覚を中心にした，聴覚法（Auditory-Verbal Therapy）と聴覚口話法（Aural-Oral, Auditory-Oral）が主流である。

b）成人のプログラム

成人のリハビリテーションは，中途失聴の場合，人工内耳からきこえる話しことばを以前の音と統合的にマッチングしながら，聴覚を通して聞き取る訓練がなされている。その際，コミュニケーションストラテジーの訓練やその環境の調整，FMやテレホンケーブルなどのより有効な補聴援助システム（assistive listening device）の導入と利用を含めた補聴・生活環境の調整がなされる必要がある。

中途失聴の成人のリハビリテーションの目標は，コミュニケーションできることで人工内耳から得られる効果を最大限に引き出すことと「ろう」のために不利になっていたコミュニケーション関係を改善することにある。

人工内耳の場合，コーディネータが中心になって関係者のチームができ，チームアプローチができることが望ましい。また，家族の理解と協力が，何よりも大切となる。この他，人工内耳といえども，聴覚の障害は残るので障害の受容についても取り組む必要があろう。

これらの，人工内耳も補聴器と同じように電子技術の発展によって改良を重ね，ますます小型化してきており，耳掛型にまでなってきている。しかし，騒音下での聴取，音楽，電話の使用などは，まだ改善の余地がある。

この他，聴神経上の障害の場合には，人工内耳とほぼ同じ原理で脳幹部を刺激する聴性脳幹インプラント（Auditory Brainstem Implant（ABI））も試みられている。

（7）聴覚補償後の能力の評価

聴覚障害がもたらす影響の最も大きな3側面について，評価のための検査をあげておく。

a．聴能の評価（受容能力の評価）

最小閾値だけではなく，話しことばのききとりに関する種々の評価が行われている。しかし，日本語では，まだ十分には検査が開発されていない領域でもある。

- 閾値　　　　　　　　　（補聴器）装用時の閾値
- 話しことばの聴取の評価　単音節（67, 57 語表，単語，文（TY-89）
　　　　　　　　　　　　　愛称テスト，親族名称テスト，日本語数唱検査（JANT）
　　　　　　　　　　　　　（大沼），日本語パターン知覚検査（中川，高橋）
- 環境音受聴検査　　　　　高橋，中川，他
- 視覚（読話）の併用による効果
　　　　　　　　　　　　　読話検査

b．言語能力の評価（表出能力の評価）

　種々の検査があり，全ての領域を含むが，ここでは狭義の言語検査を取り上げた。言語障害一般の検査も使用できる。

- 言語発達　　　　　　　　　　広田，他
- 言語能力　日本語運用能力　　読書力診断検査（TK式，教研式他），他
  - 文法能力　　　　　　　　　日本語 GAEL（我妻ら），国語研究所（天野），他
  - 語彙　　　　　　　　　　　絵画語彙発達検査（上野，日本文化科学社），他
- 構音　　　　　　　　　　　　構音検査他

c．コミュニケーション能力の評価
- コミュニケーション能力の発達　アンケート（中村），他
- コミュニケーションストラテジーの評価：

D．聴覚障害に係わる訓練や指導

　聴覚障害に係わる際，最も大きな問題は，聴覚情報の補償とコミュニケーションに関する問題であろう。以下，訓練や指導を各側面から取り上げてみる。これらは，個人の状況によって大きく異なるので，現状を診断的評価（評価的診断）し，その結果に基づいて個別にプログラムを組む必要がある。

（1）コミュニケーション

　一般的に言語はコミュニケーションを介して習得される。聴覚障害のコミュニケーションは，音声を媒介にする時には大変な困難さを伴う。日常的な係り合いは，コミュニケーションを介してなされるので，コミュニケーションの技術をどう習得させていくかが大きな課題となろう。

　コミュニケーションモードは，歴史的には18世紀にドイツのハイニッケ（Samuel Heinicke）によって始められた（読話（351頁）－発語を中心にする）口話法とフランスのド・レペ（Do Lepe）によってはじまられた手話法とが論争を繰り返してきた。その後，1880年のミラノの国際会議で，口話法は手話法より優れているとの決議がなされてから，口話が世界的に風靡する時代に入った。しかし，20世紀半ばからは，アメリカではトータルコミュニケーションの考え方が拡がり始め，近年，手話も一つの言語として認められる時代になり，選択の幅が広がってきた。

　現在では，自然な身振りやサインを介したコミュニケーションから，日本語や日本手話などの言語習得を目指すことになる。これらの言語習得に必要なコミュニケーションモードには，**表6**のようなものがあるが，代表的なものは，以下の3～4種であろう。

- 聴覚口話：話しことばの使用を前提とした方法で，受容経路は残存聴能の活用と読話である。
- キュードスピーチ：聾学校の幼稚部などで主に利用されている。日本語の音節の子音部分の情報を手と指の動きと位置で表すもので，13種類からなる。母音部分は，読話を基本とするため，口話法の一部として分類される。地域によって表現のしかたが異なる。
- トータルコミュニケーション（TC）：「聴覚障害者同士および聴覚障害との効果的コミュニケーションを確実にするために，適切な聴能，手指，口話によるコミュニケーション方式を統合した理念である」とされている。その子にあった全てのモードを使う方法である。
- 日本手話：「ろう」の人達の言語。独自の文法体系を持つ。

　この他，最近では，手話を前提とするが，聴覚も同時的に利用していこうとする聴覚手話法も提起されている。いずれにしても，初期段階では，生活の場でのコミュニケーションをとることから始めるため，親の選択が大切になってくる。親との話し合いの中で，どの手法が適切なのか十分に検討した上で，その子にあった手法が確立されて行くことが望ましい。

　また，係わり手を含めて，コミュニケーションストラテジーの訓練が必要な場合も多々ある。コミュニケーションストラテジーは，主としてコミュニケーションが遮られた時，それをどう

表6 聾児および難聴児への教育とコミュニケーションに最もよく使われるコミュニケーション方法とその考え方

コミュニケーション方法	日本手話/第二言語として日本語 (ASL*/ESL**) 二言語/二文化 (Bilingual/Bicultural)	トータルコミュニケーション
定義	手話言語は，話しことばの日本語とは異なったものであり（ASLは，日本語の文法や統語に基づいていない），聾の社会の内外で広範に使われている。日本語は，第二言語として教える。	聾児とコミュニケーションするために，あらゆる方法を使う哲学。子どもは，（日本語を基盤とした）一般的に使われる形式的な手話システム，指文字（マニュアルアルファベット），自然なジェスチャーや読話を行い，身体言語，話しことばを用い，補聴もする。
主要な目標	話すことを学習する前に，あるいはたとえ明瞭に話せるようにならなくとも，コミュニケーションがとれるようにするために，聾児に最初の言語を習得させる。日本手話は"聾者のことば"を一般に意味するので，それによって聾児は聾の社会とやりとりができるようになる。	家族，教師，学校の友人と，制約の少ないコミュニケーションが容易にとれることを目指す。子どもには，そのときの視覚的と音響的なキューの使用も含め，話しことばと手話を同時に使うことが勧められる。
受容言語の発達	言語は日本手話の使用により発達する。日本語は，日本手話の習得後に第二言語として教える。	言語（話す，手話をする，話しことばと手話の組み合わせて使うという意味での）は，話しことば，形式的な手話システム，読話，聴覚活用によって発達する。
表出言語	日本語の書きことばに加え，日本手話が子どもの主要な表出言語となる。	日本語の話しことば，または手話と指文字と日本語の書きことば
聴覚	日本手話の取得によって，聴覚活用は必要条件でない。	残聴を最大に活用するために，個人補聴システム（補聴器，人工内耳，FMシステム）の使用が大いに勧められる。
家族の責任	日本手話を身につけるために，聾児は日本手話に堪能な成人聾者または健聴成人と接触する機会を持つ。両親がこの方法を選んだなら，この方法で子どもと十分にコミュニケーションができるように，両親は日本手話に堪能になる必要がある。	できれば家族全員が，でなければ少なくとも一人は，子どもが年齢相応のことばを発達させ，家族と十分にコミュニケーションするために，ここで選択した手話システムを学ぶべきである。親が手話の語彙と表現法を取得するのには，長期間の努力が必要なことを銘記すべきである。子どもの手話の表現が豊かになり複雑さを増してきたら，両親もそれに応じて言語学習の環境を刺激的なものにしていかなければならない。家族は，子どもがいつも聴覚活用ができていることに対して責任を負う。
両親への援助	両親が聾でない場合は，家族が日本手話に熟達するために，日本手話と聾文化に関する十分な教育が望まれる。	両親は，子どもと話すときはいつも手話を使う（音声と手話の同時的なコミュニケーションを行う）必要がある。手話学習の機会が，聾者の社会，（地方の大学，）成人教育などにおいて慣例的に行われる。また，手話に関する図書やビデオも広く活用できる。手話に堪能になるには，いつも手話を使い，手話の日常のコミュニケーションの一部にすることである。

　以上のプログラムを希望する親にまず勧めることは，それぞれの専門家や他の親たちと話し合い，どの方法が，自分の家族と子どものニーズに適っているかを見極めることである。それは，家族が選択する問題なのである。
　本文中の，ASL（American Sign Language）を日本手話に，ESL（English Second Language）を日本語対応手話に，英語を日本語におきかえた。
　なお，日本語では，ASLは日本手話に，ESLは同時法的手話に，英語は日本語に相当する。

キュードスピーチ	聴覚口話法（Auditory-Oral）	聴覚（Auditory-Verbal）単感覚法
異なる音声を表す13の手の形（キュー）による視覚コミュニケーションシステム。 　キューは，発話される話し言葉を視覚的にわかりやすくするために用いる。このシステムは，口形が類似している話しことばの音を子どもが区別するのに役立つ。日本語では母音部分は口型で読話する。	子どもに残聴を補聴（補聴器，人工内耳，FMシステム）によって最大限に生かすことを教えるプログラム。コミュニケーションの補助に読話も行うことを強調する。自然なジェスチャーが伴うことはあっても，手指コミュニケーション（手話）の使用は勧められない。	聴能重視のプログラム。（補聴器装用により）残聴の活用に力点を置いた個別の学習を通して聴く能力を発達させる。したがって子どもには，手指コミュニケーションは使わず，また視覚手がかりにも頼らないようにさせる。
健聴者の社会にインテグレートするのに必要な話しことばとコミュニケーションの技能を高める。	健聴者の社会へのインテグレートに必要な話しことばとコミュニケーション技能を発達させる。	補聴による聴覚活用により，話しことばを発達させ，健聴者の社会にインテグレートするのに必要なコミュニケーション技能を育てる。
子どもは，補聴，読話，異なる音声を指し示す"キュー"によって話すことを学ぶ。	子どもは，早期から一貫して補聴と読話を確実に行うことにより，話すことを学ぶ。	子どもは，早朝から一貫して個人補聴システム（補聴器，人工内耳，FMシステム）を使いこなすことによって，話すことを学習する。
日本語の話しことば（キューも使用）と書きことば	日本語の話しことばと書きことば	日本語の話しことばと書きことば
残存聴力を最大限に活用するために，補聴が熱心に励行される。	早期からの一貫した補聴（補聴器，人工内耳，FMシステム）が，この方法にとって重要である。	このアプローチでは，早期からの一貫した個人補聴システム（補聴器，人工内耳，FMシステム）が重要である。
両親が子どものキュードスピーチの最初の教師である。両親には話すときにはいつもキューを使うことが期待される。子どもが年齢相応の話しことばと言語を発達させるために，少なくとも親の一方，できれば両親ともが，キューを堪能に使えるようになることが求められる。	子どもの言語発達には家族が基本的に責任を負う。両親には，子どもの日課と遊びの活動に関する訓練と実践のセッションに積極的に協力することが期待される。また，いつも確実に聴覚活用が行われていることへの責任が家族にはある。	子どもの言語発達にとって家族が負う責任は大きい。両親には今，進行中の子どもの日課や遊びへの積極的な参加が期待される。両親には，聴覚を子どもの経験に有意味に統合させ，常時補聴を確実なものにするために，豊かな言語環境を提供しなければならない。
キュードスピーチは，熟達した教師またはセラピストが担当する学級の中で学ぶ。キューに堪能になるためには，その使用と実践にかなりの時間を要するが，日本語の場合は指文字よりも簡単である。	両親は，セッションで行った訓練活動を家庭でも実践し，適切な"口話"学習の環境が整うように，担当またはセラピスト（ST，口話リハビリテーション士など）と一丸となって指導に取り組むことが必要である。こうした訓練活動は，聴く，読話する，話す技能の発達を促進させることになる。	両親は，この指導法を学習し，家庭環境でもそれが実践できるように，担当やセラピスト（ST，Auditory-Verbal士など）と一丸となって指導に取り組むことが要求される。

(バーバラ Barbara 2000 を改変)

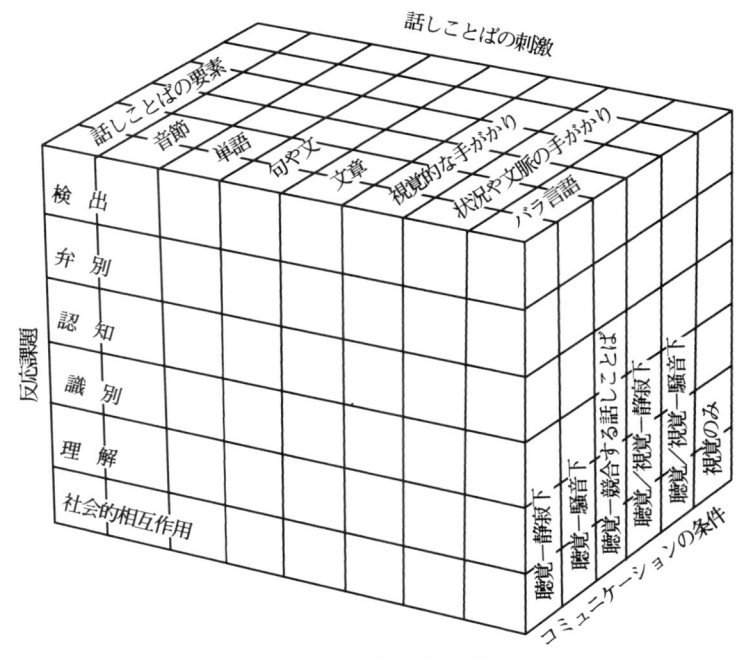

図8 聴覚課題の構造

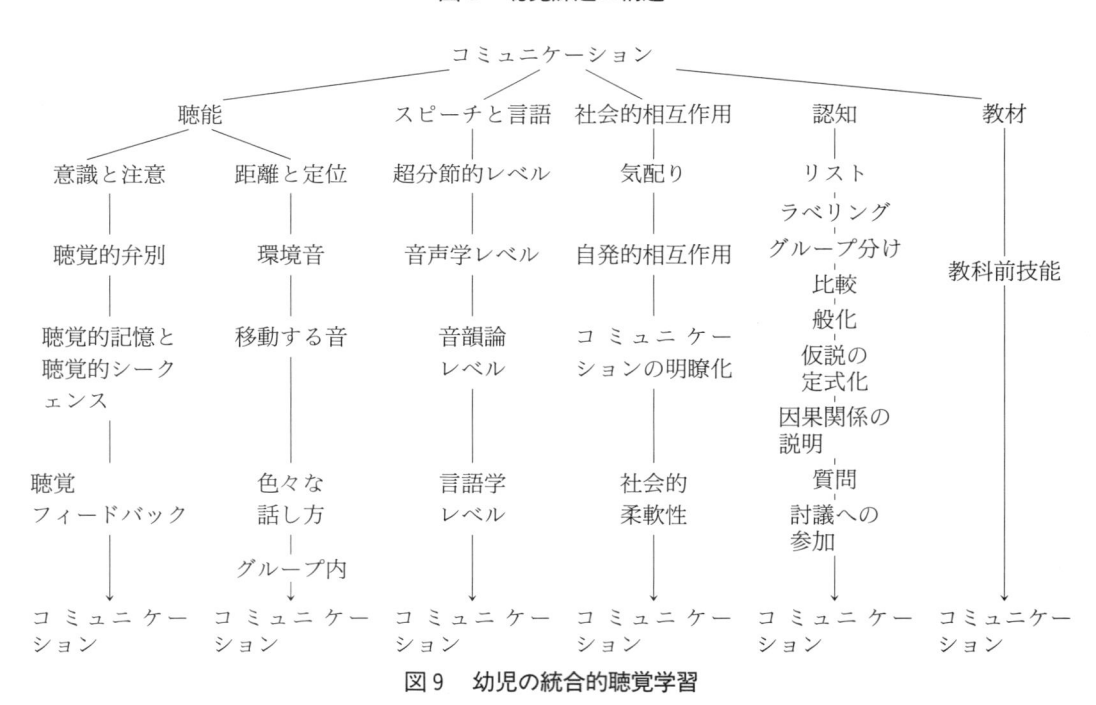

図9 幼児の統合的聴覚学習

修復しようとするか，相手や状況との関連から考えていくものである．この手法は，これからの指導法の一つである．

(2) 聴覚学習

かつては，聴能訓練と呼ばれた．学習とは，本人の学ぶ姿勢や意欲などの主体性を大切にした考え方であり，自立への第一歩であろう．聴覚学習には，聴覚だけを使っていく方法から聴覚を補助的に使って行く方法まで，いろいろな考え方がある．基本的な聴覚学習は，日常生活場面や学習者にとって意味のある場面での活動を中心に，図8に示したように，検出→弁別→識別→理

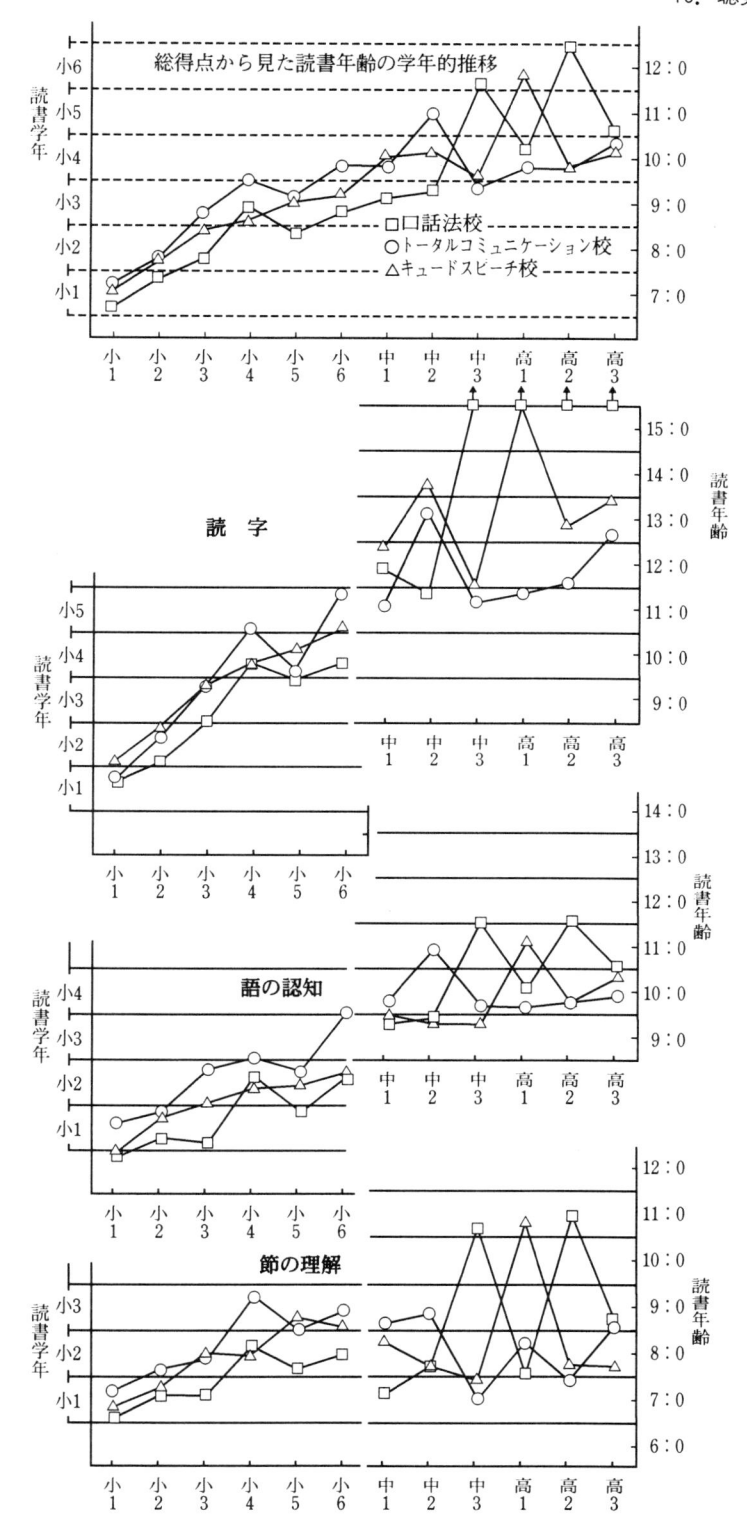

図10 コミュニケーションモードの違いと読書能力の年齢的推移（高橋，1982）
上段は総得点を，下段の3つのグラフは下位検査の結果を示す。

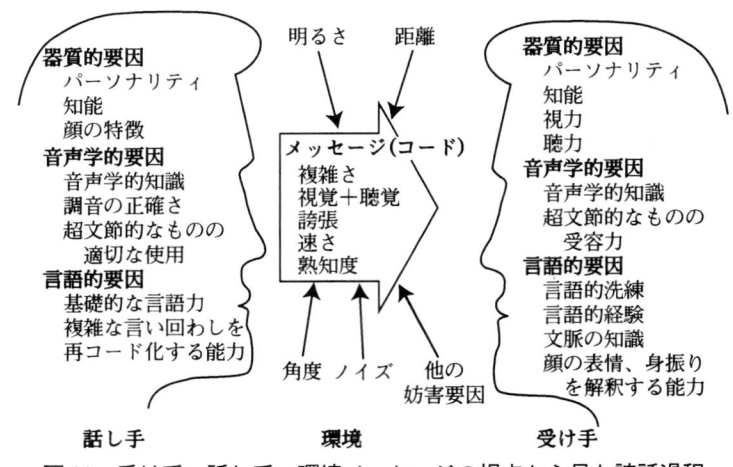

図11 受け手，話し手，環境メッセージの視点から見た読話過程

話し手
- **器質的要因**
  - パーソナリティ
  - 知能
  - 顔の特徴
- **音声学的要因**
  - 音声学的知識
  - 調音の正確さ
  - 超文節的なものの適切な使用
- **言語的要因**
  - 基礎的な言語力
  - 複雑な言い回わしを再コード化する能力

環境：明るさ，距離，角度，ノイズ，他の妨害要因

メッセージ（コード）：複雑さ，視覚＋聴覚，誇張，速さ，熟知度

受け手
- **器質的要因**
  - パーソナリティ
  - 知能
  - 視力
  - 聴力
- **音声学的要因**
  - 音声学的知識
  - 超文節的なものの受容力
- **言語的要因**
  - 言語的洗練
  - 言語的経験
  - 文脈の知識
  - 顔の表情，身振りを解釈する能力

解の階層的な課題構造と刺激音の単位（音素→音節→単語→句→文→連続話声）や聴取条件を組み合わせてプログラムされる。

一方，幼児の場合には，こうした課題が，本人の動機付けにつながり，本人にとってより意味のある主体的な活動として行われる必要がある。聴覚障害幼児の聴覚学習プログラムの全体像を図9に示した。

（3）言語学習

従来，聴覚障害児・者の言語習得は，日本語の習得を目指してきた。しかし，近年では，日本手話は独自の言語体系をもつとの考えから，日本手話の習得および日本語の習得という方向へ変わりつつある。いわゆる二言語・二文化（bilingual-bicultural）教育である。従来の研究では，言語の力が最後まで問題として取り上げられてきた。特に，日本語の習得能力は，図10の読書力診断検査の結果に示されるように論理的思考を必要とする節の理解課題や語の認知課題で著しい遅れをみせていた。

これらの結果は，言語指導が一面的になりすぎ，言語運用能力が十分には開発されてないことを示している。特に，文構造（文法），語彙の概念の拡がり，語の用法（プラグマティックス，語用）が必ずしも十分に習得されてない。これは，言語情報が十分に入力されないことや情報および経験不足から二次的に派生することであろう。

従来の言語指導法は，形態面からは要素法と全体法に，意味面からは文法的方法と自然法とに分類される。

要素法：音素・文字・指文字など，言語の形態的要素をまず習得させ，それらを結合して語や文に進む。つまり，意味をなさない形態の学習から始まり，意味はその後で教える方法である。

全体法：意味のある単位で言語を教え，これを使えるようにしてから，その構成要素を教えるという方法である。

文法的方法：単語の語彙的意味よりも，その品詞分類や文の中での文法的機能を教え，その規則に従って文に組み立てていくしくみを学習させる指導法である。

自然法：子どもの実生活における自然な場面で，健聴児と同じように言語を学ばせようとする方法。ヒル（F.M.Hill）の母親法としてまとめられたものが有名である。グロート（Groht）は，「子どもに言語を教えることを念頭におかないで，言語を手段として子どもを教える」ことを原理とし，①語彙，語法は子どもの必要に応じて教えていく，②子どもにとって意味のある場面で何度も反復されているうちに習得される，③コミュニケーションや学習活動を通して言語を学ぶのであって，言語を学習するために

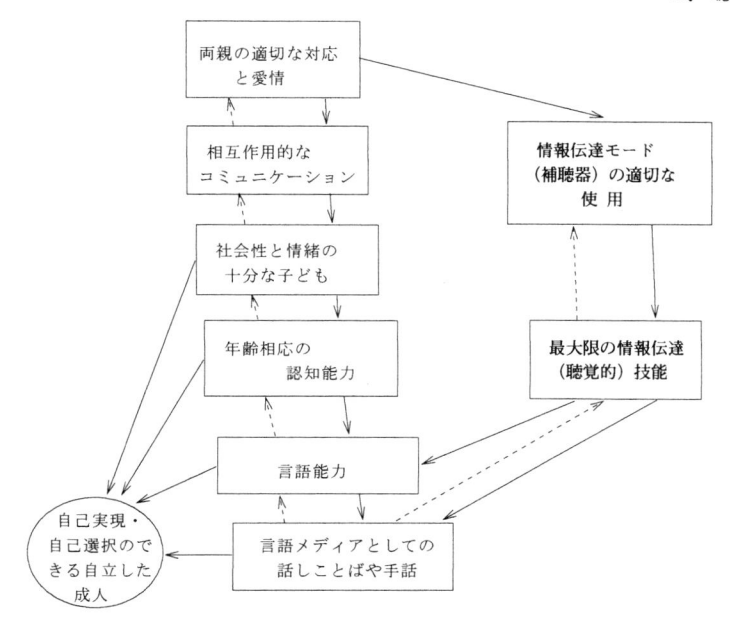

図12 聴覚障害幼児のリハビリテーション（ブースロイドより）
点線は前提条件としての短期目標を，実線は次の段階の短期目標を示す。

これらの活動をするのではない，④語法は偶発的な自然な場面を捉えて導入し，理解させるとしている。

これらの手法は，どれか一つに限定されるものではなく，必要に応じて組み合わされて指導されるものであろう。最近では，学習という行為は主体的なものであり，その動機付けを行うことが大切であるとの考え方も広く取り入れられるようになってきている。

（4）読話の訓練

日本では，現在あまり体系だっては行われていない。しかし，中途失聴者の読話練習ビデオに見られるように，音声を中心としたコミュニケーションには欠かせない手段である。読話は，口唇の型や動きと舌の位置と動きを中心とした読唇と，顔の表情やジェスチャーを同時に利用する話しことばによるコミュニケーションの視覚認知のプロセスである。しかし，「パ，バ，マ」のように口の形や動きが同じであっても，音としては異なるものが多く（これを同口型異音という），伝達できる情報には限界がある。日本語では，須藤によれば，5つ程度の弁別的素性であるといわれている。

読話のプロセスは，図11のように種々の条件によって影響される。読話訓練をする際には，こうした条件を考えることが大切になる。

（5）発音・発語の訓練

聴覚障害が重度になり，聴覚フィードバックが不十分な場合，声が単調になったり，声門破裂音になることが多い。また，閉鼻声で，母音が中心で，明瞭度の低い構音になる。

発音発語指導は，聴覚障害児・者に，国語の音韻表象を獲得させ，保持させるための指導であり，そのために，音の意識化の手続きが必要となる。原則は，個々の音の指導よりも，音の連鎖としての指導が必須となる。子どもの状況に応じた個別指導プログラムが必要となる。この指導は，聴視覚的な原始的調整音韻としての表象化，音韻の構成要素的追求（狭義の発音指導），文脈への結合と表象化のプロセスをたどる。そのためには，声を使ってコミュニケーションする生活習慣と態度，母音の安定，聴覚の活用，息の使い方の指導などが必要となる。

かつての聾教育の中でも，いろいろな技法が開発されてきた。いかにして自分の発音のフィードバック系を確立するかが問題である。利用できるフィードバック系は，聴覚，視覚，筋運動感

覚，触覚の4つが利用できる。これらを組み合わせて，構音を改善し明瞭にする。そのためには，発音以前に，呼吸や息の使い方，舌の運動，声の高さや大きさなどの調整訓練が前提となる。

　具体的方法には，聴覚法と筋運動感覚知覚法（発音定位法）がある。
・聴覚法：聴覚によるフィードバックを確立する。主として，中等度までの難聴や人工内耳装用児・者に対して行われる。
・筋運動感覚知覚法（発音定位法）：聴覚が十分には利用できないときは，筋運動感覚を利用してフィードバックをする。しかし，筋運動感覚だけでは，喉頭に力が入りすぎ声門破裂音（グロッタルボイス）になることが多い。そこで，鏡などを利用して口型や舌の動きなどの視覚的なフィードバックをさせたり，有声音の振動などの触振動覚を併せて利用することにより，筋運動感覚と連合させる方法である。しかし，受容と表出の感覚系が異なることや，発語誘導や口声模倣（同時－継時模倣）によったり，音韻の構成要素的追求になりやすく，子どもへの負担は大きい。この他，発音訓練機器による音響的特徴の視覚表示などによる方法（発音発語訓練機，Visi-voice IIIなど）がある。また，舌の定位をする代表的な指導法に，ウェーハメソッドがある。発音の定位は，聴覚フィードバックができると著しく強化される。

E．聴覚障害の指導の実際

（1）幼児期の指導

　聴覚障害の幼児は発見後すぐに早期教育のプログラム（Parent-Infant-Program）を開始することが望ましい。これにより，聴覚障害から派生する二次的影響を最小限にとどめることができる。そのための早期教育プログラムは，子どもの指導はさておき，養育者である親への援助が先行する。親への援助は，①ガイダンス　②カウンセリング　③教育　の3側面から進められる。中でも，障害を負ったことに対するショックから一日も早く立ち直るためのカウンセリングが大切になる。

　また，この時期の子どもは，何事につけ主体的に係わる力を備えているので，指導に際しては，コミュニケーションを通しての活動を援助し，統合的に学習を広げる方向が望ましい。また，発達全体を見通した指導が望まれる。特に，種々の側面の発達との同期性が保たれる必要がある。図12に示したように，長期的目標からその子の状況に応じた短期的目標を具体的に設定する。
　a．子ども本人だけでなく，子どもの生活時間の大半を一緒にすごす養育者である親の援助が大半である。特に，子どもの年齢が小さいほどその傾向が強い
　　a）子どもの障害に対する親，特に母親の受容をはかる
　　b）母親による子どもの行動の理解を促進する
　　c）子どもの生活の理解－生活リズムを確立する
　　d）安定した母子の前コミュニケーション関係を確立する
　b．補聴器や人工内耳による聴覚補償とその活用
　聴覚障害の発見後，補聴器による聴覚補償を行い，聴覚活用を進めることが，先ず大切になる。コミュニケーション上，必要ならば手指の導入をはかる。聴覚活用のためのプログラムは，個々のこどもの行動や状態に応じて個人の持つ力と環境の中で作成され，柔軟に，そして個別に取り組まれることが望ましい。聴覚を日常の生活に取り込むためには，同じ意味を持って，繰り返し生じる音や声をこどもの認知活動につなぎ合わせる母子の活動のなかで取り上げられることが望ましい。こどもは，最初「気づく」レベルから，最終的には音のもっている「意味を理解する」レベルまでひきあげられる。音や声が日常生活の中で具体的経験として結合されるように環境を整え，周囲の人が意識的にそれを取り上げていくことが指導の基本原理である。そのためには，発達全体の中に聴覚を見すえた短期的な目標が設定される必要がある。
　c．共感的な母子コミュニケーション行動
　母子の係わりは，気持ちの通じ合いから始まる。共感的なコミュニケーションを通して情緒的

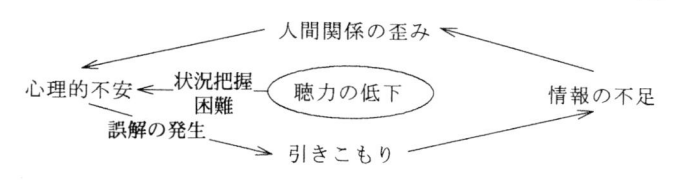

図 13 難聴のもたらす悪循環 (濱田 1999 に加筆)

なレベルから次第に言語の使用へと進むことになる。
　d．遊びとコミュニケーションを中心とした自然法に基づいた指導。ここでいう自然法は，子どもに言語を教えることを念頭におかないで，言語を手段として子どもに教える方法の1つであり，学習場面の自然さや必然性が強調される。
　この時期の指導は，言語習得の最適期であり，母親法による援助が主である。金山らは，ことばの学習は，「体験とイメージの行動化」を通してなされるとしている。「体験活動によるイメージの獲得，共存・共感の体験」→「再現活動によるイメージの確認，統合，創造，イメージの言語化」→「記号化活動によるイメージの再生，記号による思考活動」へと意図的に高次化させて，ことばの学習を行っていくものである。指導や援助はそれぞれの子どもの主体性を尊重し，その子の興味・関心とレベルにあわせてなされる。これらの活動は，①直接的な子どもへの働きかけ②子どもへの働きかけを通しての母親への子どもとの係わり方の指導　③母親への直接的指導，援助　などによる。
　この他，文字から入る金沢方式も提起されている。いずれにせよ，コミュニケーションの成立の中で，記号体系を学習していくことになる。

（2）児童期の指導と援助
　児童期は，学校という集団の中での適応の問題と学業の成就の問題が大きな課題となる。
　そのためには，以下のことが必要となる。
　①適切な聴覚補償：FM 補聴器の利用を含む環境の調整が望まれる。
　②聴覚管理：定期的な聴力および補聴器機の管理
　③言語および発音指導：個人に応じた言語発達の促進指導
　④クラスの子どもたちへの聴覚障害の理解と啓蒙
　⑤学級担任，難聴学級，ことばの教室（通級教室）担任との連携
　⑥思春期における精神面での援助：この課題は非常に大きな問題である。これらは，㋐障害の受容の大変さ　㋑環境の調整　㋒自己選択と自立への方向の明確化　など，そのつど対応していくことが何より大切である。

（3）成人の難聴者の問題
　a．中途失聴者の問題
　聴力の低下によって，図13のような悪循環がもたらされる。コミュニケーションの基礎となる情報の不足と見えない障害に対するから誤解から，人間関係の歪みをもたらすことが少なくなく，この悪循環が繰り返されることにより，孤独感や絶望感などの危機的状況に陥ることもしばしばである。その結果，猜疑的，被害的になりやすい面もある。この悪循環を断ち切るためには，コミュニケーションの問題を解決し，心理的・社会的役割を回復・再生することが必要になる。中でも，「補聴器等に関する正しい情報や限界を受け入れること」と「同じ障害を持った人との出会い」が重要である。いわゆる，聴覚障害が明らかになったときの心理的反応や補聴器の限界を受け入れるなどの，自己の障害の受容である。また，自己のアイデンティティの確立には，「同じ障害を持つ人との交流や出会い」が重要になってくる。そして，それを側面から支える専門家（言語聴覚士）の存在が大きな意味を持つ。聴覚言語士は，家族や職場が障害を理解し，障害者を受容することを促進し，家族内での役割の変更や再構築とそれまでのライフスタイルの変容をも一緒に考えていく必要がある。また，このことは，障害の程度に関係なく，軽度や

中等度の難聴でも同様な問題を抱える場合も多い。
　これら中途失聴者に対する援助の枠組みを，以下に羅列する。
- 本人と家族および職場のサポート（じっくりと，時間をかけて）
- 難聴の理解啓蒙活動
- ライフスタイルの変更への援助
- 同障者との出会いや交流の場の設定
- 聴覚以外の情報受容スキルを高める
- スピーチの保存
- 家庭，職場におけるQOL（生活の質）を維持する

b．高齢者の問題

　人間は誰でも歳をとれば身体機能が減退し，きこえもそれに伴って低下してくる。そのために，補聴器で音を増幅することを試みるが，音はきこえても，聞き分ける力には十分に結びつかない場合もある。

　また，長い時間をかけて聴覚機能が減退するために，本人にはそれほど負担にならないことが多く，きこえをよくしようという意欲の低下がみられる場合もある。そのため，本人は困らず，むしろ周囲の家族がコミュニケーションの困難さから，働きかけを少なくしてしまうことが問題となる。また，滲出性中耳炎が多いこともこの時期の特徴である。

　援助の際の配慮としては，以下のようである。
- じっくりと話しに耳を傾けてきく
- 静かなところで，正面から，少しゆっくり，そしてやや大きく話す
- 十分なインフォームドコンセントを得る
- 家族の協力を得る
- 高齢者のQOLを視野に入れる
- 高齢者用TVスピーカ（エンハンスドスピーカ）など，聴取環境の改善をはかる

（4）重複障害

a．障害の発生頻度

　聴覚障害の他に障害を併せ持っている人を，重複障害とする。中でも，脳性麻痺とダウン症に聴覚障害の割合が多いとされている。脳性麻痺の場合，8〜24％にもおよぶ。また，ダウン症の場合も34〜45％にもおよび，伝音性難聴が多いことが報告されている。特に知的障害を併せ持った子どもの場合，話しことばや聴覚だけの指導ではなく全体的な発達指導を考えた取り組みが大切になる。また，障害が重度になるほど，日常生活の基本的生活動作の指導が求められよう。特に，重複障害の場合，医療を含む関係者のチームアプローチが何よりも大切になる。

b．指導課題

　未分化，未発達な状態にある重複障害児の指導は，生活習慣やコミュニケーション等家庭での養育内容と重なり合うことが多い。家族への援助に際しては，日常生活における基本動作は指導の中核であり，コミュニケーション指導の糸口であることを具体的に示していくことが大切である。指導課題としては，以下の項目があげられる。

①コミュニケーション行動の形成　　②基本的生活習慣の形成
③対人関係の拡大，集団参加の促進　　④感覚機能の改善・向上
⑤課題学習への取り組み（学習の構え）の形成　⑥行動拡大，行動調整

　また，かかわりの基本は以下の通りである。
　a）生命・健康の維持・増進をはかること，自己調整能力に応じた係わりをすること
　b）適切な行動の読み取りを行うこと
　c）拠点作りを早期に行うこと
　d）コミュニケーション関係の成立・拡大をはかること
　e）指導は子供の実生活との関連で行うこと

（5）視覚聴覚二重障害

　重複障害のうち，視覚と聴覚の両方に障害を併せ持っている場合を視覚聴覚二重障害という。

その原因には種々あるが，先天性の場合は，風疹症候群の中に見られる。この他，心臓の病気をあわせもつ場合もある。また，後天性の場合には，アッシャー症候群（Usher Syndrome）（網膜色素変性）が代表的であり，生後および中途で失聴することが多い。

視覚聴覚二重障害は，単に視覚障害と聴覚障害が重なった障害ではなく，コミュニケーションに際し，遠感覚が利用全くできないので，大変な困難さが生じることになる。この場合，障害の程度によって異なるが，基本的には，触振動覚の利用が前提となる。

a．使用可能なコミュニケーションメディアとコミュニケーションの拡大

個々の状況に応じて適切なシステムが導入されることが望ましい。

コミュニケーションメディアによる音節伝達量の違いを示すと以下のようになる。

- 手書き文字　100音節/分
- 指文字　　　250音節/分
- 指点字　　　350音節/分
- 手話　　　　ほぼ音声と同じ

①コミュニケーションの相手の人口の拡大：点字を知っている人が多くなってきたので，指点字への移行は比較的容易であろう。

②自ら他に働きかける，求めることのできる力の涵養：コミュニケーションができるようになるにつれて，他の人への働きかけや，種々の情報を求めるようになる。十分な情報補償がなされることが望ましい。

③適切な補助機器の利用：補聴器，触振動型補聴器，オプタコン，拡大ビデオ（拡大読書機），Faxなど，その人の利用できる感覚に応じた補助機器の利用が望まれる。また，最近では人工内耳が視覚聴覚二重障害の人にも適用されているので，今後は幼児への人工内耳の適用によって，音声言語の習得や利用もできる可能性がある。

b．日常生活の充実のために

私たちは，お互いに係わり合いながら，互い支え合って生きている。視覚聴覚二重障害の場合も同じで，以下のことが基本であろう。

- ①豊かに生きる　②社会の中で生きる　③家族と生きる
- ④自ら判断し，自ら行動できる　　　⑤豊かな情操

これらは，人間としての根元的な生き方であり，その人らしく，誰が誰を支え，誰に支えられているかの関係の中で生活の場を確保できるように援助することが大切である。また，思春期以降は，自己の確立も，一つの目標となる。そのためには，中途失聴の場合と同様，同障者のネットワークが心の支えになると共に，社会に出て活動する起点になる。現在では，「盲ろう友の会」が，各県におかれるようになってきている。

視聴覚障害者の生活に重要な「基礎情報」としては，①移動と定位に関する情報②コミュニケーションに関する情報③日常生活にとって重要な情報に分類される。

c．関係機関のネットワーク

一人一人に応じた関係機関のネットワークが必要となる。そのためには，コーディネータがいて，その人を中心にしてネットワークを構築していくことが望ましい。

（6）聴覚中枢情報処理障害（Central Audiotry Processing Disorder, CAPD）

聴覚障害の中には，聴覚情報の処理上に問題を有する子ども達もいる。この障害の定義は，雑音下での話しことばの理解や音の定位に困難さを示すように，音響的な信号を操作したり，使ったりする聴覚中枢神経系の能力が障害されていることで特徴づけられる中枢の聴神経系の障害（機能不全）である。アメリカ言語聴覚学会では，聴覚中枢情報処理を，以下の行動を引き起こす聴覚神経系のメカニズムと処理であるとし，これらの行動が1つ以上観察される障害と定義している。

- 音の定位と偏倚
- 聴覚弁別
- 時間分解能，テンポラルマスキング，時間統合，時間順序を含む聴覚の時間的側面
- 競合する音響的信号があると聴覚的な力が低下する
- 音響的な信号が減衰すると聴覚的な力が低下する

このように，聴覚情報の解号，統合，連合，体制化の領域にわたって，問題が生じる。これらは，音声だけでなく，音全体について言えるもので，神経生理学的なものと関連していると考えられる。

指導方針の決定に際しては，（きこえ，認知，言語などの）聴覚的行動を妨げている要因を見いだす必要がある。今後，さらに研究の進展が望まれる領域である。

（7）デフコミュニティと自己の確立

思春期や青年期の聴覚障害児者に係わる場合には，将来の生き方のモデルを示すことが重要になる。手話の公的保障と共に，デフコミュニティの考え方も広がってきており，聴覚障害児者が自己のアイデンティティをどう確立していくか側面的な援助が望まれる。

文　献

1) 大沼直紀：親と教師のための補聴器活用ガイド，コレール社，1997
2) 中野善達，吉野公喜：聴覚障害の心理，田研出版，1999
3) 中野善達：聴覚障害児の早期教育，福村出版，1991
4) 日本聴覚医学会編：聴覚検査の実際，南山堂，1999
5) 本庄　厳：人工内耳，中山書店，1999

（高橋信雄）

和文索引

あ

アート 1
アーノルド・キアリ奇形 116
悪性腫瘍 46
悪性リンパ腫 54
アクセント 178,195,197,210
アジソン病 58
アシドーシス 29
アセチルコリン 31
アタッチメント 169
アテトーゼ 75
アドレナリン 30
アプガール・スコア 87
アブミ骨筋反射 117
アミタール・テスト 40
アルカローシス 29
アルコール性肝障害 57
アルコール中毒 102
アルツハイマー病 77,228
アルドステロン 27
アンギオテンシン 27

い

胃・十二指腸潰瘍 55
異音 194,209
医学的リハビリテーション 214
異型性 46
胃癌 55
育児語 271
意識障害 105,227
意識の異常 162
意思伝達装置 298
萎縮 44
異常 96
異常構音 289
異常歩行 139
一側性上位運動ニューロン性 dysarthria 299
一過性脳虚血発作（TIA） 69,112

一貫性 290
遺伝子異常 86
遺伝子医療 8
遺伝性 120
遺伝性運動感覚性ニューロパチー 81
遺伝性神経疾患 72
異同弁別 192
意図的伝達段階 267
意味 173
意味関係 270
意味記憶 229
意味論 175
医用電子工学 8
医療サービス 213
医療保険 212
医療面接 3
インシュリン 27
咽頭破裂音 292
咽頭弁移植術 293
咽頭弁形成術 129
咽頭摩擦音 292
イントネーション 195,197,210
イントネーション言語 210
インピーダンスオージオメトリ 334
隠喩 272
インリアル；INREAL 278
韻律形式 32

う

ウイルス性肝炎 56
ウェクスラー 163
ウェルニッケ失語 245
迂遠な表現（迂言） 242
内須川式臨床診断仮説：U 仮説 303
うつ病 97
右脳 37
運動覚性促通 251
運動過多性 dysarthria 299
運動神経 63

運動性言語中枢 36
運動知覚 152
運動低下性 dysarthria 299
運動ニューロン 31
運動野 36
運動療法 144

え

エイズ 55
栄養補給方法 319
液性免疫 48
エコラリア（反響言語） 265
エピソード記憶 229
エリクソン 166
遠隔記憶 229
嚥下機能の発達過程 321
嚥下障害 306,308
嚥下障害に対する手術 319
嚥下障害の評価と検査 312
嚥下食 138
嚥下造影 312
嚥下体操 318
嚥下中枢 307
嚥下の生理とメカニズム 306
嚥下パターン訓練 315
嚥下反射 308
縁上回 247
遠城寺式乳幼児分析的発達検査法 275
炎症性腸疾患 56
円唇母音 189
延髄 20,36,61
延髄腹外側野 28

お

横隔膜 35
横顔面裂 130
横筋 36
オージオメータ 329
オーラルディアドコキネシス検査 297
奥舌母音 189

索引

奥行知覚　151
音入れ　121
音の産生訓練　291
オペラント条件づけ　153
オリーブ橋小脳萎縮症　76
音圧　200
音圧レベル　200
音韻および構音の発達　289
音韻障害　288
音韻上の特徴　178
音韻性錯語　246
音韻的対立　192
音韻の獲得　198
音韻部　173
音韻論　175,191
音楽能力　40
音響管の共鳴　202
音響性耳小骨筋反射　334
音響的手掛り　209
音響フィルタ　205
音響分析　284
音源波形　204
音声　188,280
音声学　175,188
音声記号　191
音声訓練　285
音声言語　219
音声障害　280,281
音声障害の種類　281
音声障害の治療　285
音声症状　282
音声生成の生理的メカニズム　280
音声の検査と評価　283
音声の指導　285
音声の知覚と認知　185
音節　191,194
音節拍律　196
音素　192
音速　200
音波　200

か

外因　3
絵画語い発達検査　274
外向吃　304
介護保険　212
外耳　22
開鼻声　122

概念形成　155
海馬　59
外胚葉　23
回避行動（Avoidance Reaction）　302
開鼻声　292
カウンセリング　164
鍵となる語を利用する方法　291
可逆性脳虚血（RIND）　112
下丘　39
核黄疸　88
角回　40,41,252
学習　152
学習障害　92,159,273
拡大・代替コミュニケーション　221
学童吃音　304
獲得免疫　48
顎の異常　134
顎の振戦（jerking）　302
顎変形症　134
顎補綴　134
下喉頭神経　36
下垂体腺腫　114
家族性アミロイドポリニューロパチー　81
蝸牛　38,117
蝸牛神経核　39
蝸牛電位　38
語り　272
学校保健　213
活動電位　30
可動性　293
過渡的音源　207
仮名文字の訓練　263
過敏性腸症候群　56
カルシウム　27
カルシトニン　27
カロリックテスト　118
渇き　26
感音性難聴　336
感覚　150
感覚器系　22
感覚神経　63
感覚線維　65
肝癌　57
眼球　22
環境調整法　304
間欠的バルン拡張法　315

肝硬変　57
喚語困難　242,262
感情の異常　162
関節可動域　139
間接的訓練　314,317
観念運動失行　236
観念失行　236
間脳　20,59
鑑別診断　258
感冒様症候群　51
顔面神経核　38
顔面神経麻痺　121
顔面の形成　133
寒冷刺激　314

き

キーワード法　262
記憶　153
記憶検査　229
疑核　36,38
気管支拡張症　52
気管支喘息　52
気管食道瘻音声　287
気管切開　124
聞き手効果段階　267
義歯　137
義肢・装具療法　144
器質性音声障害　281
器質性構音障害　288
器質的疾患　3
擬声語,擬態語（オノマトペ）　177,268
基礎医学　1
気息声　282
吃音　41
吃音者宣言　305
吃音の重症度　302
吃音の大脳半球優位支配説　300
吃音歴　302,304
吃語　301
拮抗失行　239
基底核　59
気導聴力　117
気導聴力検査　330
機能再編成法　261
機能障害　139
機能性構音障害　288
機能性難聴　120,336

機能的疾患　3
気分障害　97
基本3母音　176
基本波　201
逆向性健忘　229
逆呼吸　302
逆療法　305
嗅覚　138
吸気運動　36
弓状束　41, 247
急性期　254
急性硬膜下血腫　108
急性硬膜外血腫　107
急性腎炎　52
急性脳内血腫　108
橋　20, 61
教育的リハビリテーション　215
胸骨甲状筋　36
狭心症　50
叫声　34
強勢拍律　196
狭帯域分析　202
共同注意　268
強迫神経症　99
業務独占　217
共鳴周波数　204
共鳴の異常　132, 292
局在　60
局在診断　3
ギラン・バレー症候群　79
筋萎縮性側索硬化症（ALS）　78, 146
筋強直性ジストロフィー　83
筋系　13
近時記憶　229
筋ジストロフィー　89, 145
筋組織　12

く

空間的パターン認識　40
空疎な発話　245
空腸移植　131
唇　208
クッシング症候群　58
クモ膜下出血　42, 68, 109
繰り返し（repetition）　301
グリセロールテスト　120
グルカゴン　27

訓練方針の設定　260

け

ケア（ケース）マネージメント　215
経口摂取開始基準　317
形式　265
芸術療法　165
痙性 dysarthria　299
形態素　174
形態知覚　151
系統変性　44
頸動脈小体　28
血管（動静脈）系　14
血管芽腫　114
結合・支持組織　11
結晶性知能　171
結節性硬化症　115
血栓症　42
塞栓症　42
血糖　27
血友病　54
原言語（protoword）　268
言語　266
言語音　188
言語学　173
言語学習　350
言語獲得理論　183
言語管理　292
言語期　266
言語教育　183
言語訓練期　254
言語検査　274
言語障害　186
言語障害へのアプローチ　186
言語性知能　273
言語中枢　60
言語聴覚士法　221
言語聴覚障害学　218
言語と思考　182
言語野孤立症候群　249
言語発達の個人差　271
言語領域　240
原発性アルドステロン症　58
健忘失語　246
健忘症　229

索　引　**359**

こ

語彙　177, 269
語彙・形態論　173
語彙習得の加速化（vocabulary spurt）　269
語彙体系　177
語彙部　173
構音　188, 288
構音器官　188
構音訓練　290
構音検査　290
構音障害　132, 288
構音点　189, 291
構音動態の観察　294
構音方法　189
口蓋咽頭間距離　292
口蓋化構音　289
口蓋垂裂　292
口蓋の形成　133
口蓋補綴　134
口蓋裂　122, 132, 288
交感神経　21, 26, 28, 63
後筋　36
高血圧　51
高血圧性脳出血　111
膠原病　54
口腔　132
咬合　292
硬口蓋　126
硬口蓋後縁の骨欠損　292
口腔ケア　318
高脂血症　57
高次脳機能障害　226
恒常性　26
甲状舌骨筋　36
甲状腺　27
甲状腺機能低下症　58
甲状軟骨　36
口唇裂　132
構成障害　233
抗精神病薬　97
向精神薬　97
拘束性障害　148
抗体　48
広帯域分析　202
後大脳動脈　60
膠着語　177
高調波　201

公的扶助　211
後天性構音障害　288
喉頭　16, 32
喉頭癌　124
行動観察　163
喉頭ストロボスコープ　123
喉頭前筋　32
喉頭摘出　283, 286
喉頭の過緊張を軽減　286
喉頭麻痺　281
行動療法　164, 305
広背筋皮弁　131
広汎性発達障害　90, 273
公費負担医療　213
後迷路障害　336
交連線維　41
声の衛生　285, 287
声の大きさ　296
声の可変要素　280
声の機能　280
声の持続　280
声の質　280
声の柔軟性　280
声の高さ　280, 284
声の高さの調節　286
声の強さ　280, 284
誤嚥　307, 311
誤嚥防止手術　320
コード化法　342
語音聴取閾値検査　331
語音聴力検査　331
語音認知　242, 245
語音弁別検査　290, 331
呼気鼻漏出による子音の歪み　292
呼吸器系　15
呼吸器疾患　148
呼吸機能　35
呼吸中枢　29, 36
呼吸の調節　286
国際音声記号（IPA）　191
国リハ式＜S-S法＞言語発達遅滞検査　275
鼓室形成術　118
呼称　242
個人差　223
語想起　246, 247
骨格筋　12, 13
骨格系　12
骨組織　12

骨導聴力　117
骨導聴力検査　330
古典的条件づけ　152
語頭音ヒント　244
子ども主導型　277
語の構造　177
鼓膜　38, 117
コミュニケーション　181, 266
コミュニケーション障害　220
コメディカル　1, 5
語用論　182
語用論的アプローチ　277
コルチ器　38
コレステロール　27
語連鎖　270
語漏　245
混合型超皮質性失語　249
混合性 dysarthria　299

さ

サーカデアンリズム　26
サイエンス　1
再帰性発話　241, 246
鰓弓　24
鰓弓（咽頭弓）　24
鰓溝（咽頭溝）　25
再口蓋後方移動術　293
再興感染症　8
最小可聴閾値　329
最小対語　192
再生医学　8
鰓嚢（咽頭嚢）　25
再発防止　305
細胞　10
細胞核　10
細胞質　10
細胞性免疫　48
サウンドスペクトログラフ　202
作業療法　144
錯語　242
作話　229
挫傷　46
嗄声　282
酸塩基平衡　29
三角弁法　128
産業保健（労働衛生）　213
3項関係　268
酸素　28

酸素消費量　28
残存歯数　136

し

子音　188
子音の構音　122
歯音　134
耳音響放射　335
歯科　132
視覚器　22
視覚刺激強化聴力検査（VRA）　333
視覚失認　233
資格職種　217
視覚聴覚二重障害　355
自我同一性の確立　171
弛緩性 dysarthria　298
色覚　150
色名呼称障害　252
視空間性障害　233
軸索　42
軸文法　270
歯茎　208
歯茎音　134
刺激－促通法　260
思考　155
耳硬化症　119
自己埋め込み構造　181
自己免疫疾患　47
歯周組織　134
視床　20, 61
歯状核赤核淡蒼球ルイ体変性症　75
視床下部　20, 30
耳小骨　38, 117
肢節運動失行　238
自然回復　254
自然気胸　52
自然治癒（natural recovery）　301
自然免疫　48
耳聴理論　300
失外套症候群　106
実験法　156
失行　236
失語型の分類　243
失語症　240
失語症鑑別診断検査　257
失語症検査　256

索　引

失語症構文検査　257
失書　251
失声　282
失調性 dysarthria　299
失読　251
失読失書　252
失認　233
室傍核　26
失名詞失語　246
失名辞失語　246
実用コミュニケーション能力検査（CADL 検査）　256, 258
指導者主導型　277
児童期　170
児童手当　211
自動的発話　241
児童福祉法　211
指導目標　276
シナプス　31
自発話　241
自閉症　90, 160, 273
シャイ・ドレーガー症候群　76
社会手当　211
社会的学習　153
社会的不利　139
社会的リハビリテーション　215
社会福祉・教育　211
社会福祉サービス　211
社会福祉と社会保障　213
社会保険　211
斜顔面裂　130
尺度構成法　157
遮断除去（デブロッキング）法　260
ジャルゴン　242
ジャルゴン失語　245
ジャルゴン失書　245
周期　200
周期性四肢麻痺　83
周産期障害　87
重症筋無力症　82
重症度評定　303
集団心理療法　164
重度失語症検査　257
自由変音　194
樹状突起　42
主要部　174
手話　347
純音　200

純音聴力検査　117, 329
循環（脈管）系　13
循環血液量　26
循環中枢　28
純粋語啞　250
純粋語聾　250
純粋失書　252
純粋失読　251
純粋発語（話）失行　250
上・下肢の骨　12
上位概念　269
上オリーブ核　39
障害者福祉法　212
障害者プラン　212
生涯発達心理学　165
消化管　17
消化器　17
松果体部腫瘍　114
条件詮索反応聴力検査（COR）　333
上喉頭神経　36
症状（symptom）　3
症状精神病　101
常染色体　47
象徴化　266
情動　41
常同言語　241, 244, 246
情動的発話　241
小児科学　85
小児失語症　273
小児の嚥下障害　320
小児の聴覚障害　325
小脳　20, 62
上皮小体　27
上皮小体ホルモン　27
上皮組織　11
静脈系　15
省略　289
初回面接　255
職業的リハビリテーション　214
食道炎　55
食道音声　287
食道癌　55
食道発声　124
植物状態　106
食欲　27
助詞　270
女性生殖器　18
ショック　28

所得保障　211
自律訓練法　165, 305
自律神経　21, 63
省略　195
歯列　292
心因　3
心因性障害　99
心因性難聴　120
心因反応（心因性障害）　100
人格検査　163
人格障害　96, 160
人格の尖鋭化　171
腎癌　53
心筋　12, 35
心筋梗塞　51
心筋症　51
神経・皮膚症候群　115
神経系　19
神経膠腫　113
神経症　99, 160
神経鞘腫　114
神経衰弱　100
神経性大食症　101
神経性無欲症　101
神経組織　12
神経内科学　59
新興感染症　8
人工喉頭　286
進行性核上性麻痺　71
進行性筋ジストロフィー　82
人工中耳　341
人工内耳　39, 121, 341
人工内耳適応基準　343
人工内耳の音声音声処理方式　342
人工内耳のマッピング　342
人工内耳のリハビリテーション　344
真珠腫性中耳炎　119
滲出性中耳炎　119
心身症　100, 160
新生児仮死　87
新生児期　166
心臓　14
腎臓　17
身体失認　232, 235
身体障害者手帳　212
身体障害者福祉法　212
人体の構成　10
身体部位失認　235

診断基準　95
心的外傷後ストレス症候群
　　101
浸透圧受容器　26
新版K式発達検査　275
心不全　51
腎不全　53
信頼性　223
心理・社会的問題　264
心理言語学　180
心理療法　164

す

随意吃療法　305
髄液瘻　46
膵炎　57
髄鞘形成　33
錐体外路　37
錐体外路症状　61
錐体路　37,61,64
水頭症　109
随伴運動　302
髄膜炎　90
髄膜刺激症状　109
髄膜腫　113
睡眠時の無呼吸症　122
頭蓋咽頭腫　114
頭蓋骨　12
頭蓋骨折　107
頭蓋内圧亢進　104
頭蓋縫合早期癒合症　115
スキナー　153
スクリーニング検査　254
スタージ・ウェーバー症候群
　　115
スピーチエイド　293
スピーチオージオグラム　331
スペクトル　201
スモールステップ　277

せ

生育歴　274
生活習慣病　8
生活年齢　271
静止電位　30
脆弱X症候群　87
正常値　223
正常発達　85

生殖医療　8
生殖器　17
生殖器系　18
精神医学　95
精神衛生学　103
精神科リハビリテーション　97
成人期　171
成人吃音　305
精神疾患の分類　95
精神遅滞　90
精神年齢　271
精神物理学的測定法　156
精神分析療法　164
精神分析理論　158
精神分裂病　95,96
精神保健　213
精神保健福祉法　212
精神療法　97
性染色体　47
声帯　32,123,204
声帯筋　16
声帯結節　123
声帯靱帯　16
声帯内筋　32,36
声帯に著変を認めない音声障害
　　282
声帯の攣縮　302
声帯ポリープ　123
声道　204
青年期　170
精密検査　255
生命科学　2
声門下圧　32
声門開大筋　35
声門破裂音　289
声門閉鎖の促進訓練　286
赤唇　126
脊髄　20,62
脊髄小脳失調症　75
脊髄小脳変性症　146
脊髄神経　20
脊髄性筋萎縮症　89
脊髄損傷　147
舌　134
舌咽神経　29
舌下神経核　38
舌の振戦　302
摂食　135
摂食訓練　316
摂食障害　101,160

摂食中枢　27
摂食と坐位姿勢　318
切除範囲　293
舌切除　288
舌接触補助床（palatal augmentation prosthesis, PAP）　295
前筋　36
前言語期　266
前言語的コミュニケーション手段　221
前向性健忘　229
全国言友会連絡協議会等　305
全失語　246
線条体黒質変性症　75
染色体異常症　86
全身性エリテマトーデス　54
前舌母音　189
漸次接近法　291
全層植皮　125
前大脳動脈　60
先天性心疾患　50
先天性難聴　120
先天性鼻咽腔閉鎖不全症　127,291
前頭側頭型痴呆　228
前頭葉症状　227
全般的障害　226
全般的注意障害　227
せん妄　101
前腕皮弁　131

そ

躁うつ病　98
騒音性難聴　120
臓器別発育曲線　85
総合的失語症検査　255
相貌失認　234
僧帽弁狭窄症　50
相補分布　194
促音　209
側音化構音　289
側筋　36
即時記憶　229
側性化　226
側方頭部X線規格写真　292
素質（disposition）　3
咀嚼筋　13
咀嚼効率　136

索引

咀嚼食　138
咀嚼力　135
ソフトブローイング検査　292

た

ターンテイキング　267
第1フォルマント（F1）　176, 206
体温　29
体温調節中枢　29
胎芽病と胎児病　86
体幹の骨　12
大胸筋（肋骨）皮弁　131
代謝異常症　93
代償構音　296
対象の共有　268
体循環（大循環）系　14
大腸癌　56
大動脈　14
大動脈弁狭窄症　50
第2フォルマント（F2）　176, 206
大脳　20, 59
大脳脚　37
大脳性色覚障害　235
タイプ別の症状　298
多因子遺伝　47
ダウン症候群　86
唾液分泌　137
脱髄　44
脱髄疾患　78
脱落　197
多動症　159
妥当性　223
多発神経炎　81
多発性筋炎　83
多発性硬化症　78
単因子遺伝　47
単音　191
弾音　209
短期記憶　154
短口蓋　129
炭酸ガス　28
炭酸脱水酵素　28
男性生殖器　18
胆石　57
胆嚢ポリープ　57

ち

地域リハビリテーション　215
チームアプローチ　143, 293
知覚　150
知覚・運動学習　153
置換　195, 289
地誌的見当識障害　234
知的障害者福祉法　212
知能低下　227
知能テスト　163
痴呆　227
着衣失行　232
注意欠陥・多動性障害（ADHD）　92, 273
中間反応　334
中耳　22
中枢神経系　19, 59
中舌母音　189
中大脳動脈　60
中脳　61
中胚葉　24
調音運動　206
調音結合　195, 206
調音点　207
調音様式　207
聴覚学習　350
聴覚器　22
聴覚刺激法　291
聴覚失認　235
聴覚障害学　325
聴覚障害児　326
聴覚障害に係わる訓練や指導　347
聴覚障害の指導の実際　352
聴覚中枢情報処理障害　355
聴覚的理解　242
聴覚フィードバック　41
聴覚補償　337
長期記憶　154
長期的な目標　260
徴候（sign）　3
調査法　157
聴神経　38
聴性行動反応聴力検査（BOA）　333
聴性脳幹反応聴力検査　334
聴性誘発反応聴力検査　334
聴能訓練　350

超皮質性運動失語　247
超皮質性感覚失語　247
超皮質性失語　247
重複障害　354
超分節的　210
超分節的特徴　267
超分節的要素　195
腸閉塞　56
聴放射　39
聴力検査　329
聴力レベル　330
直接的訓練　316
治療仮説　221
治療目標　221
陳述機能　33

つ

痛風　57
つまり（blocking）　301

て

低圧受容器　26
低出生体重児　88
ティンパノグラム　117
ティンパノメトリ　334
適応障害　100
テストフード　314
テスト理論　157
デモステネスコンプレクス　305
転移性脳腫瘍　115
電解質　26
てんかん　88, 116
電気喉頭　124
伝達物質　31
伝導失語　246
点頭てんかん　91
電文体　241

と

同化　195, 206
統覚型視覚失認　233
道具の強迫的使用　239
統語　173
統語構造　187
統語的特徴　178
統語論　174

動作性知能　273
同時失認　233
糖尿病　57
動脈血　28
動脈硬化　51
トークンテスト（Token Test）　257
特異的言語発達遅滞　273
特殊モーラ　209
特性論　158
特発性顔面神経麻痺　130
読話　351
閉じ込め症候群　106
徒手筋力検査　139, 140
突発性難聴　120
トリプレットリピート病　74

な

内因　3
内筋　36
内向吃　304
内耳　22, 38
内耳機能　336
内耳性難聴　336
内耳の有毛細胞　117
内側膝状体　39
内胚葉　24
内分泌系　19
内分泌疾患　93
内包　37
内面化（interiorization）　301
内容　265
なぞり読み　251
喃語　34, 267
軟口蓋　126, 208
軟口蓋挙上装置　293
軟口蓋正中部の透過性　292
軟骨組織　12
難聴　92

に

二段階法　128
日内変動　98
日本語学　177
日本語5母音　206
乳児期　166
乳幼児精神発達質問紙　274
乳幼児の聴力検査　332
ニューロン（神経元）　42
尿管　18
妊娠中毒症　87
認知神経心理学的アプローチ　261
認知療法　165

ね

熱性けいれん　88
ネフローゼ症候群　53
年金保険　211
粘膜骨膜弁法　128
粘膜下口蓋裂　291
粘膜弁法　128

の

脳　19
脳炎　90
脳幹　30, 61
脳幹症候群　62
脳血管障害　67, 145
脳血管性痴呆　70
脳血管攣縮　109
脳血栓　67, 112
脳梗塞　67
脳死　106
脳出血　68
脳症　90
脳神経　20, 61, 63
脳性麻痺　88, 145, 273
脳脊髄液　65, 66
脳脊髄神経　20
脳塞栓　67, 112
脳動静脈奇形　68, 111
脳動脈瘤　68, 110
脳内出血　42
脳波　67
脳波図　67
脳浮腫　43, 104
脳ヘルニア　43, 104
能力低下　139
脳梁　41, 59
脳梁失行　238
脳梁離断症候群　238

は

歯　134
パーキンソニズム　71
パーキンソン病　71, 146
ハードブローイング検査　292
ハーフゲイン　338
肺炎　52
倍音　201
肺癌　52
肺気腫　52
肺結核　52
敗血症　55
肺循環　14
肺線維症　52
肺理学療法　149
ハヴィガースト　166
拍（モーラ）　196
白色雑音　202
白唇　126
破擦音　209
バソプレシン　26
波長　204
撥音　209
発音・発語の訓練　351
発音補助装置　293
発汗　26
発吃の型　301
白血病　53
発語（発話）失行　241, 250, 262
発語明瞭度検査　294
発声・発語過程（speech）　266
発生　23, 280
発声・発語器官　15, 132
発声持続時間　284
発声発語器官の形態と機能　290
発達検査　163
発達障害　86
発達性言語障害　92
発達性構音障害　288
発達性障害　159
発達段階　271
発達途上の誤り（いわゆる幼児音）　289
発達の概念　165
発達速度　296
発話の増量　303

索　引　365

発話メカニズムの評価　297
パブロフ　152
破裂子音　207
般化　291
反回神経　36, 123
反回神経麻痺　35
半側空間無視　230
反響言語　242, 247
反共振　209
瘢痕　125
反射　203
伴性劣性遺伝　47
ハンチントン舞踏病　74
半母音　190, 209

ひ

ピアジェ　155
ピープショウテスト　333
鼻咽腔構音　289
鼻咽腔ファイバースコープ　292
鼻咽腔閉鎖機能　126, 292
鼻咽腔閉鎖不全　292
鼻咽腔閉鎖不全に対する治療　293
非円唇母音　189
鼻音　208
引き伸ばし（prolongation）　301
非言語機能　32
非言語的コミュニケーション　221
鼻口腔瘻　129
被刺激性　290
非歯擦音　209
皮質　60
皮質延髄路　36
皮質下性痴呆　228
皮質基底核変性症　74
皮質脊髄路　64
皮質性痴呆　228
皮質聾　235
ヒステリー　99
鼻濁音　209
左利き　34
左視野の失読　238
左手の失行　238
左手の失書　238
ピッチ言語　210

非定型精神病　98
ビデオフルオログラフィー　312
泌尿器　17
泌尿器系　17
泌尿生殖器系　17
ビネー　163
非鼻音　208
び漫性軸索損傷　109
び漫性脳損傷　107
ヒューマンサービス　221
表意文字　179
表音文字　179
評価・診断　221
表現言語　304
表出型（expressive type）　271
表出性言語発達遅滞　273
標準検査　255
標準失語症検査（SLTA）　256
表情筋　13
標榜診療科　2
貧血　28, 53

ふ

不安神経症　99
フォン・ヒッペル・リンドウ病　115
フォン・レックリングハウゼン病　115
複合音　201
副交感神経　21, 27, 63
福祉関連サービス　215
復唱　242
復唱障害　246
副腎髄質　30
腹直筋皮弁　131
不顕性誤嚥　307
不整脈　51
物理療法　144
不登校　160
フラストレーション　161
プラトー　254
ブリッジ　137
フロイト　158, 164
ブローイング検査　292
ブローカ失語　244
プログラム学習法　261
プロソディ　241

文章の理解，談話　186
分節　210
分節的特徴　267
分層植皮　125
文法障害　186
分離脳　238

へ

平滑筋　12
平均発話長　271
閉鎖子音　207
閉鼻声　122
閉塞性障害　148
閉塞性無呼吸　35
閉鼻声　292
ヘモグロビン　28
ヘルスプロフェッショナル　1
変性 degeneration　44
変性疾患　71
扁桃体　37
辺縁系　59, 61
弁別学習　153
弁別訓練　291
弁別素性　193

ほ

母音　176, 188
保因者　47
母音の無声化　197
防衛機制　161
方言　178
膀胱　18
他の音を代える方法　291
保健サービス　213
ポゴ　338
歩行分析　139
母子保健　213
補充現象　336
補充現象（リクルートメント）　117
補助・代替コミュニケーション（AAC）　266, 273
保続　241
補足運動野　41
補聴器　337
補聴器の適応　337
補綴的治療　293
補部　174

ホメオスターシス　26
掘り下げテスト（ディープテスト）　256
ホルマント周波数　205
ホルマント遷移　207

ま

摩擦音　209
マスキング　330
マスロー　161
末梢神経系　20, 63
末梢神経疾患　79
マッピング　121
マレー　161
慢性関節リウマチ　54
慢性期　254
慢性硬膜下血腫　108
慢性腎炎　53
慢性中耳炎　118
慢性閉塞性肺疾患　148
満腹中枢　27

み

味覚　137
右半球損傷　230
水のみテスト　314

む

無喉頭音声　286
無声音　190, 205
無動性無言　106

め

名称独占　217
迷走神経　27, 36
命題伝達段階　267
命名型（referential type）　271
明瞭度指数　339
メニエール病　120
メロディックイントネーションセラピー（MIT）　262
免疫　47
面接法　163

も

モーラ　209
モーラ音素　196
文字言語　185, 219
文字に関する特徴　179
もやもや病　112
門脈　15

や

薬剤性肝障害　56
薬物性の難聴　120
薬物中毒　102

ゆ

優位脳　34
優位半球　240
U仮説　305
遊戯聴力検査（PA）　333
遊戯療法　164, 304
優性遺伝　47
有声音　190, 204
有毛細胞　38
遊離移植　125
歪み　195, 289

よ

幼児期　169
幼児吃音　304
予後　259
予防医学　1
読み書き能力と認識　185

ら

ランゲルハンス島　27
乱流音源　205

り

リウマチ熱　54
理学療法　144
離散的スペクトル　201
離断症候群　60
離断脳　41
リハビリテーション　139
リハビリテーション医学　6
リハビリテーション概説　214
リハビリテーションと障害論　214
リハビリテーションプログラム　140
流涎　297
流暢性　241
流動性知能　171
両耳分離聴試験　40
良性腫瘍　46
臨床医学　1
輪状甲状筋　36
輪状軟骨　36
リンパ液　38
リンパ系　15

る

類型論　158

れ

冷却刺激　314
劣性遺伝　47
レット症候群　92
レニン　27
レビー小体型痴呆　77
レプチン　27
連合型視覚失認　234
連続的スペクトル　202

ろ

瘻孔　292
老人医療　212
老人性難聴　120
老人福祉法　212
老人保健　213
老年期　171
ロジャーズ　164

わ

笑い声　40

英文索引

A

AAC (augmentative and alternative communication) 263, 298
ABR 117, 334
ADL (activities of daily living) 140
alien hand 239
Alport 症候群 94
Angelman 症候群 87
artificial stuttering（人工吃） 300
ASHA 218
atrophy 44

B

Bálint 症候群 233
Barthel index 140
Broca 中枢 37
Broca 領域 245

C

Calnan の 3 徴候 127, 292
CBD 74
Charcot-Marie-Tooth (CMT) 病 81
coup contusion 46
CT 65

D

DAF (delayed auditory feedback) 305
Demosthenes complex 305
diagnosogenic theory（診断起因説） 300
DRPLA 75
DSM-IV 95
Duchenne 型 82
dysarthria 288, 297

E

empty speech 245

F

FAP 81
F-F 平面 206
Frankel scale 147
Furlow（ファーロー）法 128

G

Gerstmann 症候群 235
Glasgow Coma Scale 105
GRBAS 評価 283

H

HAM 79
Heschl 横回 39
Hoehn-Yahr の分類 146
HTLV-I 関連脊髄症 79
Hugh-Jones の分類 148

I

ICD-10 95
ITPA 言語学習能力診断検査 274

J

Japan Coma Scale 105

L

Landau-Kleffner 症候群 91
LD；learning disabilities 273
Lichtheim の図式 243

M

Marchiafava-Bignami 病 238
ME 8
Mendelsohen 手技 314
Millard 法 128
MLU 271
MRI 65

O

OPCA 76

P

PACE (promoting aphasics' communicative effectiveness) 263
PET 66
Pierre Robin 症候群 129
PTSD 101
push back 法 128

R

RSST 314

S

servo theory 300
SISI 検査 336
SLI；specific language impairment 273
SPECT 66

T

TIA 69
TORCH 86
Treacher Collins 症候群 129

W

WAB；Western Aphasia Battery 257
Wernicke 中枢 39
Wernicke 領域 246

ⓒ 2001	2刷　2003年8月30日 第1版発行　2001年9月20日

言語聴覚障害学
基礎・臨床

定価はカバーに表示してあります

検印 省略	編者　石 合 純 夫 発行所　株式会社　新興医学出版社 発行者　服 部 治 夫 〒113-0033 東京都文京区本郷6-26-8 電話　03（3816）2853 FAX　03（3816）2895

印刷　株式会社　春恒社　　ISBN 978-4-88002-294-9　　郵便振替　00120-8-191625

- 本書の複製権・翻訳権・譲渡権・公衆送信権（送信可能化権を含む）は株式会社新興医学出版社が所有します。
- JCLS ＜㈱日本著作出版権管理システム委託出版物＞
  本書の無断複写は著作権法上での例外を除き禁じられています。複写される場合は，その都度事前に㈱日本著作出版権管理システム（電話 03-3817-5670，FAX 03-3815-8199）の許諾を得て下さい。